Lehrbuch der Diathermie

für Ärzte und Studierende

Von

Dr. Franz Nagelschmidt
in Berlin

Dritte, neu bearbeitete Auflage

Mit 190 Textabbildungen

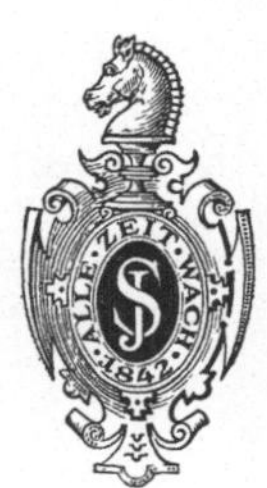

Berlin
Verlag von Julius Springer
1926

ISBN-13:978-3-642-90193-5   e-ISBN-13:978-3-642-92050-9
DOI: 10.1007/978-3-642-92050-9

Meiner lieben Frau
und treuen Mitarbeiterin
in Dankbarkeit
gewidmet

Vorwort zur ersten Auflage.

Die vielseitige Entwicklung, welche die Technik auf allen Gebieten
des öffentlichen und privaten Lebens in den letzten Jahrzehnten gefunden hat, bringt es mit sich, daß sich allmählich das Interesse und
das Verständnis für technische Fortschritte popularisiert. Die Erfahrung lehrt, daß nach und nach auch für die Medizin diese Fortschritte nutzbar gemacht werden. Ganz besonders befruchtend hat in
dieser Beziehung in den letzten Jahren die beispiellose Entwicklung der
drahtlosen Telegraphie gewirkt, insofern, als das seit langer Zeit sta-
gnierende Gebiet der Elektrotherapie einer eingehenden Umarbeitung
unterzogen wurde. So können wir Lewis Jones[1]) beistimmen, der
geradezu von einer neuen Ära in der Entwicklung der Elektromedizin spricht. Wir sehen neue Bahnen der Entwicklung vor uns,
und es eröffnet sich ein Ausblick in neue Gebiete. Aber unsere ärztliche Vorbildung ermöglicht uns nicht ohne weiteres das Verständnis
und die Mitarbeit. Wir müssen umlernen. Was wir noch vor 10 Jahren
in der Schule in der Physik von der Elektrizitätslehre lernten, muß
modifiziert werden, und wir müssen uns in neue Vorstellungsreihen
einleben. Der wesentliche Fortschritt, der uns in dem vorliegenden
Buch interessieren soll, geht von der Anwendung der Hochfrequenzströme in der Medizin aus, und er bedeutet nicht mehr und nicht weniger
als die Möglichkeit, Wärme in jeden beliebigen Teil des
Körpers hineinzubringen. Dieses Verfahren der Diathermie
existiert praktisch erst seit ca. 5 Jahren. Indessen können wir
sagen, daß wir auf kaum einem Gebiet der Elektromedizin über so
exakte und experimentell wohlbegründete Kenntnisse verfügen wie
auf diesem Grenzgebiet der Elektro- und Thermotherapie. Die Literatur, welche die drahtlose Telegraphie und die Anwendung der Hochfrequenzströme in der Heilkunde betrifft, ist bereits so bedeutend
angewachsen, daß es ein dringendes Bedürfnis geworden ist, sie zu
einem Lehrbuch zusammenzufassen.

Lehrbücher der drahtlosen Telegraphie und Telephonie gibt es
bereits, aber sie sind für Nichtphysiker kaum verständlich. Wenn wir
es im folgenden unternehmen, die medizinischen Anwendungen
der Hochfrequenzströme den Ärzten und Studierenden zugänglich
zu machen, so müssen wir von vornherein davon Abstand nehmen,
die rein physikalischen Grundlagen mathematisch zu entwickeln und

---

[1]) Berl. Klin. Wochenschrift, Nr. 3, 1913. Jubiläumsartikel.

ausführlich darzulegen. Wir beschränken uns vielmehr darauf, möglichst allgemeinverständlich darzustellen, welche Energieart uns in den elektrischen Wellen zur Verfügung steht und was der Arzt zur sachverständigen Anwendung im physiologischen Versuch und in der praktischen Medizin zu wissen benötigt. Wir haben daher die physikalische Schilderung auf das unbedingt nötige Maß beschränkt und einen um so größeren Raum der Physiologie sowie besonders der klinischen Anwendung und speziellen Technik gewidmet. Es soll unsere Aufgabe sein, im folgenden eine für Ärzte und Studierende verständliche Übersicht über den heutigen Stand der täglich an Umfang und Bedeutung wachsenden Materie zu geben. Es dürfte kaum einem Zweifel unterliegen, daß die Hochfrequenzströme als ein Heilfaktor von universeller Bedeutung für alle Zweige der Medizin und als ein unentbehrliches Gemeingut der gesamten Ärztewelt sich erweisen werden, so wie sie für denjenigen, der sich mit ihnen eingehender beschäftigt hat, es heute schon sind.

Es ist nicht verwunderlich, daß auf einem Gebiet, in dem wir es mit einer prinzipiell neuartigen Energieform und Methodik zu tun haben, noch vieles ungeklärt, ja gänzlich unbearbeitet ist. Indessen ist gerade dieses Gebiet wie kaum ein anderes der experimentellen Prüfung zugänglich, so daß wir bereits über eine nicht unbedeutende Anzahl exakter Tatsachen und Beobachtungen verfügen. Zu weiterem Ausbau dieses Wissenszweiges und zu seinem Studium anzuregen, ist mein Wunsch.

Berlin, August 1913.

Nagelschmidt.

Vorwort zur zweiten Auflage.

In den sieben Jahren, die seit dem Erscheinen der schon lange vergriffenen 1. Auflage dieses Lehrbuches verflossen sind, ist die Diathermie Gegenstand zahlreicher Forschungen und praktischer Erprobungen gewesen. Eine sehr ausgedehnte Literatur ist inzwischen erschienen und beweist das große Interesse, das die verschiedensten Zweige der Medizin dieser relativ jungen Methode entgegenbringen. Dieses Interesse und die große Verbreitung, die die Diathermie in den letzten Jahren gefunden hat, bestätigt meine im Vorwort zur 1. Auflage ausgesprochenen Worte, „daß die Hochfrequenzströme als ein Heilfaktor von universeller Bedeutung für alle Zweige der Medizin und als ein unentbehrliches Gemeingut der gesamten Ärztewelt sich erweisen werden".

Es haben sich keine wesentlichen Änderungen in der Darstellung der Materie im Vergleich zur 1. Auflage notwendig gemacht. Die Durchsicht der Literatur hat in allen Fragen, soweit sie bisher nachgeprüft sind, meine Angaben in der 1. Auflage bestätigt oder erweitert, so daß ich bisher nichts von dem dort Gesagten zurückzunehmen brauche. Erheblich ausführlicher ist das Gebiet der Augendiathermie und neu hinzugekommen das Kapitel über Kriegsdiathermie.

Möge die 2. Auflage dieses Lehrbuches vielen ein nützlicher Wegweiser sein und der Methode der Diathermiebehandlung zum Wohle der Kranken neue Freunde werben.

Charlottenburg, 1. Oktober 1920.

Nagelschmidt.

Vorwort zur dritten Auflage.

Trotzdem die zweite Auflage des Lehrbuches der Diathermie seit etwa 3 Jahren vergriffen ist, konnte ich mich erst jetzt dazu entschließen, die dritte Auflage erscheinen zu lassen, weil es mir klar war, daß die weite Verbreitung, die die Diathermie in den Nachkriegsjahren gefunden hat, eine nicht unerhebliche Erweiterung des zu behandelnden Stoffes erforderte und ich neben der praktischen Arbeit die hierzu erforderliche Zeit nicht aufbringen konnte. Schließlich aber hat mich der Druck der dauernd an mich herantretenden Nachfragen doch veranlaßt, dieser mir nunmehr unabweisbar erscheinenden Pflicht nachzukommen.

Die Schwierigkeit der Umarbeitung der zweiten Auflage lag im wesentlichen in der Beschränkung. Denn die ungeheure Zahl der Publikationen in englischen, amerikanischen, französischen, italienischen, spanischen Zeitschriften macht es fast unmöglich, auch nur einigermaßen erschöpfend das darin enthaltene Material wenigstens zu streifen, weil der Umfang des Werkes zu groß und der Ladenpreis zu teuer werden würde. Besonderen Aufschwung hat die chirurgische Diathermie in Schweden auf dem Gebiet der Otolaryngologie genommen, nachdem Professor Holmgreen (Stockholm) mir Gelegenheit verschaffte, ihm diathermische Tonsillenkoagulation vorzuführen. Die leidende Menschheit ist Professor Holmgreen vielen Dank schuldig dafür, daß er seine Person in so gewichtiger Weise für die chirurgische Diathermie eingesetzt hat und auf diesem Wege nicht nur in Schweden, sondern auch im übrigen Ausland die Methode wirksam propagiert hat. Vielleicht kommt sie dann in einigen Jahren indirekt auch wieder nach Deutschland, und dann wird sie, wenn sie aus Schweden oder Amerika kommt, sicherlich auch hier, in der „Offiziellen Medizin", ihren siegreichen Einzug halten.

H. Lewis Jones schrieb 1913 in seinem Jubiläumsartikel für die Berliner Klinische Wochenschrift: „Da wir am Beginn einer neuen Ära für diesen Zweig (Elektrizität) der medizinischen Wissenschaft stehen ... Zwei Faktoren sind es, welche diesen Wechsel (Klärung und sichere Erfolge) hervorgerufen haben. Erstlich die Bedeutung der Ionentheorie ... und zwar verdanken wir dieses dem Genie Leducs, zweitens die Erkenntnis der thermischen Wirkung von Hochfrequenzströmen: eine Wirkung, welche zwar nicht unbekannt war, aber unbeachtet blieb, bis Nagelschmidt sie nachdrücklich betonte. Auf diesen beiden

Grundlagen ... müssen wir die Elektrotherapie der Zukunft aufbauen."

Dr. F. W. Turrel, Oxford, konnte sagen: „Kein medizinisches oder chirurgisches Krankenhaus ist komplett ohne Diathermie." Und weiter: „Wenn man in einem großen Hospital von Bett zu Bett geht und fragt, welcher Fall sich für Diathermie eigne, so wird man nur wenige finden, wo man nein sagen muß." Das gleiche mit anderen Worten steht in der Vorrede zur ersten Auflage dieses Lehrbuches: „Es dürfte kaum einem Zweifel unterliegen, daß die Hochfrequenzströme als ein Heilfaktor von universeller Bedeutung für alle Zweige der Medizin und als ein unentbehrliches Gemeingut der gesamten Ärztewelt sich erweisen werden."

Einige Ansätze dazu scheinen auch in Deutschland gemacht zu werden. Möge endlich die Diathermie den ihr gebührenden Platz in der Medizin erobern; dann ist der Zweck dieses Buches erfüllt.

Berlin, Februar 1926.

Nagelschmidt.

Inhaltsverzeichnis.

Geschichte der Diathermie.

Die Hochfrequenzströme sind ein klassisches Beispiel für die wechselseitige Befruchtung von Wissenschaft und Technik. Die Arbeiten des genialen, leider zu früh verstorbenen deutschen Physikers Hertz[1]) über Erzeugung elektrischer Wellen haben die Grundlagen für die wichtigsten modernen Errungenschaften der Elektrizität geschaffen. Auf seinen Arbeiten basiert die gesamte drahtlose Telegraphie, das Teslalicht, die Röntgenstrahlen. Er hat die theoretischen Berechnungen Maxwells experimentell bewiesen. Es gelang Hertz, elektrische Wellen von nur wenigen Metern Länge zu erzielen und damit die Richtigkeit der elektromagnetischen Theorie von Faraday - Maxwell zu beweisen.

Ungefähr um dieselbe Zeit erregten die Versuche Teslas, eines zur Zeit in Amerika lebenden tschechischen Ingenieurs, großes Aufsehen, welcher mit hochgespannten Wechselströmen hoher Frequenz verblüffende Lichteffekte hervorbrachte und Kraftübertragungsversuche anstellte. Er empfahl auch ihre Anwendung in der Heilkunde, indem er, richtig vorausahnend, gerade die Wärmewirkung der Hochfrequenzströme hierfür berücksichtigte.

Unmittelbar nach dem Bekanntwerden der Arbeiten dieser beiden Physiker bemächtigte sich d'Arsonval, der bekannte Pariser Physiologe, dieser neuen Errungenschaften. Er untersuchte sie systematisch auf ihre physiologischen und therapeutischen Wirkungen und führte sie in den wesentlichen Applikationsmethoden der sog. d'Arsonvalisation in die Therapie ein. Die weiteren Modifikationen für therapeutische Anwendungen führten zur Konstruktion des sog. Oudinschen Resonators, welcher nichts als eine Anwendung des damals schon bekannten Teslatransformators ist, und dieser ist wiederum die Vorstufe für Schwingungskreise mit Antenne geworden, welche die drahtlose Telegraphie noch heute als unentbehrliches Hilfsmittel in die Technik übernommen hat. Andererseits hat nun wieder die drahtlose Telegraphie in der Erzeugung elektrischer Wellen grundlegende Fortschritte gemacht, indem sie die stark gedämpften, wenig ausgiebigen oszillatorischen Entladungen der Hertzschen Funkenstrecke durch intensive Schwingungen besonderer Generatoren ersetzte. Hieraus zog wieder die Medizin den Nutzen, indem nunmehr die Konstruktion spezieller Diathermieapparate ermöglicht wurde, mit deren Hilfe gewisse Phänomene und Fragen der Hochfrequenztherapie erklärt und diese auf eine exaktesten Studien zugängliche experimentelle Basis gestellt ward.

---

[1]) Geboren 22. II. 1857; gestorben, 37 Jahre alt, am 1. Januar 1894 in Bonn als Professor der Physik.

Wir dürfen bei diesem allgemeinen Überblick nicht vergessen, daß bereits im Jahre 1881, also vor den Arbeiten Hertz' und Teslas und d'Arsonvals, Hochfrequenzströme therapeutisch angewandt wurden, allerdings ohne daß ihre Natur erkannt war. Morton verwandte die Holtzsche Elektrisiermaschine zu dem nach ihm als Mortonisation

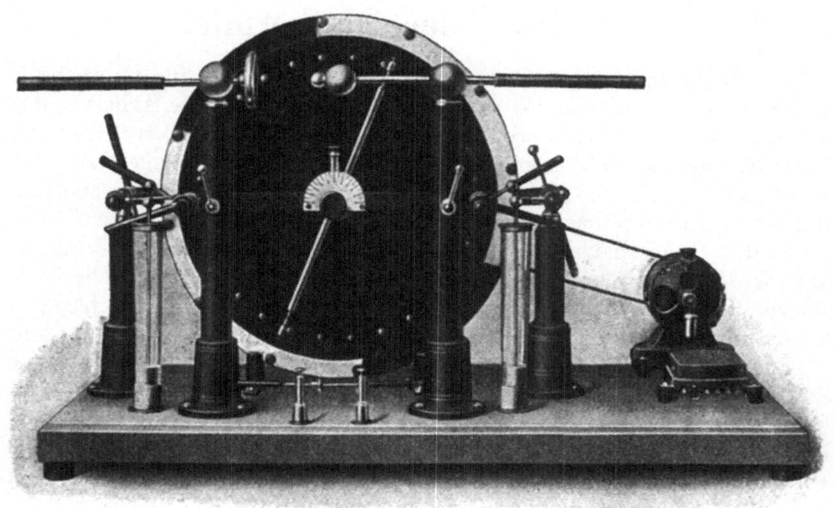

Abb. 1. Influenzmaschine.

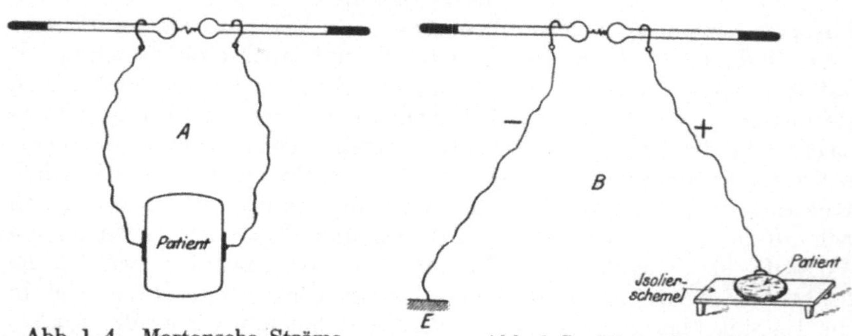

Abb. 1 A. Mortonsche Ströme.   Abb. 1 B. Wave Currents.

Die vorstehend dargestellte Influenzmaschine wird unter Einschaltung beider Kondensatoren nach dem Schema A resp. B angewandt. Je nach der Entfernung der beiden Kugeln (Konduktoren genannt) wechselt Spannung und Intensität.

benannten Verfahren. Er brachte den Patienten (siehe Abb. 1 A) beiderseits in Kontakt mit den äußeren Belägen der Leidener Flaschen, näherte die Kugeln der statischen Maschine so weit, daß beim Betriebe dauernd Funkenübergang stattfand, und erzeugte so, ohne es zu wissen, richtige Hochfrequenzströme vermittels der oszillatorischen Entladungen der Funkenstrecke. Es ist in der Tat diese Anordnung ungefähr einem Hertzschen Erreger entsprechend.

Noch heute wird diese Art der Anwendung der statischen Maschinen in Amerika vielfach geübt. Es sind dort riesenhafte Influenzmaschinen mit 10—18 Plattenpaaren, die durch einen starken Elektromotor in außerordentlich schnelle Umdrehung versetzt werden (bis 3000 Touren pro Minute), in Gebrauch, die nach der Schaltung Abb. 1 *B* angewandt werden. Diese Ströme werden wave-currents genannt. Indessen handelt es sich hierbei nicht um reine Hochfrequenzströme, da gleichzeitig immer noch statische Aufladungen infolge der Polarität der Maschinenkonstruktion mit eine Rolle spielen.

Die medizinische Bedeutung der Hochfrequenzströme knüpft sich in erster Linie an den Namen des Franzosen d'Arsonval, der die Anregungen Teslas aufnahm und durch seine experimentellen Arbeiten auf dem Gebiete der Elektro-Physiologie bahnbrechend wurde. Er begann im Jahre 1878 seine Studien über den Einfluß der Form der elektrischen Welle auf die Muskelerregbarkeit und wurde so auch zu Untersuchungen über die Wirksamkeit verschiedener Frequenzen als elektrischer Stromreize geführt. Er fand bei zunehmender Wechselzahl zunächst eine Erhöhung der Erregbarkeit und von ca. 2500—3000 Wechseln pro Sekunde an eine Abnahme. — Ähnliche Beobachtungen machte Ward im Jahre 1879, und in den Jahren 1889—1890 entwickelte Nernst mathematisch das Erregungsgesetz und stellte fest, daß die physiologische Reizschwelle für Wechselströme im Quadrat der Zunahme der Frequenz abnimmt. Dieses Gesetz ist jedoch nur für relativ geringe Stromstärken maßgebend. Sobald nämlich die Milliamperezahl eine gewisse Höhe erreicht oder bei genügender Stromstärke die Einwirkung der Ströme prolongiert wird, so treten an Stelle der bekannten elektrolytischen Muskelreizungen gewisse physiologische Wärmereaktionen auf, die je nach dem erzielten Grade der Temperaturerhöhung verschiedene Erscheinungen hervorrufen. Sie verdanken ihre Entstehung der eigentümlichen Durchwärmungsfähigkeit der Hochfrequenzströme, die wir in dem vorliegenden Buch als Methode der Diathermie näher betrachten werden. Bei ganz hohen Frequenzen scheint übrigens die Nernstsche Formel noch einiger Modifikationen zu bedürfen.

Die charakteristischen Eigenschaften der Hochfrequenzströme, scheinbar reizlos durch den Körper hindurchzugehen, waren bei den ersten Versuchen bereits aufgefallen. Tesla und d'Arsonval demonstrierten diese Erscheinungen, indem sie in dem Hochfrequenzkreis zwei Menschen, die eine Reihe von Glühlampen mit der einen Hand zwischen sich schalteten, mit der anderen Hand je einen Pol ergreifen ließen. Hierbei durchfloß der Strom den einen Experimentator, sodann die Glühlampen und den anderen Experimentator. Bei genügender Intensität kamen die Glühlampen zum weißen Aufleuchten, ohne daß die Versuchsindividuen eine elektrische Reizung verspürten.

Während von Frankreich aus die von d'Arsonval angegebene Anwendung der Hochfrequenzströme in Verbindung mit dem Oudinschen Resonator in der Therapie hauptsächlich in Form der Autokonduktion, der Autokondensation, der Effluvien, der Kondensatorwirkungen usw. schnell weltbekannt wurde, allerdings auch vielfach mit Skeptizismus betrachtet und besonders in Deutschland ihre Wirkungen gern auf Suggestion zurückgeführt wurden, wurde das Studium der Wärmewirkungen der Hochfrequenzströme in Frankreich vollständig vernachlässigt und blieb im Ausland so gut wie ganz unbekannt.

Es ist dies um so erstaunlicher, als Tesla schon am 23. Dezember 1891 im „Electrical Engineer" über therapeutische Aussichten der Anwendung von Hochfrequenzströmen sich verbreitete. Er geht von einem Versuch aus, in dem er zeigte, daß „ein in der Luft vollkommen isolierter Körper durch einfache Verbindung desselben mit einer Elektrizitätsquelle von rasch wechselnder hoher Spannung erhitzt wurde". Er hofft, mit Hilfe eines solchen passend konstruierten Apparates verschiedene Arten von Krankheiten erfolgreich zu behandeln, und zwar erwartet er den Eintritt der Erwärmung, „mag nun die Person, an der die Operation vorgenommen wird, im Bett liegen oder im Zimmer spazierengehen, oder mag sie in dicken Kleidern stecken oder nackt sein", und er fährt fort: „Ohne für alle Resultate einstehen zu wollen, die natürlich durch Erfahrung und Beobachtung festgestellt werden müssen, kann ich doch mindestens die Tatsache verbürgen, daß durch Anwendung dieses Verfahrens, nämlich daß man den menschlichen Körper dem Bombardement von Wechselströmen von hoher Spannung und Frequenz, mit denen ich mich lange beschäftigt habe, aussetzt, eine Erwärmung stattfindet. Man darf mit Recht erwarten, daß einige von den neuen Wirkungen völlig verschieden sein werden von denen, welche man mit den altbekannten und allgemein angewendeten therapeutischen Methoden erhalten konnte. Ob sie alle nützlich sein würden oder nicht, bliebe zu zeigen."

Es ist nicht klar ersichtlich, ob Tesla in seinen Mitteilungen den Gedanken einer vollkommenen Erwärmung des Organismus ausdrücken wollte, da er unter anderem auch von einer Erwärmung der Haut spricht.

Im Jahre 1892 und später erwähnt d'Arsonval wiederholt die Wärmewirkungen der Hochfrequenzströme. Er berichtet, daß beim Durchleiten größerer Hochfrequenzstärken keinerlei Nerven- oder Muskelreizung auftritt, außer einem „unangenehmen" Wärmegefühl in den Armen. Er beobachtete ferner bei Experimenten am Kaninchen, bei denen größere Stromstärken durch die Beine in den Körper hineingeleitet wurden, daß diese gangränös wurden und sich demarkierten. Während also aus der Publikation von Tesla nicht ganz klar ersichtlich ist, ob er eine vollständige Durchwärmung des Körpers mit Hochfrequenzströmen für möglich hält, ist es zweifellos, daß d'Arsonval den Begriff der Tiefendurchwärmung **nicht** erfaßt hatte.

Erst im Jahre 1899 erwähnt sodann v. Zeyneck in einer längeren Arbeit in den „Göttinger Annalen"[1]) über die Erregbarkeit sensibler Nervenendigungen durch Wechselströme in wenigen Zeilen am Schluß

---

[1]) Nachrichten v. d. Kgl. Gesellsch. d. Wissenschaften zu Göttingen (Mathem.-physikal. Abteilg.) 1899.

dieser Arbeit als Nebenbefund die Durchwärmung der Fingerspitzen und deutet theoretisch diese Erscheinung richtig als Jouleschen Wärmeeffekt und Tiefendurchwärmung.

Seitdem ist 8 Jahre lang von Wärmewirkung der Hochfrequenzströme nicht mehr die Rede gewesen. Ohne die erwähnten, zum Teil der Ärzteschaft kaum zugänglichen (Göttinger Annalen, mathematisch - physikalische Abteilung z. B.) Literaturstellen zu kennen, fielen mir schon bei meinen ersten Versuchen, die ich 1905 mit Hochfrequenzströmen an Fröschen anstellte, die intensiven Durchwärmungen der stromdurchflossenen Teile auf (siehe S. 58), und ich konnte sie auch bei der Applikation am Menschen unter Verwendung des primären Solenoids (siehe S. 22), d. h. unter Weglassung des Oudinschen Resonators, beobachten und therapeutisch verwerten. Ich habe im Jahre 1907 im September in Dresden auf dem Naturforscherkongreß als Erster Durchwärmungen der Arme und der Brust am Menschen praktisch demonstriert und zu therapeutischen Zwecken bei Gelenk- und Zirkulationserkrankungen empfohlen. Wie mir später brieflich von seiten Dr. v. Berndts aus Wien mitgeteilt wurde, hat er im Februar des Jahres 1907, also einige Monate vor meinem Dresdner Vortrag, ein versiegeltes Kuvert bei der Akademie in Wien deponiert, in welchem er die Priorität der Anwendung der Hochfrequenzströme für sich und seine Mitarbeiter in Anspruch nimmt.

Aus alledem ergibt sich, daß Wärmewirkungen der Hochfrequenzströme Tesla schon vor ihrer medizinischen Anwendung und Empfehlung durch d'Arsonval bekannt waren, sowie von diesem und anderen beobachtet worden sind. Zeyneck gebührt das Verdienst, die Tiefendurchwärmungsmöglichkeit mit Hochfrequenzströmen im Jahre 1899 zuerst, allerdings nur in wenigen Zeilen als Anhangsbemerkung gelegentlich einer physikalischen Arbeit, theoretisch ausgesprochen zu haben. Nagelschmidt hat, ohne diese Arbeit zu kennen, klinisch die Diathermie erprobt und ihre praktische Anwendung als erster auf dem Naturforscherkongreß in Dresden demonstriert. 6 Monate später erscheint die erste klinische Arbeit der Mitarbeiter Zeynecks.

Chronologisch stellt sich somit die Geschichte der Wärmewirkung der Hochfrequenzströme folgendermaßen dar:

1891 wird sie von Tesla nach Beobachtungen am Menschen beschrieben und therapeutisch empfohlen.

1892 und später wird sie mehrfach von d'Arsonval als störender Nebenbefund erwähnt.

Der besondere Charakter der Diathermie, Tiefendurchwärmung, wird vielleicht von Tesla 1891 vermutet, jedenfalls aber von v. Zeyneck im Jahre 1899 als kurze Nebenbemerkung erwähnt.

Im Februar 1907 deponiert Dr. v. Berndt bei der Akademie ein versiegeltes Kuvert, in dem er die Priorität der Entdeckung der Thermopenetration für sich in Anspruch nimmt.

Ohne Kenntnis der Bemerkungen Zeynecks in den Göttinger Annalen und der versiegelten Erklärung v. Berndts bespricht und
demonstriert Nagelschmidt die klinische Anwendung der
Hochfrequenzwärme am Menschen im September 1907 nach mehr-
jährigen Beobachtungen.
Im Februar 1908 publizieren Dr. v. Berndt und Dr. v. Preiß gemeinschaftlich und im Zusammenhang mit v. Zeyneck die Methode der
Thermopenetration im wesentlichen an Erkrankungen der Gelenke.
In der Zeitschrift für physikalische und diätetische Therapie im Jahre
1909 erkennen sowohl Dr. v. Berndt wie Dr. Nagelschmidt
in ihren Arbeiten an, daß unabhängig voneinander in
Wien und in Berlin gleichzeitig das Verfahren der Tiefendurchwärmung ausgebildet wurde.
Im August 1909 bespricht und demonstriert Nagelschmidt als Erster
die chirurgische Diathermie im Gegensatz zur Fulguration und
der Voltaïsation bipolaire (Doyen). — (Budapest, Internationaler
Ärztekongreß, August 1909.)
Im Gegensatz hierzu bestreitet ein Jahr später v. Zeyneck die Un-
abhängigkeit der Arbeiten Nagelschmidts über die Hochfrequenzwärme sowie dessen praktische Priorität.

Während die Wiener Autoren sich zunächst auf die diathermische
Behandlung der Gelenkaffektionen beschränkten, habe ich schon von
Anfang an die Durchwärmung für innere und chirurgische Applikationen
beschrieben. 1908 für Tabes, 24. II. 1909 für Arteriosklerose, Blut-
druckanomalien, Insomnie, Angina pectoris, Prostataerkrankungen,
Impotenz, Asthma, Blasen-, Nierensteine, Gicht, Stoffwechselbeein-
flussung, chirurgische Anwendungen. Ferner Wirkung auf Sympathi-
kus, Schmerzen, Claudicatio intermittens, Neuritis, Parästhesien,
Myokarditis, Krampfadern, Hämorrhoiden, Vitalität der Zellen. 1910
Nephritis, Leberleiden, Cholezystitis, Bronchitis, Ischias, Lumbago,
Trigeminusneuralgie, Krebsoperation, tuberkulöse Drüsen, Lupus.
Seitdem hat sich das Gebiet der Hochfrequenzströme und speziell
der Diathermie einer schnell zunehmenden erneuten Beachtung er-
freut, nachdem man fast allseitig den Stab über die d'Arsonvalisation
gebrochen hatte. Der Aufschwung datiert seit einem Vortrage von
Nagelschmidt über Hochfrequenzströme im Verein für innere Medizin in Berlin im Jahre 1907, am 3. Juni.

Physik und Physiologie der Diathermie.

1. Kapitel.

Physik, Erzeugung und Anwendungsweisen der Diathermie.

Die Hochfrequenzströme stellen eine elektrische Energieform dar, die gewisse Sonderheiten gegenüber den älteren bekannten elektrischen Zuständen bietet, aber doch in jeder Hinsicht den Gesetzen der Elektrizitätslehre unterliegt. Wir sind zwar ebensowenig imstande, uns ein deutliches Bild von dem eigentlichen Wesen der Hochfrequenzströme zu machen, wie wir überhaupt nicht wissen, was Elektrizität ist. Indessen erzeugen wir sie, dosieren sie, transportieren und übertragen sie und wenden sie nach Willkür an, gerade wie die älteren Formen der Elektrizität. Wir rufen mit den Hochfrequenzströmen scheinbar wunderbare Wirkungen hervor, Energieübertragungen über Tausende von Kilometern, Lichterscheinungen ohne direkte Berührung usw. Wir können aber zur Definition dieser Energieform uns der gleichen Grundbegriffe der Elektrizität bedienen wie für jeden anderen elektrischen Strom.

Lassen wir einen elektrischen Strom durch eine Flüssigkeit (etwa eine Salzlösung) fließen, so bewegen sich die in dieser Flüssigkeit bereits darin vorhandenen Ionen resp. die beim Stromdurchgang aus den sich spaltenden Molekülen entstehenden positiven und negativen Ionen nach den beiden Polen zu. Die positiven streben nach der Kathode, die negativen nach der Anode zu und transportieren so die Elektrizität. Jedes Atom vermag je nach seiner Wertigkeit eine ganz bestimmte Elektrizitätsmenge zu transportieren. Und zwar ist die Ladung eines zweiwertigen Atoms (Kupfer, Sauerstoff usw.) doppelt so groß, eines dreiwertigen dreimal so groß usw. wie die eines einwertigen Atoms (z. B. Wasserstoff, Silber usw.). Es ist demnach auch die Elektrizität ebenso wie die Materie atomistisch angeordnet. Alle elektrischen Vorgänge, die sich innerhalb der Materie, also irgendwelcher Stoffe, abspielen, vollziehen sich mit Hilfe der Elektronen, alle Fernwirkungen der Elektrizität entstehen durch die Einwirkungen, die die Elektronen in ruhendem oder bewegtem Zustand hervorrufen, und die sich mit Lichtgeschwindigkeit fortpflanzen. Negativ geladene Elektronen können frei vorkommen, wie wir sie z. B. in den Kathodenstrahlen zur Verfügung haben. Die positive Elektrizität kennen wir nur an Atome gebunden, und zwar in Form von Ionen (z. B. die α-Strahlen des Radiums). Wir stellen uns ein Atom z. Z. als ein kompliziertes Gebilde vor, das aus einem einfachen oder kompliziert gebauten Kern mit überwiegend positiver Ladung besteht, und das von einem oder vielen negativen Elektronen, die mit Lichtgeschwindigkeit in planetarischen Bahnen um den Kern herumwirbeln, umgeben ist. Um uns eine Vorstellung von den Größenverhältnissen zu machen, die hierbei in Betracht kommen, stellen wir uns ein Wasserstoffatom so groß vor wie die Erde: Dann hat ein Elektron vergleichsweise einen Durchmesser von ca. 350 m. Der Kern dagegen hat im gleichen Verhältnis nur die Größe eines Apfels (9 cm). Bei der elektrischen Dissoziation werden die Moleküle unter dem Einfluß der elektromotorischen Kräfte ionisiert und wandern zum positiven resp. negativen Pol.

Für die gewöhnliche Anschauung können wir jedoch hier von diesen komplizierten Vorstellungen absehen und die Elektrizität so betrachten, als ob sie ein Fluidum wäre, welches den Raum erfüllt und die Körper gleichförmig durchdringt. Im normalen Sättigungszustand mit diesem Fluidum erscheint die Materie unelektrisch. Nur wenn durch irgendwelche mechanischen, chemischen oder sonstigen Hilfsmittel eine vermehrte Ansammlung oder teilweise Entleerung eines Körpers von diesem Fluidum stattgefunden hat, äußert sich dieser Zustand der Füllungsdifferenz in dem Bestreben, sich wieder zur Gleichgewichtslage auszugleichen, und wir sprechen dann von im elektrischen Zustand befindlichen Körpern. Ist die elektrische Energiemenge in einem Körper verdichtet, gewissermaßen unter Druck, so sprechen wir von einem positiv geladenen, ist sie verdünnt und gewissermaßen im saugenden Zustand, von der negativen Ladung. Diese Vorstellungsart ist jedoch eine rein vergleichsweise und braucht durchaus nicht den Tatsachen zu entsprechen. Indessen genügt sie für eine gewisse Anschauungsmöglichkeit zu unseren Zwecken. Man könnte auch den elektrischen Zustand mit der sehr verwandten Energieform von Wärme und Kälte vergleichen. Wärme und Kälte sind nicht zwei verschiedene Begriffe, sondern nur quantitative Unterschiede einer einzigen Energieform, nämlich der Wärmeschwingung der Moleküle. Wir nennen einen Körper kalt, wenn er der ihn umgebenden Materie Wärme entzieht, und warm, wenn er Wärme an sie durch Ausstrahlung oder Leitung abgibt. Wir könnten daher ebensogut von positiver und negativer Wärme sprechen und sagen, daß je ein positiv und negativ mit Wärme geladener Körper durch Berührung diesen differenten Zustand auszugleichen sucht, indem er durch Leitung Wärme abgibt oder aufnimmt. Wir können den Vergleich weiterspinnen, indem wir zwei Körper, welche sich nicht direkt berühren, durch einen guten Isolator, z. B. einen luftleeren Raum, in ihrer bzw. Wärmeladung beharren lassen oder auch durch Verbindung mit einem guten Leiter, z. B. Wasser, zum relativ schnellen Ausgleich der positiven und negativen Wärmeladung veranlassen können. Auch die drahtlose Telegraphie, d. h. die elektrischen Wellen, haben ihr Analogon in den Wärmestrahlen.

Bevor wir nun auf die Physik und die Erzeugung der Hochfrequenzströme näher eingehen, erscheint es nötig, **einige Grundbegriffe der Elektrizitätslehre** uns kurz ins Gedächtnis zurückzurufen.

Wenn zwei Körper eine verschiedene elektrische Ladung besitzen, und wir sie in eine elektrische Beziehung zueinander bringen, so geben wir ihnen die Möglichkeit, diese Ladung auszugleichen. Die Energie und die Art, mit der dieser Ausgleich stattfindet, hängt von einer Reihe von Faktoren ab. Zunächst spielt die sog. Potentialdifferenz eine Rolle. Man spricht von elektro-motorischer Kraft, Potentialdifferenz, Potentialgefälle, elektrischer Spannung, auch schlechtweg von Potential und mißt diese synonymen Bezeichnungen nach der Volteinheit. Ein Volt entspricht der elektromotorischen Kraft eines Daniellelementes. Wenn man also z. B. sagt, daß das Berliner Stromnetz 220 Volt Spannung hat, so bedeutet das, daß die Potentialdifferenz zwischen den beiden Polen an einer beliebigen Stelle im Stromgebiet Berlins ungefähr der Summe der Spannungsdifferenzen von 220 Daniellelementen entspricht.

Die Elektrizitätsmenge, welche beim Ausgleich von Potentialdifferenzen zwischen zwei verschieden geladenen Körpern in einer gewissen Zeiteinheit einen Leiter, z. B. einen die Körper verbindenden Kupferdraht von gegebenem Querschnitt, durchfließt, nennt man ein Coulomb. Man mißt diese Größe, indem man sie mit der Arbeit vergleicht, die diese Elektrizitätsmenge in gewisser Weise zu verrichten vermag, z. B. an ihrer elektrolytischen Wirkung. Die Einheit der Elektrizitätsmenge, die in einer bestimmten Zeit einen Leiter durchfließt, d. h. ein Coulomb, definiert man als diejenige Elektrizitätsmenge, welche in einem elektrolytischen Voltameter 1,118 mg Silber frei macht bzw. ausscheidet. Hierbei ist es gleichgültig, ob diese Elektrizitätsmenge die gesamte Arbeit in 24 Stunden oder in 10 Minuten verrichtet. Es muß dann in der kürzeren Zeit ein relativ stärkerer Strom den Leiter durchfließen, um dieselbe Strommenge zu repräsentieren.

Wir müssen daher auch die Stromstärke, d. h. die Fließgeschwindigkeit, definieren. Wir nennen diese Stromstärke Ampere und bezeichnen mit ihr die Elektrizitätsmenge, welche in der Zeiteinheit den Leiter durchfließt. Man definiert also ein Ampere (= einem Sekundencoulomb) als die Stromstärke, welche pro Sekunde 1,118 mg Silber elektrolytisch niederzuschlagen vermag.

Wenn wir ein hochstehendes und ein tiefstehendes Gefäß durch ein Rohr verbinden, das obere Gefäß mit Wasser füllen und den Verschlußhahn öffnen, so wird ein Ausgleich der Niveaudifferenz stattfinden. Wählen wir z. B. das Verbindungsrohr sehr kurz und messen die Zeit, in der das Wasser in das tiefere Gefäß hinüberläuft, so werden wir beobachten, daß, wenn wir jetzt an Stelle des sehr kurzen Rohres ein 100 mal so langes, aber von gleicher Weite, wählen, der Auslauf derselben Flüssigkeitsmenge etwas länger dauern wird. Dies kommt von dem vergrößerten Leitungswiderstand an der längeren Schlauchwand während des längeren Weges. Elektrisch bedeutet das: Ein Draht von bestimmter Länge setzt der Elektrizität einen gewissen Widerstand entgegen, und dieser Widerstand wächst proportional der Länge.

Verbinden wir nunmehr beide Gefäße nacheinander mit Schläuchen derselben Länge, aber verschiedener Dicke, so werden wir auch hier Unterschiede in der Entleerungsgeschwindigkeit sehen. Der dünnere Schlauch bietet dem Wasser mehr Leitungswiderstand als der dicke. Das Extrem sehen wir an Kapillarröhren, deren Widerstand die Flüssigkeitsverschiebung völlig aufhebt. Elektrisch bedeutet das, daß ein dünnerer Draht einen größeren Widerstand besitzt als ein dickerer. Elektrischer Widerstand eines Leiters ist also proportional seiner Länge und umgekehrt proportional seinem Querschnitt.

Dazu kommt noch ein weiterer Punkt. Nehmen wir gleich lange Wasserrohre gleichen Querschnitts, von denen das eine inwendig aus poliertem Metall besteht und das andere aus rohem Ton, so werden wir auch hier Leitungsdifferenzen beobachten. Ins Elektrische übersetzt, bedeutet das: Leiter aus verschiedenen Substanzen haben einen spezifischen Widerstand.

Die elektrische Widerstandseinheit nennt man Ohm. Ein Ohm entspricht dem Widerstand einer Quecksilbersäule von 106 cm Länge und 1 qmm Querschnitt bei 0°.

Praktisch jedoch bedient man sich meistens eines anderen Maßes und nennt ein Ohm den Widerstand eines geglühten Kupferdrahtes von 50 m Länge und 1 mm Durchmesser.

Eines der wichtigsten Gesetze der Elektrizitätslehre ist das Ohmsche Gesetz. Es bringt nämlich die drei definierten Einheiten Ampere, Volt und Ohm in eine Beziehung zueinander. Die Formel des Ohmschen Gesetzes lautet, wenn wir die Stromstärke in Ampere mit J, die Potentialdifferenz in Volt mit E und den Widerstand in Ohm mit R bezeichnen:

$$J = \frac{E}{R}. \text{ Danach ist 1 Ampere} = \frac{1 \text{ Volt}}{1\,\Omega}$$

oder ein Milliampere $= \dfrac{1 \text{ Volt}}{1000\,\Omega}$.

In der elektrischen Therapie spielt außerdem noch die Stromdichte eine große Rolle, und wir müssen sie deshalb hier kurz definieren. Legt man eine Elektrode auf die Haut auf, so kann man verschiedene Stromstärken durch dieselbe hindurchschicken und damit eine bestimmte Strommenge pro Quadratzentimeter Haut applizieren. Man nennt Stromdichte die Zahl der Milliampere, welche pro Quadratzentimeter Elektrodenfläche hindurchgehen.

Durchfließt ein elektrischer Strom einen Leiter, so findet er in ihm einen gewissen Widerstand. Die durch diesen Widerstand aufgezehrte elektrische Energie erwärmt den Leiter. Diese Wärme wird Joulesche Wärme genannt.

Das Joulesche Gesetz sagt:

1. Die produzierte Wärmemenge ist dem Quadrat der Stromstärke proportional (d. h. die doppelte Strommenge erzeugt die vierfache Erwärmung).

2. Die Wärme ist dem Widerstand des Leiters proportional (d. h. der doppelte Widerstand bedingt die doppelte Erwärmung).

3. Die produzierte Wärmemenge ist der Dauer des Stromflusses proportional.

4. Der doppelte Weg verdoppelt den Widerstand.

5. Der doppelte Querschnitt bedingt den halben Widerstand.

Wir können nunmehr zur Definition der verschiedenen Stromarten übergehen. Der elektrische Strom, der von Elementen oder Gleichstrommaschinen geliefert wird, fließt stets in der gleichen Richtung und kann graphisch in den meisten Fällen durch eine Horizontale parallel zur Abszisse dargestellt werden. Da er stets in der gleichen Richtung fließt, macht er auch elektrolytische Veränderungen gleicher Art, d. h. je stärker und je länger er fließt, desto intensiver werden diese Veränderungen sein. Auch die Influenzmaschine kann zur Produktion von Gleichstrom verwandt werden. Wenn man die Kugeln der Funkenstrecke weit auseinander zieht und durch einen Leiter oder den Patienten verbindet, so fließt während des Betriebes der Influenzmaschine der Strom stets in gleicher Richtung durch den Leiter hindurch.

Der Induktionsapparat oder seine mächtigere Fortbildung, der Ruhmkorffsche Induktor oder kurzweg Induktor liefern den sogenannten Induktionsstrom, einen Wechselstrom, dessen Entstehung auf folgendem Prinzip beruht: Befestigt man die beiden Enden eines durchschnittenen Drahtringes an den beiden Polen einer Gleichstromquelle, und bringt man parallel zu diesem Drahtring A einen zweiten geschlossenen Drahtring B in die Nähe des ersten, ohne daß die beiden Ringe sich berühren, so kann man die Phänomene der Induktion beobachten. Läßt man aus der Stromquelle Elektrizität durch den ersten Drahtring fließen, so entsteht im Moment des Stromeintritts in den ersten Ring, in dem zweiten Ring ein entgegengesetzt gerichteter Stromstoß. Je näher der zweite Ring dem ersten ist, relativ um so stärker ist dieser induzierte Stromstoß. Bringen wir den zweiten Ring nicht parallel, sondern geneigt zum ersten an, so ist die Induktionswirkung eine schwächere und wird, wenn die Ebenen der beiden Ringe senkrecht aufeinanderstehen, gleich 0. Dieser Induktionsstrom entsteht jedoch nur in dem Moment, in dem das Potential in dem ersten Drahtring sich ändert. So lange der Strom in diesem Ring gleichmäßig weiter fließt, bleibt der zweite Ring stromlos. Unterbricht man nun den Speisestrom des ersten Ringes, so entsteht nunmehr in dem zweiten wiederum ein Stromstoß, und zwar entgegengesetzt dem ersten. Je plötzlicher die elektrische Zustandsänderung in dem primären Ring stattfindet, desto intensiver ist auch der Stromstoß im sekundären Ring. Da nun bei den gewöhnlichen Induktionsunterbrechern der Schließungsfunke eine weniger schnell von 0 zum Maximum ablaufende Zustandsänderung hervorruft als der Öffnungsfunke, so ist der Schließungsinduktionsstromstoß von dem Öffnungsstromstoß verschieden. Ersetzt man den primären Ring durch eine größere Anzahl derartiger zusammenhängender Ringe, d. h. durch eine Spule, und ebenfalls den sekundären Ring durch eine solche, und nähert man diese Spule unter Zwischenschaltung einer gut isolierenden Schicht so weit wie möglich, indem man die beiden Spulen z. B. dicht übereinander schiebt, so addiert sich die Induktionswirkung einer jeden Windung des primären Ringes mit der zunächst folgenden und erzeugt ebenfalls eine um so viel stärkere Induktionswirkung in der sekundären Spule. Hierbei kann man noch verschiedene Übersetzungsverhältnisse wählen, indem man die Windungszahl der primären und sekundären Spulen sowie die Drahtstärke variiert und z. B. durch eine relativ geringe Zahl dicker Primärwindungen und eine relativ große Zahl dünner Sekundärwindungen aus einem niedrig gespannten unterbrochenen Gleichstrom, der die Primärwindung speist, einen hochgespannten Sekundärinduktionsstrom erzeugt, welcher ein Wechselstrom ist. Durch geeignete Wickelungsverhältnisse (Selbstinduktion) und Einschaltung von Kondensatoren kann man eine Stromphase, z. B. den Schließungsstrom (für Röntgenzwecke), praktisch fast ganz unterdrücken, so daß fast reine unterbrochene Stromstöße in einer einzigen Richtung von größerer Intensität erfolgen. (Siehe die Stromkurve eines Induktionsapparates [Abb. 2]).

Wechselströme können nun auch noch in anderer Weise erzeugt werden, z. B. durch Dynamomaschinen. Solche Wechselströme haben meistens eine sinusoidale Form und entsprechen der Kurve (Abb. 3). Ihre positive und negative Phase ist symmetrisch und verläuft nach einer Sinuskurve.

Durch gewisse Anordnungen kann man die eine Phase der Sinuskurve unterdrücken oder umkehren und erhält hierdurch den sog. **Gleichrichterstrom** oder **pulsierenden Gleichstrom.**

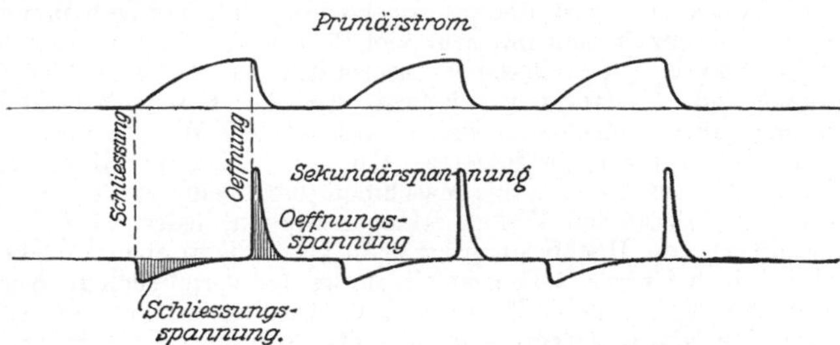

Abb. 2. Stromkurve eines Siemensschen Induktors.

Diese Vorbemerkungen mögen zum Verständnis der verschiedenen üblichen Stromesarten genügen, und wir gehen nunmehr zur Betrachtung der **Wechselströme** über.

Die in der Industrie üblichen Wechselströme, so wie sie im Stromnetz mancher Städte zur Verfügung stehen, haben meist eine relativ niedrige Periodenzahl. Man nennt **Periode** eines Wechselstromes den Teil seines Verlaufes, welcher aus je einer aufeinanderfolgenden positiven und negativen Phase besteht vom Moment des Beginns des positiven Teils der Kurve auf der Abszisse bis zum Wiedereintritt der Kurve in den entsprechenden Punkt von der negativen Phase aus (siehe Abb. 4). Die übliche **Wechselzahl** von Straßenstromnetzen beträgt 50 Perioden oder 100 Wechsel. Dieser Strom wird durch Wechselstromdynamomaschinen erzeugt. Einen solchen Strom nennt man einen **niederfrequenten Wechselstrom.** Im Prinzip unterscheidet sich ein solcher Strom von den sog. **Hochfrequenzströmen,** bei denen wir eine Million und mehr Wechsel pro Sekunde haben, in nichts anderem als in der Zahl der Wechsel, und doch sind die spezifischen Wirkungen der Hochfrequenzströme mit niedriger Wechselzahl nicht zu erreichen. Geradeso wie in der Optik mit Ätherwellen von 760 Millionstel Millimeter Wellenlänge immer nur der Effekt Rot und niemals Blau erzielt wird, werden wir es begreiflich finden, daß auch bei den elektrischen Wellen, die sich von den Lichtwellen nur

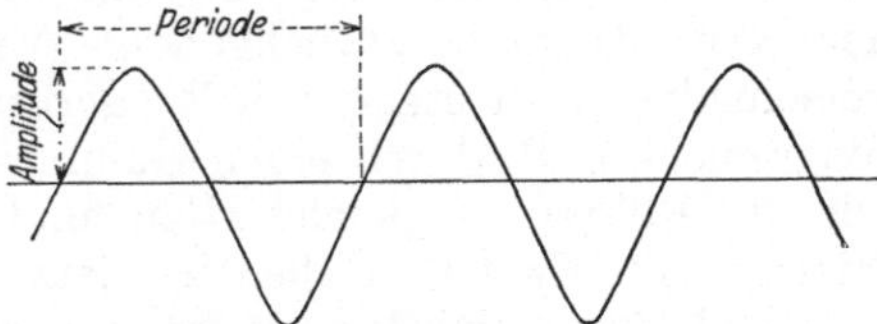

Abb. 3. Sinusoidale Stromkurve.

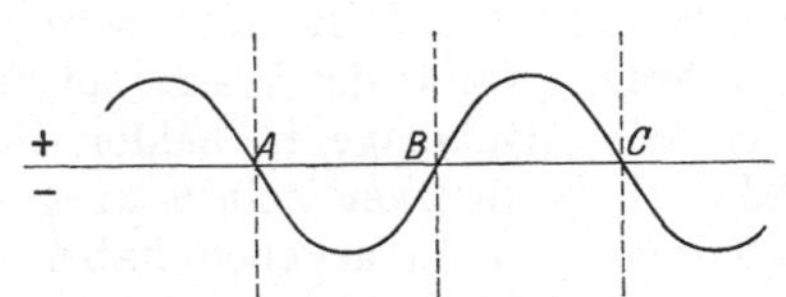

Abb. 4. Wechselstromkurve.
A—B negative Phase. *B—C* positive Phase. *A—C* eine ganze Periode. *A—B, B—C* je ein Wechsel.

durch ihre Frequenz bzw. Wellenlänge unterscheiden, den einzelnen Frequenzen gewisse spezifische Wirkungen innewohnen. Wir können uns diese Unterschiede vielleicht auch durch einen Vergleich aus der Mechanik näherbringen. Betrachten wir eine Milchzentrifuge z. B. und beschicken wir sie mit Milch, so werden wir bei langsamer Drehung der Zentrifuge die Milch zwar in Rotation versetzen, aber keine Trennung der leichteren von den schwereren Stoffen erzielen. Erst wenn die Tourenzahl der Zentrifuge eine bestimmte Höhe erreicht hat oder überschritten hat, treten die Wirkungen der Zentrifugalkraft in die Erscheinung, und wir bekommen eine Separation der Sahne von der Milch. Ebenso sind elektrische wellenförmige Zustandsänderungen, wenn sie langsam erfolgen, nicht imstande, so intensive Äthererschütterungen hervorzurufen, daß z.B. eine wellentelegraphische Übertragung möglich wäre, sondern es ist eine gewisse Minimalfrequenz von mindestens einigen Hunderttausend Wechseln pro Sekunde nötig, um drahtlose Telegraphie zu machen. Man hat versucht, Hochfrequenzschwingungen oder Hochfrequenzströme, was identisch ist, dadurch zu erzeugen, daß man Dynamomaschinen von sehr großer Tourenzahl und mit sehr viel Polwechseln baute. Jahrelang war es nicht möglich, hierbei zu größeren Wechselzahlen als 20 000 bis 30 000 pro Sekunde mit genügender Leistung zu gelangen. Erst Dr. Goldschmidt hat eine Wechselstrommaschine konstruiert, welche bei 300 000 Wechseln pro Sekunde eine erhebliche Stromstärke produzierte. Ob ein solches Verfahren noch verbesserungsfähig ist, und ob derartige Maschinen jemals eine größere Verbreitung in der Praxis der elektrischen Wellen erlangen werden, lassen wir dahingestellt. Für die Produktion von Hochfrequenzströmen zu medizinischen Zwecken haben solche Maschinen bisher keine Rolle gespielt, sie werden vermutlich auch späterhin wegen ihres hohen Preises außer Frage bleiben. Dies ist um so wahrscheinlicher, als wir imstande sind, durch die allereinfachsten Hilfsmittel wirkliche Hochfrequenz zu erzeugen.

Lassen wir nämlich zwischen zwei Drahtspitzen irgendeinen elektrischen Funken übergehen, so stellt dieser elektrische Ausgleichs- oder Entladungsvorgang keineswegs einen einmaligen Übergang von Elektrizität dar, sondern wir haben es stets bei Funkenentladungen jeder Art mit einer sog. oszillatorischen Entladung zu tun. Betrachtet man das Bild eines Funkens in einem schnell rotierenden Spiegel auseinandergezogen, so erkennt man, daß er der Ausgangspunkt eines mehrmaligen Hin- und Herschwingens elektrischer Energie ist. Um uns dies klar zu machen, müssen wir wieder auf unser Beispiel aus der Hydrodynamik zurückgehen. Nehmen wir an Stelle der beiden verschieden hoch stehenden Wassergefäße zwei kommunizierende Röhren, welche z. B. durch einen Gummischlauch verbunden sind; bringen wir die Röhren in gleiche Höhe und füllen wir sie bis zum gleichen Niveau mit Wasser. Heben wir jetzt die eine Röhre hoch und senken sie gleich darauf wieder auf ihre ursprüngliche Stellung schnell zurück, so haben wir durch die Niveauverschiebung die Wassersäule aus dem Gleichgewicht gebracht, und trotz der sofort eintretenden Ruhelage der Röhre schwankt der Wasserspiegel in beiden eine Weile hin und her, bis er seine Ruhelage in beiden in gleicher Höhe wieder einnimmt. Ebenso fließt in zwei isoliert ausgespannten Drähten, denen wir eine elektrische Ladung gegeben haben, und von denen wir zwei Punkte einander genügend nähern, beim Übergang des Funkens zwischen diesen beiden Punkten die zur Zeit in dem Draht befindliche Elektrizitätsmenge über die Brücke des Funkens mehrmals hin und her, bis ihr Ausgleich erfolgt ist. Die Kapazität solcher Drähte, d. h. ihr Fassungsvermögen für elektrische Energie, ist natürlich ein außerordentlich geringes, und die elektrischen Schwingungen, die wir in einem solchen feinen Fünkchen erzeugen, sind minimale und für praktische Zwecke unverwertbar.

Wir müssen daher diesen einfachsten Hertzschen Erreger (Abb. 5) verbessern. An jedem Draht bringen wir eine große Metallkugel an. Vermöge ihrer Größe und Oberfläche sind diese Kugeln imstande, eine gewisse Elektrizitätsmenge auf sich aufzuspeichern: Ihr Fassungsvermögen (ihre Kapazität) hat eine gewisse Größe. Wir können jetzt unseren Erreger ein wenig stärker aufladen und erhalten nun ein intensiveres Fünkchen (Abb. 6).

Schalten wir nun noch einen oder mehrere Kondensatoren ein, d. h. vergrößern wir die Aufnahmefähigkeit des Systems erheblich, so können wir die Leistungen unseres Erregers noch mehr steigern.

Wir müssen an dieser Stelle kurz definieren, was ein Kondensator ist. Einer der am längsten bekannten Kondensatoren ist die sog. Leidener Flasche, welche in der Mitte des 18. Jahrhunderts erfunden

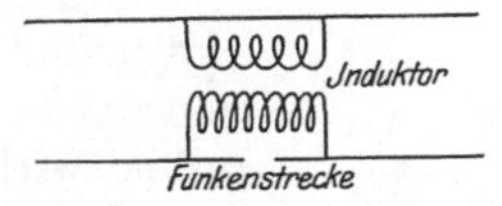

Abb. 5. Hertzscher Erreger.

wurde. Ein rundes, oben offenes Glas ist außen und innen etwa in gleicher Höhe mit Stanniol belegt. Durch einen isolierenden Deckel reicht ein mit einem Knopf versehener Metallstab bis auf den Boden und ist mit dem inneren Metallbelag leitend verbunden. Bringen wir die innere oder die äußere Belegung einer Leidener Flasche mit einem Pol einer Elektrizitätsquelle in Verbindung, so nimmt jede der Belegungen eine ihrer Oberfläche entsprechende und für beide gleiche Strommenge unter einem bestimmten Potential

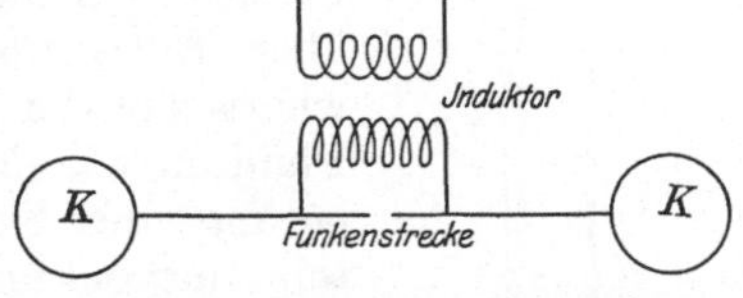

Abb. 6. Darstellung der Vergrößerung der Aufnahmefähigkeit eines schwingenden Systems durch Kondensatoren (K).

auf. Je größer die Flasche und mithin je größer die Oberflächen der Metallbeläge sind, um so mehr Elektrizität können wir in einer solchen Flasche aufspeichern.

Wir können uns die Wirkung eines Kondensators wiederum aus einem Vergleich der Hydrodynamik klarmachen. Nehmen wir eine U-förmige Glasröhre, überall von gleicher Weite (siehe Abb. 7 a), und füllen wir sie mit Wasser, so werden wir ein relativ geringes Quantum Wasser in diesem Rohr unterbringen können, ehe das Wasser an den Rändern überläuft. Verbinden wir nun aber beide Schenkel unseres Glasrohres mit je einer großen Glasflasche (Abb. 7 b), so können wir nunmehr

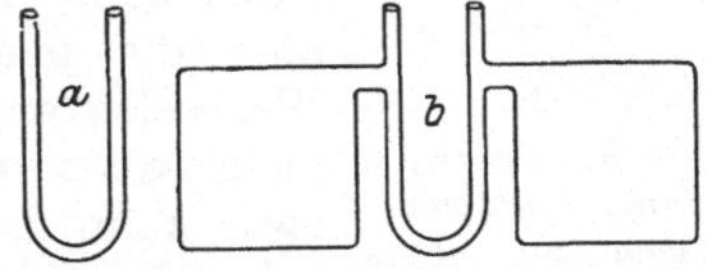

Abb. 7. Schema der Kondensatorwirkung.

in unser Gefäßsystem ein Vielfaches des vorigen Wasserquantums hineingießen, ehe es gefüllt ist und überläuft. — Wollen wir noch größere Elektrizitätsmengen aufspeichern, so können wir mehrere derartige Flaschen zu einer Batterie vereinigen, indem wir die inneren Beläge und die äußeren, jede für sich, miteinander leitend verbinden. Die Form der Leidener Flaschen ist wegen ihrer räumlichen Ausdehnung praktisch für viele Zwecke eine ungünstige, und man hat daher Kondensatoren in anderer Form und aus anderen Materialien gebaut. Denkt man sich eine Leidener Flasche ohne Boden, d. h. ein oben und unten offenes Glasrohr, innen und außen bis etwa 5 cm von jedem Rande mit

Stanniol belegt und in der Längsrichtung aufgeschnitten und aufgerollt, so hat man den Typus eines Plattenkondensators. Solche Platten kann man in geringem Abstande voneinander in größerer Anzahl miteinander vereinigen und auf relativ kleinem Raum einen bedeutenden Kondensator herstellen.

Da die Wirkung eines Kondensators auch von der Natur und der Dicke der isolierenden Schicht, in dem von uns betrachteten Fall des Glases, abhängig ist und um so wirksamer ist, je dünner diese Schicht ist, hat man das Glas durch gefirnißtes Papier oder am besten durch dünne Glimmerplättchen ersetzt und dadurch in kleinem Raum sehr wirksame Kondensatoren erzeugt. [Siehe Abb. 8, Vergleich eines Glimmerkondensators (b) mit einer Leidener Flasche (a) von gleicher Kapazität.]

Haben wir auf diese Weise die Kapazität unseres Erregers wesentlich vergrößert, so verfügen wir schon über Entladungsfunken erheblicher Intensität. Da wir es bei der Elektrizität nicht mit einem so trägen Fluidum wie dem Wasser zu tun haben und die Entladung eines Kondensators in einem minimalen Bruchteil einer Sekunde stattfindet, so müssen wir unserem System dauernd frische Elektrizitätsenergie zuführen, um einen dauernden Funkenübergang, mithin eine dauernde Erzeugung oszillatorischer Entladungen, zu erzielen. Um die Konstruktion von Hochfrequenzapparaten jedoch zu verstehen, müssen wir noch einen neuen Begriff in unsere Betrachtungsreihe einführen.

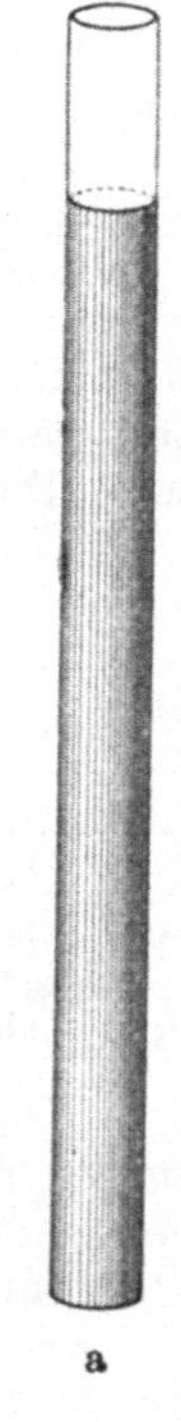

a

b

Abb. 8. Vergleich einer Leidener Flasche mit einem Glimmerkondensator gleicher Kapazität.

Wir haben vorhin gesehen, daß, wenn man einen unterbrochenen Wechselstrom durch eine Spule hindurchschickt, Stromstöße in einer anderen, in der Nähe befindlichen Spule erzeugt werden. Nun tritt aber die merkwürdige Erscheinung auf, daß ein Wechselstrom bereits in der primären Spule einen mehr oder weniger erheblichen Widerstand findet, und zwar kann dieser Widerstand so hoch werden, zumal bei steigender Wechselzahl oder bei Vorhandensein eines Eisenkerns in einer Spule, daß überhaupt kein Strom durch die Spule hindurchgeht, während ein Gleichstrom unverändert hindurchlaufen würde. Dieses Phänomen hat seine Ursache in der sog. Selbstinduktion. Geradeso wie die primäre Spule in einer sekundären Induktion hervorruft, und zwar den primären Richtungen entgegengesetzte Ströme, geradeso können wir auch eine einzelne Spule mit einer gräßeren Zahl von Windungen als eine Reihe von verschiedenen Spulen von je einer Windung betrachten. Wenn wir diese Betrachtungsweise anwenden, so verstehen wir, daß jede Windung in dem Moment, wo sie vom Strom in einer bestimmten Richtung durchflossen wird, in den nächstfolgenden und vorhergehenden Windungen entgegengesetzt gerichtete Ströme produziert und so den sie speisenden Strom abschwächt. Diese, Selbstinduktion genannte Wirkung spielt eine um so größere Rolle, je höher die Frequenz des primären Wechselstromes ist, und je zahlreicher und dünner die Windungen der Spirale sind. Die Selbstinduktion ist um so geringer, je weniger Windungen eine Spule aufweist, und ist bei einer einzigen Drahtwindung sehr klein. Man mißt sie nach der Einheit Henry. Eine solche Spule, d. h. eine Anzahl weniger, meistens relativ dicker Windungen, ist in unserem System oszillierender Entladungen notwendig, um das Abklingen der oszillatorischen Entladungen durch den Funken hindurch in bestimmter Weise zu regulieren. Man bezeichnet eine solche Spule kurzweg als Selbstinduktion.

Der in der eben beschriebenen Weise vervollkommnete Hertzsche Erreger, der aus ganz einfachen elektrischen Vorrichtungen besteht, nämlich aus einer Funkenstrecke, einem Kondensator und einigen Drahtwindungen, schließt nun das ganze Geheimnis der Erfolge der drahtlosen Telegraphie, der d'Arsonvalschen Ströme und der Diathermie in sich. Diese drei höchst einfachen Vorrichtungen stellen nämlich, in bestimmter Weise zueinander in Beziehung gebracht, einen sog. elektrischen Schwingungskreis dar. Es ist nun keineswegs gleichgültig, wie die Größenverhältnisse sowie die Form und Anordnung dieser drei Faktoren gewählt werden. Vielmehr ist von der Berücksichtigung dieser Umstände die verschiedenartigste Funktions- und Leistungsmöglichkeit abhängig. Bezeichnen wir die Wechselzahl mit n, die Kapazität mit C, die Selbstinduktion mit L, so besagt uns eine einfache Formel, unter welchen Umständen wir die beste und geeignetste Leistung für die verschiedenen Größen der sie zusammensetzenden Faktoren erhalten werden. Wir wollen an dieser Stelle auf die weitere Entwicklung der oszillatorischen Entladungsgesetze und die Berechnung der Größenverhältnisse der einzelnen Bestandteile des Schwingungskreises nicht näher eingehen, sondern werden an Hand der einzelnen Apparate über die Schwingungsformen und ihr Ablaufen das nötige anführen.

Nur einen außerordentlich wichtigen Begriff müssen wir an dieser Stelle besprechen. Es ist der Begriff der Dämpfung. Wie wir gesehen haben, besteht ein elektrischer Funke aus einer Anzahl hin- und hergehender Oszillationen, welche im Moment des Einsetzens des Funkens die größte Intensität haben und mehr oder weniger schnell abnehmen. Diese Abnahme ist abhängig von dem Grade der Dämpfung. Wir werden uns auch hier durch einen Vergleich aus der Mechanik am ehesten ein klares Bild machen können. Betrachten wir die Schwingungskurve einer guten Stimmgabel, die wir auf einem Kymographion von der Stimmgabel schreiben lassen, nachdem wir sie mit einem Hammer angeschlagen haben. Die Figur (Abb. 9a) zeigt ein Stück einer solchen Kurve. Vergleichen wir die Anfangs- und die Endschwingungen dieses Stücks, so erkennen wir keinerlei Unterschied zwischen den einzelnen Schwingungen. Der Abstand der Wellen, die Höhe ihrer Amplitude und die Form bleiben stets gleich, und nur, wenn wir nach einigen Sekunden die Kurve wieder nachmessen, sehen wir, daß die Amplitude an Höhe nach und nach abnimmt, während die Wellenlänge, d. h. die Schwingungszahl, unverändert bleibt. Erregen wir nunmehr die Stimmgabel dauernd gleichmäßig, elektromagnetisch z. B., so bewirken wir damit, daß die schwingende Energie, die sich infolge der nicht ganz idealen Elastizität des Stahls allmählich aufzehrt, dauernd wieder ergänzt wird durch die Zufuhr der neuen elektrischen Energie, und wir bekommen ein unverändertes Fortschwingen der Stimmgabel mit stets gleicher Amplitude. Wir sagen, daß die stählerne Stimmgabel an sich bereits sehr elastisch ist und eine geringe Dämpfung hat, und daß wir durch Erregung dieser Stimmgabel mittels eines Elektromagneten gleichmäßige, dauernd ungedämpfte Schwingungen

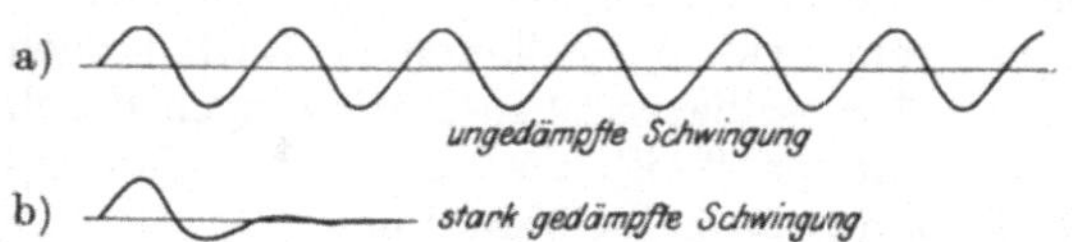

Abb. 9a. Stimmgabelkurve (fast ungedämpft).
Abb. 9b. Starkgedämpfte Kurve.

erzeugen. Nehmen wir nunmehr an Stelle der Stimmgabel aus Stahl eine solche aus Blei, so können wir auch diese durch einen Schlag zum Schwingen bringen. Zeichnen wir aber die Kurve auf ein Kymographion auf, so sehen wir, daß nach ganz wenigen Schwingungen infolge der sehr geringen Elastizität des Bleies die schwingende Energie aufgezehrt wird, und werden ungefähr folgendes Bild erhalten (Abb. 9b).

Hierbei nehmen die Schwingungen außerordentlich schnell an Amplitude ab und erreichen nach wenigen Oszillationen den Wert O. Die vorhandenen Oszillationen aber haben gleiche Form und gleiche Schnelligkeit. Was in der Mechanik die Aufzehrung der schwingenden Energie in obigem Beispiel verursacht, ist die innere Reibung, der innere Widerstand der Materie und der Luftwiderstand. In der Elektrizitätslehre haben wir es nicht mit materiellen, sondern mit energetischen Qualitäten zu tun. Hierbei fällt die mechanische Reibung fort. Aber die Aufzehrung der schwingenden Energie findet auch hier statt. Das Analagon der inneren Reibung ist in diesem Fall innerer Widerstand, Selbstinduktion, Verlust an elektrischer Energie

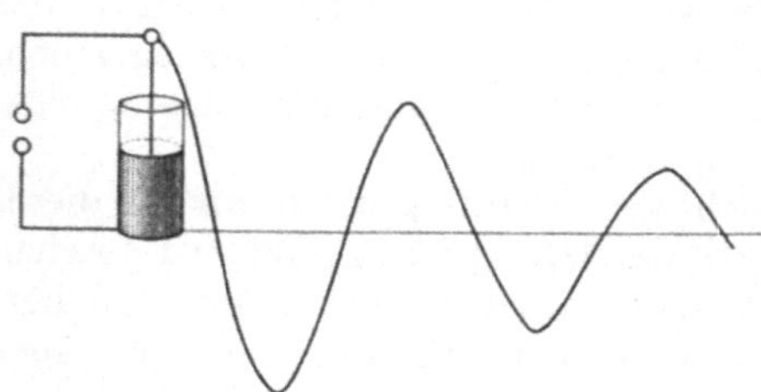

Abb. 10. Entladungskurve einer Leidener Flasche.

durch Transformation in Funkenwärme, Sprühverluste der Kondensatoren usw., und so sehen wir den Entladungsfunken einer Leidener Flasche, oszillographisch dargestellt, etwa in folgender Kurve repräsentiert (Abb. 10), deren Ähnlichkeit mit der obenstehenden Kurve offensichtlich ist, nur daß die Maßeinheiten, welche der Eintragung der Zeitgrößen auf der Abszisse zugrunde gelegt werden, für die Periode der mechanischen Schwingungen unendlich groß (hundertstel Sekunden), für die elektrischen Schwingungen im Vergleich hierzu unendlich klein 10^6 Schwingungen in der Sekunde) sind. Noch viel kleiner würden bei

Lichtschwingungen, welche 400—700 Billionen mal in der Sekunde stattfinden, die Entfernungen bei der Abszisse eingezeichnet werden müssen.

Nachdem wir so die einzelnen Komponenten eines Schwingungskreises beschrieben haben, wollen wir noch kurz auf den Begriff der Schwingungsdauer eingehen. Geradeso, wie für die Stimmgabel die Länge der Zinken maßgebend für die Tonhöhe, d. h. für die Wellenlänge, d. h. für die Schwingungsdauer ist, oder wie in der Optik ein monochromes Licht von bestimmter Farbe stets eine bestimmte Wellenlänge, d. h. feststehende Schwingungszahlen hat, und eine andere Wellenlänge oder Schwingungszahl einer anderen Farbe entspricht, so sind auch die elektrischen Schwingungen bezüglich der Wellenlänge und Schwingungszahl, je nach dem sie produzierenden Apparat (vorausgesetzt, daß er gleichmäßige Schwingungen erzeugt) charakterisierbar, und zwar berechnet sich die Schwingungsdauer eines Schwingungskreises im wesentlichen aus der Kapazität und der Selbstinduktion. Verändern wir daher entweder die Kapazität (d. h. die Fläche des Kondensators oder das Material und die Dicke seines Dielektrikums), oder die Selbstinduktion (d. h. die Zahl der Drahtwindungen, ihre Dicke oder ihr Material oder die Art ihrer Isolierung), so verändern wir damit auch die Wellenlänge, die der Schwingungskreis produziert. Die Berechnung setzt sehr komplizierte mathematische Formeln voraus, kann aber praktisch durch im Interesse der drahtlosen Telegraphie intensiv durchgebildete Apparate (Wellenmesser) einfach bestimmt werden. Es genügt, an dieser Stelle zu erwähnen, daß die 3 Größen, Kapazität C, Selbstinduktion L und Periode T sich in folgende Beziehung bringen lassen:

$$T = 2\pi\sqrt{L \cdot C}.$$

Diese Formel enthält allerdings noch nicht den inneren Widerstand des Schwingungskreises. Wir berechnen hiernach die Frequenz pro Sekunde, indem wir 1 durch T dividieren. Im feststehenden Verhältnis zur Schwingungszahl steht nun auch die Wellenlänge, die in der drahtlosen Telegraphie und Telephonie praktisch meistens als Maß an Stelle der Schwingungsdauer benutzt wird. Da die Geschwindigkeit des Lichts und des elektrischen Stromes die gleiche ist, so läßt sich die Wellenlänge ganz einfach dadurch berechnen, daß man 300 000 km (Fortpflanzungsgeschwindigkeit des Lichts in einer Sekunde) durch die Zahl der Wellen in einer Sekunde dividiert. Es ergibt sich daraus die Wellenlänge. In der medizinischen Diathermie verwenden wir Wellen von ca. 300 bis 1000 Meter Länge.

Wir haben im vorstehenden die Grundbestandteile kennengelernt, aus welchen sich ein Schwingungskreis zusammensetzt, und gesehen, wie die Beziehungen dieser einzelnen Grundbestandteile zueinander sein müssen, um elektrische Wellen bestimmter Art zu erzeugen; wir haben dabei vorausgesetzt, daß irgendwie elektrische Energie in den Schwingungskreis hineingebracht wird. Wir müssen uns nun auch noch kurz mit den elektrischen Stromquellen beschäftigen, welche sich für die Ladung von in Schwingungskreisen befindlichen Kondensatoren, d. h. für die Speisung von Schwingungskreisen, als geeignet erwiesen haben. Das Nähere hierüber werden wir bei der Besprechung der einzelnen Apparaturen ausführen. An dieser Stelle wollen wir nur bemerken, daß Influenzmaschinenströme, Induktions- und Hochspannungstransformatoren bzw. Wechselströme zur Speisung von Funkenstreckenapparaten verwandt werden, während Hochfrequenzapparate, welche an Stelle der Funkenstrecke eine Bogenlampe besitzen, mit Gleichstrom gespeist werden.

Bevor wir nun zur Schilderung der einzelnen Apparate übergehen, müssen wir noch zwei weitere Begriffe aus der elektrischen Wellentheorie kurz definieren. Das ist der Begriff der Resonanz und der der Koppelung. Wenn wir zwei gleichgestimmte Stimmgabeln dicht nebeneinander aufstellen und die eine Stimmgabel anschlagen, so kommt die andere Stimmgabel durch Luftübertragung der Schwingungen ebenfalls zum Tönen. Unterbrechen wir nun die Schwingungen der ersten Stimmgabel unmittelbar nach dem Anschlagen, z. B. durch Berührung mit der Hand, so tönt trotzdem die andere Stimmgabel weiter. Ebenso können wir bei dem Klavier durch Aufheben der Dämpfung und Hineinsingen eines Tones die gleichgestimmten Saiten zum Mitschwingen bringen. Ein analoges Phänomen haben wir in der Wellenelektrizität. Erzeugen wir nämlich in einem Schwingungskreis elektrische Schwingungen, so gerät ein in der Nähe befindlicher Schwingungskreis, der nur aus Selbstinduktion und Kondensator besteht, unter gewissen Umständen ebenfalls in Schwingungen. Der zweite Schwingungskreis darf keine Funkenstrecke enthalten, denn die Funkenstrecke wirkt als ein sehr intensives Hindernis wegen des in ihr enthaltenen Luftwiderstandes und gestattet kein Weiterschwingen der übertragenen Energie. Es wird aber auch nicht jedes elektrische Schwingungssystem auf Resonanz ansprechen, sondern nur ein resonanzfähiges, d. h. ein solches, dessen Wellenlänge der des ersten Schwingungskreises ungefähr entspricht. Ist dies der Fall, so können wir den sekundären Schwingungskreis dadurch erregen, daß wir z. B. den ersten in dauernde Schwingung versetzen oder in dem ersten eine Reihe kurz dauernder Schwingungsgruppen erzeugen, die durch sog. Stoßwirkung den sekundären Schwingungskreis zum dauernden Weiterschwingen bringen. Es ist auch nicht unbedingt notwendig, daß der sekundäre Kreis genau abgestimmt ist. Vielmehr können auch bei mangelnder Abstimmung Schwebungen im sekundären Kreis entstehen, welche auf der Zusammensetzung der Eigenschwingung des sekundären Kreises und der vom primären Kreis aufgedrückten Schwingungen beruhen. In den meisten Fällen jedoch kommt es auf eine möglichst gute Übereinstimmung der Eigenschwingungen der beiden Kreise an.

Die Übertragung der schwingenden Energie vom primären auf den sekundären Kreis braucht nun keineswegs durch die Luft zu erfolgen, d. h. durch den Äther, sondern kann auch durch metallische Verbindung stattfinden. Im ersten Falle sprechen wir von induktiver Koppe-

lung, im zweiten Falle von galvanischer Koppelung. In der
Praxis hat sich ein Verfahren ausgebildet, die Selbstinduktionsdrähte
in dem primären und sekundären Schwingungskreis als sog. Flachspule auszubilden (siehe Abb. 11) und die Selbstinduktion des sekundären Schwingungskreises (es kann auch der
Kondensator vollständig fehlen und die Schwingungen lediglich in den Drahtwindungen stattfinden) beweglich zur primären anzuordnen, so
daß sie entweder parallel neben ihr zu liegen
kommt, oder bis zur völligen Deckung über
sie geschoben werden kann (minimaler Effekt
— maximaler Effekt), oder daß ihre Ebene
senkrecht zu der der ersten (minimaler Effekt)

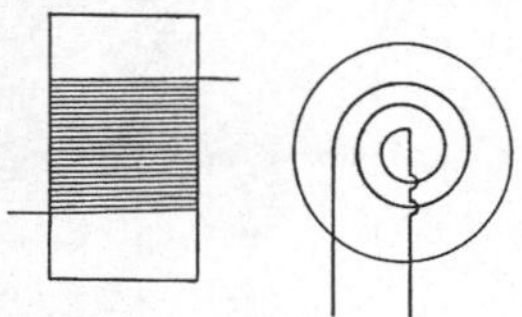

Abb. 11.　Ansicht einer
Hoch- und einer Flach-
spule.

oder parallel zu ihr (maximaler Effekt) gedreht werden kann. Man
spricht dann je nach der Stellung von loser oder fester Koppelung.

Mit den im vorstehenden erwähnten Vorstellungen und Begriffen
ausgerüstet, können wir nunmehr zu einer Besprechung der verschiedenen Typen der in der Medizin üblichen Hochfrequenzapparate übergehen.

Apparate.

1. **Die sog. D'Arsonvalapparate.** Als Speisestrom wird fast stets ein
Ruhmkorff, d. h. ein großer, am besten mit Quecksilberunterbrecher betriebener
Induktionsapparat verwandt, dessen sekundäre Polströme durch gut isolierte
Drähte zumeist an die Funkenstrecke angelegt werden. Der Apparat selbst (siehe
Abb. 12) besteht im wesentlichen aus einem Schwingungskreis nach dem typischen
beistehenden Schema. (Abb. 13.) Die D'Arsonvalapparate besitzen als Charak-
teristika lange Funkenstrecke, kugel- oder pilzförmige Metallstücke, zwischen
denen der Funkenübergang stattfindet, und Glaskondensatoren, Leidener Flaschen
oder in Öl eingebettete Glasplattenkondensatoren. Wegen des erheblichen Geräusches der Funkenstrecke ist dieselbe in einen Holzkasten oder Glasbehälter ein-
geschlossen. Trotzdem ist der Lärm, den derartige Apparate beim Betriebe voll-
führen, außerordentlich laut und störend.

Parallel zur Selbstinduktion und zumeist durch einen Draht mit ihr verbunden ist eine sekundäre Spule mit vielen Windungen angeordnet, der sog.
Oudinsche Resonator (Tesla). Die Schwingungen des primären Schwingungskreises werden durch Übertragung von den wenigen dicken Kupferwindungen der
primären Selbstinduktion auf die zahlreichen dünnen Windungen der sekundären
zu einer wesentlich höheren Spannung transformiert. So kommt es, daß diese
Apparate zur Produktion nicht nur hochfrequenter, sondern auch sehr hoch-
gespannter Ströme dienen. Die Spannung des speisenden Induktionsstromes
beträgt im allgemeinen 10 000—20 000 Volt, und diese Spannung steigt bis zu den
Abnahmestellen des sekundären Hochfrequenzstromes auf 100 000—120 000 Volt.
Diese kolossalen Spannungen bedingen gewisse Sprüheffekte, die wir weiterhin
näher betrachten werden.

Wir wollen nunmehr auf die Funktion eines derartigen Apparates
als Erreger von Schwingungen ein wenig näher eingehen. Wir wissen,
daß ein Funkenübergang das auslösende Moment einer Serie von oszillatorischen Entladungen ist. Bei so großen Funkenstrecken, wie sie in
dem D'Arsonvalapparat zur Verwendung gelangen, d. h. Funkenstrecken von mehreren Millimetern bis zu 5 cm Länge, entspricht die
Zahl der Funkenübergänge in der Funkenstrecke der Zahl der Öffnungen
und Schließungen in dem den Induktor betreibenden Quecksilberunter-

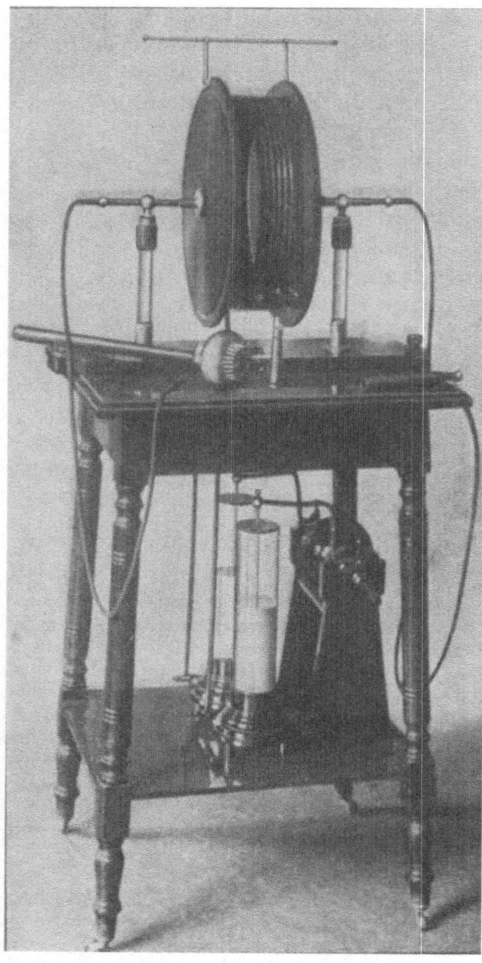

Abb. 12. Sanitas D'Arsonvalapparat.

brecher. Wehneltunterbrecher eignen sich wenig zum Hochfrequenzbetrieb.

Eine solche in einem geschlossenen Behälter angeordnete längere Funkenstrecke hat nun gewisse Nachteile. Infolge des Funkenüberganges tritt eine sehr intensive Ozonbildung und Entstehung von salpetriger Säure nebst Wasser aus der Atmosphäre ein. Die Folge ist zunächst, daß der starke Ozongeruch in wenigen Sekunden sich im Zimmer bemerkbar macht und unter Umständen lästig wird, auch zu Katarrhen der Schleimhaut führen kann. Die Bildung von salpetriger Säure greift die Elektroden an. Es treten Oxydationen und Zersetzungen ein, die Elektrodenoberfläche wird höckerig, steigert allmählich den Widerstand, dazu kommt, daß auf den Wänden des Behälters sich Wasser und salpetrige Säure als feuchter, ja nasser Überzug niederschlägt, und nach einiger Zeit versagt die Funkenstrecke, denn es wird der Elektrizität bequemer, sich den feuchten Wänden entlang auszugleichen, als die schlechter und schlechter funktionierende Funkenstrecke zu benutzen. Es muß daher ziemlich häufig eine Reinigung des Gefäßes und ein

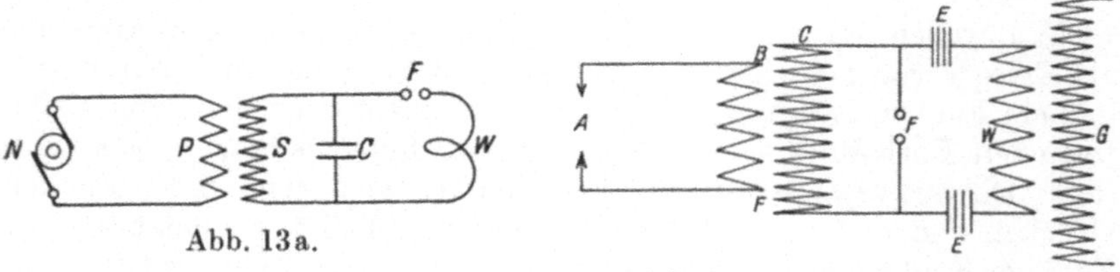

Abb. 13a.

Abb. 13b. Anordnung D'Arsonvals.

Schema eines D'Arsonvalapparates.

Abschmirgeln der Elektrodenflächen stattfinden. Es ist empfehlenswert, Wasser und salpetrige Säure absorbierende Substanzen in einem Schälchen im Inneren der Funkenstrecke zu längerer Funktionserhaltung derselben aufzustellen.

Wird statt des Induktors ein Hochspannungstransformator benutzt, der ohne Unterbrecher an die Wechselstromleitung einer Zentrale angeschlossen wird, so wird die Zahl der Funkenübergänge der doppelten Periodenzahl entsprechend, d. h. 100 pro Sekunde. Auch die Quecksilberunterbrecher pflegen eine ähnliche Funkenzahl zu produzieren. Da nun in den D'Arsonvalapparaten des in Rede stehenden Typus die Dämpfung eine sehr erhebliche ist, so entspricht jedem Funkenübergang nur eine Zahl von 10 bis 30 Oszillationen, deren Amplitude von dem Maximum der ersten bis zum Werte 0 der zehnten bis dreißigsten abfällt. Da diese oszillatorischen Entladungen hochfrequente Wellen darstellen, so verläuft der gesamte elektrische Vorgang, d. h. die gesamte oszillatorische Funkenentladung, in einem minimalen Bruchteil einer Sekunde. Bei derartigen Apparaten pflegt die Wellenlänge 300—500 m zu betragen, d. h. die Dauer der einzelnen Wellen entspricht der Zeit einer Millionstel Sekunde, und 20 solche Wellen dauern 1 fünfzigtausendstel Sekunde. Da wir 100 Funkenüber-

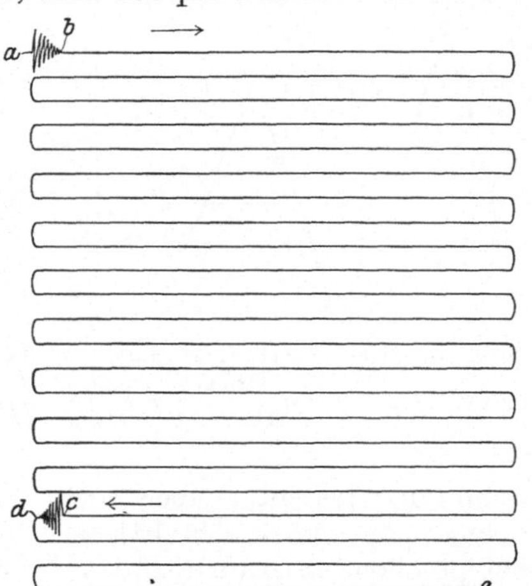

Abb. 14. Diagramm des oszillatorischen Stromverlaufs eines D'Arsonvalapparates.
a—b. Oszillatorische Entladungsperiode $= \frac{1}{50\,000}$ Sekunde.
b—c. Stromloses Intervall $=$ ca. $\frac{1}{100}$ Sek.
c—d. Dem nächsten Funkenübergang in der Funkenstrecke entsprechende Schwingungsgruppe von ca. $\frac{1}{50\,000}$ Sekunde.
d—e. Stromloses Intervall usw.

gänge, mithin 100 Wellenzüge oszillatorischer Entladung pro Sekunde haben, so schwingt elektrische Energie in derartigen Apparaten etwa während des fünfhundertsten Teiles einer Sekunde; hingegen sind $\frac{499}{500}$ stromlos. Das beistehende Diagramm zeigt die relativ außerordentlich kurze Schwingungsperiode und die lange Zeit der Ruhepause bis zur nächsten Schwingungsgruppe (Abb. 14). Diese Pause ist so lang, daß wir sie graphisch in einer Wellenlinie darstellen mußten, um sie in ihrer wirklichen Länge auszeichnen zu können. Während die Ausbeute an elektrischer Energie in diesen Apparaten, wie ersichtlich, eine sehr geringe ist, ist jedoch, wie erwähnt, die Spannung eine sehr hohe, infolge der Transformation im Oudinschen Resonator, und wir müssen die ersten Amplituden uns wesentlich höher gezeichnet denken, als sie der Raumersparnis halber gezeichnet sind. Da aber schon nach relativ wenigen Schwingungen diese Amplituden zum Werte 0 absinken, ist der

Abfall von einer Amplitude bis zur nächsten (das sog. Dekrement, Abb. 15) ein sehr erheblicher, und die hohe Spannung kommt daher nur in den ersten 2—3 Amplituden wirklich zur Geltung, während trotz des Resonators die weiteren Schwingungen schon relativ niedrige Amplituden aufweisen.

Messen wir die effektive Leistung eines D'Arsonvalapparates mittels eines sog. Hitzdrahtamperemeters, so ergibt sich z. B. bei der Einschaltung des menschlichen Widerstandes eine Stromstärke von meist nicht mehr als 20. 30, 80, selten 100 Milliampere, während die Spannung, zu deren Messung wir zwar keine praktisch verwendbaren Instrumente besitzen, bei dem unbelastet arbeitenden Apparat 100 000—120 000 Volt beträgt, jedoch bei Zwischenschaltung des großen Widerstandes des Menschen auf 10 000—20 000 Volt herabsinkt.

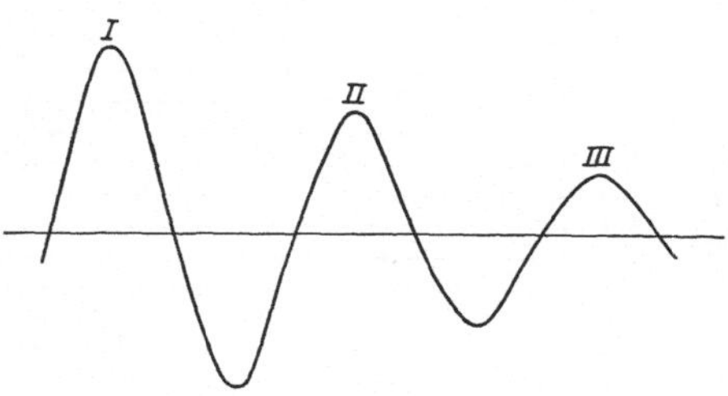

Abb. 15. Das Dekrement einer stark gedämpften Kurve $= \dfrac{\text{Höhe } I}{\text{Höhe } II} = \dfrac{\text{Höhe } II}{\text{Höhe } III}$ usw.

Das Herabgehen der Spannung bedeutet aber nicht etwa eine Transformierung des hochgespannten Wechselstromes in einen niedriger gespannten mit entsprechend zunehmender Milliamperezahl, sondern stellt reine Verluste dar, da es bei Wechselströmen, besonders bei Hochfrequenzströmen, die Phasenverschiebung mit sich bringt, daß Hochspannung und niedrige Amperezahl durchaus nicht niedriger Spannung und hoher Amperezahl zu entsprechen brauchen, wie das bei niederfrequenten Transformationen der Fall zu sein pflegt. Ein D'Arsonvalapparat arbeitet also zweckmäßig, im Falle wir hochgespannte Wechselströme hoher Frequenz (eigentliche Teslaströme) erzeugen und verwenden wollen, d. h. im wesentlichen da, wo es auf Sprüh- und Strahlenwirkungen ankommt. In allen anderen Fällen, in denen es auf Leistung von elektrischer Energie hinausläuft, arbeitet ein solcher Apparat unökonomisch, da ein großer Teil der primär aufgewandten Energie für die nutzlose Produktion hoher Spannung aufgezehrt wird. Daß somit relativ wenig für Stromstärkeproduktion übrigbleibt, das geht auch schon aus der Betrachtung des Stromdiagramms hervor, welches, wie gesagt, minimale Zeiten elektrischer Arbeitsleistung neben riesigen Intervallen zeigt.

Als es noch keine speziellen Diathermieapparate gab, war es mir aufgefallen, daß die Wärmewirkungen der Hochfrequenzströme im Tierexperiment bei Abnahme des Stromes an der sekundären Resonatorspirale viel schwächer ausfielen, als wenn die Stromabnahme an der primären Spirale stattfand, daß sie also bei geringerer Voltzahl größer waren als bei der Übersetzung auf die hohe Voltzahl der sekundären Spule. Ich ließ daher von der Firma Sanitas einen D'Arsonvalapparat konstruieren, der so bemessen war, daß er an den Polklemmen der primären Spirale bei günstigster Einstellung die Abnahme von 800—1000 Milliampere gestattete, eine Stromstärke, wie sie außer bei einem Versuchsapparat D'Arsonvals in Paris von mir an keinem Hochfrequenzapparat gesehen wurde. (Die Abbildung des Apparates, der im übrigen genau dem Schema des vorigen entspricht, siehe beistehend Abb. 16.) Die größere Energie dieses Apparates beruht lediglich auf der zweckmäßigsten Abmessung der Größenverhältnisse der Komponenten des Schwingungskreises.

Zur Zeit, als ich diesen Apparat bauen ließ, war in der drahtlosen Telegraphie ebenfalls noch das gleiche System von Apparaten üblich. Es setzte jedoch gerade in diesem Jahre die Ausbildung neuer Apparattypen ein, welche heute eine mehr und mehr führende Rolle in der drahtlosen Telegraphie und Telephonie spielen, nämlich infolge der Einführung der weiter unten zu besprechenden Poulsonlampe und der Wienschen Funkenstrecke als Hochfrequenzgeneratoren.

Während, wie gesagt, für Zwecke von sprühenden Entladungen D'Arsonvalapparate wegen ihrer hohen Spannung mit dem Oudinschen Resonator gute Resultate ergaben, war ihre Anwendung für die Zwecke der Diathermie mit Schwierigkeiten verbunden.

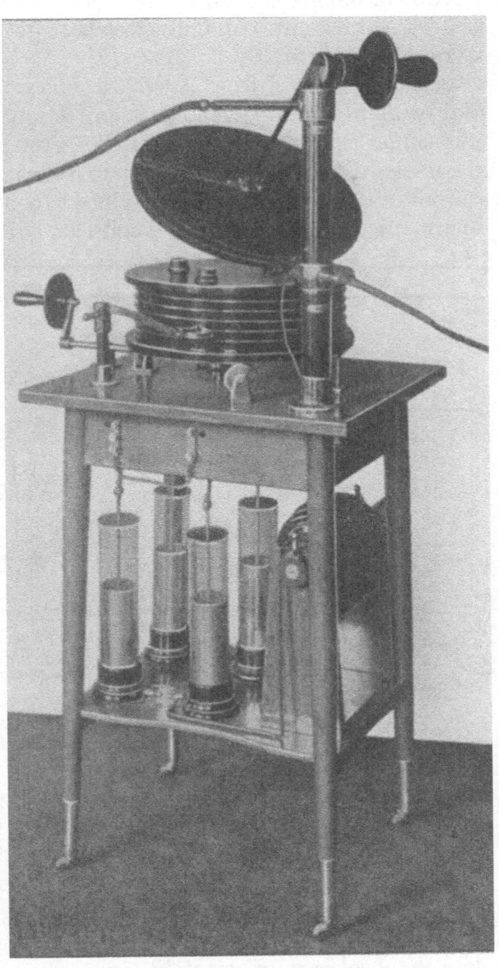

Abb. 16. Sanitas Hochfrequenzapparat für bipolare Applikation mit zwei Paaren von Kondensatoren (Flaschen). Nach Nagelschmidt.

Infolge der hohen Spannung kamen nicht nur Funkenentladungen bei Berührung oder Annäherung metallischer Körper leicht unfreiwillig vor, sondern es bildeten sich auch sehr erhebliche statische Aufladungen der Patienten, während andererseits die Energieausbeute, ausgedrückt in der Zahl der Milliampere, eine zu geringe war. Ich habe mich daher bemüht, gemeinschaftlich mit der Firma Siemens spezielle Diathermieapparate zu bauen. Das Resultat mehrjähriger Arbeit konnte ich in Gestalt des ersten im Handel befindlichen Diathermieapparates auf dem Kongreß in Budapest im September 1909 demonstrieren. Dieses Modell war jedoch noch verbesserungsfähig und wurde im nächsten Jahre durch das zur Zeit noch im Prinzip fast unverändert hergestellte Modell, welches im folgenden näher beschrieben werden soll, ersetzt.

Das Schema des Apparates zeigt die beistehende Abb. 17. Wir wollen voraussetzen, daß ein Wechselstrom von 40—50 Perioden mit einer Spannung von ca. 120 Volt zur Verfügung steht. Dieser Strom geht zunächst durch einen richtig bemessenen Rheostaten und durchläuft die primäre Spule eines Hochspannungstransformators, der diesen niedrig gespannten Wechselstrom auf 2000 Volt transformiert.

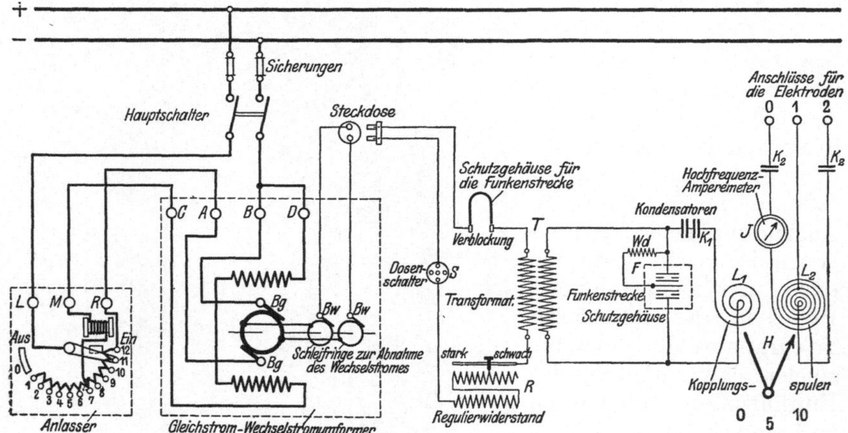

Abb. 17. Siemensscher Diathermieapparat nach Nagelschmidt.
Schaltungsschema.

Dieser sekundäre Strom muß eine so hohe Spannung aufweisen, um den Luftwiderstand der Funkenstrecke, welche allerdings nur wenige Zehntel Millimeter lang ist, zu überwinden. Er tritt sodann in den Schwingungskreis ein und lädt den Kondensator K auf, welcher sich über die Selbstinduktion W_1 oszillatorisch entlädt, sobald in der Funkenstrecke F die zum Funkenübergang nötige Spannung bei jeder Periode des Wechselstromes erreicht ist. Die oszillatorischen Entladungen, durch welche der Kondensatorkreis sich entlädt, sind sehr schnell und folgen dicht aufeinander. Man kann unter Vernachlässigung der Dämpfung die Thompsonsche Formel anwenden (1855):

$$(1) \qquad n = \frac{v}{2\pi\sqrt{c\,l}}.$$

In dieser Formel bezeichnet n die Zahl der Wechsel pro Sekunde, v die Lichtgeschwindigkeit, c die Kapazität, l die Selbstinduktion und π die Ludolfsche Zahl. Der aus Selbstinduktion, Kondensator und

Funkenstrecke bestehende Schwingungskreis hat eine durch die folgende Formel bestimmte Schwingungsform:

$$i = e^{-\delta t}\, i_{max} \sin \pi n t \, .$$

Hierbei bezeichnet t die Zeit, n die Schwingungszahl, welche nach der Formel 1 berechnet wird, e ist die Basis des natürlichen Logarithmensystems, δ ist der Dämpfungskoeffizient, und i ist die Maximalamplitude des Stromes.

Die Schwingungskreise oder der Teslatransformator (ein Transformator ohne Eisen) sind so eingerichtet, daß die Selbstinduktion Wl gleichzeitig als Primärwicklung funktioniert. Infolge der hohen Wechselzahl (von 10^5 bis 10^6) ist ein Eisenkern überflüssig und würde sogar schädlich sein. Er würde nämlich die Zahl der Wechsel herunterdrücken und den Wert von W_1 auf 10^3 erhöhen. Mit dem ersten obenstehenden Schwingungskreis ist ein zweiter gekoppelt, welcher aus einer Selbstinduktion W_2 und einem Kondensator besteht. Der hierin schwingende Strom fließt durch ein Amperemeter und wird mittels der Anschlußklemmen dem Patienten zugeführt. Das Amperemeter ist ein Hitzdrahtinstrument. Für die sekundäre Abnahme des Nutzstromes ist eine Unterteilung der Windungen der Spirale W_2 vorgesehen, um entweder alle Windungen oder die Hälfte zu gebrauchen. Man sieht, daß das Schema dieses Apparates in seinen Hauptbestandteilen auf das ursprüngliche Schema der Hochfrequenzströme (siehe S. 20) sich zurückführen läßt. Das Besondere daran ist zunächst die Art der Funkenstrecke. Die obenerwähnte Wiensche Lösch- oder Stoßfunkenstrecke erzeugt, wie gesagt, eine große Zahl von Funken und bedingt eine erhebliche Produktion schwingender Energie. Wir können an den Klemmen bei metallischem Kurzschluß mehr als 5 Ampere schwingender Energie abnehmen.

Wir haben davon abgesehen, noch leistungsfähigere Apparate zu konstruieren, was technisch ja nicht die geringsten Schwierigkeiten bieten würde. Wir brauchen nur statt der zwei in den vorstehenden Apparaten verwandten Funkenstrecken drei oder vier Plattenpaare oder noch mehr anzuwenden unter entsprechender Veränderung der Leistung des Hochspannungstransformators (2000 Volt), um das Doppelte und mehr an Stromausbeute zu gewinnen. Indessen ist für medizinische Zwecke selbst für die größten chirurgischen Operationen die Stromstärke vollkommen ausreichend. Andererseits ist die Möglichkeit der Entnahme so exzessiver Strommassen (mehr als 5 Ampere) seitens des praktischen Arztes nicht ungefährlich, und man könnte durch ein geringes Versehen die Patienten leicht erheblich verletzen.

Wir wollen nunmehr die Diathermieströme, die dieser Apparat liefert, ein wenig analysieren. Tragen wir die Zeit als Abszisse und die Spannung als Ordinate ein! Die Kurve Abb. 18 zeigt die Schwankungen und Spannungsänderungen an der Funkenstrecke: Der niederfrequente Wechselstrom des Transformators (2000 Volt) lädt den Kondensator. Aber bevor diese relativ langsame Welle das durch eine punktierte Linie angedeutete Anschwellen bis zu ihrem Maximum durchlaufen hat, durchbricht der Funke die Funkenstrecke. Während des Funkenüberganges wird jedoch die Luftstrecke in der Funkenstrecke ionisiert und leitend, gerade wie ein metallischer Kurzschluß, und sofort sinkt die Spannung auf 0 ab. Wie oben geschildert, reißt jedoch der Funken nach wenigen Oszillationen ab, und sobald er erloschen ist, ist der Widerstand der Funkenstrecke wieder da. Die Spannung steigt, bis derselbe Vorgang sich wiederholt.

Die große Schwierigkeit liegt darin, dafür zu sorgen, daß der Funke, der an sich die Neigung zur Bildung eines Lichtbogens hat, wirklich prompt erlischt. Denn solange er bestehen bleibt, bleibt die Funken-

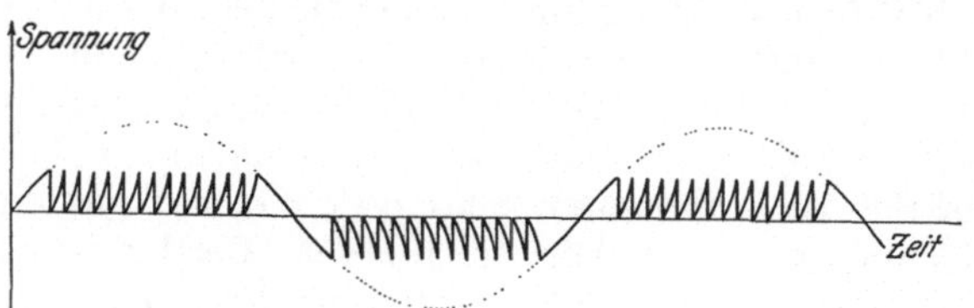

Abb. 18. Spannungskurve an der Funkenstrecke.

Die punktierte Linie zeigt die Kurve des niederfrequenten Stroms, der vom Transformator kommt und den Hochfrequenzkreis speist. Lange bevor diese Kurve ihr Maximum erreicht, bricht der Funke durch. Infolgedessen sinkt die Spannung auf 0 und steigt immer wieder bis zu ungefähr dem gleichen Wert an; dieser Vorgang findet wiederholt (in der Figur 14 mal) während eines einzigen niederfrequenten Wechsels statt.

strecke leitend, so daß der Strom sich in ihr ausgleicht und den Kondensator nicht auflädt. Professor Max Wien hat gezeigt, daß Funken von wenigen Zehntel Millimetern Länge besonders schnell erlöschen. Man kann diese Neigung noch verstärken dadurch, daß man für eine prompte Kühlung der Funkenstrecke sorgt. Dies geschieht erstens dadurch, daß man die Funkenstrecke in Form einer größeren Fläche anordnet. Infolgedessen treten Funkenübergänge an den verschiedenen Stellen dieser Fläche auf, so daß bei genügendem Vorhandensein von Metallmassen in der Funkenstrecke die einzelnen Stellen durch Leitung sich schnell wieder abkühlen, bis wieder einmal auf ihr ein Funke entsteht[1]). Infolge der minimalen, in der Funkenstrecke eingeschlossenen Luftmenge ist auch der Oxydationsvorgang durch die Funkenbildung auf den hierfür vorgesehenen versilberten Teilen der Platten ein minimaler. Die Platten sind so konstruiert, daß, wenn man sie direkt aufeinander legen würde, die zur Bildung von Funken vorgesehenen Flächen sich berühren würden. Durch Einlegen von Glimmerringen von 0,1 bis 0,3 mm Dicke wird die Entfernung der Funkenstrecke festgelegt und durch Einpressen des oder der Plattenpaare in eine geeignete Feststellvorrichtung unveränderlich fixiert (siehe Abb. 19). Mit derartigen Funkenstrecken kann man Stromspannungen zur Speisung benutzen, deren Amplitude viel größer ist als die zum Durchbruch des Funkens

---

[1]) Neuerdings erhält die Siemenssche Funkenstrecke eine Vorrichtung zur Wasserkühlung.

nötige Spannung, und trotzdem braucht man nicht Lichtbogenbildung zu befürchten. Das Funktionieren der beiden Funkenstrecken mittels eines relativ kleinen Transformators (2000 Volt) wird durch Parallelschaltung einer Widerstandsspule noch besser ermöglicht. Während also mit den D'Arsonvalapparaten bei jeder Phase des speisenden

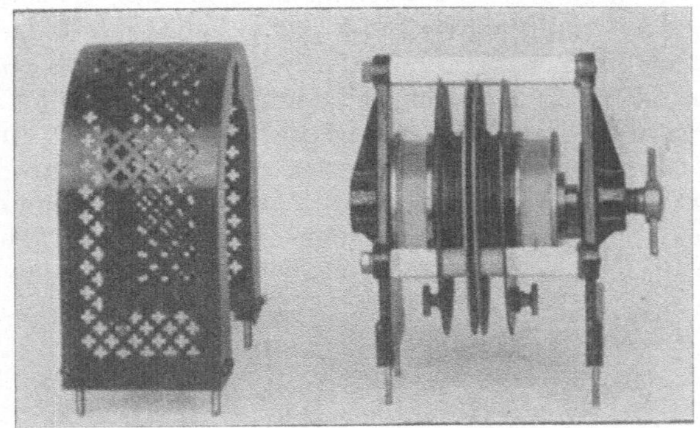

Abb. 19. Siemenssche Funkenstrecke (System Telefunken).

Wechselstromes nur ein einziger Funke mit einigen daran anschließenden Wellenzügen erzeugt werden konnte, weil sich nämlich sonst ein Lichtbogen gebildet hätte und weitere Funken nicht hätten übergehen können, kann man jetzt jeden Wechsel von Niederfrequenz mit einer ganzen Reihe von Funkenentladungen überdecken, deren Zahl lediglich von der Ladezahl des Kondensators und der Dämpfungsgröße der Wellenzüge abhängig ist. In den Abbildungen 20 und 21 habe ich den Spannungsverlauf am Kondensator dargestellt, d. h. den Verlauf der Hochfrequenzwellen. Die Kurve Abb. 20 bezieht sich auf die positive Phase,

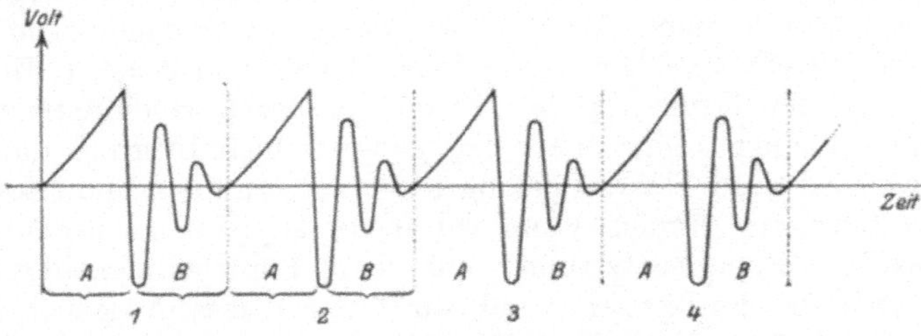

Abb. 20. Spannungsverlauf am Kondensator während einer positiven Phase des primären Wechselstromes. *A* Ladeperiode. *B* Schwingungsperiode.

die Kurve Abb. 21 auf die negative Phase je eines Wechsels des Niederfrequenzstromes. Der erste Teil der Kurve zeigt den Anstieg von 0 bis zur maximalen Spannung, d. h. bis zur Spannung des Funkendurchbruchs an der Funkenstrecke, und entspricht der Ladeperiode des Kondensators. Am höchsten Punkt dieser Kurve entsteht der Funken und ist der Ausgangspunkt von Hochfrequenzschwingungen, welche sehr stark gedämpft sind. Mit diesen Hochfrequenzwellen hat sich

der Kondensator entladen. Der Funke reißt ab, und es beginnt eine
neue Ladepriode A, wobei wiederum die Oszillationsperiode B folgt,
und so wiederholt sich das Spiel weiter, so lange, wie die niederfrequenten
Wellen noch genügend Spannung besitzen, um den Funkenübergang zu
erzwingen. Dann tritt eine Pause ein, bis nunmehr die niederfrequente
Welle nach der negativen Seite genügend Spannung erreicht hat, um
das gleiche, jedoch umgekehrte Spiel (siehe Abb. 21) von Ladeperiode,
Funkenbildung, Funkenabriß, neuer Ladeperiode usw. zu ermöglichen.
Die negative Kurve ist natürlich vollkommen analog der positiven und
ohne weiteres aus der Figur verständlich. Die Zahl der Funkenübergänge kann mittels des Rheostaten, der sich vor dem Transformator
befindet, innerhalb gewisser Grenzen geregelt werden. Wenn man durch
Einschaltung von viel Widerstand den Ladestrom schwächt, so vergrößert sich die Ladezeit des Kondensators. Wenn man ihn verstärkt,

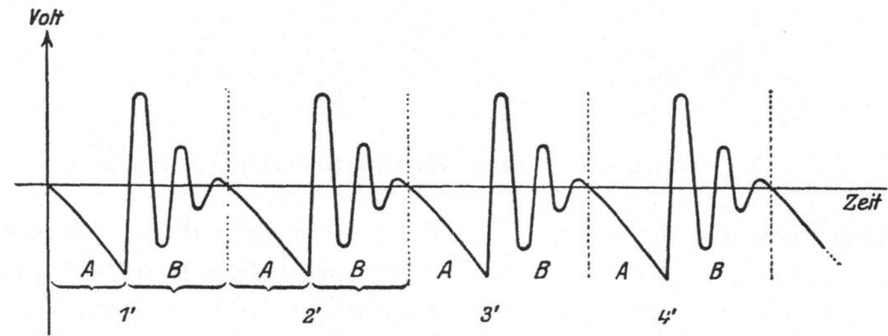

Abb. 21. Spannungsverlauf am Kondensator während einer negativen
Phase des primären Wechselstromes.

so verkürzt sich diese Zeit, und die Funkenzahl wird eine größere. Die
Übertragung von Hochfrequenzschwingungen vom primären Schwingungskreis auf die sekundäre Spirale, d. h. die Arbeit des Teslatransformators, ändert nichts an der Form der Schwingungen. Die sekundäre Spule liefert dieselben sinusoidalen Wellen von gleicher Frequenz,
die wir aus der Formel (S. 25) für den primären Hochfrequenzstrom
berechnen können. Nur tritt eine gewisse Beeinflussung dann ein,
wenn wir den Grad der Koppelung zwischen primärer und sekundärer
Spule verändern; nämlich wenn wir fester koppeln, so bedeutet dies
eine größere Energieentziehung aus dem Funkenstreckenkreis. Es
ändert sich die Funkenzahl, und wir müssen zum Ausgleich Widerstand im primären Netzstromkreis ausschalten.

Abb. 22 zeigt die äußere Gestalt des Apparates, der aus einem
kleinen, auf Rollen befindlichen Tischgestell besteht, welches den eigentlichen Apparat trägt. In dem Kasten befinden sich die verschiedenen
Spulen, der Hochspannungstransformator und der Kondensator, den
Deckel bildet eine Marmortafel, auf der sich die Funkenstrecken E befinden, welche durch eine Haube vor Berührung geschützt sind. Die
primäre Zuleitung zum Kondensator resp. zur Funkenstrecke ist derartig geführt, daß sie durch diese Haube erst geschlossen wird. Nimmt
man die Haube ab, um die Funkenstrecke zugänglich zu machen, so

ist der Strom unterbrochen, und man kann die stromlose Funkenstrecke ohne Gefahr berühren. Wäre diese Vorsichtsmaßregel nicht getroffen, und könnte man die Haube abnehmen, ohne den Strom zu unterbrechen, so würde die Gefahr bestehen, daß man gelegentlich einmal sich einem elektrischen Schlag von 2000 Volt Spannung aussetzte. Die Zuleitung P führt den primären Strom, d. h. den oben geschilderten Wechselstrom, in den Apparat hinein. Dieser Strom kann entweder durch den Schalter D, welcher sich auf der Marmorplatte befindet, geöffnet und geschlossen werden, oder bei offen stehendem Schalter D durch einen Fußschalter (Abb. 22a, b). An der Vorderseite des Kastens befindet sich der Rheostat, durch welchen der primäre Speisestrom reguliert werden kann. Die Pole 0, 1, 2 dienen zur Stromabnahme für den Patienten. 0 steht mit dem einen Ende der sekundären Flachspule in Verbindung, 2 mit dem anderen Ende, während durch Anschluß an 0 und 1 etwa die Hälfte der Windungen der Spule benutzt wird. Verwendet man diese letztere Schaltung, so erhält man einen Strom von relativ niedriger Spannung, nämlich ungefähr 200 Volt, während wir zwischen A und C 800 Volt zur Verfügung haben. Umgekehrt ist natürlich die Strommenge in Ampere bei der niedrigen Spannung wesentlich höher als bei der hohen. In der Mitte der Marmortafel befindet sich noch ein Handgriff L, welcher um sein eines Ende drehbar ist, und der durch diese Drehung gestattet, die Koppelung zwischen primärer und

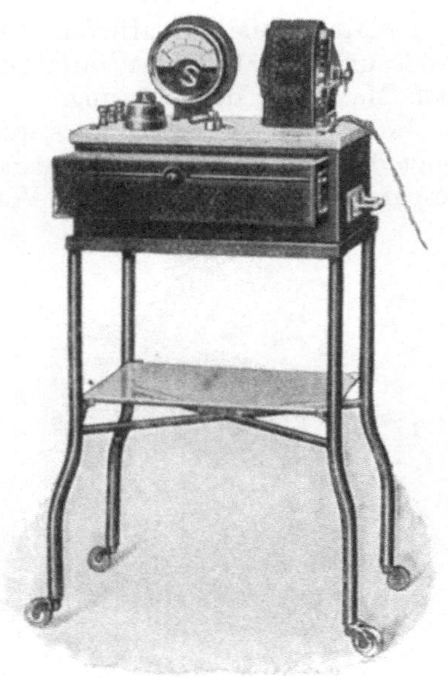

1. Älteres Modell.

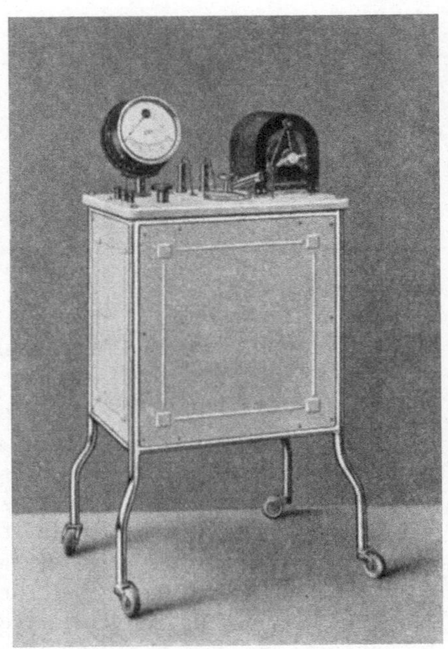

2. Neueres Modell.

Abb. 22. Die äußere Ansicht des Siemensschen Diathermieapparates nach Nagelschmidt.

sekundärer Spule zu variieren. Die Variationsmöglichkeit ist eine sehr große und gestattet eine Variationsbreite von wenigen Milliampere bis zum Maximum der Leistung.

Das Amperemeter ist im sekundären Stromkreis eingeschaltet und zeigt die dem Patienten zufließende Stromstärke an. Zum Betrieb des Apparates werden bei 120 Volt Wechselstrom ca. 2—3 Ampere benötigt. Die Haupteigenschaften, auf welche ich bei der Konstruktion des Siemensschen Apparates Wert legte, waren nächst der Erzeugung eines möglichst niedrig gespannten faradisationsfreien Hochfrequenzstromes:

1. Ausreichende Maximalleistung.
2. Möglichst einfache und vollkommene Regulierfähigkeit durch Betätigung eines einzigen Hebels; der primäre Rheostat bleibt meist auf einer mittleren Stellung.
3. Regulierfähigkeit ohne sprunghafte Veränderung der Stromstärke.
4. Dauerndes, störungsfreies Funktionieren auch bei intensiver Inanspruchnahme.
5. Konstante, nichtregulierbare Funkenstrecke ohne Spiritusversorgung.
6. Kleinheit, leichte Bewegungs- und Transportmöglichkeit des Apparates.
7. Geringer primärer Stromverbrauch.

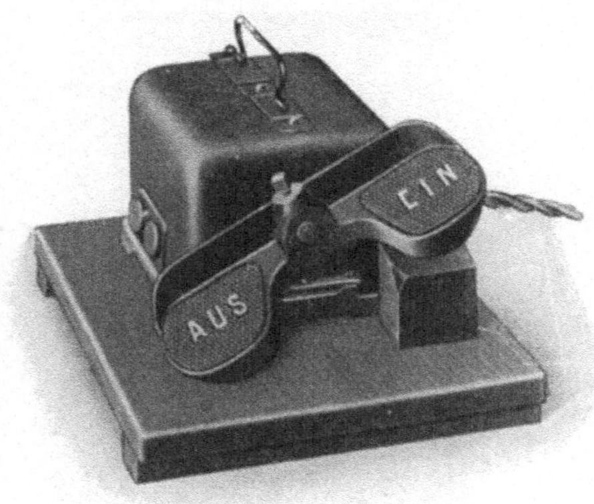

a) von Siemens.

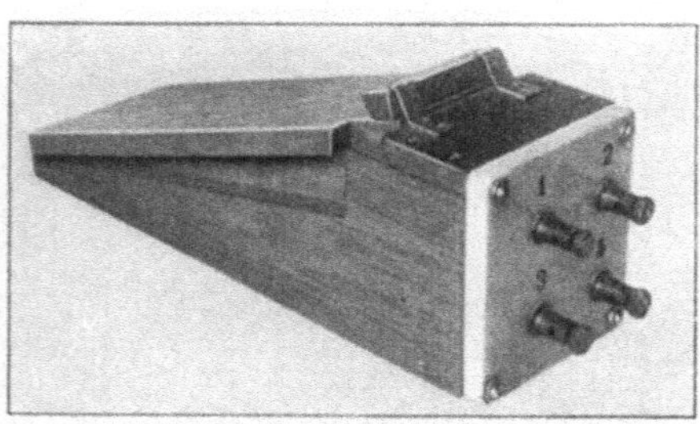

b) von Sanitas.
Abb. 22a u. b. Fußschalter.

Hat man keinen Wechselstrom zur Verfügung, so kann man auch Gleichstrom verwenden, muß jedoch diesen Gleichstrom erst durch einen sog. Einankerumformer in Wechselstrom verwandeln. Lange bevor der Siemenssche, in Gemeinschaft mit mir konstruierte Diathermieapparat fabrikationsmäßig fertiggestellt war, war aus verschiedenen Gründen eine Stagnation in den diesbezüglichen Arbeiten eingetreten. Ich ging deshalb, da mir daran lag, möglichst schnell therapeutisch brauchbare Apparate zur Verfügung zu haben, auf das Ansinnen der Polyfrequenzelektrizitätsgesellschaft zu Hamburg ein[1]), unter meiner

---

[1]) Die Polyfrequenzgesellschaft ist nach kurzem Bestande in Liquidation getreten.

Anleitung einen Diathermieapparat zu konstruieren. Das Resultat dieser Arbeit ist der kombinierte Polyfrequenz - Diathermie-

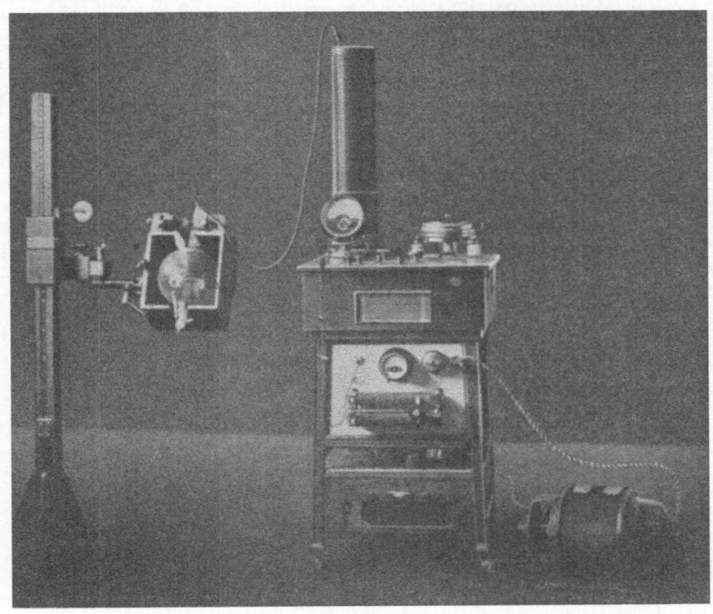

Abb. 23. Äußere Ansicht des Polyfrequenz-Diathermie- und Röntgenapparates.

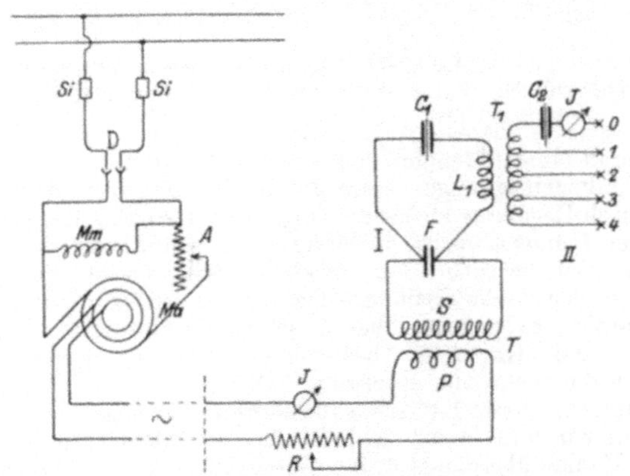

Abb. 23a. Schema des Polyfrequenz-Diathermieapparates nach Nagelschmidt.

und Röntgenapparat, welcher kurz beschrieben werden soll (siehe Abb. 23):

Das Schema des Apparates ist aus der Abb. 23a ersichtlich. Der Apparat ist für Spannungen von 110, 220 oder 440 Volt Gleichstrom konstruiert. Nach dem Passieren von Sicherungen *Si* wird durch eine Steckdose *D* ein Strom entnommen, der mittels eines Anlassers dem rotierenden Motoranker *Ma* zugeführt wird. Aus der Ankerwicklung kann über zwei Schleifringe Wechselstrom entnommen werden, dessen Wechselzahl in der Sekunde etwa 100 ist. Der Wechselstrom wird nun über einen Regulierwiderstand *R* an einen Strommesser *I* der primären Wickelung *P* eines ruhenden Transformators *T* zugeführt und durch die sekundäre Wickelung *S* höherer Windungszahlen auf die hohe Spannung von 2000 Volt gebracht. Diese Wechselstromspannung wird zur Erzeugung von Hochfrequenzschwingungen benutzt. War bereits Wechselstrom im Straßennetz vorhanden, so fällt die rotierende Maschine fort, und der Apparat beginnt bei der punktierten Linie. Die Wechselstromhochspannung von 2000 Volt dient nun dazu, einen Kondensator *C* 1 aufzuladen, dessen Ladung sich alsbald über eine Spule *L* 1 und eine eigenartige Funkenstrecke *F* von 0,2—0,3 mm Länge ausgleicht. Es wird also auch hier ein Hochfrequenzstrom erzeugt. Nach Angabe der Polyfrequenzgesellschaft ist der Wirkungsgrad 75% der aufgewandten Niederfrequenzenergie in Form schwingender Energie. Auch in diesem Apparat ist jeder Funkenübergang

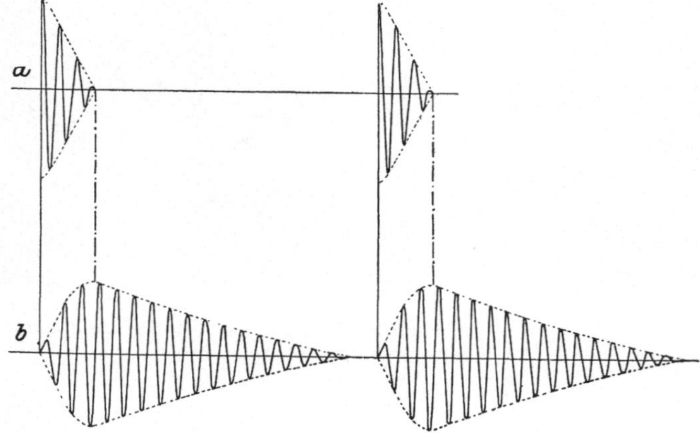

Abb. 24. Stark gedämpfte Oszillationen (*a*) des Polyfrequenzapparates
mit Darstellung der Stoßerregung im sekundären Kreis (*b*).

der Ausgangspunkt einiger weniger, sehr stark gedämpfter Oszillationen (Abb. 24). Die Zahl der Funkenentladungen kann durch Regelung der Distanz der Funkenstrecke, d. h. durch Regelung der Funkenlänge und Variation des primären Stromes zwischen wenigen Hundert bis ca. 50 000 in der Sekunde variiert werden. Da aber immerhin die Pausen zwischen den einzelnen Oszillationsgruppen ziemlich groß sind, jedenfalls größer als die Oszillationsperioden selbst, ist an Stelle der einfachen sekundären Spirale des gewöhnlichen Teslatransformators ein sekundärer, aus Selbstinduktion und Kapazität bestehender Schwingungskreis eingeschaltet worden. *T* 1 ist die mehrfach unterteilte Selbstinduktion, *C* 2 der Kondensator, *I* das Meßinstrument. Dieser Kreis ist so bemessen, daß er mit dem ersten resonanzfähig ist. Wenn wir nun in der Abb. 24 die oszillatorischen Wellengruppen *a*, die sich an die Funkenübergänge in der Funkenstrecke des Schwingungskreises *I* anschließen, darstellen, so sehen wir den durch die Stoßerregung der Funkenoszillationen zur Resonanz und zum längeren Weiterschwingen gebrachten sekundären Resonanzschwingungskreis *b*, so daß wir es fast mit einem kontinuierlichen Wellenstrom zu tun haben. Die Unterteilung der sekundären Spirale (Selbstinduktion) ermöglicht, zwischen den der sekundären Unterteilung entsprechenden Polklemmen 0 und 1 eine sehr kleine Spannung mit hoher Amperezahl, zwischen 0 und 2 eine etwas höhere, zwischen 0 und 3 eine noch höhere, zwischen 0 und 4 die höchste Spannung, welche den größten Widerstand zu überwinden vermag, aber eine relativ geringere Ausbeute an Milliampere liefert, einzuschalten.

Der Polyfrequenzapparat bietet jedoch den weiteren Vorteil, daß man durch einfaches Umschalten, d. h. Drehen einer Kontaktscheibe, den Apparat sowohl für D'Arsonvalisation (Solenoid, Dusche, Funkenentladungen, Kondensatorbett) wie auch zum Betriebe von Röntgenröhren benutzen kann. Die theoretische Begründung der Möglichkeit eines Röntgenbetriebes mittels Hochfrequenzströmen war die folgende:

Jede Vakuumröhre bildet einen Kondensator, dessen Belegungen durch die Anode und die Kathode sowie die aus freier Elektrizität sich aufladenden Glaswände dargestellt werden. Während die Kathode sich negativ auflädt, wird die Anode positiv. Um schließungslichtfreies Röntgenlicht zu erhalten, genügt es, die Kathode der Röhre mit dem Endpunkt der sekundären Spirale in Verbindung zu bringen. Diese eine Zuleitung genügt, um die Röhre zu betreiben. Infolgedessen wird die Röhre im wesentlichen nur von den Kathodenstrahlen durchflossen und leuchtet wie mit Gleichstrom betrieben auf. Um eine gute Röntgenausbeute zu erzielen, ist in dem Polyfrequenzapparat noch ein zweites Paar Schwingungskreise eingebaut, die aus Abb. 25 ersichtlich sind. Durch Betätigung des Umschalters wird die Funkenstrecke auf den neuen Schwingungskreis umgeleitet. Diese zur D'Arsonvalisation und zu Röntgenzwecken dienenden Schwingungskreise bestehen auch wieder aus einem primären Kreis, der aus der gemeinschaftlichen Funkenstrecke, einem Kondensator $C\,III$, einer Selbstinduktion L_3 besteht. Die sekundäre Spule besteht jedoch hier aus einer großen Anzahl Windungen dünnen Kupferdrahtes und ist zirka 75 cm hoch.

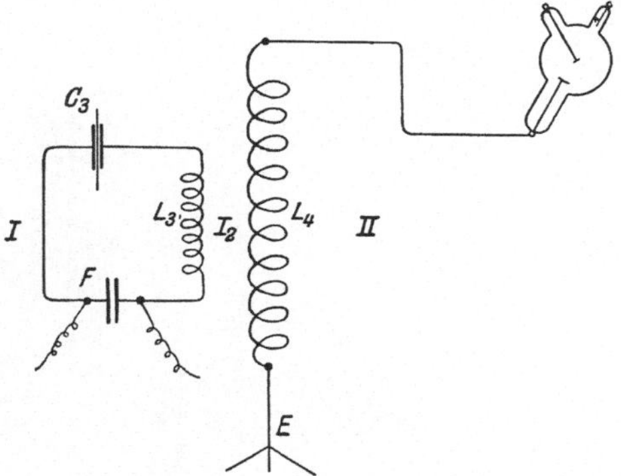

Abb. 25. Schema der Röntgenstrahlenschaltung des Polyfrequenzdiathermieapparates nach Nagelschmidt.

Die primäre Spule L_3 ist in Form einiger dicker Drahtwindungen um das untere Ende der Spule L_4 umgelegt. Dieser zweite Schwingungskreis ist ein sogenannter offener. Das untere Ende der Spule L_4 wird geerdet, und Anode der Röhre, Luftschicht und Erde bilden den Kondensator dieses zweiten Schwingungskreises. Durch Veränderung der Funkenlänge, d. h. durch Drehen der einen Platte der Funkenstrecke, läßt sich auch die Hochfrequenzspannung dem Härtegrad der Röntgenröhre nicht nur in geeigneter Weise anpassen, sondern dieser Härtegrad ist sogar in gewissen Grenzen modifizierbar, d. h. ohne das Vakuum der Röhre zu ändern, ist eine gewisse Regulierungsbreite des Härtegrades möglich.

Vor einigen Jahren hat die Firma Siemens auf meine Veranlassung auch ein Zusatzinstrumentarium für den Röntgenbetrieb zu dem Siemensschen Apparat konstruiert. Die gedrungene und raumökonomische Konstruktion des Siemensschen Apparates gestattet nicht mehr die Anbringung einer größeren Spule sowie des zweiten Schwingungskreispaares auf dem gleichen Tisch. Es wurde daher ein zweiter fahrbarer Tisch kleinerer Dimensionen hergestellt, der das Röntgeninstrumentarium trägt. Dieses wird mittels zweier Stöpsel in Kontakte neben der Funkenstrecke des Diathermieapparates auf der Marmortafel gestöpselt (Abb. 26). Ist dies geschehen, so sind die diathermischen Schwingungskreise stromlos, und bei Einschaltung der Funkenstrecke, d. h. des Diathermieapparates, arbeitet nur das Zusatzröntgeninstrumentarium.

Die soeben beschriebenen Diathermieapparate sind seit 1908 resp. 1909 im Handel erhältlich. Etwas später erschienen die von der

Firma Lorenz nach Angabe von Dr. v. Berndt konstruierten Hochfrequenzapparate. Diese benutzen nicht Funkenstrecken mit geringem Abstand, sondern bedienen sich als Erregers der Hochfrequenzschwingungen der Poulsenlampe. Das Phänomen, ungedämpfte elektrische Schwingungen durch Lichtbogen-Entladung zu erzielen, war schon Elihu Thompson 1893 bekannt und von Duddell 1901 (singende

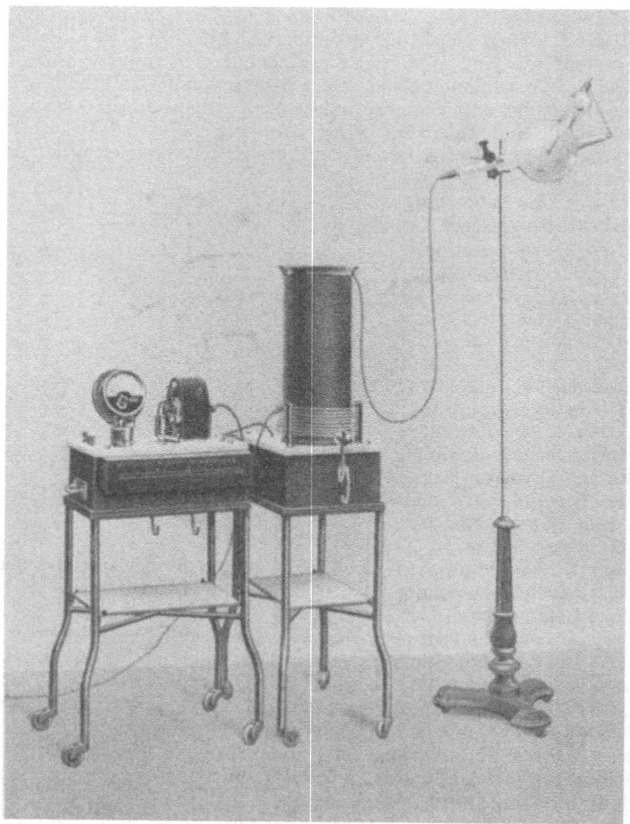

Abb. 26. Anschluß des Instrumentariums für D'Arsonvalisation und Röntgenzwecke an den Siemensschen Diathermieapparat.

Bogenlampe) weiterentwickelt. Poulsen verbesserte die Methode indem er die Kühlung des Lichtbogens durch eine Wasserstoffatmosphäre verstärkte, den Lichtbogen durch Blasen mittels eines Magneten auseinanderdrängte und daher seine Oberfläche vergrößerte, was ebenfalls erhöhte Kühlung verursachte, und indem er die Elektrode rotierend konstruierte, so daß Schlackenbildung infolge dauernden Haftens des Lichtbogens an einer einzigen Stelle vermieden wurde. Wenn man nun an Stelle der Funkenstrecke eine Bogenlampe in den Schwingungskreis einschaltet, so erhält man sehr gleichmäßige sinusoidale Schwingungen.

Aber **Lichtbogenapparate** besitzen große Nachteile. Zunächst ist die **Energieleistung** eine relativ geringe. Soll eine große, schwingende sekundäre Energieabnahme möglich sein, so muß das Lampenmodell entsprechend umfangreich, schwer und kostspielig werden. Die Bogenlampenapparate, die mir bekannt sind, zeigen ferner sämtlich die unangenehme Eigenschaft, daß jede plötzliche größere Energieentziehung aus dem sekundären Hochfrequenzkreis das Funktionieren der Bogenlampe erheblich beeinflußt, ja sie zum plötzlichen Erlöschen bringen kann. Sobald aber der Lichtbogen erheblich schwankt oder gar abreißt, setzt plötzlich die Hochfrequenzschwingung aus, und die Patienten erleiden nicht unerhebliche, mitunter auch gefährliche Stöße und Schläge. Da eine Bogenlampe stets ein recht empfindlicher Mechanismus ist, der zumal bei Belastungsschwankungen dauernde Nachregulierung erfordert, ist es für den nicht elektrotechnisch geschulten Arzt schwierig, die Einregulierung schnell vorzunehmen, und ich habe auch Ingenieure minutenlang an der Lampe manipulieren sehen, ehe sie sie zum gleichmäßigen Funktionieren brachten. Daß derartige Vorkommnisse z. B. bei

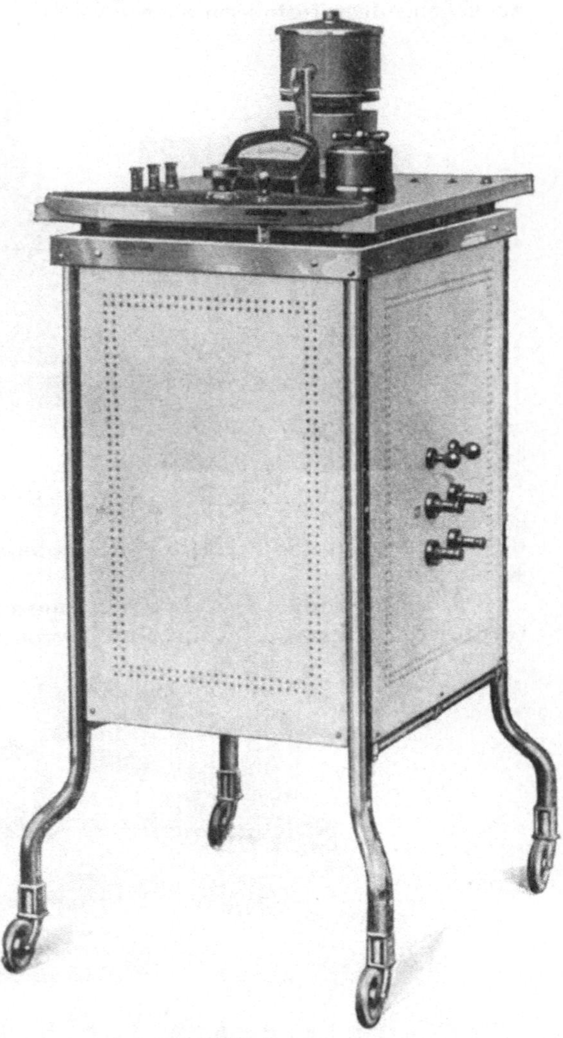

Abb. 27a. Diathermieapparat von Reiniger, Gebbert & Schall.

einer Diathermieoperation verhängnisvoll werden können, auch z. B. bei Nervösen und schwer Herzkranken aufregend und schädigend wirken, liegt auf der Hand. Aus diesen Gründen haben sich die Bogenlampengeneratorapparate, welche ursprünglich von Zeyneck und seinen Mitarbeitern benutzt werden, keiner größeren Verbreitung in der Ärztewelt erfreuen können. Es kommt eben für die praktische Verwendung am

Krankenbett und in der Sprechstunde ganz wesentlich darauf an, einen stets funktionsfähigen und bei wechselnder Belastung störungsfrei arbeitenden Diathermieapparat zur Verfügung zu haben. Jede Regulierung am primären Schwingungskreis be-

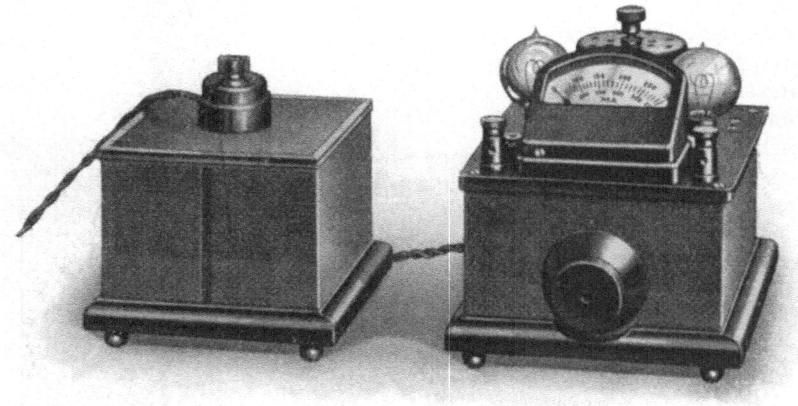

Abb. 27b. Mikrotherm von Reiniger, Gebbert & Schall.

deutet daher für die Praxis eine Erschwerung und für den Arzt eine Komplikation.

Die äußere Gestalt des Diathermieapparates der Firma Reiniger, Gebbert & Schall zeigt die umstehende Abb. 27a.

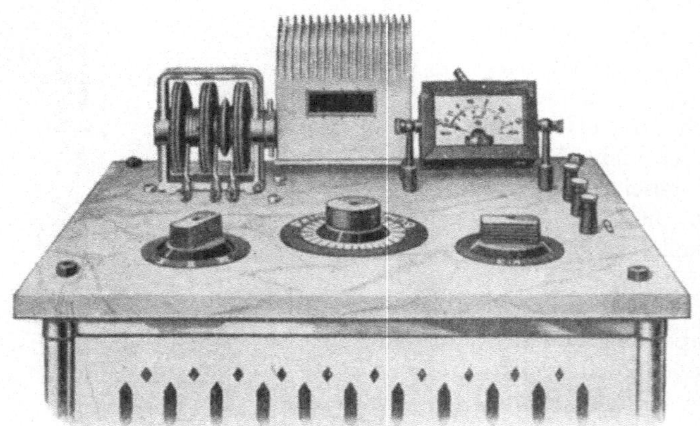

Abb. 27c. Diathermieapparat der Medizinisch-Technischen Company.

Der wesentliche Teil des Apparates ist auch hier die Funkenstrecke, welche, wie bei dem Siemensschen, aus Kupferplatten besteht. Indessen ist eine Regulierung der Platten zueinander durch eine Regulierschraube vorgesehen. Zur Erzielung einer relativ hohen Funkenzahl ist bei diesem Apparat von der gleichen Methode Gebrauch gemacht worden, welche zur Kühlung des Lichtbogens der Poulsenlampe verwandt wird. Diese Kühlung bezweckt auch hier, die Zahl der

Funken wesentlich zu erhöhen, und zwar angeblich auf 20 000—25 000. Dies wird erreicht dadurch, daß man vor Inbetriebsetzung des Apparates Spiritus in die Funkenstrecke hineingießt. Es wird hierbei durch die ersten Funkenübergänge und die damit verbundene Verbrennung des Spiritus eine Wasserstoffatmosphäre erzeugt, welche durch ihr gutes Wärmeleitungsvermögen wesentlich besser kühlt als Luft. Die Regelung des Patientenstromes erfolgt durch Verschiebung der Stoßkreisspule gegenüber der feststehenden Patientenspule. Zur Aufnahme der

überschießenden Energie bei geringer Stromentziehung dient ein Ballastkreis, der aus einer festeingebauten Spule und zwei Kohlenfadenglühlampen von 110 Volt 50 NK. besteht. Zwischen den beiden festeingebauten Spulen (Patientenkreis und Ballastkreis) bewegt sich die Stoßkreisspule so, daß in allen Stellungen eine ungefähr gleiche Belastung der Funkenstrecke usw. erfolgt. Ein Amperemeter gestattet, den Patientenstrom abzulesen. Dieser wird abgenommen an drei auf der Marmorplatte angebrachten Klemmen A, B, C, wovon A und B für normale Diathermie, A und C bei Einschaltung großer Widerstände dient Koagulation und Kaltkaustik sind ebenfalls unter Anschluß an dieselben Klemmen auszuführen.

Parallel zu diesen Klemmen liegen zwei Verteilerwiderstände, die im Unterteil des Apparates fest eingebaut und mit Zugstangen zur Regelung ausgerüstet sind. Unter den Zugstangen liegen die für jeden Verteiler in Frage kommenden Anschlußklemmen.

Der Apparat ist komplett zum Anschluß an Wechselstrom. Bei Anschluß an Gleichstrom muß ein Gleichstrom-Wechselstrom-Umformer vorgeschaltet werden.

Ein neuer Apparat (Abb. 27 b) dient zur Ausführung kleiner Organdiathermie. Er ist spez. gebaut zur Verwendung durch Augen-, Ohren-, Hals- und Nasen- sowie Blasenspezialisten, da er mit geringen Strömen fein dosierbar zu arbeiten gestattet. Die Arbeitsweise des Apparates entspricht derjenigen des Thermoflux. Der Apparat besitzt eine genügende Leistungsfähigkeit und zeichnet sich da-

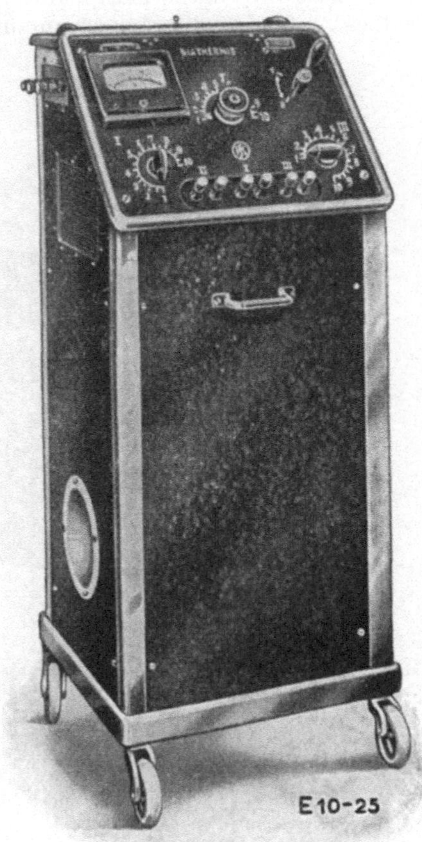

Abb. 27 d. Diathermie-Apparat von Koch & Sterzel, Dresden. Neues Modell.

durch aus, daß er infolge der großen Variabilität der Spannung des Hochfrequenz-, nutzstromes sowohl für Diathermie als auch für D'Arsonvalisation geeignet erscheint. Er hat nur den großen Nachteil der Regulierbarkeit der Funkenstrecke und der notwendigen Beschickung dieser mit Alkohol. Die Regulierbarkeit der Funkenstrecke erfordert nämlich eine nicht unerhebliche Übung, um den Apparat stets auf möglichst großer Leistungsfähigkeit zu erhalten, und das notwendige Aufgießen von Spiritus, ohne den das Funktionieren der Funkenstrecke ein sehr viel ungünstigeres ist, wird leicht vergessen, wonach dann meist ein Auseinandernehmen der Funkenstrecke und Abschmirgeln der infolge Lichtbogenbildung entstandenen Schlacken notwendig wird. Die Apparate, welche mit wasserstofffreier und nicht regulierbarer Funkenstrecke arbeiten, sind daher für ärztliche Zwecke wesentlich bequemer und viel leichter zu bedienen. (Abb. 27 c.)

Es werden auch von anderen Firmen, so von den Veifawerken in Berlin, Koch & Sterzel in Dresden und von der Medizinisch-Technischen Company in Berlin kräftige Diathermieapparate gebaut, während einige sonstige mir bekannte Apparate keine ausreichende Energieentfaltung gestatten.

Schwache Diathermieapparate, welche maximal weniger als 1 Amp. bei ca. 200 Volt Klemmenspannung liefern, sind höchstens für kosmetische Zwecke verwendbar. Wirklich universell brauchbare Apparate müssen bei Verwendung von Handelektroden am Erwachsenen 600 bis 700 Milliampere durch die Arme hindurch und bei Verwendung von großen Flächenelektroden durch die Brust hindurch 2000—3000 Milliampere an Hochfrequenzenergie liefern. Da die verschiedenen Apparattypen im übrigen auf denselben bereits geschilderten Grundprinzipien beruhen, erscheint eine Einzelbesprechung an dieser Stelle überflüssig, und ich verweise bezüglich näherer Einzelheiten auf die Kataloge der betreffenden Firmen.

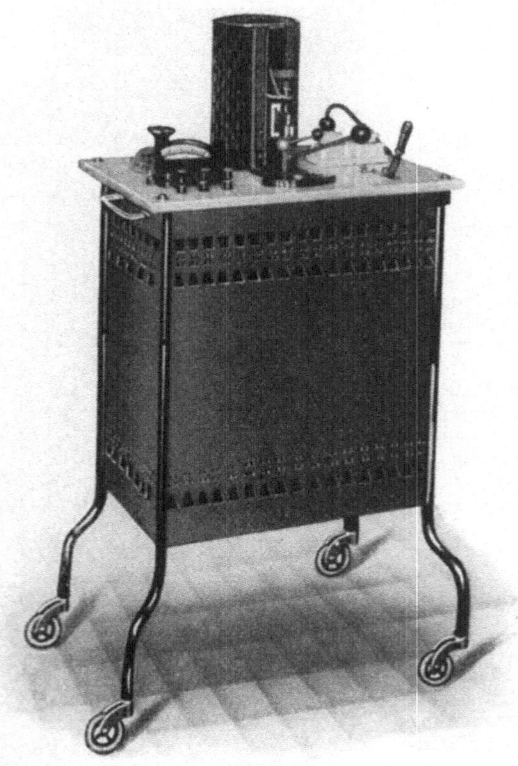

Abb. 28. Diathermieapparat der Veifawerke.

Eine neue Methode zur Erzeugung von Hochfrequenzströmen wird neuerdings aus der Röntgentechnik übernommen, nämlich mittels Glühkathodenerregung: Als Funkenstrecken in diesen Apparaten dienen Elektronenröhren (nach dem Prinzip der Coolidgeröntgenröhren) Sie funktionieren absolut konstant bei gleichbleibender Netzspannung und liefern bei relativ geringen Spannungen sehr große, vielleicht gefährlich große Energien.

Nach den vorstehenden Angaben wird es dem aufmerksamen Leser nicht schwer fallen, sich ein Urteil über die Leistungsfähigkeit und Qualität der zur Erzeugung von Hochfrequenzströmen konstruierten Apparate zu bilden.

Bei der großen Ungleichmäßigkeit der Leistungsgröße und der Funktionsart der verschiedenen Hochfrequenzapparate ist es wichtig, stets wieder zu betonen, daß zur Erzeugung sicherer Resultate, soweit die Apparatur in Frage kommt, das Vorhandensein einer genügenden Strommenge geeigneter Form gewährleistet sein muß. Ich habe schon 1907 (Vortrag im Verein für innere Medizin) die Verschiedenheit der Resultate der einzelnen mit Hochfrequenz arbeitenden Forscher zum Teil auf die Verschiedenheit und die verschiedene Leistungsfähigkeit der Apparaturen, mit denen sie arbeiteten, zurückgeführt, und diese Begründung ist auch wiederholt später, z. B. von Braunwarth, Bergonié und anderen akzeptiert worden. Ich muß daher dringend meine wiederholt aufgestellte Forderung betonen, bei der Mitteilung von Resultaten oder Mißerfolgen der Hochfrequenzbehandlung Art der Apparate, Spannung, Stromstärke und Applikationsart zu beschreiben, da ohne diese Daten eine kritische Beurteilung unmöglich ist.

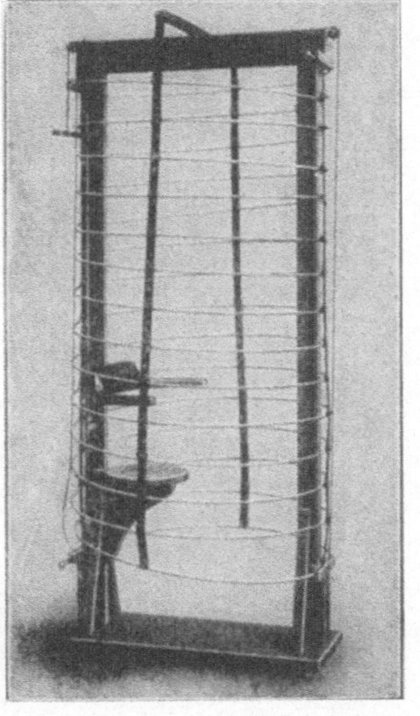

Abb. 29. Solenoid in Holzgestell, zum Hochziehen angeordnet, für Autokonduktion. (Siemens & Halske.)

Anwendungsarten.

Wir wollen nunmehr die Methodik der einzelnen Applikationsarten, wie sie in der Medizin üblich sind, einer kurzen Betrachtung unterwerfen.

Die älteste, aus den Arbeiten Teslas hergeleitete, von D'Arsonval in die Therapie eingeführte Applikationsart war die Behandlung im Solenoid. Der für diese Zwecke konstruierte Apparat besteht aus einer Drahtspirale von ca. 16—20 Windungen eines mehrere Millimeter dicken, nicht isolierten blanken Kupferdrahtes oder Kupferstreifens. Der Durchmesser der Spirale ist derartig bemessen, daß ein erwachsener Mensch bequem darin stehen, sitzen oder liegen kann. Für die beiden ersteren Stellungen des Patienten wird die Achse der Spirale senkrecht angeordnet. Die Spirale wird entweder in einem geeigneten Holzgestell hochziehbar aufgehängt (Abb. 29) oder der Raumersparnis wegen an der Decke investiert und zum Herunterlassen eingerichtet. Es gibt auch Spiralen in Form eines Käfigs, d. h. eines polygonalen Holzrahmens, der mit einem 2 cm breiten Band aus flachem Kupferblech spiralförmig umwickelt ist. Der Käfig enthält eine Tür, die in der Linie der Angel sowohl wie des Türanschlags auf der anderen Seite ein Durchtrennen der Kupferbandwindungen nötig macht. Hier liegt eine konstruktive Schwierigkeit; denn bei wiederholtem Öffnen und Schließen, d. h. nach einigem Gebrauch des Apparates, erweisen sich die

Kontakte, die meistens federnd hergestellt werden, als unexakt, und ein einziger schlecht funktionierender Kontakt genügt, um die Leistung des Apparates auf ein Minimum herabzusetzen und die schwingende Energie in niederfrequente Entladungen überzuführen. Man hat auch ein Bett konstruiert, welches von einem solchen Solenoid mit horizontaler Achse umgeben ist und die Behandlung des Patienten in liegender Stellung ermöglicht. Auch hier ist die Schwierigkeit der Konstruktion sicherer Kontakte erheblich. Wegen dieser konstruktiven Erschwerung wird allgemein das allerdings unbequeme Herablassen der ziemlich gewichtigen an der Decke oder einem Gestell suspendierten Spirale im Interesse einer besseren Funktion bevorzugt. Man wendet die Spirale an, indem man ihre beiden Enden an Stelle der primären Selbstinduktion in den primären Schwingungskreis einschaltet. Dies setzt voraus, daß die Bemessung der Spirale eine richtige ist, um eine genügende Ausbeute an schwingender Energie zu liefern. Da aber meistens der Unterschied in der Dimensionierung der primären Spule des Schwingungskreises und der Solenoidspirale ein sehr erheblicher ist, empfiehlt es sich bei der Wahl eines D'Arsonvalapparates, darauf Rücksicht zu nehmen, daß die Umschaltung auf einen größeren Kondensator oder auf eine Vergrößerung des vorhandenen Kondensators möglich ist, um genügend reichliche schwingende Energie zu produzieren. Bei den Diathermieapparaten, bei denen eine relativ sehr große Ausbeute schwingender Energie eo ipso zur Verfügung steht, genügt es zumeist, das Solenoid an die zur Stromabnahme für die Patienten vorgesehenen Klemmen zu schalten und einen geeigneten Kondensator an ihm anzubringen.

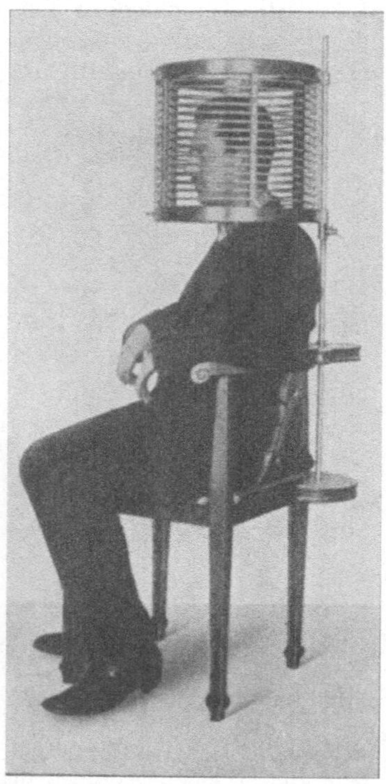

Abb. 30. Kopfsolenoid mit Stuhl nach Nagelschmidt (Polyfrequenz).

An Stelle des großen Solenoids habe ich von der Firma Polyfrequenz ein kleines, an einem speziellen Stuhl befestigtes Solenoid konstruieren lassen, welches die Abb. 30 zeigt. Es dient dazu, die schwingende Energie, die sich in dem großen Solenoid auf einen relativ sehr großen Kubikinhalt verteilt, auf einen kleinen Raum zu konzentrieren, der die Aufnahme des Kopfes eines Patienten gestattet. Man kann auf diese Weise den Kopf der Behandlung in einem intensiv elektromagnetisch oszillierenden Hochfrequenzfeld unterwerfen. Ein Solenoid von noch kleinerem Durchmesser und etwas länglicher Anordnung dient zur Aufnahme der Hand und des Armes oder des Fußes und eines Teils des Beins und zur Behandlung dieser Körperteile.

Eine zweite, schon seit Beginn der Hochfrequenzbehandlung übliche Applikationsmethode ist die auf dem Kondensatorbett. Das von Apostoli konstruierte Kondensatorbett besteht aus einer isolierenden Matratze, welche auf einem Holzgestell angeordnet ist[1]). Zwischen ihr und dem Holzgestell befindet sich eine Metallbelegung, welche an den einen Pol des D'Arsonvalapparates angeschlossen wird. Legt sich der Patient auf diese Matratze und nimmt eine mit dem anderen Pol des D'Arsonvalapparates verbundene Metallelektrode in eine oder beide Hände, so bildet er gewissermaßen mit der Matratze zusammen das Dielektrikum eines Kondensators, also gewissermaßen die Glasscheibe einer Leidener Flasche. Man kann ihn auch, da er als geladener halbwegs guter Leiter zu betrachten ist, als eine Belegung eines Kondensators betrachten, von deren anderer Belegung er durch die isolierende Matratze getrennt ist.

Im Juli 1911 habe ich eine auf einem ganz anderen Prinzip beruhende Modifikation des Kondensatorbettes auf dem Kongreß der British Medical Society, Birmingham, demonstriert. Das Kondensatorbett in der oben geschilderten Form (Apostoli) genügte vollkommen für den Bedarf, solange nur D'Arsonvalapparate zur Verfügung standen. Die Applikation der einen Elektrode an einer oder beiden Händen war für diese Stromart ausreichend; denn die Milliamperezahl der üblichen D'Arsonvalapparate war weit unterhalb der Grenze, welche als die Toleranzgrenze der Handgelenke für Hochfrequenzströme (siehe unten) anzusehen ist. Durch die Einführung der großen Hochfrequenzenergien, welche von guten Diathermieapparaten geliefert werden, stehen jedoch nunmehr Strommengen zur Verfügung, welche die Toleranz der Handgelenke bei weitem überschreiten. Während wir ca. 300—400 Milliampere für jedes Handgelenk als das Maximum längerer Stromzufuhr betrachten, wären wir in der Lage, mittels des Kondensatorbettes dem Körper viel höhere Strommengen zuzuführen. 300—400 Milliampere, auf die ganze Unterfläche des Körpers verteilt, stellen eine minimale Stromdichte dar. Ich habe daher das Kondensatorbett dahin modifiziert, daß ich das Holzgestell mit einer Metallunterlage und einer isolierenden Hartgummiplatte darüber beibehalten habe, dagegen an Stelle der Applikation mittels metallener Handelektroden gewissermaßen ein zweites umgekehrtes Kondensatorbett in Form einer biegsamen Decke zugefügt habe. Diese Decke besteht aus einer Weichgummiplatte, welche von den Füßen bis an den Hals des Patienten reicht und so breit ist, daß sie ihn vollkommen bedeckt. Abgesehen von einem Rande von ca. 6 cm ringsherum, ist die dem Patienten abgewandte Seite der Hartgummidecke mit einem feinmaschigen Metallnetz aus Messingdrahtgeflecht überzogen oder mit einem dünnen Aluminiumblech belegt, welches an den anderen Pol des D'Arsonvalapparates angeschlossen

---

[1]) Auch in Form eines Schaukelstuhles ausgeführt.

wird. Wir können nunmehr einem solchen Kondensatorbett beliebig
große Strommengen zuführen und enorme Intensitäten schwingender
Energie im Vergleich zu früher applizieren (Abb. 31).

Physikalisch ist hierbei noch zu bemerken, daß die Applikation
einer kleinen Kondensatorelektrode einen minimalen Übergang schwingender Energie in den Patienten gestattet. Wendet man dagegen
Kondensatorelektroden von sehr großer Oberfläche an, so
wirken sie geradezu wie Kontaktelektroden, und zwar nicht, indem
sie durch Leitung Hochfrequenzenergie in den Körper hinüberführen;
es handelt sich vielmehr um kapazitive Aufladungen, die der Lade-
intensität der Kondensatorflächen entsprechen.

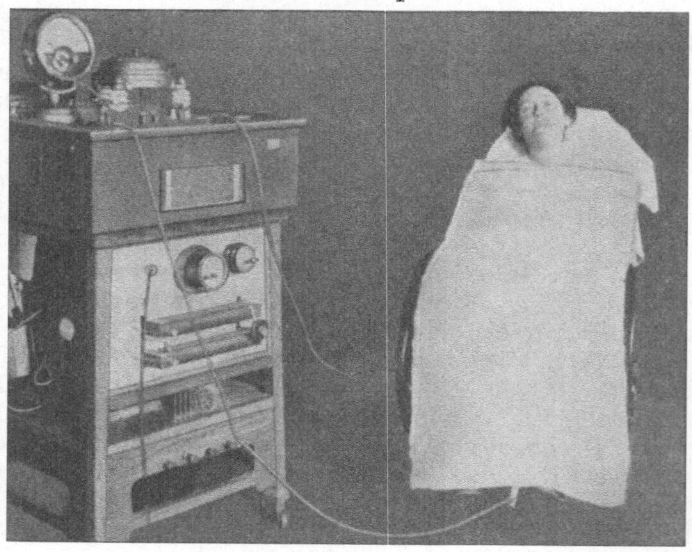

Abb. 31. Kondensatorbett nach Nagelschmidt.

Eine andere Art des Kondensatorbettes wurde von Schittenhelm, Juni 1911, beschrieben. Er modifizierte es dahin, daß die untere Belegung mehrfach unterteilt wird, so daß sie nicht im ganzen an
den einen Pol des D'Arsonvalapparates angeschlossen zu werden braucht,
sondern daß beide Pole an ihren einzelnen Teilen in verschiedener Weise
appliziert werden können. Es kann auch dadurch, daß der Patient
die mit dem einen Pol verbundene Elektrode in die Hand nimmt und
die eine oder andere Unterteilung der Metallunterlage mit dem anderen
Pol verbunden werden kann, eine Konzentration des Kondensator-
stromes auf einzelne Körperteile erzielt werden. Die Wirkung des
Schittenhelmschen Kondensatorbettes wird noch dadurch erhöht,
daß er an Stelle der dicken Matratze eine relativ dünne Hartgummiplatte verwenden ließ. Die Wirkung eines Kondensators ist, wie oben
erwähnt, um so stärker, je dünner das Dielektrikum ist.

Die üblichen kleinen Kondensatorelektroden, welche in der
Medizin verwandt werden, bestehen zumeist aus evakuierten oder mit

Graphit gefüllten Glasröhren sowie aus Hartgummielektroden, welche im Innern der Hartgummischale eine metallische Belegung enthalten. Solche Elektroden sind in den Abb. 32a—g z. T. abgebildet.

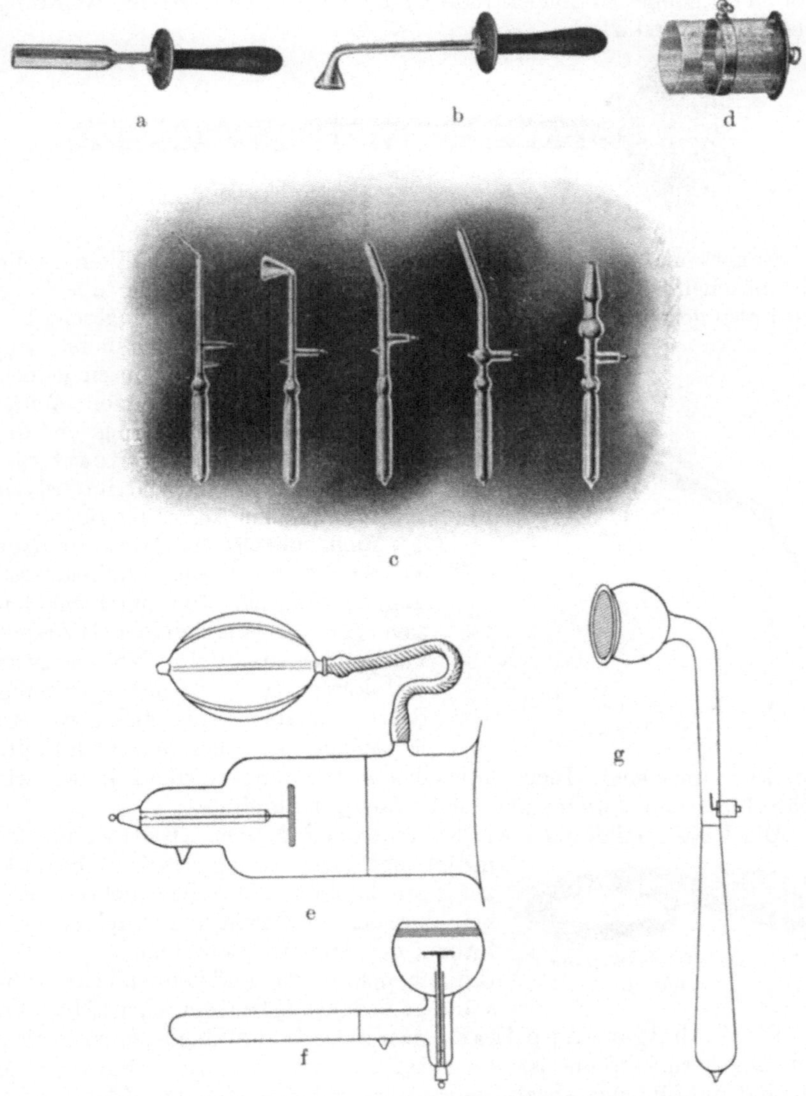

Abb. 32a—g. Kondensatorelektroden verschiedener Form.

Eine weitere wichtige Applikationsart von Hochfrequenzströmen ist die elektrische Hochfrequenzdouche. Sie benutzt hochgespannte Strahl- oder Sprühentladungen, wie sie vom Oudinschen Resonator oder von den Resonanzspulen der Diathermieapparate geliefert werden. Man verwendet entweder auf metallische Körper aufgesetzte Metallspitzen (siehe Abb. 33) oder eine aus feinen Drahtfäden bestehende Pilzelektrode, welche man in die Nähe der Haut der zu bestrahlenden Körperstelle bringt. Gibt man dem Patienten eine mit dem anderen Pol verbundene Metallelektrode in die Hand, so wird die Wirkung wesentlich verstärkt.

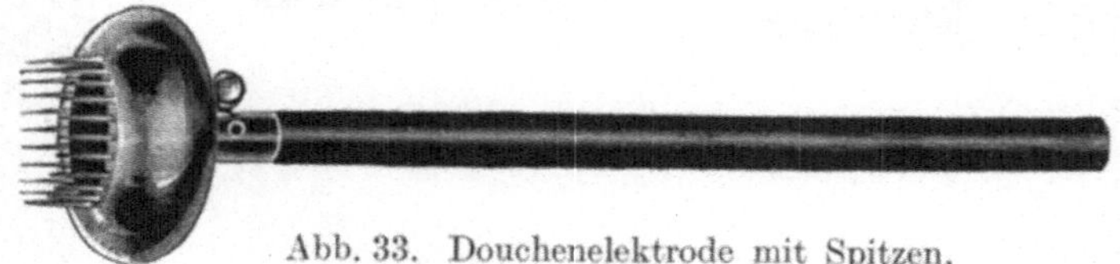

Abb. 33. Douchenelektrode mit Spitzen.

Nähert man die Elektrode dem Körper weiter, so geht an Stelle der büschelförmigen Funkenentladungen ein dicker Funke über. Es wird also gewissermaßen noch eine zweite Funkenstrecke eingeschaltet.

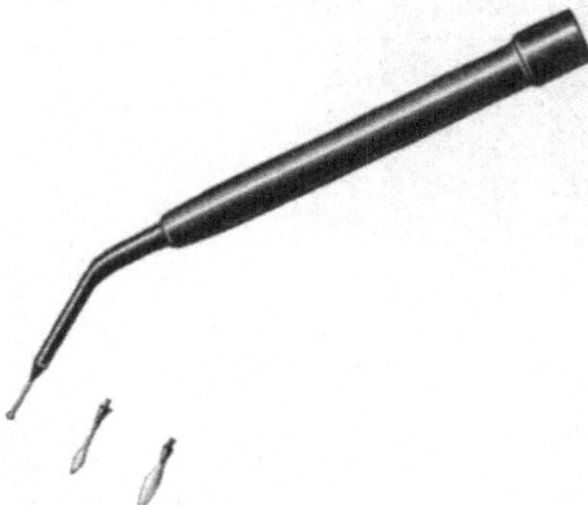

Abb. 34. Forestsche Nadeln (Siemens).

Solche Funken wurden zuerst von Strebel angewandt, konnten jedoch wegen ihrer unbedeutenden Wirksamkeit keine Einführung in die Praxis finden. Keating-Heart verwandte sie mit einer sehr intensiven Propaganda zur sog. Fulguration.

Auch mittels der Diathermieapparate lassen sich Funkenentladungen erzielen. Sie unterscheiden sich von den Funken der D'Arsonvalapparate dadurch, daß sie zwar viel kürzer sind, da die Spannung dieser Apparate eine viel geringere ist, jedoch wesentlich heißer und mithin wirksamer sind. Indessen ist ihre Anwendungsmöglichkeit, wie wir späterhin sehen werden, eine relativ wenig verbreitete.

Die Diathermiefunken wurden unter dem Namen „Kaltkaustik"

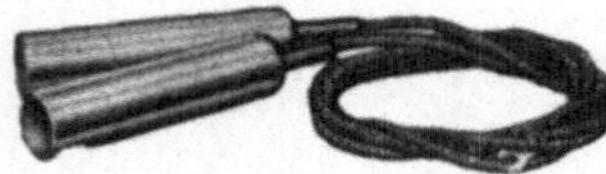

Abb. 35. Handelektroden (Siemens).

mittels der Forestschen Nadel ebenfalls stark proklamiert. Sie stellen nichts weiter als eine der unwichtigsten Applikationsformen der Hochfrequenzströme der Diathermieapparate dar und können keine selbständige Bedeutung beanspruchen (Abb. 34).

Die wichtigste Applikationsmethode der Hochfrequenz- oder der Diathermieströme ist die mittels gut leitender Kontakte. Es sind hierfür eine Anzahl verschiedener Elektroden und Elektrodenarten konstruiert worden. Die ältesten sind die Handelektroden (Abb. 35 d. h. zylindrische, meist hohle Metallstäbe, die mit einer Zuleitungsklemme versehen sind, so wie sie für faradische und galvanische Ströme verwandt werden. Zweckmäßigerweise werden sie nur etwas größer konstruiert, damit sie eine größere Kontaktfläche besitzen und auch evtl. eine einzige Elektrode Platz für beide Hände bietet.

Die meisten Applikationen werden jedoch vermittels Platten-elektroden vorgenommen. Es gibt solche verschiedener Form und Größe (Abb. 36a). Das Material kann aus sehr dünnen Bleilamellen, die sich der Körperform gut anpassen, bestehen; indessen sind solche Lamellen sehr wenig haltbar und deshalb unpraktisch. Ich habe daher die Elektroden, welche die Firma Siemens herstellt, aus dickeren biegsamen Bleiplatten fertigen lassen, welche auf ihrer Oberfläche eine dünne Vulkanitplatte tragen. Der Kontakt wird mittels eines ange-löteten Stückes für kleine Elektroden in der Mitte der Fläche, für die größeren Flächenelektroden zweckmäßig am Rande, damit der Patient darauf liegen kann, angeordnet. Für manche Zwecke, wenn man z. B. mit größerer Kraft Elektroden in weiche Muskelmassen hineindrücken will, eignen sich die biegsamen Bleielektroden weniger, und man ver-wendet hierfür besser nicht oder weniger elastische Elektroden aus ver-nickeltem Messingblech (Abb. 36d), welche entweder direkt oder ver-mittels eines zwischengeschalteten Holzgriffes 36b, welcher den Druck mit größerer Kraft ermöglicht, mit der Kontaktschraube des Kabels verbunden werden. Solche Plattenelektroden können entweder direkt auf die Körperoberfläche aufgelegt werden oder, was zweckmäßiger ist, unter Zwischenschaltung einer gut durchfeuchteten mehrfachen Gaze- oder Watteschicht. Ich benutze ausschließlich in entsprechender Größe zurechtgeschnittene Gazestücke in ca. 2 bis 6facher Lage, welche nach dem Gebrauch fortgeworfen werden, und ziehe sie den Schwamm-elektroden vor, wie sie von manchen Firmen hergestellt werden, welche zwar eine sehr angenehme und gute Adaptation ermöglichen, aber wegen ihrer Kostspieligkeit nicht fortgeworfen werden, sondern von einem Patienten auf den anderen übertragen werden. Solche Elektroden sind nicht zu desinfizieren, während die Metallplattenelektroden durch einfaches Auskochen mit den auszuwechselnden Gazezwischenlagen absolut aseptisch sein können. Die Verwendung von kleinen Schrot-säcken in Lederbeuteln ist ebenfalls nicht sehr empfehlenswert, denn das Leder ist nicht zu desinfizieren, es schrumpft nach mehrfachem Durchweichen sehr erheblich ein und wird sehr schnell unansehnlich. Außerdem bilden sich gelegentlich, wenn die Schrotkugeln fettig ge-worden oder oxydiert sind, zwischen ihnen kleine partielle Entladungen, welche Kribbeln verursachen. Auch die Elektroden, welche aus Messing-drahtgeflecht bestehen und in Leder- oder Leinwandsäcke eingenäht sind, haben sich auf die Dauer nicht bewährt. Denn bei längerem Ge-brauch bricht der Draht an vielen Stellen, und auch hier ist das Auf-treten von Fünkchen die Ursache von Störungen und unangenehmen Empfindungen. Man kann sich auch einfacher dünner (0,5—1 mm) Bleiblechplatten bedienen, die man sich in gewünschter Größe und Form zurechtschneidet und mittels einer metallischen Klammer oder eines ge-wöhnlichen Schraubkontakts mit dem Kabel verbindet. Dies jedoch wie Stanniolstreifen sind nur als behelfsmäßige Vorrichtungen zu be-werten.

Es ist nicht für alle Applikationen ganz gleichgültig, ob wir nackte Metallelektroden verwenden oder feuchte Gaze oder Watte-

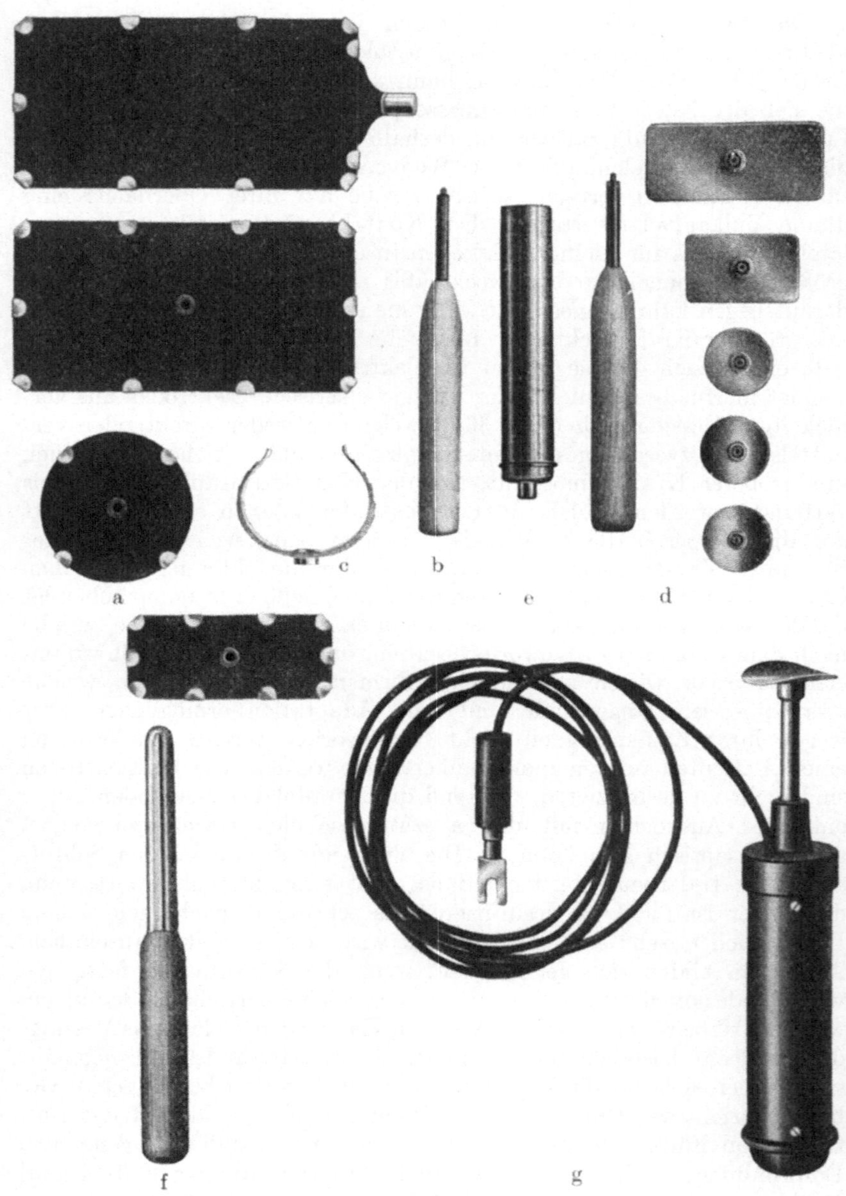

Abb. 36a—g.

a Plattenelektroden von Siemens & Halske. b Handgriff aus Holz. c Bügel zum automatischen Andrücken größerer Platten. d Unelastische Plattenelektroden verschiedener Form und Größe. e Handelektrode. f Vaginale oder rectale Elektrode. g Elektrode mit besonderer Konstruktion des Handgriffs zum funkenlosen Abziehen während des Stromdurchganges bei unruhigen Patienten.
(Elektroden a—l von Siemens & Halske nach Nagelschmidt.)

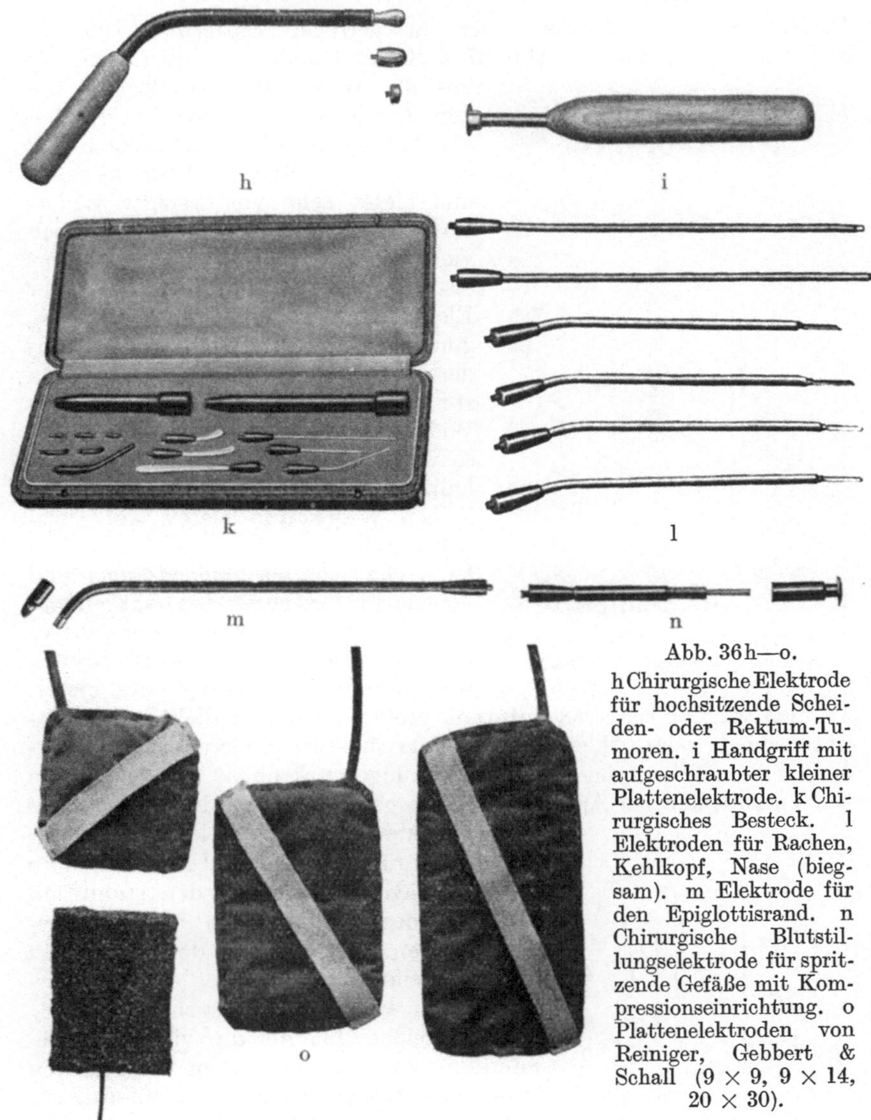

Abb. 36h—o.

h Chirurgische Elektrode für hochsitzende Scheiden- oder Rektum-Tumoren. i Handgriff mit aufgeschraubter kleiner Plattenelektrode. k Chirurgisches Besteck. l Elektroden für Rachen, Kehlkopf, Nase (biegsam). m Elektrode für den Epiglottisrand. n Chirurgische Blutstillungselektrode für spritzende Gefäße mit Kompressionseinrichtung. o Plattenelektroden von Reiniger, Gebbert & Schall (9 × 9, 9 × 14, 20 × 30).

zwischenlagen benutzen. Metall ist ein sehr guter Elektrizitätsleiter. Am Übergang zur im Vergleich hierzu schlecht leitenden Haut findet der Strom den Hautwiderstand. Legen wir daher die Metallelektrode direkt auf die Haut, so findet der Stromübergang im wesentlichen da statt, wo der relativ geringste Widerstand ist. Legen wir dagegen eine feuchte Gaze- oder Wattezwischenlage auf die Haut, so wird die Stromleitung dadurch erschwert und es findet ein gleichmäßigerer Stromeintritt auf der ganzen Elektrodenfläche statt. Hierdurch erklären sich auch z. T. die weiter unten zu schildernden Randwirkungen.

Denken wir uns 2 Elektroden in geringer Entfernung voneinander auf den Rücken Abb. 37 z. B. appliziert, und überlegen wir uns die Widerstandsverhältnisse, die der Strom an verschiedenen Stellen der Auflagefläche zu überwinden hat; offenbar ist der Weg 1—1a der kürzeste und bietet sehr viel weniger Widerstand als die Strecke 2—2a und noch viel weniger als 3—3a. Der Strom hat also von den zugekehrten Rändern der Elektroden aus günstigere Fließbedingungen als von den entfernten Rändern. Da der elektrische Strom nun stets den bequemsten, den geringsten Widerstand bietenden Weg einschlägt, so wird er, da ihm die Leitung innerhalb der Metallplatte so gut wie gar keinen Widerstand bietet, am zugekehrten Rand (entsprechend den Stellen 1, 1a) sich zusammendrängen und von da ins Gewebe treten, während an den entfernteren Stellen der relativ größere (etwa 3mal so lange) Hautweg ihm zu viel Widerstand bietet.

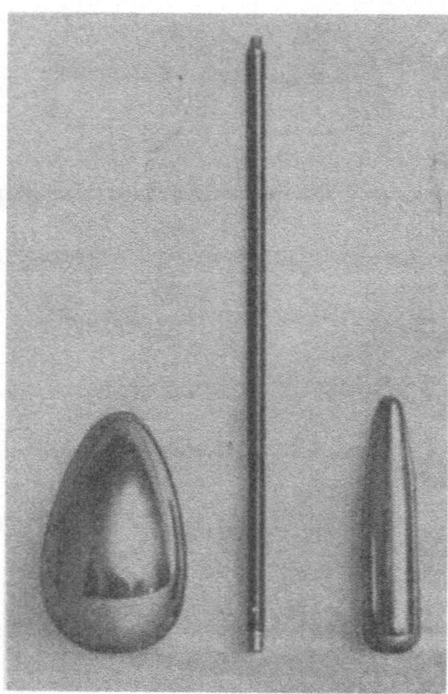

Abb. 36p. Vaginalelektroden von Reiniger, Gebbert & Schall.

Wählen wir den Elektrodenabstand größer, so werden die Widerstandsunterschiede relativ kleiner, aber stets sind bei größeren Flächenelektroden die Differenzen der Randwirkungen erkennbar. Anders liegen die Verhältnisse bei Applikationen an gegenüberliegenden Seiten eines Gliedes oder des Rumpfes. Bei paralleler Lage beider Elektrodenflächen sind Differenzen an den verschiedenen Elektrodenabschnitten bezüglich des Widerstandes nicht zu berücksichtigen. Bei Neigung der Elektrodenflächen zueinander tritt aber die Randwirkung schon wieder in die Erscheinung.

Das gleiche gilt für die vielfach angewandten, von den Franzosen eingeführten Stanniolelektroden. Ein breiter Streifen dicker Zinnfolie wird um die zu behandelnde Extremität herumgelegt und das zuführende Kabel evtl. mittels einer flachen Platte, durch ein breites Gummiband oder eine Binde (aus Mull oder Kambrik) festgewickelt (Abb. 37a). Die Idee dieser Anwendung ist gut, daß hierdurch eine gleichmäßige Erwärmung (im nebenstehend skizzierten Fall z. B. des Kniegelenks, erzielt werden kann. Nach dem Vorstehenden aber ist es klar, daß eine solche Anordnung wegen der Randwirkung nur zu einer Erwärmung der Haut ringsherum zwischen den Elektroden führen kann, während der Strom nur

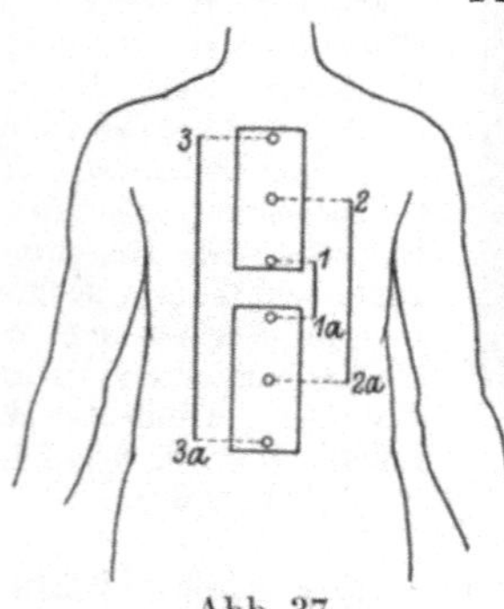

Abb. 37.
Schema der Randwirkung.

zu einem geringen Teil veranlaßt wird, die tieferen Schichten zu durchfließen. Die Randwirkung kann auch in die Erscheinung treten, wenn
man zwei biegsame Elektroden z. B. um den Oberarm (etwa eine vorn,
die andere hinten) so weit umlegt, daß ihre schmalen einander zugekehrten Ränder sich stark nähern; dann erhalten wir
auch keine Tiefenwirkung, vielmehr wird sich die Erwärmung hauptsächlich in den von den Elektroden
freigelassenen Hautbrücken zeigen und kann dort zu
Verbrennungen führen, mithin an einer Stelle, auf
der gar keine Elektrode gelegen hat.

Für manche Zwecke, z. B. wo wegen großer
Schmerzhaftigkeit der Druck einer Metallelektrode
nicht vertragen wird, hat sich das Bedürfnis nach
Verwendung von Wasserelektroden herausgestellt. Es ist natürlich, daß bei der vielfachen Verbreitung des **Vierzellenbades** dieses zur Verwendung herausgefordert hat. Es eignet sich jedoch aus
theoretisch leicht darzulegenden Gründen sehr wenig
für die Applikation von Hochfrequenzströmen. Denn
erstens bildet die große Wassermenge in dem Vier-
zellenbadbecken einen erheblichen Widerstand für den
Strom. Zweitens nimmt sie eine erhebliche Energiemenge auf, was sich in der Erwärmung dokumentiert. Sodann wirkt wegen der weiter unten zu schildernden Verteilungsart der Hochfrequenzströme die

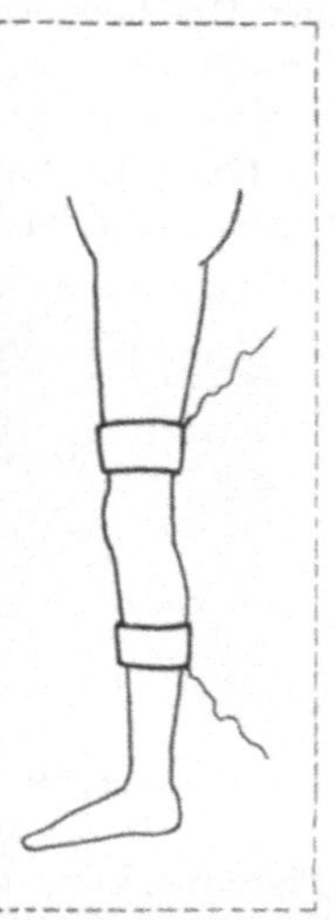

Abb. 37a. Skizze einer Stanniolelektrodenanwendung.

Diathermie im wesentlichen nur von da ab, wo die Wasserschicht zu
Ende ist, während der ganze im Wasser befindliche Körperteil von dem
Strom so gut wie nicht beeinflußt wird. Ich habe bereits daher 1908
von der **Polyfrequenzgesellschaft kleine Becken** konstruieren
lassen, wie sie aus der
Abb. 38   ersichtlich
sind. Sie bestehen aus
einem runden Porzel-
lanbehälter von 5 cm
Tiefe, der, am Boden
wasserdicht eingelas-
sen, einen Metallring
um eine zentrale Por-
zellanscheibe   herum
enthält. Die Stromzu-
leitung geschieht von
außen   mittels   der
Stromklemmen.   Es

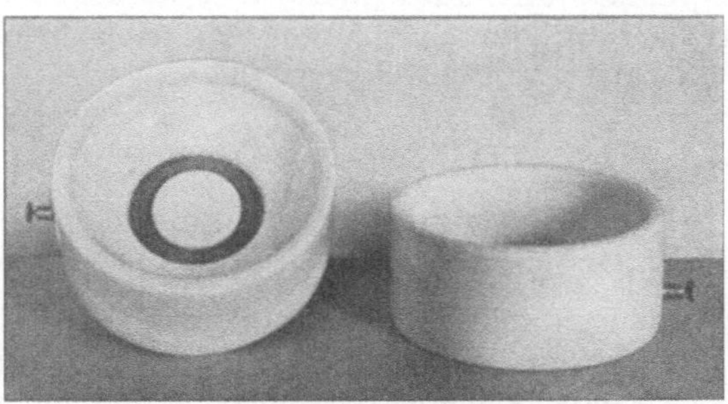

Abb. 38. Kleine Polyfrequenz-Wasserelektroden nach Nagelschmidt.

wird so wenig wie möglich Wasser in das Becken eingefüllt, und
zwar so viel, daß die untere Fläche des zu behandelnden Gliedes sich
gerade genügend im Wasser befindet, wobei ein direktes Aufsetzen
auf den Metallring vermieden wird. Man kann die Fingerspitzen, die
geballten Hände, die Fußspitzen oder die Hacken nach Belieben in die

Schale hineinsetzen. Man kann jede an einen Pol des Diathermieapparates anschließen oder, wenn man 4 Schalen zur Verfügung hat, paarweise in jeder gewünschten Weise die Schaltung vornehmen.

Eine spezielle Form der Wasserelektrode habe ich zur Applikation der Diathermie am Penis konstruiert. Sie beruht auf dem gleichen Prinzip der möglichst geringen Flüssigkeitsmenge bei schonender Applikationsweise (Abb. 39).

Die schnellere Erwärmung der Haut (siehe unten) bei vielen Diathermieapplikationen hat es wünschenswert gemacht, um eine größere

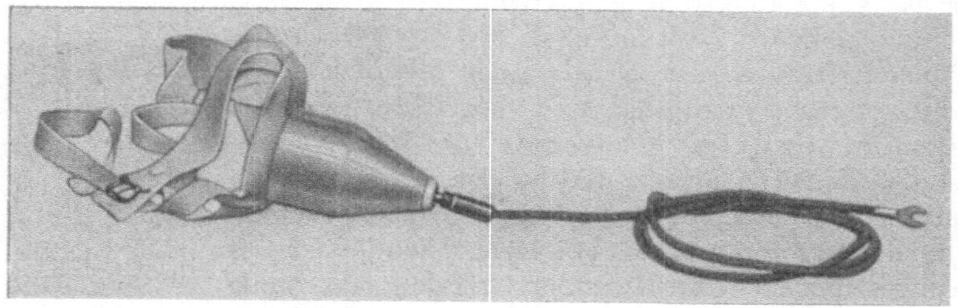

Abb. 39. Suspensoriumselektrode (Siemens) nach Nagelschmidt.

Tiefenwirkung zu erzielen, eine Kühlung der Haut vorzunehmen. Man kann durch Eintauchen der Watte- oder Gazezwischenlage in kaltes Wasser diese Kühlung beliebig oft bewerkstelligen. Dies ist jedoch mit Unbequemlichkeiten verknüpft, und ich habe daher ebenfalls 1907 Kühlelektroden mit Ventilator- oder Wasserstromkühlung konstruiert. Indessen sind diese komplizierten Einrichtungen entbehrlich.

Es sind ferner für eine große Anzahl von Spezialzwecken (Ohren-, Augenheilkunde, Gynäkologie, Chirurgie, Kosmetik) eine Anzahl Spezialelektroden konstruiert worden, die wir weiter unten an der Stelle ihrer klinischen Anwendung näher beschreiben werden. Sie sind z. T. aus der Abb. 36 ersichtlich.

<h2 align="center">2. Kapitel.</h2>

<h2 align="center">Experimentelle und physiologische Wirkungen.</h2>

Wir gehen nunmehr zur Besprechung der physiologischen Wirkungen der Hochfrequenzströme über. Es war bereits den ersten Untersuchern aufgefallen, daß Hochfrequenzströme, am Menschen angewandt, keinerlei besondere Empfindung hervorriefen. Bei den bis vor wenigen Jahren in Anwendung stehenden Hochfrequenzapparaten sowohl der französischen wie der deutschen Fabriken konnte auch in der Tat wegen der mangelnden Intensität der Ströme und bei den üblichen Anwendungsmethoden (siehe weiter unten) von keinem fühlbaren Effekt dieser Ströme gesprochen werden. Nur im Tierexperiment an kleinen Tieren sowie bei physiologischen Experimenten, die d'Arsonval mit besonders kräftigen Laboratoriumsapparaten vornahm, traten Wärmewirkungen in die Erscheinung, die jedoch als Nebenbefund registriert und als lästige Erscheinung erwähnt wurden. Davon aber, daß die Hochfrequenzströme im Tier- oder Menschenkörper notwendig Wärmewirkungen erzeugen müssen, und daß das wahrscheinlich die wesentliche und einzige Quelle ihrer Wirksamkeit ist, wußte man bis zur Einführung der Diathermie nichts.

Es war eine schon lange bekannte Tatsache, daß die Reizwirkung von Wechselströmen auf motorische und sensible Nerven bei Steigerung der Wechselzahlen abnimmt, und daß sich hierfür eine gewisse Gesetzmäßigkeit herausstellte. Diese Gesetzmäßigkeit wurde von Nernst mathematisch berechnet und hat bezüglich der Hochfrequenzströme, bei denen ein vollkommenes Verschwinden der Reizwirkung beobachtet wurde, zur Aufstellung von verschiedenen Theorien geführt. In der Tat ist es ja höchst auffallend, daß, wenn man in irgendeiner Weise, z. B. durch Ergreifen zweier Handelektroden, Hochfrequenzströme durch den menschlichen Körper hindurchschickt, selbst bei erheblicher Stromstärke, keine Spur eines faradischen oder sonst bei elektrischen Applikationen auftretenden Gefühls empfunden wird. Anfänglich glaubte man, daß die Hochfrequenzströme sich nur auf der Oberfläche der Haut ausbreiteten und so wenig in die Tiefe drängen, daß eine Reizung sensibler oder motorischer Nerven ausgeschlossen wäre. Diese Ansicht blieb zwar nicht unwidersprochen, und insbesondere verteidigte d'Arsonval stets die Durchdringungsfähigkeit der Hochfrequenzströme, und er vermutete ganz richtig die Ursache, daß die Schwingungen zu schnell verliefen, um für unsere nervösen Organe empfindbar zu sein, gerade so, wie das Auge auch nur Schwingungen einer gewissen Frequenz zu apperzipieren vermag. Wir wollen an dieser Stelle auf die Entwicklung der Nernstschen Formeln und die quantitativen Verhältnisse bei der Untersuchung der Nervenerregbarkeit nicht eingehen. Es genügt, zu erwähnen, daß die Reizwirkung eines Wechselstroms bei Zunahme der Frequenz ungefähr proportional der Quadratwurzel aus der Wechselzahl abnimmt, und zwar ist die Abnahme der Reizfähigkeit bei Zunahme der Frequenz schon bis 30—40 000 Wechseln etwa zum Grade der praktischen Reizlosigkeit gediehen. Ströme von 1 Million Wechseln, wie sie in Hochfrequenzapparaten zur Verfügung stehen, sind absolut reizlos. Hierbei ist jedoch vorausgesetzt, daß die Apparate regelmäßig funktionieren. Bei den zur Zeit in Gebrauch stehenden guten Hochfrequenz- und Diathermieapparaten ist mit einem Versagen der Hochfrequenz nur bei groben Defekten zu rechnen. Anfänglich kam es gelegentlich einmal vor, daß an irgendeiner Stelle des Apparates ein schlechter Kontakt war, und dieser genügte, um niederfrequente Entladungen und damit sehr unangenehme Reizerscheinungen auszulösen. Bei älteren Apparaten mit schlechter Funkenstrecke und sehr starker Dämpfung, bei denen relativ seltene Funkenübergänge stattfanden, kam es indessen leicht vor, daß trotz der in den Apparaten tatsächlich produzierten Hochfrequenzströme, nämlich der Wellenzüge, die sich an die Funkenentladungen anschließen, doch durch unregelmäßiges Funktionieren der Funkenstrecke so unregelmäßige Funkenentladungen stattfanden, daß die Stromstöße, welche den einzelnen Schwingungsgruppen entsprachen, als unangenehmes faradisches Gefühl perzipiert wurden. In der vollkommenen Reizlosigkeit bei genügender Zahl von Funkenübergängen liegt einer der großen Vorzüge der Löschfunkenstreckenapparate, da selbst bei sehr schwankender Energieentziehung aus dem sekundären Hochfrequenzkreis die Rückwirkung auf den primären Schwingungskreis eine so geringe ist, daß dieser trotzdem die Hochfrequenzschwingungen weiter erzeugt. Im Gegensatz hierzu sind Apparate, welche die Poulsenlampe als Erreger benutzen, wesentlich ungünstiger, weil die Bogenlampe außerordentlich empfindlich gegen Stromschwankungen und gegen Schwankungen der Energieabnahme ist und bei derartigen plötzlichen Schwankungen häufig Niederfrequenzentladungen oder gar Gleichstromwirkungen auftreten, welche gelegentlich zu gefährlichen Verletzungen führen können. Dies ist der Grund, weshalb die Poulsenlampe sich auch auf dem Gebiet der drahtlosen Telegraphie nicht zu behaupten vermochte. Daß die scheinbare Reizlosigkeit der Hochfrequenzströme nicht auf ihrer Unfähigkeit beruht, in tiefere Regionen des Körpers einzudringen, ist, wie erwähnt, theoretisch und mathematisch begründet und von d'Arsonval vermutet worden. Der wirkliche praktische Beweis hierfür wurde jedoch erst durch die Diathermie ermöglicht, wie wir weiter unten bei der Frage der Verteilung der Ströme im tierischen Gewebe sehen werden.

Wenn somit die gewöhnlichen Reizwirkungen elektrischer Ströme auf motorische oder sensible Nerven oder Sinnesorgane bei direkter Applikation reiner Hochfrequenzströme vermißt werden, so haben wir andererseits doch eine wesentliche physiologische oder, wenn man will, physikalische Wirkung dieser Ströme zu verzeichnen, nämlich die eigentümliche Tiefendurchwärmung, welche die Hochfrequenzströme hervorbringen, die von mir als Transthermie, von Zeyneck als Thermopenetration bezeichnet wurde. Später schlug ich aus ethymologischen Gründen den Namen „Diathermie" vor, welcher von Zeyneck und den meisten Nacharbeitern der Methode akzeptiert wurde. Nur eine Anzahl Fabriken, welche Diathermieapparate fabrizieren, ziehen es vor, um ihre Apparate von Konkurrenzapparaten bereits durch den Namen zu unterscheiden, die Bildung „Thermopenetration" beizubehalten. Daß derartige Apparate irgend etwas anderes leisten als Diathermie, soll man nicht annehmen.

Legen wir uns nun die Frage vor, warum Hochfrequenzströme so gänzlich anders wirken als irgendwelche andere bisher bekannte Ströme, so müssen wir, wenn die mathematischen Deduktionen Nernsts den Nichtmathematiker nicht genügend befriedigen, einen kleinen Exkurs in die Elektrophysiologie machen. Nach den neueren Theorien können wir uns einen elektrischen Strom nicht anders vorstellen als in Gestalt eines sog. Konvektionsstromes. Man unterscheidet in der Physik Leiter erster und zweiter Klasse. Die ersteren sind Metalle, die zweiten Lösungen. Der menschliche Körper rangiert als ein Konglomerat von äußerst kleinen, durch semipermeable Membranen voneinander getrennten Mengen von Salzlösungen (Zellen mit Zellmembranen). Der Durchgang eines elektrischen Stromes durch eine solche Salzlösung setzt nun die Entstehung wanderungsfähiger Ionen voraus. Gewisse Atome oder Atomgruppen lösen sich unter dem Einfluß etwa eines Gleichstromes z. B. aus dem Molekülverband aus und wandern, je nach ihrer positiven oder negativen Ladung, zu dem entgegengesetzten Pol hin. Geht der Strom mit genügender Intensität und lange genug durch das Körpergewebe hindurch, so treten diese elektrolytischen Dissoziationen mehr oder weniger sichtbar in die Erscheinung, und wir nehmen an, daß (auch ohne sichtbare Dissoziationen) die sensible und motorische Nervenreizung auf Grund von Ionenverschiebungen (resp. Konzentrationsänderungen) erfolgt. Mit zunehmender Frequenz wird diese Ionenverschiebung und Ionenwanderung immer geringer. Denn wenn der Strom in der einen Richtung in das Körpergewebe eingetreten ist und die Ionisierung und Ionenwanderung eingeleitet hat, so wird der entgegengesetzte Impuls beim Wechsel der Stromesrichtung die entgegengesetzten Bestrebungen haben. Ist die Frequenz eine geringe, so werden trotzdem polare Verschiedenheiten selbst bei ganz symmetrischen Stromquellen sich ausbilden, weil vermöge der chemischen Beschaffenheit der Ionen und ihrer sofort einsetzenden Reaktion mit dem Gewebe oder den chemischen Reaktionsprodukten derselben eine vollkommene oder auch nur teilweise Reversibilität dieser Vorgänge nicht notwendig vorhanden ist. Da die Ionenwanderung im Gewebe im Vergleich zur Fortpflanzungsgeschwindigkeit des elektrischen Stromes eine äußerst langsame ist, so kann man es erklärlich finden, daß bei zunehmender Schnelligkeit der Wechsel zwar eine Ionisierung, d. h. ein beginnender Bewegungsimpuls der Ionen, stattfinden kann, daß aber, bevor eine Lösung des Molekularverbandes eingetreten ist, schon der entgegengesetzte elektrische Impuls einsetzt und nun die Ionen den entgegengesetzten Weg zu treiben sucht. Aber bevor sie auch diesem Impuls nachgehen können, ist schon wieder der Richtungswechsel da, und so kommt es, daß bei einer gewissen Frequenz elektrolytische Zersetzungen und somit Reizwirkungen ausgeschlossen erscheinen, und daß sich vielmehr die elektrische Energie entsprechend der Frequenz in molekulare Vibrationen umsetzt. Sowohl die Bewegung der Ionen bei stattgefundener Elektrolyse als auch die Schwingung der Moleküle bei infolge von Hochfrequenz unterdrückter Elektrolyse setzt sich in Wärme um und findet ihren mathematischen Ausdruck in der sog. elektrischen Widerstandswärme, welche von Joule berechnet wurde. Die Widerstandswärme unterliegt für Hochfrequenzströme genau denselben Gesetzen wie für niederfrequente oder Gleichströme. Die produzierte Wärme ist proportional dem Quadrat der Stromstärke und dem Widerstand des Leiters sowie der Stromdauer.

Es soll damit keineswegs gesagt sein, daß elektrochemische Umsetzungen infolge von Hochfrequenzwirkung unmöglich sind. Die banalen elektrolytischen Zersetzungen (Schwarzfärbung von Jodkalistärkekleister usw.) sind zwar nicht zu erwarten, aber es ist nicht unwahrscheinlich, daß hochmolekulare chemische Umlagerungen unter dem Einfluß des oszillierenden elektromagnetischen Feldes zustande kommen, in ähnlicher Weise, wie etwa die katalytischen Wirkungen der noch schneller schwingenden Lichtoszillationen chemische Wirkungen produzieren. So werden Hochfrequenzströme schon seit Jahren (wie ich dies in Paris 1910 bereits schilderte) zum künstlichen Altern von Wein und Kognak benutzt. Eine zweistündige Behandlung mit speziell hierfür konstruierten Apparaten soll nach Angabe der betreffenden Firma ein Altern um 3—4 Jahre in der Qualität bewirken. Vermutlich handelt es sich hierbei um Oxydationsprozesse und Bildung von Estern. Licht wirft auf diese Erscheinungen ein Bericht von Rosenthal, der in einem von einer Drahtspirale umgebenen Gefäß bestimmte Wirkungen chemischer Art bei bestimmten, den Draht durchfließenden Frequenzen nachwies. Vielleicht beruhen derartige Erscheinungen auf katalytischen oder peroxydasen Wirkungen.

Wenn wir uns nun fragen, warum von Widerstandswärme bei den älteren elektrischen Applikationen keine Rede ist, so liegt die Erklärung nach dem eben Gesagten darin, daß wir nicht genügende Intensitäten von Gleichstrom oder faradischem Strom applizieren können, um eine merkliche Erwärmung der bei der Applikation dieser Ströme üblichen Querschnitte herbeizuführen. Denn lange, bevor eine Stromintensität erreicht wird, welche z. B. das Handgelenk zu erwärmen vermag, sind die elektrolytischen und Reizwirkungen so stark, daß eine Steigerung der Stromintensität ausgeschlossen ist. Erst wenn die Reizwirkung bei steigender Frequenz so weit abnimmt, daß wir eine wesentliche Steigerung der ertragbaren Stromintensität bei der Applikation erzielen können, erst dann können die Erscheinungen der Widerstandswärme beobachtet werden. Dies ist der Fall bei den Hochfrequenzströmen, und so können wir sie als eine elektrische Energieform definieren, bei der elektrolytische Dissoziationen im üblichen Sinne vollkommen fehlen, und deren Toleranz für den menschlichen Körper lediglich durch die Toleranz für Joulesche Wärme begrenzt wird. Wir sprechen bei Hochfrequenzströmen zwar von elektrischen Wellen, indessen könnten wir ebensogut sie auch als hochfrequente Wechselströme bezeichnen. Denn von welcher Wellenlänge an wir von Wechselströmen und von welcher Frequenz an wir von elektrischen Wellen sprechen wollen, ist der Willkür des einzelnen überlassen. Während es uns vollständig geläufig ist, bei Frequenzen von einer Million pro Sekunde, d. h. bei Wellenlängen von 300 m, von elektrischen Wellen zu sprechen, sind wir gewöhnt, bei einer niederen Frequenz uns nicht mehr zu erinnern, daß sie auch noch als eine Welle bezeichnet werden könnte.

Wir haben es also bei der diathermischen Wärme mit einer reinen Jouleschen Widerstandswärme zu tun, wie dies zuerst 1899 von Zeyneck theoretisch erkannt wurde. Das zunächst Überraschende an dieser Hochfrequenzwärme liegt darin, daß sie eine Tiefendurchwärmung des Körpers gestattet, und daß sie nicht etwa, wie man nach Analogie der chemischen Wirkung von Gleichströmen vermuten könnte, nur an der Eingangspforte, nämlich der Applikationsstelle der Elektroden auf der Haut, in die Erscheinung tritt. Da der elektrische Strom, wenn er einen größeren Widerstand zu überwinden hat, mehr Wärme erzeugt als in einem Leiter geringeren Widerstands, und bekanntlich die Haut für galvanischen und faradischen Strom einen enorm hohen Widerstand besitzt, so müßte auch für Hochfrequenzströme die Haupterwärmung in der Haut stattfinden und die Erwärmung der tieferen Gewebe verschwindend dagegen sein. Hier liegt nun ein wesentlicher Unterschied zwischen Hochfrequenz- und galvanischen oder niederfrequenten Strömen, insofern es für die ersteren einen sog. Übergangswiderstand der Haut gar nicht oder nur in sehr geringem Maße gibt. Die physikalische Erklärung hierfür ist etwas kompliziert und beruht im wesentlichen darauf, daß wir bei der Applikation von Hochfrequenzströmen den Körper als eine Art Kondensator betrachten können, bei dem gewissermaßen durch Induktion die Einführung elektrischer Energie stattfindet.

Die elektrischen Wellen, welche in die Haut und die tiefer gelegenen Gewebe eindringen, finden nun im Körper nicht die günstigen Leitungsbedingungen, die sie innerhalb des Hochfrequenzaparates an den metallischen Leitern haben, und die ihnen eine Resonanz und ein ungehindertes Weiterschwingen ermöglichen. Vielmehr bietet die Masse des Körpers (nicht die Grenzlinien der Haut gegen die Elektrode) einen so großen Widerstand, daß die Elektrizitätsschwingungen in der Körpermasse gewissermaßen ersticken. Die außerordentlich schnell hin und her pendelnde Bewegung wird total gedämpft. Diese Dämpfung ist eine so plötzliche und die Zerstörung der lebendigen Energie eine so komplette, daß sie auch nicht im geringsten zur Ionisierung der Körpermoleküle ausreicht. Energie kann aber nirgends verschwinden, ohne in eine andere Energieform überzugehen. Wenn somit die Hochfrequenzenergie im Körper momentan absorbiert und keinerlei chemische Energie frei gemacht wird, so ist die einzige Möglichkeit die der Umwandlung in Wärme, abgesehen von dem geringen Energieverlust, der als statische Aufladung in die Erscheinung tritt.

Das Fehlen des Übergangswiderstandes an der Haut bedingt auch für die Art der Stromverteilung im Körper gewisse Differenzen bezüglich der Hochfrequenzströme gegenüber den gleich- und niederfrequenten

Strömen. Während diese sich gewissermaßen an der Haut wie an einem Wehr unterhalb der Elektrode anstauen und nunmehr, wenn die nötige Spannung erreicht ist, das Wehr durchbrechen und in das weite Tal des geringen Widerstand bietenden inneren Körpergewebes hineinfluten, wobei sie, vom Druck befreit, nach allen Richtungen auseinanderströmen, laden die Hochfrequenzschwingungen die zwischen den Elektroden befindlichen Gewebe annähernd gleichmäßig und gleichzeitig auf und befinden sich daher im Innern des Körpers ungefähr unter den gleichen Spannungsverhältnissen wie auf der Haut. Dieser Vergleich soll anschaulich zu machen suchen, warum wir bei der Applikation von galvanischen Strömen, selbst wenn wir die Elektroden relativ nahe beieinander anbringen, Stromschleifen weit durch den Körper hin auftreten sehen, während für Hochfrequenzströme der richtende Einfluß der Elektroden, den wir weiter unten kennenlernen werden, die elektrischen Kraftlinien zusammenhält und nur minimale Divergenzen gestattet.

Diese Divergenzen sind im wesentlichen dadurch bedingt, daß auch für die Hochfrequenzströme die verschiedene Struktur der Gewebe in geringen Grenzen verschiedene Widerstandsverhältnisse verursacht. Im allgemeinen verhalten sich die Hochfrequenzströme verschiedenen Widerständen gegenüber gerade so wie die niederfrequenten. Verbinden wir z. B. die beiden Pole irgendeiner Stromquelle mit einem sehr feinen und einem sehr dicken Draht nebeneinander, so geht der größte Teil des Stromes durch den dicken, wenig Widerstand bietenden Draht, und infolgedessen wird sich der dicke Draht relativ mehr erwärmen als der dünne. Schalten wir aber den dünnen und den dicken Draht hintereinander, so daß der gesamte Strom gezwungen ist, sowohl den einen wie den anderen zu durchlaufen, so wird der dünne, großen Widerstand bietende sich sehr stark erwärmen, während der dicke wegen seines geringeren Widerstandes relativ kühl bleibt. Dieses Verhältnis trifft selbstverständlich auch für Hochfrequenzströme zu, aber ein anderer Faktor spielt hierbei keine Rolle, der bei niederfrequenten Strömen wichtig ist, nämlich die innere Struktur. Schneidet man aus der Glutaealmuskulatur ein größeres, gleichmäßig zusammengesetztes würfelförmiges Stück heraus und läßt einen Gleichstrom parallel oder quer zum Verlauf der Muskelfasern hindurchgehen, so zeigt es sich, daß er bei parallelem Durchtritt einen geringeren Widerstand findet, als wenn er die Muskelfasern quer durchsetzen muß. Für Hochfrequenzströme ist das nicht so. Wenn die Masse, d. h. die Weglänge, in beiden Richtungen die gleiche ist, so geht bei derselben Spannung dieselbe Stromstärke hindurch. Folglich ist auch die Erwärmung in beiden Richtungen die gleiche. Dies ist ein wesentlicher Unterschied und bedeutet, daß für Hochfrequenzströme nicht die innere Struktur des Gewebes, sondern lediglich Querschnitt und Weglänge für den Widerstand maßgebend sind, so weit es sich um ein annähernd homogenes Gewebe handelt.

Haben wir jedoch Schichten verschiedener Gewebe (Muskeln, Fett, Knochen), z. B. in einer Extremität vor uns, so ist es keineswegs gleichgültig, ob wir den Strom in der Quer- oder der Längsrichtung hindurchschicken. Hierbei kann es vorkommen, daß das Gewebe, das bei der Längsdurchstrahlung am stärksten erwärmt wird, bei der Querdurchstrahlung am schwächsten erwärmt wird und umgekehrt, wie beistehende Abb. 39a anschaulich macht. In der Längsrichtung haben wir den ersten Fall der beiden Drähte, nämlich die Parallelschaltung (notabene nach Durchtritt durch die Haut an der Elektrodenstelle). Hier sucht sich der Hochfrequenzstrom den bequemsten Weg aus, benutzt also vorwiegend die Blutbahn und das Muskelgewebe und wird

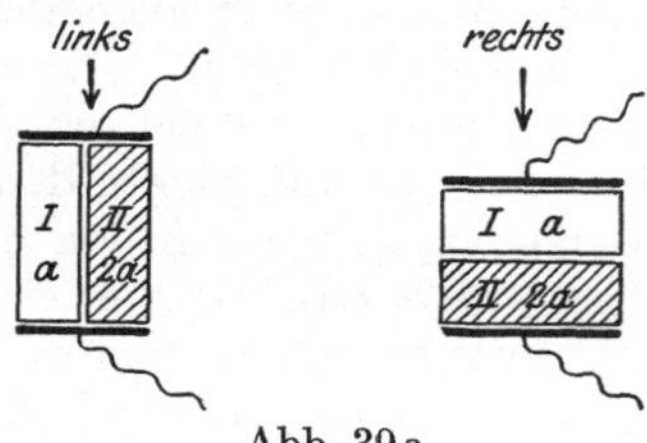

Abb. 39a.

Stellt in obiger Figur: I ein Organ vom Widerstande a, II ein Organ vom doppelten Widerstande $2a$ vor, so wird bei der Schaltung links durch I doppelt so viel Strom hindurchgehen als durch II, mithin I viel stärker durchwärmt werden, trotz seines nur halb so großen Widerstandes. Dagegen bei der rechts dargestellten Schaltung, wo I und II nacheinander von dem ganzen Strom durchflossen werden muß, wird sich II entsprechend seinem größeren Widerstand am stärksten erwärmen, und zwar um das Doppelte.

Haut und Fettgewebe relativ wenig erwärmen. In der Querrichtung dagegen, wo er sämtliche Gewebe durchqueren muß, mithin die gleiche Stromstärke durch alle hindurchgeht, wird sich jedes dieser Gewebe entsprechend seinem spezifischen Widerstand erwärmen, und die Haut wird am heißesten werden. Die Untersuchung des spezifischen Widerstandes der Gewebe hat Differenzen erkennen lassen, und zwar kann man die verschiedenen den Körper zusammensetzenden Gewebe in folgende Tabelle einordnen:

Haut	stärkste	
Knochen		
Muskeln		Erwärmung bei Querdurch-
Fett		strahlung, d. h. bei Hintereinander-
Nerven		schaltung.
Blut	schwächste	

Blut	stärkste	
Nerven		
Fett		Erwärmung bei Längsdurch-
Muskeln		strahlung, d. h. bei Parallelschaltung.
Knochen		
Haut	schwächste	

Wenngleich diese Differenzen theoretisch berücksichtigt werden müssen, spielen sie doch praktisch keine sehr erhebliche Rolle; denn es ist ein sehr großer Unterschied, ob wir die Widerstandsuntersuchungen, wie sie in vorstehender Tabelle ausgeführt worden sind, an ausgeschnittenen Leichenteilen vornehmen, oder ob wir sie an im Körper befindlichen

Geweben bei voller Zirkulation anstellen. Da nämlich die im Serum suspendierten roten Blutkörperchen bei weitem die beste Leitfähigkeit haben, spielt die Durchblutung der Gewebe eine die spezifischen Widerstände zum großen Teil ausgleichende Rolle, so daß für die praktische Anwendung am lebenden Organismus wir von den spezifischen Widerstandsunterschieden der Gewebe abstrahieren können. Nur die Haut spielt hierbei eine besondere Rolle, einerseits wegen ihres höchsten Widerstandes, und weil wir sie stets passieren müssen, andererseits ist der Einfluß der sie bedeckenden Elektroden (siehe oben Kühlelektrode usw.) von Bedeutung; denn gerade die Haut ist dasjenige Organ, welches wir am leichtesten durch Kontaktkühlung vor allzu großer Wärmewirkung zu schützen vermögen.

Versuchen wir, uns über die Wirkung und Verteilung der Diathermiewärme im Körper Klarheit zu verschaffen, so müssen wir diese Wirkung zunächst an einfacheren Medien studieren. Stellen wir unseren Hochfrequenz- oder Diathermieapparat auf eine bestimmte Leistung, z. B. 1,5 Amp. für Kontakt 0 und 1 bei metallischem Kurzschluß ein, und lassen wir den Strom durch eine bestimmte Schicht destillierten Wassers hindurchgehen; das destillierte Wasser bietet dem Strom einen sehr hohen Widerstand, mithin ist eine relativ hohe Spannung notwendig, um diesen Widerstand zu überwinden, und der Diathermieapparat wird bei der obigen Einstellung nur eine geringe Zahl von Milliampere durch das Wasser hindurchdrücken können. Infolgedessen erwärmt sich das Wasser sehr wenig, und wir müssen den Strom lange hindurchgehen lassen, ehe eine erhebliche Erwärmung eingetreten ist.

Fügen wir nunmehr Kochsalz zum Wasser, ohne den Strom zu unterbrechen, so sehen wir, daß das Amperemeter schnell in die Höhe geht; das Thermometer lehrt uns gleichzeitig, daß das Wasser sehr viel schneller sich erwärmt. Mit steigender Salzkonzentration nimmt der Widerstand der Lösung ab, und wir bekommen, trotz unveränderter Einstellung des Apparates, vermehrte Stromzufuhr.

Nehmen wir statt physiologischer Kochsalzlösung Blutserum, so ist die Leitfähigkeit eine noch bessere und die Erwärmung eine noch schnellere. Noch günstiger für die Stromleitung ist gewaschener Blutkörperchenbrei nach Abzentrifugieren des Serums.

Es liegt nun der Gedanke nahe, daß, wenn man eine wässerige Aufschwemmung von Zellen herstellt, bei Durchleitung des Stromes diese letzteren infolge ihrer besseren Leitfähigkeit sich stärker erwärmen als die umgebende Flüssigkeit. Ich habe daher eine Aufschwemmung von Wasserflöhen in einem Glasgefäß dem Diathermiestrome ausgesetzt und unter Kontrolle der Temperatur beobachtet, bei welcher Temperatur des Wassers ein Aufhören ihrer Bewegungen stattfindet. Dabei hat sich ergeben, daß es ganz gleichgültig ist, ob man diese Aufschwemmung im Wasserbade in üblicher Weise erhitzt, oder ob man die Erwärmung mittels Diathermie vornimmt. Bei dem gleichen Temperaturgrad (39° C) stellen plötzlich fast sämtliche Wasserflöhe ihre hin- und herschießenden und -strudelnden Bewegungen ein, und nur wenige Exemplare überleben die Mehrzahl ihrer Genossen um einige Sekunden. Vielleicht findet dieses Experiment seine Erklärung darin, daß die Organismen an Masse so gering sind, daß selbst eine in ihnen eintretende Temperaturerhöhung gegenüber dem sie umgebenden schlechter leitenden Medium durch die gute Wärmeleitung stets wieder ausgeglichen wird, so daß erst bei der Erwärmung des Mediums auf die kritische Temperatur der Tod erfolgt. Ich habe den gleichen Versuch daher mit kleinen Fischen wiederholt, bin aber ebenfalls zu negativem Resultat gelangt. Das Absterben trat jedesmal bei 32—35° C ein, gleichgültig, ob die Erwärmung durch die Flamme oder durch Diathermie vorgenommen wurde.

Appliziert man die Hochfrequenzströme direkt an kleineren Tieren, so kann man bereits ganz lehrreiche Studien über die physiologische Wirkung machen. Im Jahre 1905 und 1906, bevor ich über die ersten Diathermieversuchsapparate verfügte, stellte ich meine diesbezüglichen Versuche mit einem D'Arsonvalapparat an; ich entnahm die Hochfrequenzströme den beiden Enden des primären Solenoids, verwandte also kleinere Spannungen und relativ größere Stromstärken. Wenn ich am Frosch die eine Elektrode an ein Fußgelenk, die andere an dem gleichseitigen Handgelenk applizierte, so zeigte bei geringen Stromstärken der Frosch außer einer kleinen Zuckung beim Einschalten keinerlei Reaktion. Bei längerem Fortsetzen des Experimentes fiel mir jedoch auf, daß die Haut der den Elektroden entsprechenden Seite an den Extremitäten trocken wurde, während die übrige Haut glänzend blieb. Nach kurzer Zeit fing die elektrisierte Seite an, zu dampfen, und wenn man den Versuch fortsetzte, dörrte die Extremität, besonders an den dünnsten Stellen, nämlich den Gelenken, aus. Diese Austrocknung ging immer weiter, so daß schließlich die Gewebe ihre Leitfähigkeit verloren und sich unterhalb der Haut ein Funkenspiel einstellte. Wenn das Zimmer, in dem die Versuche vorgenommen wurden, relativ dunkel war, so leuchtete die Haut in großer Ausdehnung unter den im Innern stattfindenden Funkenentladungen auf. Wenn man den Versuch unterbrach, so fühlten sich die Extremitäten heiß an, waren vollkommen fest gedörrt, merkwürdigerweise aber war der Frosch sonst gänzlich unversehrt. Er bewegte die anderen Extremitäten und bewegte sich auch fort, so weit die gedörrte Extremität dies gestattete. Diese Versuche waren es, die mich seinerzeit zum Verständnis der Diathermie führten. Der zu meiner Verfügung stehende Hochfrequenzapparat war kräftig genug, um bei maximaler Belastung am primären Solenoid, wenn man die beiden Pole mit zwei Metallelektroden verband und sie in die Hand nahm, eine merkbare Erwärmung der Handgelenke zu erzeugen sowie bei Applikation kleinerer runder Metallelektroden am Thorax deutliche Durchwärmung zu produzieren. Der Unterschied der Wirkung des kleinen primären Solenoids gegenüber der des Oudinschen Resonators klärte mich auch darüber auf, daß die unnötig hohe Spannung der Resonatorentladungen das Erkennen der Diathermiewirkung wegen der geringen Energieausbeute verhinderte, während das kleine Solenoid bei geringerer Spannung genügend große Stromstärken lieferte.

Eine diesem Versuch analoge Wirkung schilderte d'Arsonval bei meiner Anwesenheit in Paris im Jahre 1910. Er hatte Hochfrequenzströme durch Kaninchen hindurchgehen lassen, indem er ihre Pfoten in Wasserbehälter, welche als Elektroden dienten, eintauchte. Es entstand später, ohne daß die Tiere während der Applikation erhebliche Veränderungen aufwiesen, Gangrän der den Strom zuleitenden Gliedmaßen, und die Tiere starben.

Diese Beobachtungen stimmen überein mit den späteren Untersuchungen, welche die Stromverteilung der Hochfrequenzströme im Gewebe klarstellen sollten. Während wir für galvanische und niederfrequente Wechselströme nur schwer ein Kriterium dafür finden können, welchen Verlauf die Stromlinien im lebenden Organismus nehmen, weil wir ihren Verlauf nicht sichtbar machen können, bietet die Koagulationsmöglichkeit des Körpergewebes durch die Hochfrequenzströme, welche eine reine Lokalwirkung darstellt und bei geeigneter Auswahl der Stelle das Versuchstier im ganzen nicht zu töten braucht, eine genaue Kontrolle der Art des Stromverlaufes. Die Beeinflussung dieses Stromverlaufs durch die Blutzirkulation werden wir weiter unten besprechen. Unter Ausschluß der Zirkulation läßt sich indessen der Stromverlauf nach dem umstehenden Schema, welches ich 1910 in Paris demonstriert habe, erkennen (Abb. 41). Wir sehen auf der Abb. A (Seite 60) einen Fleischwürfel, auf dessen entgegengesetzten Flächen 2 gleiche Elektroden aufgesetzt

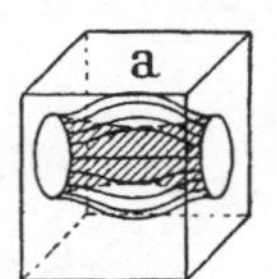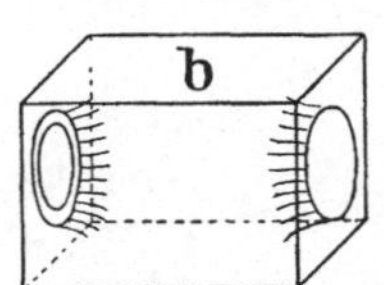

Abb. 40. Schema der Streuung der Diathermiekraftlinien im Gewebe, durch Koagulation an einem Fleischstück kenntlich gemacht.

sind. Die Applikation einer gewissen Stromstärke hat in einigen Minuten zur Koagulation des Fleischgewebes durch die ganze Dicke des Stückes hindurchgeführt. Diese Koagulationszone entspricht, wie der Querschnitt A_1 zeigt, einem Zylinder, dessen Endflächen den Elektrodenflächen E_1 und E_2 entsprechen, nur daß sie um $^1/_2$ mm etwa über die Elektrodenflächen hinausreichen. Dieses Überschreiten beruht darauf, daß der stark erhitzte Fleischbezirk durch gewöhnliche Wärmeleitung die unmittelbar daran stoßenden Bezirke im Kontakt erwärmt, so daß die Koagulationszone nach allen Richtungen um etwa $^1/_2$—2 mm größer ist, als der reinen Stromwirkung entsprechen würde. Es ergibt sich daraus die Regel, daß man die Elektrodenfläche zur Zerstörung umgrenzter Bezirke eine Spur kleiner wählen muß als die Fläche dieses Bezirks. Der Zylinder ist nach der Mitte des Fleischstückes zu ein klein wenig eingeschnürt. Diese Einschnürung kommt dadurch zustande, daß in der Entfernung von einigen Zentimetern von der Elektrode eine gewisse Divergenz der Kraftlinien nach der Peripherie zu sich bemerkbar macht (Abb. 40a). Infolgedessen ist die Koagulation in einiger Entfernung von den Elektroden an der Peripherie des Zylinders nicht mehr vollkommen eingetreten.

Wählt man die Dicke des Fleischstückes noch größer, so tritt die Koagulation noch ungleichmäßiger ein, und wenn auch theoretisch eine vollkommen gleichmäßige Tiefendurchwärmung angenommen wird, so ist sie praktisch doch nicht mehr gleichförmig, eben wegen der

Divergenz der Kraftlinien bei zunehmender Entfernung von den Elektroden. Dies erhellt aus dem Schema (Abb. 40 b).

Für das lebende Gewebe sind diese Lokalisierungsverhältnisse noch etwas ungünstigere, weil die Blutzirkulation kühlend einwirkt und eine Absorption und Fortleitung der Diathermiewärme die Kraftlinien noch etwas mehr verdünnt.

Legt man nunmehr die Elektroden auf ein etwas längeres Fleischstück nebeneinander auf dieselbe Fläche (siehe Abb. 41, B), so bekommt man eine ganz andere Koagulationszone. Sie ist auf dem Querschnitt (B_1) erkennbar. Ist der Abstand der beiden Elektroden relativ

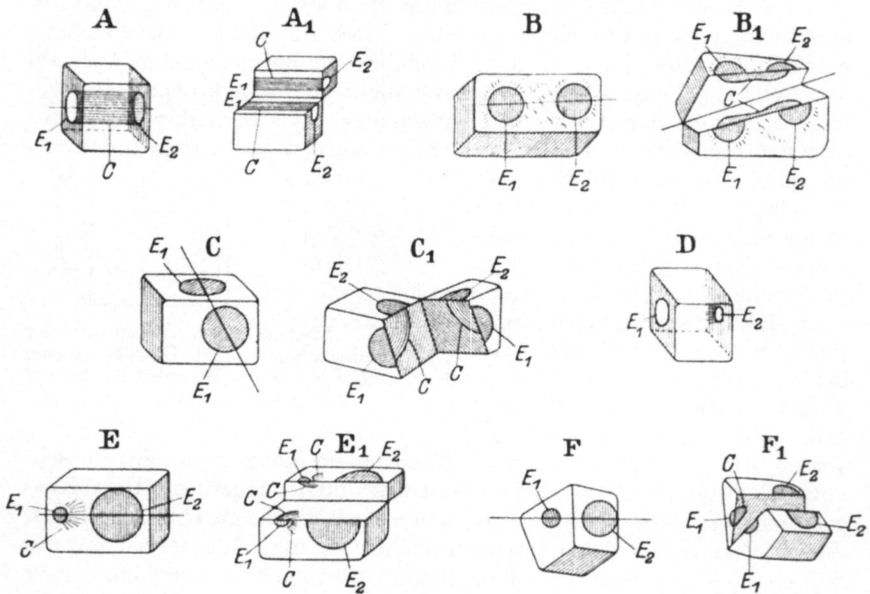

Abb. 41. Schema der Stromverteilung im Gewebe, durch Koagulationszonen (schraffiert) gekennzeichnet.

klein, d. h. ungefähr ihrem Durchmesser entsprechend, so tritt eine Koagulation im wesentlichen zwischen beiden Elektroden ein, und sie reicht unter die beiden zugewandten zwei Drittel der Elektrodenflächen herunter. Hierbei ist die Tiefenwirkung eine relativ geringe, und zwar am tiefsten neben den zugewandten Rändern der Elektroden, wie auf der Abb. B_1 ersichtlich. Legt man die Elektroden etwas weiter auseinander, so tritt die Koagulation ebenfalls an den zugewandten Seiten der Elektroden auf (Randwirkung), jedoch nur in unmittelbarer Nähe derselben und nur bei sehr langer Applikation vereinigen sich die beiden Koagulationsflecke; hierbei dürfen die Ströme nicht zu stark werden, weil sonst eine Verkohlung der Elektrodenumgebung stattfindet, bevor genügende Erwärmung des zwischenliegenden Gewebes erfolgte.

Kehren wir zu unserem ersten Würfel zurück, legen wir aber die Elektroden nicht auf dieselbe Fläche und auch nicht auf die entgegengesetzte, sondern auf zwei aneinanderstoßende Flächen, so sehen wir die Koagulationszone (Abb. 41, C und C_1) keilförmig unter den zugewandten Rändern der beiden Elektroden auftreten.

Die bisher erwähnten Koagulationsschemata entsprechen der Applikation zweier gleich großer Elektroden. Wenden wir verschieden große Elektroden an, so können wir, analog den galvanischen Applikationen, von einer differenten und einer indifferenten Elektrode sprechen, wobei wir jedoch lediglich die Stromdichte vergleichen und die elektrolytischen Veränderungen natürlich ausschalten müssen. Die Koagulationswirkung tritt bei ungleich großen Elektroden zunächst an den Stellen der größten Stromdichte, d. h. an der kleineren differenten Elektrode auf; ist die indifferente Elektrode sehr groß, so wird auch bei sehr großer Stromstärke an dieser überhaupt keine Koagulationswirkung erzielt. Indessen hat diese indifferente Elektrode einen sehr deutlich richtenden Einfluß auf das Auftreten der Koagulation. Das Schema zeigt bei Applikation der beiden Elektroden auf den entgegengesetzten Flächen, daß die Koagulationswirkung gewissermaßen senkrecht in die Tiefe gezogen wird (siehe Abb. 41 D). Bei Applikation auf der gleichen Seite wird die Koagulation in die Fläche gezogen (siehe Abb. 41 E und E_1). Bei Applikation bei knieförmig zusammenstoßenden Flächen wird die Koagulation teils nach der Fläche, teils in die Tiefe geleitet (siehe Abb. 41 F und F_1).

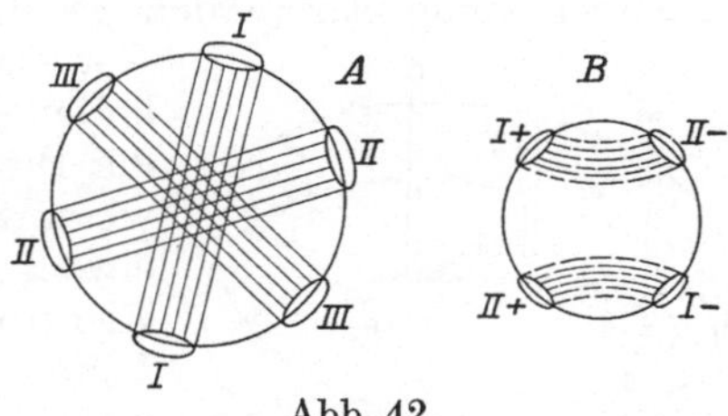

Abb. 42.

A: Kreuzweise Durchstrahlung nacheinander zur Erzielung intensiver Tiefenwirkung. B: Wirkung der gleichzeitigen Durchstrahlung von zwei Elektrodenpaaren aus (keine Tiefenwirkung).

Es ist auch eine isolierte Tiefenwirkung nach Analogie der Röntgentiefenbestrahlung erzielbar. Ich habe das 1910 ebenfalls schematisch gezeigt. Legt man an einem Körperteil mit rundem Querschnitt (Abb. 42 A), z. B. einem Oberschenkel, zwei gleich große Elektroden an diametral entgegengesetzten Stellen auf (I, I) und diathermiert eine gewisse Zeit mit einer der Toleranz der Haut entsprechenden Stromstärke, so erhält man in der Mitte, d. h. ungefähr im Knochen, einen gewissen Erwärmungsgrad. Appliziert man nunmehr an den Stellen II, II die gleichen Elektroden und dieselbe Strommenge, sodann an den Stellen II III, III oder noch an weiteren, so erhält man bei richtiger Anordnung eine faktische Summation der einzelnen Tiefendurchwärmungen an der Kreuzungsstelle der den einzelnen Applikationen entsprechenden Durchwärmungszylinder. Hierdurch kann man eine Tiefenkoagulation bei intakter Haut erreichen, falls die Zirkulation nicht inzwischen zu stark wärmeableitend wirkt. Ich habe für derartige Zwecke von der Firma Polyfrequenz 1908 zwei Polklemmpaare an dem Diathermieapparat anbringen lassen, um gleichzeitig zwei Elektrodenpaare für stärkere Tiefendurchwärmung verwenden zu können. Aber in der Praxis hat sich dieses Verfahren als unzweckmäßig erwiesen; denn der Stromverlauf wird durch die gleichzeitige Applikation zweier positiver und negativer Elektroden wie nebenstehend (Abb. 42 B) beeinflußt, so daß eine Tiefenwirkung überhaupt nicht eintritt.

Nur wenn man dieApplikation, wie erst beschrieben, nacheinander auf diametral gegenüberliegenden Stellen vornimmt, erhält man summierte Tiefenwirkungen. Eine solche Methodik ist aber nur mit Vorsicht zu gebrauchen, da wir den Grad der Summation schwer taxieren können und keine ganz genaue Lokalisierungsmöglichkeit haben, somit also Schädigungen oder Wirkungen an ungewünschter Stelle nicht vermeidbar sind.

Zum Zwecke der alternierenden Behandlung an verschiedenen Elektrodenpaaren hat Bucky einen Apparat, Alternator, angegeben, der jedoch entbehrlich ist.

Wir können uns auch noch an einem anderen Objekt über die Stromverteilung klar werden, welches uns zeigt, daß nicht nur in festen Geweben, sondern sogar in freien Flüssigkeiten eine vollkommene Lokalisierbarkeit der Diathermiewärme möglich ist. Nehmen wir ein Schälchen, in welches wir ein Hühnereiweiß gießen, und setzen wir zwei kleine Elektroden (A, B) hinein (siehe Abb. 43). Leiten wir einen relativ kräftigen Strom hindurch, so sehen wir in wenigen Sekunden einen Koagulationsstreifen von den einander zugewandten Rändern der Elektroden schnell nach dem Zentrum zuschießen und sich dort zu einem breiten Bande vereinigen, welches dem Durchmesser der Elektrode entspricht (siehe Abb. 43, K). Wiederholen wir denselben Versuch, indem wir die Elektrode A an ihrem Platz belassen, die Elektrode B aber

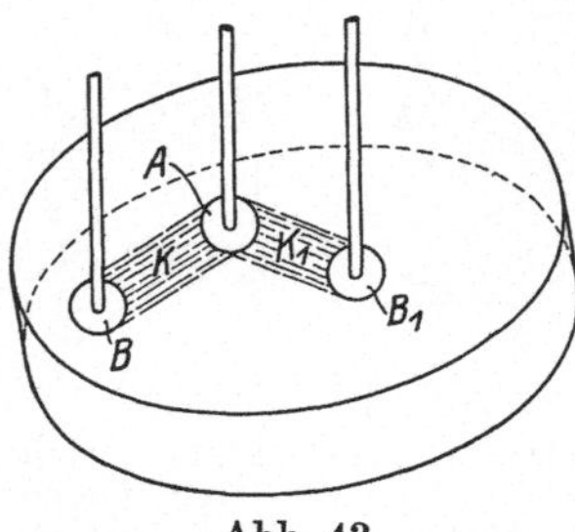

Abb. 43.

Schema der Eiweißkoagulation. K: Koagulationszone bei Elektrodenstellung AB, K_1: Koagulationszone nach Versetzung der einen Elektrode von B nach B_1.

auf die andere Seite legen (Abb. 43, B_1); so tritt nunmehr dieselbe Koagulation nach der Seite der anderen Elektrode zu ein (K_1). Entfernen wir nunmehr die Elektroden aus der Flüssigkeit, so sehen wir, daß das koagulierte Eiweiß keineswegs an den Elektroden haftet, was ein Beweis dafür ist, daß die Koagulation nicht etwa infolge einer Erwärmung der Elektroden eingetreten ist; sondern die Elektroden bleiben kalt und erwärmen sich höchstens durch Kontakt mit der warmen Flüssigkeit, während die diathermische Wärme eben auf der Strombahn zwischen den beiden Elektroden auftritt. Wenn wir den Versuch dahin modifizieren, daß wir die Elektroden in ein gleiches Schälchen setzen, aber eine relativ schwache Stromstärke hinduchleiten, so sehen wir die merkwürdige Erscheinung auftreten, daß die Koagulation des Eiweißes nicht etwa an den Elektroden beginnt, sondern daß nach einiger Zeit des Durchleitens in der Mitte zwischen beiden Elektroden ein Koagulationshof einsetzt, und daß bei weiterem Hindurchleiten von der Mitte nach den Elektroden zu das Koagulationsband sich vollendet. Diese scheinbar paradoxe Wirkung, welche eine besondere Tiefenwirkung der Diathermiewärme vortäuschen könnte, findet ihre Erklärung darin, daß die Erwärmung auf der ganzen Strombahn zwar ziemlich gleichmäßig stattfindet, daß aber in der Nähe der Elektroden infolge ihres Metallgehaltes eine Kühlung der Eiweißlösung durch Konduktion stattfindet, während die Wärmeanhäufung im Zentrum zwischen den beiden Elektroden in der stark viskösen Flüssigkeit stärker wird, so daß dort die Koagulation ihren Anfang nimmt und erst nach und nach zu den Elektroden zu fortschreitet. Nehmen wir in unerer Eiweißlösung zwei verschieden große Elektroden, so sehen wir auch hier den Eintritt der Koagulationswirkung in der Richtung zur indifferenten zu, an der differenten beginnen, außer wenn die differente Elektrode sehr klein gewählt wird, z. B. als eine Nadel; dann tritt nämlich die Koagulationswirkung momentan ein und erscheint gleichmäßig um die Spitze der Nadel herum angeordnet.

Ein weiterer für die Beurteilung der Diathermiewirkung im Gewebe wichtiger Versuch ist der folgende:

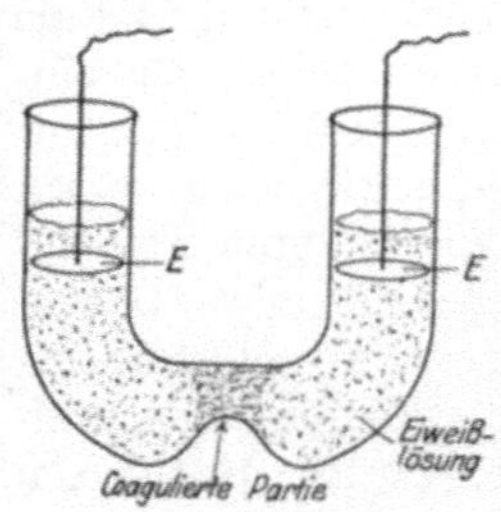

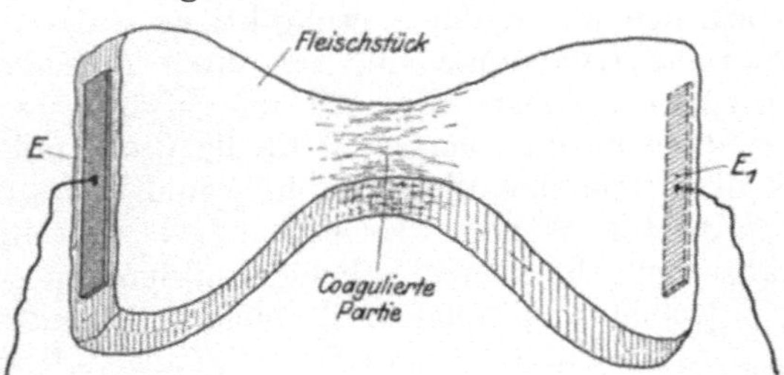

<table>
<tr><td>Abb. 44.</td><td>Abb. 45.</td></tr>
<tr><td>Mit Eiweißlösung gefülltes Glasrohr. Darstellung der Wirkung der Querschnittsverjüngung.</td><td>Querschnittswirkung an einem Fleischstück. Elektrodenfläche größer als der dünnste Querschnitt.</td></tr>
</table>

Nimmt man ein U-förmig gebogenes Glasrohr von etwa 1 Zoll Weite, welches an irgendeiner Stelle, z. B. in dem Verbindungsstück der beiden Schenkel, eine Verjüngung auf $^1/_2$ Zoll Durchmesser besitzt, füllt dieses Glasrohr mit flüssigem Eiweiß und führt mittels zweier runder Flächenelektroden, welche in die Schenkel hineinpassen, die Diathermieströme zu (siehe Abb. 44), so sieht man schon bei einer Stromstärke, welche am Niveau der Elektroden kaum eine nennenswerte Erwärmung hervorruft, an der verjüngten Stelle bereits Koagulation eintreten. Diese Erscheinung beruht darauf, daß an der Verjüngung die Stromdichte ein Vielfaches derjenigen an den dickeren Schichten beträgt, mithin die Erwärmung eine ebenso vielfach stärkere ist. Das gleiche Phänomen können wir auch an einem Fleischstück zeigen, welches nach der obenstehenden Figur ausgeschnitten ist (Abb. 45). Legen wir Flächenelektroden an den breiten Enden des Fleischstückes an, so tritt auch hier an den Elektroden noch lange keine Koagulation ein, während die dünne Fleischbrücke in der Mitte zwischen beiden Elektroden längst koaguliert ist. Diese Versuche sind bei Applikationen im Tierversuch und auch am Menschen sehr instruktiv, da sie die stärkere Erwärmung z. B. der Handgelenke bei Applikationen von Handelektroden demonstrativ erklären.

Man muß sich die vorstehend geschilderten Koagulationsversuche stets klar vor Augen halten; denn sie geben uns einen Anhalt für die **Stromverteilung im tierischen Gewebe.** Selbstverständlich ist das Prinzip der Verteilung der Diathermie im Gewebe das gleiche, ob wir zur Koagulation führende Stromstärken verwenden oder geringere. Es ist lediglich noch die Blutzirkulation in Rechnung zu setzen, welche eine Abschwächung der Koagulationswirkung wie überhaupt einer Erwärmung in der Tiefe bedingt.

Bei diathermischer Applikation setzt sofort ein doppelter Prozeß ein: erstens eine lokale Temperaturerhöhung der Gewebe auf dem stromdurchflossenen Gebiet und zweitens die Reaktionserscheinungen des Organismus dagegen.

Die erste Wirkung ist eine vorwiegend physikalische und von der Stromdichte einerseits, den Gewebswiderständen und ihrer Anordnung andererseits abhängig. Kompliziert werden die Erscheinungen aber wesentlich durch die Abwehraktionen. Es tritt zunächst eine lokale arterielle Hyperämie ein, die durch Aufnahme eines Teiles der eindringenden Wärme diesen Teil wegführt, im Körper verteilt und unschädlich macht. Ferner wirkt die Blut- und Lymphzirkulation durch Kontakt wie eine Wasserkühlung und entführt einen weiteren Teil der applizierten Wärme. Es bildet sich weiterhin eine regionäre Gefäßaktion aus, die im wesentlichen auf dem Antagonismus zwischen Hautgefäßgebiet und Splanchnikusgebiet resp. anderen inneren Kreislaufgebieten beruht. Hierdurch erklären sich die scheinbar paradoxen Resultate, daß Erwärmungen in der Tiefe mit geringeren Stromstärken eher zu erzielen sind als mit stärkeren; weil eben die Wärmeschutz- und Regulierungsvorgänge im Körper bei starkem Hitzegefühl in der Haut intensiver ausgelöst werden als bei schwachen Strömen (vgl. im übrigen das auf S. 79 Gesagte).

Hierdurch erklärt sich auch ungezwungen der häufig zu beobachtende Unterschied in der Wirkung der Diathermie gegenüber anderen Wärmeapplikationen. Bei der Diathermie tritt die Wärme in allen stromdurchflossenen Molekülen an der Oberfläche sowohl wie in der Tiefe gleichzeitig auf. Es kann also bei mäßiger Stromstärke eine ausgesprochene Tiefenerwärmung erzielt werden. Bei allen anderen Wärmeapplikationen dagegen wird zunächst die Haut erwärmt, und nur sehr langsam und wenige Millimeter tief können darunter gelegene Organe etwas mit erwärmt werden. In größerer Tiefe dagegen tritt die erwähnte reflektorische Anämie auf und führt dort eher zu einer Herabsetzung der Temperatur. Wir machen ja von dieser derivierenden Wirkung von äußeren Wärmeapplikationen bewußt in der Therapie Gebrauch. Nur müssen wir uns klar sein, daß wir bei diathermischer Applikation diese derivierende Wirkung vermeiden können, und dies auch zumeist wollen. Daraus geht hervor, daß die Indikationen der Diathermie keineswegs mit denen der alten Wärmeapplikation zusammenfallen und ihre Wirkungen mitunter ganz entgegengesetzte sein können.

Die klinische Wirkung der Diathermie ist häufig abhängig von individuellen Dispositionen. So spielt die größere oder geringere Erregbarkeit des vasomotorischen Systems oft eine große Rolle (siehe oben).

Im übrigen sind individuelle Eigenschaften von geringerer Bedeutung. Die Toleranz ist bei den einzelnen Menschen, besonders wenn man sie an die Diathermie gewöhnt hat, nicht sehr verschieden. Nur ganz ausnahmsweise beobachtet man mal einen Fall, der wegen zu großer Hautsensibilität keine stärkeren Ströme verträgt.

In allen Versuchen diathermischer Applikation wird man das Auftreten jeder elektrolytischen Wirkung vollkommen vermissen. Etwaige Blasenbildung ist nicht etwa auf Dissoziationen und Entstehung von Wasserstoff oder Sauerstoff zurückzuführen, sondern lediglich auf Dampfbildung.

Treibt man die Diathermieapplikation trotz eingetretener Koagulation weiter, so bildet sich an Stelle des weichen, in der Eiweißlösung weißen, im Fleischgewebe je nach seiner Art grauen oder braunen Koagulationsschorfes ein mehr und mehr austrocknender Schorf, welcher schließlich aufhört, leitfähig für den Strom zu bleiben. Ist dieser Grad der Trockenheit erreicht, so hören die Hochfrequenzströme auf, hindurchzugehen, und es bilden sich Funkenentladungen. In diesem Augenblick haben wir es nicht mehr mit reiner Diathermie zu tun, sondern dann treten mechanisch destruierende und elektrolytische Effekte auf. Am Lebenden beobachten wir heftige Muskelkontraktionen und sensible Reizungen elektrischer Art.

Wir gehen an dieser Stelle nicht auf die Dosierungsangaben für die vorstehenden Experimente ein, da die Frische des Fleischstückes (Feuchtigkeit), Temperatur desselben vor Beginn, Wahl der Fleischsorte, Fettgehalt, Dimensionen, mehr oder weniger starker Druck bei Applikation der Elektroden und dadurch bedingte Volumveränderung und manches andere eine Rolle spielt, so daß exakte Angaben, die für jeden Fall richtig sind, sich hierbei nicht geben lassen. Es ist dringend zu empfehlen, daß ein jeder, der Diathermie therapeutisch zu applizieren wünscht, eingehend und wiederholt diese Versuche reproduziert, um sich in der Technik und Dosierung zunächst an Fleischstücken, Flüssigkeiten, dann am Tierexperiment zu üben. Vorstehende Angaben mögen genügen, die Natur und Art der Wärmewirkung der Hochfrequenzströme zu kennzeichnen.

3. Kapitel.

Physiologische Wirkungen der therapeutischen Applikationen.

Wir gehen nunmehr dazu über, die physiologischen Wirkungen der verschiedenen Applikationsarten der Hochfrequenzströme und der Diathermie zu besprechen.

Das große Solenoid, welches zur Aufnahme eines ganzen Menschen bestimmt ist, ist eine Applikationsmethode, bei welcher die Hochfrequenzströme nicht in bestimmter Richtung oder an bestimmten Stellen in den Körper hineingeleitet werden, vielmehr wird der ganze Innenraum des Solenoids von magnetischen und elektrischen Oszillationen erfüllt, welche auch den Gesamtorganismus durchdringen. Es kommt infolgedessen zu einer Unzahl elektrischer Wirbelströme im Innern des Körpers, und wir können vielleicht sagen, daß das Solenoid diejenige Applikationsart ist, bei der sämtliche Körperzellen der Hochfrequenzwirkung unterworfen werden. Es darf aber hieraus nicht etwa geschlossen werden, daß nun eine gleichmäßige Wirkung auf alle Körperzellen stattfindet. Vielmehr bedingt es die Neigung der Hochfrequenzströme wie überhaupt der Elektrizität, an Orten geringeren Widerstandes sich anzusammeln bzw. die Bahnen geringeren Widerstandes zu benutzen, daß trotz der gleichmäßigen Exposition ungleichmäßige Wirkungen erzielt werden. Die verschiedenen Füllungszustände mit Blut (z. B. Kongestionen, Ischämie) bedingen verschieden günstige Existenzbedingungen für die Hochfrequenzoszillationen, und so kommt es, daß klinisch ungleiche Resultate produziert werden (siehe später). Die wesentliche Wirkung des Solenoids ist eine sedative und blutdruckherabsetzende. Als psychischer Effekt wird häufig eine Tonisierung des Nervensystems von den Patienten angegeben. Die Solenoidapplikation ist eine wenig ökonomische Methode insofern, als ein relativ großer Kubikinhalt mit elektrischen Schwingungen erfüllt wird und nur ein Teil dieses Inhalts, z. B. ein Viertel, von der Körpermasse des Patienten beansprucht wird. So kommt es, daß die primäre Wirkung des Solenoids, welche die eben genannten sekundären erst produziert, gar nicht nachweisbar ist oder nur durch die kompliziertesten Methoden aufgedeckt werden kann. So vermutete D'Arsonval bereits, daß eine Erhöhung der Verbrennungen bzw. der Körpertemperatur durch die Behandlung im Solenoïd erzielt wird. Jedoch dachte er nicht an eine diathermische Erwärmung, sondern an eine Erhöhung der Körpertemperatur durch Erhöhung der Oxydation. Er konstruierte ein äußerst empfindliches Anemometer und wies durch Zählung der Tourenzahl eine Erhöhung der Wärmeproduktion des in dem eingeschlossenen Solenoid befindlichen Versuchsindividuums nach Stromdurchgang nach.

Zur Erzielung therapeutischer Effekte ist es notwendig, daß das Solenoid gut funktioniert, d. h., daß es in Beziehung zu dem erregenden D'Arsonvalapparat oder Diathermieapparat resonanzfähig ist. Man kann in ihm erzeugte Hochfrequenzströme messen, indem man zwischen einem Pol des Hochfrequenzapparates und dem Solenoid ein Hitzdrahtamperemeter anbringt. Ein solches Instrument besteht im wesentlichen aus einem sehr feinen Draht, der sich beim Hindurchfließen eines Gleichstromes, Wechselstromes oder Hochfrequenzstromes, je nach der Intensität dieser Ströme erhitzt und dadurch ein Maß für die hindurchgeleitete elektrische Energie abgibt. Man mißt die Hochfrequenzströme, indem man an derartigen Meßinstrumenten den Ausschlag bestimmt, den sie hervorbringen, und ihn mit dem Ausschlag vergleicht, den ein Gleichstrom in bestimmter Milliamperezahl hervorbringen würde. Man mißt also eigentlich nicht direkt die hochfrequente schwingende Energie, sondern drückt sie nur durch die Milliamperezahl aus, welche der gleichen Wärmeentwicklung eines Gleichstromes entsprechen würde. Selbstverständlich kann ein derartiges Instrument den hochfrequenten Schwingungen in seinen Ausschlägen nicht folgen, und schon beim niederfrequenten Wechselstrom sehen wir ebenfalls eine konstante Zeigerstellung eintreten, weil die Erwärmung und Abkühlung des Drahtes auch langsamen Wechseln nicht folgen kann. Für die praktischen Zwecke genügt diese Angabe des Instrumentes vollkommen. Denn gerade die diathermischen Wirkungen sind von der Intensität des applizierten Stromes direkt abhängig, und auf ihre spezielle Messung und Wirkung, nämlich in Form Joulescher Wärme, kommt es uns ja speziell an. Diese Messung ist von besonderer Wichtigkeit, weil das Berichten von irgendwelchen Wirkungen der Hochfrequenzströme im Solenoid ohne Angabe der Größe des Innenraumes, der Belastung des D'Arsonvalapparates und der Leistung desselben, d. h. ohne genaue Dosierung, keine Beurteilung der Resultate ermöglicht. Es ist gerade so, als ob in den Publikationen über die Wirksamkeit oder Wirkungslosigkeit des Morphiums gestritten würde, ohne daß Angaben über die verwandte Dosis gemacht werden. Die ganze Dosierungsfrage ist nicht bloß für die hier in Rede stehende Applikationsweise, sondern überhaupt für die Anwendung von Hochfrequenzströmen von allergrößter Wichtigkeit, und ich habe schon betont, daß die widersprechenden Resultate der verschiedenen Autoren sicherlich zum großen Teil auf die fehlende Dosierungsmöglichkeit und die ungleiche Leistungsfähigkeit der verschiedenen Apparaturen zurückzuführen ist. Als später die Diathermie eingeführt wurde und die Intensitäten der Hochfrequenzströme wesentlich größer wurden, ergab sich die Notwendigkeit der Dosierung von selbst, und ich mußte bereits 1907 hervorheben, daß die Resultate, die D'Arsonval mit seinen sehr kräftigen Laboratoriumsapparaten erzielte, mit denen, die z. B. deutsche Autoren (Toby Cohn u. a.) mit Apparaten, die noch nicht den 20. Teil dieser Leistungsfähigkeit aufwiesen, beschrieben, gar nicht vergleichbar wären. Heute, wo wir wissen, daß die Effekte der D'Arsonvalisation im wesentlichen, soweit kein Hautreiz in Frage kommt, rein diathermische sind, ist die Frage einer exakten Dosierung durchaus gelöst, und die ganzen physiologischen Versuche D'Arsonvals müssen unter diesem Gesichtspunkt einer neuen Revision unterzogen werden. Wir lassen daher die Resultate, die er in seinen verschiedenen Publikationen (Comptes rendus usw.) veröffentlicht hat und die auf Grund ganz unvergleichbarer Resultate anderer Autoren bestritten wurden, als nicht genügend nachgeprüft der weiteren Untersuchung offen. Die klinischen Resultate werden wir in der zweiten Abteilung dieses Lehrbuches einer Besprechung unterziehen.

Bringt man einen Menschen in das große Solenoid hinein, so wird er von elektrischen Oszillationen des Kupferdrahtes umflossen, ohne mit diesem irgendwie in Kontakt zu sein. Es entsteht im Innern des Solenoids ein stark oszillierendes elektromagnetisches Feld, welches einen im Innern befindlichen Leiter durchdringt und in diesem, wenn es Drahtwindungen sind, hochfrequente Wechselströme induziert oder, wenn es Elektrolyte sind, z. B. Menschen, unberechenbare Wirbelströme erzeugt. Wenn man z. B. einen Kupferring, dessen beide Enden mit einer kleinen Glühlampe armiert sind, parallel zu den Drahtwindungen im Innern des Solenoids hält, so leuchtet die Lampe auf. Dreht man ihn senkrecht zur Windungsebene des Solenoids, so erlischt die Lampe. Daß das betreffende Individuum im Innern des Solenoids tatsächlich elektrisch geladen ist, geht daraus hervor, daß ein Außenstehender, wenn er die Hand durch die Drahtzwischenräume hindurchsteckt und die Versuchsperson berührt, kleine Funken aus ihr herausziehen kann. Der unberührte Patient merkt jedoch im Solenoid nicht das geringste von den elektrischen Vorgängen, da, wie gesagt, die Ausbeute, d. h. die in ihm zur Wirkung gelangende Stromintensität, so gering ist, daß eine merkbare Gesamterwärmung nicht auftritt. Polare Aufladungen finden ebenfalls wegen der Hochfrequenzwechsel nicht statt, wie das z. B. der Fall wäre, wenn man das Solenoid an die Pole einer Influenzmaschine anschlösse, wobei die aus den Haaren und aus der Hautoberfläche herausströmende Elektrizität die Empfindung des elektrischen Windes produzieren würde. Die Hochfrequenzelektrizität ist wegen ihrer dauernden schnellen Wechsel eben vollkommen unfühlbar.

Wenn es somit nicht gelingt, in dem großen Solenoid, selbst bei Verwendung sehr intensiver Stromstärken, nennenswerte Temperatursteigerungen oder Erwärmung irgendwelcher Art zu erzeugen, so ist das bei Verwendung kleiner Solenoide wesentlich anders. Ich habe in Paris auf dem Kongreß (1910) ein solches kleineres Armsolenoid demonstriert, welches mit etwa 10—12 Ampere im Hitzdrahtinstrument gemessener schwingender Energie betrieben wurde. Nimmt man eine Kugel aus locker zusammengedrücktem Stanniol in die Hand und hält sie in dieses Solenoid hinein, so muß man sie schleunigst wieder herausziehen, denn es tritt momentan eine so intensive Erwärmung des Stanniols durch die Wirbelströme ein, daß es in der es umschließenden Faust momentan sehr heiß wird und in wenigen Sekunden schmelzen würde. Ebenso muß man sich hüten, den Arm mit einem metallischen Armband oder mit Ringen am Finger hineinzustecken, denn auch hier würde die Erhitzung in kürzester Zeit unerträglich werden. Daß sich Elektrolyte hierbei anders verhalten als metallische Ringe, unterliegt keinem Zweifel. Indessen wird auch hier eine geringe Erwärmung bei genügender Intensität und dichter Umschließung durch die Spirale stets nachweisbar sein. Ein etwas größeres Solenoid ist in der vorstehenden Abbildung 30, S. 40, reproduziert, welches ich seit 1908 zur Behandlung des Kopfes benutze. Die Wirkungen sind im Anschluß an den Diathermieapparat hierbei wesentlich intensiver, als wenn man den ganzen Menschen in das große Solenoid hineinsetzt. Es erfüllt eine Reihe weiter unten zu erwähnender klinischer Indikationen. Nach neueren Untersuchungen von Bergonie[1]) ist bei Anwendung eines großen, mit riesiger Stromstärke betriebenen Solenoids eine Beeinflussung des Blutdruckes nicht mit Sicherheit nachzuweisen. 21 Blutdruckmessungen zeigten keine Veränderung, 10 ergaben eine Blutdrucksteigerung, 4 eine Herabsetzung. Definitive Schlüsse lassen sich jedoch auch hieraus nicht

---

[1]) Handbuch der gesamten medizinischen Anwendung der Elektrizität, v. Boruttau, 1912, S. 885.

ziehen, da, wie wir späterhin sehen werden, der normale Blutdruck überhaupt wenig beeinflußt wird, während pathologische Schwankungen desselben viel eher eine Einwirkung zeigen. Die einzige tatsächliche Wirkung, die mit Sicherheit festgestellt werden kann, ist bei genügender Intensität und günstiger Applikation eine mehr oder weniger deutliche Erwärmung. Wir können somit bei dieser Applikationsart einen zwar geringen, aber unzweifelhaft diathermischen Effekt als einzige nachweisbare primäre Wirkung bezeichnen.

Die zweite klinische Anwendungsweise von Hochfrequenzströmen geschieht auf dem Kondensatorbett, welches von Apostoli bekannt gemacht wurde. Die Anwendung geschah bis in die neueste Zeit stets, indem der Patient einen Stab in eine oder in beide Hände nahm, während der andere Pol an die unter der Matratze befindliche Platte angelegt wurde. Hätte man den Laboratoriumsapparat von D'Arsonval für klinische Versuche zur Verfügung gehabt, so würde zweifellos schon in der ersten Zeit der Anwendung die Diathermie entdeckt worden sein. Denn bei dem mit diesem Apparat verfügbaren Energieaufwand von Hochfrequenzelektrizität müßte schon nach wenigen Sekunden eine so intensive Durchwärmung der Handgelenke, also derjenigen Stellen, welche als dünnster Querschnitt für die Hochfrequenzpassagen aufzufassen sind, aufgetreten sein, daß die Stromwirkung nur wenige Sekunden erträglich gewesen wäre. Die Apparate jedoch, die zur Verfügung standen und heute noch vielfach zur Verfügung stehen, sind so schwach, daß selbst bei halbstündiger Anwendung nur ganz gelegentlich als Nebenbefund eine leichte Erwärmung der Handgelenke registriert wurde. Allerdings wird hervorgehoben, daß in den Fällen, in denen diese Erscheinung bemerkt wurde, die klinischen Resultate besonders günstig gewesen wären. Es geht daraus klar hervor, daß die Unsicherheit der klinischen Resultate bei der Anwendung des Kondensatorbettes in vielen Fällen auf der zu geringen Leistung der Hochfrequenzapparate beruht.

Die Verwendung der Diathermie zu Hochfrequenzzwecken hat auch hier Wandel geschaffen; denn schon bei mäßiger Belastung überschreitet die Stromstärke, die der Patient auf dem Kondensatorbett erfährt, die Toleranzgrenze der Handgelenke, wie ich das 1910 in Paris bereits vorgeführt habe. Ich habe deshalb damals bereits vorgeschlagen, an Stelle der üblichen Handelektroden große Flächenelektroden zu verwenden und dieselben da zu applizieren, wo man die Stromwirkungen im wesentlichen zu haben wünscht, d. h. zum Beispiel auf der Brust. Es tritt hierbei auch bei Verwendung relativ großer Elektroden deutliches Gefühl der Erwärmung auf. Es ist dies ein anderer historisch älterer Weg, die Wirkung des Kondensatorbettes auf gewisse Körperteile zu konzentrieren, als die von Schittenhelm später angewandte Methode der Unterteilung der unteren Platte. Während die Behandlung im Solenoid die gesamte Körpermasse allerdings einer unberechenbaren und unlenkbaren Hochfrequenzdurchströmung aussetzte, gewissermaßen also den ganzen Zellkomplex des menschlichen Körpers betrifft, war die Kondensatorbettmethode ursprünglich auch als eine solche Allgemeinbehandlungsmethode gedacht. Man wußte aber nicht, daß durch Applikation von Handelektroden die Stromverteilung zwar auf der Unterseite des Körpers eine einigermaßen gleichmäßige war, während eine Verdichtung dieser gesamten Strommasse am Schultergürtel bzw. weiterhin in den Handgelenken auftrat und so mit diesen Allgemeinmethoden eine fast rein lokale Wirkung erzielt wurde. Auch das Schittenhelmsche Kondensatorbett mit der Unterteilung des unteren Belages ist als eine lokale Applikationsmethode zu betrachten, weil ohne Applikation des einen Poles an den Händen im wesentlichen die dem Kondensatorbett aufliegenden Teile, also bei Rückenlage die Rückenhaut und die ihr anliegenden Organe, der wesentlichen Wirkung unterliegen. Werden jedoch Handelektroden verwandt, so haben wir trotz der Unterteilung auch hier vorzugsweise die Lokalbehandlung des Schultergürtels. Das ist an sich kein Fehler, denn gerade diese Applikationsstelle ist für Beeinflussung von Zirkulationsanomalien wichtig. Nur wenn man allgemeine Beeinflussung der Zirkulation beabsichtigt, wie das bei den in der Literatur angegebenen Fällen wohl stets gewünscht war, muß man sich dieser Fehlerquelle bewußt sein.

Wenn also das große Solenoid eine schwache Allgemeinapplikation darstellt und das Kondensatorbett vermöge seiner dichteren Annäherung an den Patienten als eine wirksamere Allgemeinbehandlungsmethode gedacht war, so lag der Gedanke nahe, durch Applikation einer großen, den ganzen Körper überdeckenden Elektrode diese Allgemeinwirkung tatsächlich herzustellen. Zuerst dachte ich zur Lösung dieser Frage daran, den entkleideten Menschen in eine große flache Schale zu legen, welche mit wenig Wasser versehen ist, und vermittels dieser Wasserelektrode oder dieses flachen Wasserbades die Stromzuführung von dem einen Pol zu vermitteln und sodann das Kondensatorbett gewissermaßen umgekehrt auf der Oberfläche des Patienten in Verbindung mit dem anderen Pol anzuordnen. Die Unbequemlichkeit des Entkleidens und die kostspielige Anordnung des Bades indessen ließen diese Methode als wenig praktisch erscheinen, und so nutzte ich, wie oben geschildert, die vorzügliche Konduktionswirkung von Kondensatorelektroden sehr großer Fläche aus und habe in dieser Versuchsanordnung bei Anwendung von genügend gespannten Diathermieströmen sehr große Strommengen durch den Körper auf dem Wege der Kondensation hindurchleiten können. Hierbei treten besonders infolge der ziemlich kompletten Bedeckung des Körpers mit warmen undurchlässigen Stoffen durch den diathermischen Effekt der Hochfrequenzströme erhebliche Wärmestauungen auf, welche die leichte und schnelle Produktion von elektrischem Fieber ermöglichen. Betrachten wir die historische Entwicklung des Kondensatorbettes hiernach, so können wir in seinen ersten Formen (Apostoli) die Beobachtung rudimentärer diathermischer Effekte finden, bei seiner verstärkten Applikation (Diathermie als Stromquelle, große Plattenelektroden, Elektrode gegen Platte) bewußte und deutliche Diathermiewirkung, bei der Schittenhelmschen Konstruktion ebenfalls diathermische und bei allen drei bisher genannten Arten relativ lokale

Wirkungen erkennen, unbeschadet der beabsichtigten Allgemeinapplikation. Erst die letzte Anwendung des gewissermaßen doppelten Kondensatorbettes erfüllt den Zweck der allgemeinen Applikation und verbindet ihn gleichzeitig mit genügender Stromstärke. Es ist wahrscheinlich, daß die neuen, sehr leistungsfähigen Glühkathodendiathermieapparate wegen ihrer großen Stromabgabe zum Betriebe des von mir angegebenen Kondensatorbettes besonders geeignet sind; während ihre große Stromstärke für die gewöhnlichen Diathermieapplikationen unnötig und sogar gefährlich ist. Wir ersehen aus alledem als Quintessenz und primäre Wirkung des Kondensatorbettes den diathermischen Effekt.

Wir kommen nunmehr zu einigen anderen Applikationsarten, die, wie wir bereits betont haben, eine erhebliche klinische Bedeutung besitzen, aber nicht mehr als reine Hochfrequenzwirkungen bezeichnet werden dürfen. Während das Kondensatorbett infolge des Fehlens von Sprüheffekten und durch die reinen kapazitiven Aufladungen des Körpers doch eine reine Hochfrequenzapplikation darstellt, können wir dieses bei der Verwendung kleiner sog. Kondensatorelektroden nicht mehr annehmen. Diese Kondensatorelektroden, gleichgültig, welcher Konstruktion, wurden bis vor kurzem stets so angewandt — wenigstens habe ich mich durch den Augenschein von dieser fast ausschließlichen Anwendungsweise überzeugt —, daß sie zur unipolaren Bestreichung von Körperoberflächen oder zur unipolaren Einführung in Anus und Vagina benutzt wurden. Bei allen diesen unipolaren Applikationen kann die Wirkung nur eine rein oberflächliche sein. Der Effekt derartiger Applikationen ist nichts als eine Hautreizung, bedingt durch die minimalen Sprühentladungen zwischen Glas- oder Kautschukwand und dem als geerdet anzusehenden Körper. Vom Übergang einer nennenswerten Hochfrequenzenergie durch Strahlung oder kapazitive Aufladung kann hierbei keine Rede sein. Selbst sehr empfindliche Milliamperemeter zeigen keine nennenswerte Energieentziehung des Hochfrequenzapparates an.

Ich habe schon 1907 darauf hingewiesen, daß zur Erzielung kräftiger Wirkungen und vor allem von Tiefenwirkungen stets die bipolare Applikation notwendig ist, welche nicht nur vermöge des richtenden Einflusses der zweiten Elektrode auf die Stromverteilung bzw. auf die Eindringungsfähigkeit nach der Tiefe zu von Einfluß ist, sondern vor allem zu einer wesentlich verstärkten Wirkung der Applikation führt. Man kann sich leicht davon überzeugen, daß bei unipolarer Applikation selbst maximale Einstellung der Apparatleistung durchaus erträglich ist, während der Kontakt mit dem zweiten Pol bei leistungsfähigen Apparaten sofort Funkenschmerz und das Gefühl unerträglichen Brennens bei genügender Stromstärke verursacht. Die Natur der Kondensatorentladung mittels derartiger Elektroden bedingt es, daß im Körper eine minimale diathermische Wirkung, allerdings nur in den obersten Schichten der Haut, zustande kommt, daß aber daneben das ultraviolette Licht, soweit überhaupt der Lichteffekt dieser Strahlung von Wirkung ist, ferner die reichliche Bildung von Ozon und salpetriger Säure eine

Komponente in die Wirkung hineinbringt, die mit der reinen Hochfrequenzapplikation nichts mehr zu tun hat. Wir haben eben funkenelektrische, mechanische, thermische, chemische und diathermische Wirkungen gleichzeitig, von denen die letzteren, wenigstens bei D'Arsonvalapparaten, vernachlässigt werden können. Bei diesen spielt nämlich die hohe Spannung eine Rolle und bewirkt als Haupteffekt bei großer Intensität nennenswerte Funkenwirkungen. Bei Applikation mit Diathermieapparaten ist jedoch die Stromstärke bei relativ geringerer Spannung so groß, daß die wesentlich kürzeren Funkenentladungen sehr viel heißer sind, so daß die thermische Komponente mehr in den Vordergrund tritt. Bei einer größeren Belastung des Diathermieapparates und bipolarer Applikation sehen wir auch den Übergang bis zu 300 und 400 Milliampere und mehr an reiner Diathermieenergie. Wir haben es also, je nach der Apparatur und je nach der Einstellung der Intensität sowie je nach der Methode der Applikation, uni- oder bipolar, mit inkommensurablen Wirkungen zu tun. Die Effekte dieser Applikationsmethode sind demnach verschiedenartige, am mildesten bei unipolarer Applikation, gleichgültig, welcher Apparatur. Bei bipolarer Applikation können die Funkenreizungen in den Vordergrund treten, und wir sehen daher Auftreten einer Hypästhesie und reflektorischer Wirkungen infolge des Hautreizes. Bei intensiver diathermischer Applikation tritt deutliche arterielle Hyperämie der Haut, Schweißabsonderung, Hitzegefühl vorwiegend in die Erscheinung, und wir beobachten die sedative Wirkung bei Juckreiz, Schmerzstillung sowie derivierenden Effekt. Stets müssen wir jedoch bedenken, daß bei diesen Applikationen, selbst wenn sie bipolar sind, eine größere Tiefenwirkung nicht wahrscheinlich ist. Indessen kann der Hautreiz zu vorübergehender Blutdrucksteigerung führen.

Eine weitere Steigerung dieser Effekte haben wir bei der Douchenentladung. Wie oben auseinandergesetzt, werden die Effluvien durch Verwendung sog. Resonatoren erzeugt, und wir müssen auch hier, das gute Funktionieren vorausgesetzt, die uni- und die bipolare Anwendung unterscheiden. Was zunächst die Art der vom Hochfrequenzapparat gelieferten Effluvien betrifft, so müssen wir verlangen, daß sie eine Entfernung der Spitzenelektrode von der Körperoberfläche von ca. 10—25 cm ermöglichen, und daß sie bei größerer Annäherung nicht leicht in dickere Funkenentladung übergehen. Die Bestrahlung muß als feiner, kühler, von manchen Patienten auch als lauwarm bezeichneter Hauch empfunden werden, und er darf erst bei Annäherung die Empfindung des Prickelns und noch größerer Annäherung des Stechens hervorrufen. Um dieses Desiderat zu erfüllen, ist es nötig, daß man mit der Resonanzpraxis einigermaßen vertraut ist und Funkenstrecken sowie Belastung durch den Speisestrom und Zahl der Windungen der Selbstinduktion so zu regulieren versteht, daß eben diese gewünschte Wirkung herauskommt. Apparate, die schon bei 10 cm Annäherung schmerzhafte Funkenentladungen geben, sind für diese Zwecke unbrauchbar. Wenden wir die früher allein übliche monopolare Applikation an, so haben wir auch hier entsprechend der Kondensatorelektrodenwirkung relativ schwache Effekte. Die Patienten spüren einen leichten Reiz, und die physiologischen Wirkungen sind minimale, leicht sedative. Die Notwendigkeit der bipolaren Applikation wurde auch von dieser Applikationsart von mir 1907 bereits ausdrücklich betont. Dieses war um so notwendiger, als die, wenigstens in Deutschland, im Handel befindlichen Apparate sehr häufig gar keine Anschlußklemmen für eine bipolare Resonatorapplikation besaßen. Die durch bipolare Applikation verstärkte Wirkung hat bei größerer Entfernung der Elektrode von der Haut deutlich analgesierende, sedative Wirkungen. Bei allmählicher Annäherung tritt ein mehr prickelndes Gefühl in den Vordergrund, und wir sehen nach anfänglicher Kontraktion der Hautmuskulatur (Arrectores pilorum) eine deutliche Rötung und arterielle Hyperämie eintreten. Kräftige Entladungen und noch größere Annäherung bewirken kräftige Muskelkontraktionen, und zwar nicht nur in den unter der strahlenden Elektrode befindlichen Körperpartien, sondern im wesentlichen auch an den Applikationsstellen der anderen indifferenten Elektrode. Läßt man diese in einer Hand halten, so sind die Muskelkontraktionen in dieser und im Arm bei größerer Stromstärke fast unerträglich, und auch mit beiden Händen gehalten, erweist sich der eine Pol als lästig. Es ist deshalb zweckmäßiger, die Handelektroden durch Flächenelektroden zu ersetzen, welche genau wie die späterhin zu beschreibenden Kontaktapplikationen der reinen Diathermie eine Verteilung der Stromwirkung auf größere Hautpartien ermöglichen und dadurch eine relative Reizlosigkeit dieses Pols bewirken. Wir haben bei dieser Applikation die Möglichkeit, den Hauteffekt der feinen und gröberen Büschelentladung mit der reizenden Wirkung leichter ultravioletter und violetter Strahlung (die meist allerdings nur im Dunkeln deutlich zu erkennen ist) und der deutlicheren Reizwirkung feinster Funkenentladungen zu kombinieren. Hierzu treten bei größerer Annäherung noch Muskelkontraktionen, welche durch die Kondensatorentladungen dieser Applikationsmethode gegeben werden. Die diathermischen Effekte dieser Methode sind wegen der großen Dicke des Dielektrikums (Luft) und der Verwendung der hohen Resonatorspannung auf Kosten der Milliamperezahl gleich Null.

Die weitere Annäherung der Douchenelektrode führt auch bei gut sprühenden Apparaten schließlich zum Übergang von dickeren Funken. Läßt man einen solchen Funken bei genügender Intensität auf irgendeine Hautstelle auffallen, so sieht man zunächst einen runden oder ovalen anämischen Fleck auftreten, der eine deutliche Cutis anserina zeigt. Die Funkenentladung führt somit zu einer sofortigen Reizung der glatten Hautmuskulatur, auch einer lokalen Reizung der Vasokonstriktoren. Dieser Zustand bleibt einige Sekunden, bei manchen Individuen $^{1}/_{2}$ bis 1 Minute bestehen und macht dann einer lokalen Erschlaffung der Gefäße und Lösung des Muskelspasmus Platz. An Stelle der blassen Farbe tritt ein mehr oder weniger intensives Erythem. Wiederholt man die Funkenentladung mit genügender Intensität mehrmals an derselben Stelle, oder hat man ein Individuum mit besonders lebhaft reagierendem vasomotorischen System, so kann es auch schon gelegentlich nach einem einzigen Funken zu weiteren Erscheinungen kommen. Die Vasodilatation kann ein Ödem, Blasenbildung, ja sogar die Diapedese von Blutkörperchen zur Folge haben. Hochgespannte Hochfrequenzfunken der D'Arsonvalapparate pflegen außerdem noch besonders bei bipolarer Applikation auch eine Reizung tiefer gelegener Muskelgruppen zu verursachen, und so sehen wir selbst mächtige Muskeln, wie z. B. die Glutäalmuskulatur, unter dem Einfluß der Funkenschläge Kontraktionen kräftigster Art ausführen, die als durch Kondensatorentladungen hervorgerufen anzusehen sind. Diese Funkenentladungen wurden vielfach bereits von Strebel zur Zerstörung oberflächlicher Hautgebilde verwandt, z. B. zur Behandlung von Kankroiden, Lupus usw. Diese längst bekannte Methode wurde von Keating Heart, mit dem neuen Namen Fulguration versehen, als Krebsheilmittel mit großer Emphase angepriesen und kann nach reichlicher Nachprüfung im In- und Auslande als solches ohne Einschränkung zurückgewiesen werden.

Die Wirkung derartiger Funken auf normales oder pathologisches Gewebe ist eine komplexe. Neben der Reizwirkung der Kondensatorentladung auf die Muskulatur ist eine leichte thermische Wirkung, so wie sie der Hitze des Funkens entspricht, außer der gewissermaßen explosionsartig zerschmetternden des beim Funkenübergang stattfindenden momentanen elektrolytischen Vorgangs zu nennen. Während reine Hochfrequenzströme beim Durchgang z. B. durch eine Jodkalistärkelösung keinerlei elektrolytische Wirkung erkennen lassen, treten beim Auftreten von Hochfrequenz- oder Fulgurationsfunken minimale stecknadelspitzengroße Blaufärbungen an der äußersten Oberfläche auf. Erst eine sehr große Funkenzahl ermöglicht die Entstehung deutlicher sichtbarer chemischer Veränderungen. Diese Beobachtung an einem flüssigen Reagens läßt eine irgendwie nennenswerte Tiefenwirkung der Fulgurationsfunken im Gewebe unwahrscheinlich erscheinen. Da nach reichlicher Prüfung im Inlande wie im Auslande die Fulguration vollkommen verlassen worden ist, erübrigt es sich, an dieser Stelle näher auf sie einzugehen.

Die Applikation längerer Funkenentladungen, sei es, daß dieselben im Hochfrequenzinstrumentarium oder in der Influenzmaschine erzeugt werden, wird nur noch wenig angewandt. Ihre einzige physiologische Wirksamkeit ist ein intensiver Hautreiz, mit Schmerzgefühl und elektrischer Erschütterung verbunden, die zu lebhaften Muskelkontraktionen führt und eine mehr oder weniger lange Zeit anhaltende Hyperämie auf den betroffenen Hautgebieten hinterläßt. Als primäre Wirkung sieht man, wenn man z. B. die Funkenentladung auf die sichtbaren Ohrgefäße eines Kaninchens wirken läßt, eine erhebliche Vasokontraktion eintreten, welche selbst thermischen und medikamentösen Dilatationseinwirkungen eine Zeitlang Widerstand leistet.

Es ist eigentümlich, daß die Hochfrequenzfunken relativ weniger Schmerzgefühl hervorrufen, als die Funken einer Influenzmaschine. Während man bei der letzteren infolge der polaren Aufladung schon bei geringer Funkenlänge unangenehme spezifisch elektrische Schläge in den Armen und im Körper verspürt, tritt bei der Hochfrequenzfunkenentladung nur in der direkt betroffenen Hautstelle eine relativ geringe Schmerzempfindung ein. Je nach der Art der betroffenen Partie treten, wie erwähnt, Muskelkontraktionen auf. Aber die unangenehme Empfindung des elektrischen Schlages in den Gelenken fehlt vollständig. Ich habe bereits im Jahre 1907 in meinem Vortrag (loco citato) auf eine Methode der Verwendung derartiger Funken hingewiesen, die wir weiter unten in ihren klinischen Wirkungen betrachten werden. An dieser Stelle will ich nur die Technik und physiologische Wirkung dieser Applikation kurz erwähnen. Läßt man die Funken nicht direkt auf die Haut auffallen, nachdem man den Patienten die andere Elektrode in die Hand gegeben oder sie sonst mit ihm in Kontakt gebracht hat, sondern auf ein mit der Haut bereits in Berührung befindliches Metallstück, z. B. eine freie Metallelektrode, so fällt der Hautreiz bei gutem Kontakt zwischen dem Metallstück und der Haut vollständig aus, und man beobachtet nichts als die der Funkenintensität entsprechende Muskelkontraktion. Derartige Applikationen stellen nun nichts anderes als Kondensatorentladungen dar, welche neuerdings durch die Arbeiten Zanietowskis und anderer zu einiger Bedeutung zu gelangen scheinen.

Zur destruktiven Wirkung auf kleine Tumoren usw. bedient man sich mit größerem Vorteil der sehr viel heißeren Funkenentladungen, wie sie alle Diathermieapparate zu leisten vermögen, falls man nicht die wesentlich günstigere reine Diathermie verwendet.

Diese längst bekannten, heißen, sehr intensiven gewebezertrümmernden diathermischen Funkenentladungen wurden in der ersten Zeit des Bekanntwerdens der Diathermie unter der Bezeichnung „KaltKaustik" mittels der sog. Forestschen Nadel vielfach zu kleineren chirurgischen Eingriffen empfohlen. Die Kalt-Kaustik oder die Forestsche Nadel bedeutet nichts als ein kleines, spezielles Diathermieinstrumentarium, welches für diathermische Zwecke wenig geeignet ist, dagegen mit einer relativ hohen Spannung arbeitet und speziell zur Produktion von Funkenentladungen dient. Es ist keine Frage, daß der Funken der Kaltkaustik sich zum Fulgurationsfunken in bezug auf seine Intensität verhält wie die eigentliche Diathermie zur D'Arsonvalisation. Dagegen muß entschieden Widerspruch erhoben werden, die Kaltkaustik bzw. Forestsche Nadel als eine besondere Energieform der Hochfrequenzströme darzustellen. Vielmehr ist diese Applikationsart nichts weiter als eine mit jedem Diathermieapparat herstellbare, längst bekannte und vielleicht die unwichtigste Applikationsart dieser Verfahren. Sie wird zweifellos das Schicksal der Fulguration teilen, denn wo es sich um die Zerstörung sowohl großer wie kleiner Tumoren handelt, leistet, wie wir späterhin sehen werden, die Diathermie ohne Funkenbildung viel Besseres, und vor allen Dingen ist die Kontaktkoagulation mittels der Diathermie viel besser lokalisierbar als jede Funkenentladung, die sich, aus einer gewissen Entfernung (Fulguration mehrere Zentimeter, Kaltkaustik mehrere Millimeter) auf die Haut überspringend, nicht ohne weiteres den Platz vorschreiben läßt, auf welchen der Funken niederfällt. Vielmehr ändert sich mit der Austrocknung der Gewebe, mit der Existenz kleiner, kaum erkennbarer Vorsprünge, mit den Verschiedenheiten der zufälligen Leitungsbedingungen der Oberfläche die Art des Auftreffens des Funkens regellos, so daß bei Operationen, die mittels dieser von Anfang an wenig aussichtsvoll erscheinenden Behandlungsmethode vorgenommen werden, der Funke um 1 cm neben der gewollten Stelle aufschlug und weit im gesunden Gewebe Zerstörungen machte, die nicht beabsichtigt, aber wegen der Natur des Funkens eben nicht vermeidbar waren. Wir glauben daher auch, mit diesem Hinweis auf die physiologische Wirkung, nämlich die Zerstörung von Geweben, uns hier begnügen zu können, und werden gelegentlich der therapeutischen Anwendung in der Chirurgie noch kurz darauf zurückkommen.

Wir wenden uns nunmehr der physiologischen Wirkung der wichtigsten Applikation der Hochfrequenzströme zu, nämlich der Kontaktapplikation. Gleichgültig, ob wir diesen Kontakt durch Metallflächen, wasserdurchtränkte Gewebe, Wasser- oder Bäderelektroden oder sonst irgendwie durch einen guten oder schlechteren Leiter herstellen, stets erreichen und wünschen wir hierbei einen direkten Übergang der elektrischen schwingenden Energie in den Körper ohne jede Büschel- oder Funkenentladung. Es kommt also darauf an, das Auftreten einer Funkenstrecke zwischen Elektrode und Körperoberfläche zu vermeiden. Jedes Verfahren, welches eine derartige Applikation von Hochfrequenzströmen irgendwelcher Art bewirkt, erzeugt rein diathermische Wirkungen. Derartige Applikationen müssen, um wirksam zu sein, stets bipolar stattfinden.

Es läßt sich nur ein einziger Fall denken, bei welchem die monopolare Anwendung zu kräftiger Diathermiewirkung führen kann, und zwar dann, wenn zufällig bestimmte Bedingungen physikalischer Art in dem sekundären Schwingungskreis erfüllt sind. Nämlich nur dann, wenn an der Kontaktstelle der Elektrode gerade ein Schwingungsbauch der Hochfrequenzwellen vorhanden ist, geht das jeweilige Maximum der schwingenden Energie in den Körper über, und wir können eine direkte Umsetzung der schwingenden Energie in diathermische Wärme beobachten. Dieser Fall ist aber nicht stets mit Sicherheit herbeizuführen, weil durch die Berührung mit dem Patienten, d. h. durch die Veränderung der Kapazität des sekundären Schwingungskreises auch die Bildung anderer Formen bzw. Längen elektrischer Wellen bedingt ist und selbst eine vorhergehende Einstellung eines solchen Schwingungsbauches am Ende der unbelasteten Spirale das Weiterbestehen dieser Verhältnisse bei der Belastung durchaus nicht notwendig macht. Nehmen wir aber einmal an, bei der Belastung mit einer bestimmten Kapazität, nämlich einem bestimmten Individuum, würde ein Schwingungsbauch am Elektrodenende sich befinden, und die diathermische Energie würde in den Körper übergehen, so haben wir es doch hier nicht in der Hand, bei unipolarer Applikation dem Strom eine bestimmte Richtung zuzuweisen. Vielmehr würde sich die Energie wahrscheinlich nach allen Seiten in den Körper hinein erstrecken. Unter der Elektrode würden die Kraftlinien am konzentriertesten sein, und wir würden somit eine rein lokale Hautwirkung erhalten. Der Vorteil der bipolaren Diathermie liegt aber gerade darin, daß wir die Hochfrequenzströme zwingen, im Körper einen bestimmten Verlauf zu nehmen, und daß wir die Tiefenwirkungen dadurch, daß wir sie auf eine bestimmte Gewebepartie lokalisieren, herbeiführen.

Betrachten wir nun die physiologischen Wirkungen, welche die reine, lokale Diathermie auf den Körper ausübt. Sorgen wir dafür, daß jeder Funkenübergang, d. h. jede Unterbrechung der guten Zuleitung der Hochfrequenzströme zur Haut, vermieden wird, so werden bei diathermischen Applikationen keinerlei sensible oder motorische Reizungen der üblichen bei Elektrisierung auftretenden Art beobachtet. Selbst wenn man die großen Strommengen eines Diathermieapparates — guten Kontakt natürlich vorausgesetzt[1]) — oder die hohen Spannungen eines D'Arsonvalapparates mit 100 000 Volt einschaltet, tritt nicht die geringste Muskelkontraktion, kein Faradisieren, keine irgendwie geartete Nervenreizung auf, außer dem je nach der Stromstärke und der Elektrodengröße einsetzenden Wärmegefühl. Wir können gleich an dieser Stelle betonen, wie ich das bereits 1910 auf dem Kongreß für Physiotherapie in Paris getan habe, daß die einzige nachweisbare und primäre Wirkung der Hochfrequenzströme der diathermische Effekt ist. Bei den D'Arsonvalströmen kann infolge des hohen Potentials durch Entladungen von der Haut aus die hochpotentiale, kapazitive Aufladung des Körpers unter Umständen minimale Ausstrahlungen bedingen, welche jedoch subjektiv nicht wahrgenommen werden, wenn nicht zufällig die Annäherung eines metallischen Gegenstandes oder die Berührung durch den Arzt oder eine andere Person eine richtige Funkenentladung an irgendeiner Stelle produziert. Bei Diathermieapparaten mit ihrer minimalen Spannung kommen solche Möglichkeiten kaum in Frage, außer wenn sehr lange Körperstrecken vom Hochfrequenzstrom durchflossen werden, z. B. bei der Applikation von einer Hand zur andern durch die Arme sowie den Thorax hindurch. Hierbei benötigen wir Spannungen, welche bei Berührung der Haut in der Nähe der Elektrode, z. B. an den Handgelenken, minimale, kaum hörbar summende Fünkchenentladungen verursachen. Aber diese Erscheinungen spielen für das Wesen der Diathermie und für die physiologische Wirkung derartiger Applikationen im Vergleich zum diathermischen Effekt gar keine Rolle, und können vollkommen vernachlässigt werden, da ja die Berührungen vermeidbar sind. Berührt man das Handgelenk des Patienten mit schnell zufassendem Griff, so wird jedes Funkengefühl unterdrückt, während bei langsamer Annäherung oder leisem Überstreichen Summen und fühlbares Brennen infolge der Fünkchen auftritt.

Haben wir also die bipolare Applikation in irgendeiner Weise am Körper vorgenommen, so können wir die elektrische Energie zwischen den Polen in dem Körper verlaufen lassen. Für die Art der physiologischen Wirkungen ist es nun ziemlich indifferent, ob wir Hochfrequenzströme eines D'Arsonvalapparates mit wenig schwingender Energie aber großer Amplitude und großen stromlosen Pausen, oder die stark gedämpften Schwingungen einer Löschfunkenstrecke oder die ganz ungedämpften Schwingungen einer Poulsenlampe verwenden. Es ist deshalb gleichgültig, ob wir gedämpfte oder ungedämpfte Schwingungen an den Körper heranbringen, weil in dem Moment des Eintritts in den

---

[1]) Die Kontaktschrauben an den Elektroden müssen stets gut angezogen sein; die Drähte müssen intakt und nicht etwa abgeknickt sein. Jeder Defekt in der Zuleitung zum Patienten erzeugt Störungen der schwingenden Energie und macht faradisches Gefühl.

Körper vermöge der intensiven Dämpfung, die er besitzt, auch noch so ungedämpfte Schwingungen sofort erlöschen und jegliche schwingende Energie sich in Widerstandswärme transformiert. Der Körper besitzt keine Eigenschwingung, noch ist er schwingungsfähig. Da der elektrische Strom sich mit der Geschwindigkeit von 300 000 km pro Sekunde verbreitet, so ist im Moment der Einschaltung sofort der Zwischenraum der Elektroden im Körper elektrisch erfüllt, und wir haben eine momentane Produktion von Diathermie gleichzeitig in sämtlichen Molekülen des zwischen den Elektroden befindlichen Körpergewebes. Diese Erwärmung braucht nun nicht in allen Punkten eine vollkommen gleichmäßige zu sein, da sie ja nach den oben angeführten Darlegungen sich nicht ganz gleichmäßig im Gewebe verteilt, so daß von den spezifischen Leitfähigkeits- und Erwärmungsbedingungen die tatsächlich stattfindende Erwärmung der einzelnen Gewebe abhängig ist. Vergleichen wir die einzelnen, die Körpermasse zusammensetzenden Gewebearten miteinander, so finden wir ziemlich konstante Unterschiede, die aus der auf S. 56 erwähnten Skala zu ersehen sind. Diese Unterschiede sind jedoch nur theoretisch von so großer Bedeutung. Denn in der Praxis, im Tierversuch sowohl wie in der Therapie, spielt die Blutdurchströmung und Plasmadurchströmung eine sehr erhebliche, nivellierende Rolle. Wir können uns daher für die praktische Applikation merken, daß die Neigung, sich am meisten zu erwärmen, Haut und Blut hat, und daß die anderen Gewebe sich etwas weniger leicht diathermieren lassen. Aber auch der lebende Knochen besitzt noch eine recht gute Leitfähigkeit.

Der erste physiologische und primäre Effekt der Diathermie ist, wie gesagt, die Erwärmung. So können wir lokale Erwärmungen einzelner Körperabschnitte bewirken. Wir konstatieren, daß subjektiv diese Erwärmung nach einiger Zeit wieder verschwindet, jedoch bei weitem langsamer als eine z. B. durch bloße Wärmekonduktion stattgefundene Temperaturerhöhung. Die letztere dringt nur in die Oberfläche ein und geht ebenso durch Konduktion wieder aus dem oberflächlich durchwärmten Gewebe heraus, wobei ihre Elimination durch die Blutzirkulation unterstützt wird. Die diathermische Wärme erreicht jedoch sämtliche Moleküle des stromdurchflossenen Gewebes. Sie erwärmt gleichzeitig die Zellmembran, die Protoplasmakörnchen, die Kernsubstanz, die verschiedenen Gewebsschichten; sie gelangt überall hin, wo der elektrische Strom hingelangt. Die Abkühlung eines solchen molekular diathermierten Gewebes geschieht erstens durch die Blutzirkulation und die Säftezirkulation, welche im Vergleich zur stattgehabten Erwärmung wie eine kühle Wasserleitung wirkt. Aber diese Kühlung kann nur da stattfinden, wo der Blutstrom direkt hingelangt. Mithin werden zahlreiche Wärmedepotzentren der Gewebe durch die Zirkulation entweder gar nicht oder nur wenig gekühlt werden, und die übrigbleibende Wärme muß sich durch Konduktion ausgleichen. Da aber die Wärme nicht durch Konduktion hineingebracht wurde, mithin wesentlich intensiver die Gewebe durchdrang als die Konduktionswärme, die mittels der üblichen thermischen Applikationen produziert werden kann, so ist es erklärlich, daß auch zu ihrem Ausgleich durch Konduktion eine wesentlich größere Zeit verstreichen muß, als wir sonst anzunehmen gewöhnt sind. Dazu kommt die weiter unten zu schildernde arterielle Hyperämie, welche lokal längere Zeit bestehen bleibt und eine Erhöhung der lokalen Gewebstemperatur, allerdings höchstens nur bis zur Bluttemperatur, bewirkt. Diese Erwägungen lassen es verständlich erscheinen, daß, wie wir unten sehen werden, die Patienten noch viele Stunden nach der Applikation das subjektive erhöhte Wärmegefühl, z. B. in einem diathermierten Kniegelenk, angeben.

Der **Wärmeregulierungsapparat** des Körpers ist nun ein außerordentlich fein reagierender Mechanismus. Das Bestreben der Warmblüter, ihre Temperatur auf einem bestimmten Grade innerhalb einer sehr geringen physiologischen Breite zu erhalten, macht sich auch gegenüber der künstlichen Diathermieerwärmung in hohem Maße geltend. Applizieren wir ohne besondere Kautelen einem Tier oder einem Menschen größere Diathermiemengen, führen wir ihm also eine erhebliche Kalorienanzahl in Form reiner, bereits vorgebildeter Energie zu, so treten sofort die Regulationsvorrichtungen in Aktion. Man bemerkt, wenn man z. B. Handelektroden in beide Hände nimmt und den Strom hindurchleitet, schon nach wenigen Sekunden deutlichen Schweißausbruch in der Hohlhand. Bei Menschen mit empfindlichem Vasomotorensystem sieht man nicht selten hierbei, sowie auch bei anderen Applikationen der Diathermie, Rötung des Gesichts mit allgemeinem Schweißausbruch auftreten. Die Atmung vertieft sich, die Pulszahl steigt, die arterielle Hyperämie sorgt für eine schnellere Durchströmung und Wegführung des für die Blutzirkulation erreichbaren Wärmezuschusses, kurzum, alle lokalen und zentralen Wärmeregulationsmechanismen treten mehr oder minder prompt in Aktion, um sich des künstlichen Eingriffes zu erwehren. Diese Regulationsvorrichtungen sind mächtig genug, um meist die therapeutischen Diathermiemengen in ihrer Wirkung auf die Gesamttemperatur des Körpers zu paralysieren. Trotzdem aber können wir nicht nur lokale Temperatursteigerung von längerer Dauer, sondern richtiges künstliches Fieber machen (ohne Intoxikation und ohne Verbrennung von Körperreservesubstanz). Wir müssen uns aber zur Erreichung dieses Zweckes gewisser Vorsichtsmaßregeln bedienen. Wollen wir nur **lokale** Temperatursteigerungen von einiger Dauer erzielen, so genügt es, die Diathermierung des betreffenden Körperteils in so intensiver Weise vorzunehmen, daß eine nennenswerte Temperaturerhöhung ($40—45\,^{\circ}$ C) entsteht. Bedecken wir sodann den Körperteil mit einer wärmeundurchlässigen Schicht, so erreichen wir hiermit unseren Zweck. Wollen wir die **Temperatursteigerung des Gesamtorganismus** erreichen, so müssen wir auch die Gesamtwärmeabgabe vermeiden und den ganzen Körper sorgfältig einhüllen und bedecken. Es ist gar nicht schwierig, hierdurch die Körpertemperatur um mehrere Grad zu erhöhen, wie ich das in Paris 1910 dargelegt habe. Später hat Schittenhelm an Hunden mittels der Kondensatorbettmethode ebenfalls Gesamttemperatursteigerung erzeugt, und es ist ihm gelungen, Tiere durch Wärmestauung zu töten.

Aber selbst kleinere lokale Diathermieapplikationen, z. B. die Durchwärmung eines Kniegelenks, können allgemeine Temperatursteigerungen auslösen. So sehen wir häufig geringe Steigerung (0,1—0,3°) in der Achselhöhle nach therapeutischen Applikationen an fern gelegenen Stellen auftreten. Wenden wir relativ kleine Elektroden bei großer Stromstärke an, d. h. sorgen wir für eine erhebliche Verdichtung der Stromlinien bei relativ kleinem Querschnitt, so können wir die Erwärmung an der Stelle der Elektrode so weit steigern, daß Schädigungen der Gewebe eintreten (siehe später die chirurgischen Applikationen). Diese Schädigungen brauchen nun keineswegs die komplette Eiweißkoagulation zur Folge zu haben, sondern schon bei relativ niedrigen Temperaturen, 45—52°, treten gewisse biologische Veränderungen auf, die wir von der Immunitätslehre her kennen und als Ausfällung von Globulinen bezeichnen.

Die weitere Steigerung der Temperatur führt zur weiteren Zerstörung des Eiweißmoleküls, und wir haben bei ca. 80° schon eine Koagulation der meisten Gewebe zu gewärtigen. Die koagulierte Haut erscheint in zwei Schichten zerlegt. Zunächst tritt fast regelmäßig eine Ablösung der obersten Epidermisschichten infolge einer sofort einsetzenden Irritation durch Blasenbildung auf. Nur bei Koagulation mit sehr großen Stromstärken sieht man ein gleichmäßiges Durchkoagulieren ohne Blasenbildung der gesamten Hautschichten. Die Haut nimmt infolge der Koagulation eine sehr zähe, lederartige Beschaffenheit an, sie kann meistens nicht mit dem scharfen Löffel oder gar mit einem stumpfen Instrument entfernt werden, sondern muß scharf durchtrennt werden, falls man ihre Entfernung wünscht. Auch das Knochengewebe behält unter dem Einfluß der Diathermie seine Konsistenz. Die anderen Gewebe dagegen außer Faszien bilden alle bei diesen Temperaturen weiche Koagulationsmassen, welche mit einem Tupfer schon entfernt, stets aber leicht mit dem scharfen Löffel eliminiert werden können. Treibt man die Koagulation weiter bis zur gänzlichen Austrocknung oder zu noch höherer Temperatur, so tritt unter Dampfbildung und Knistern infolge der freiwerdenden Gasblasen schließlich eine Karbonisierung der Gewebe ein, sowohl der Weichteile wie der Knochen, welche zu einer Braun- und weiterhin zu einer Schwarzfärbung führt. Solche karbonisierten Gewebe sind nicht mehr leitfähig für Hochfrequenzströme. Es bilden sich bei weiterer Applikation in ihnen partielle Funkenentladungen, und das Aufhören der reinen Hochfrequenzschwingungsenergie dokumentiert sich in Muskelkontraktionen, d. h. motorischen Reizungen. Hiervon zu unterscheiden sind bei reiner Diathermie auftretende Muskelkontraktionen, welche durch Wärmereizung der Muskulatur selbst wie auch durch Wärmereizung des die Muskeln versorgenden motorischen Nerven oder einzelner seiner Fasern verursacht werden. Diese **primäre** Wärmewirkung der Diathermie betrachten wir als den wesentlichen Effekt einer jeden Hochfrequenztherapie, aus dem heraus sich erst die anderen sekundären physiologischen Effekte erklären lassen, die wir somit als sekundäre Effekte bezeichnen wollen.

Da alle Gewebsmoleküle des Körpers, soweit sie der Diathermiewirkung unterworfen werden, sich erwärmen, so beobachten wir sekundäre Wirkungen der Diathermie verschiedener Art, je nach dem vorliegenden Gewebs- oder Zellcharakter. Wir haben oben gesehen, daß nach Durchquerung der Haut die Hochfrequenzströme ihre günstigsten Leitungsbedingungen im Blutgewebe finden, mithin die Blutgefäßbahnen zu ihrer Leitung bevorzugen. Wir beginnen daher unsere Betrachtungen mit dem Einfluß auf die Zirkulation. Die Zirkulationsfunktionen des Organismus setzen bereits rein physiologisch einen außerordentlich komplizierten Mechanismus voraus. Das Zentralorgan, das Herz, ist in seiner Funktion von einer Anzahl in ihm und außerhalb seiner belegenen Bedingungen bezüglich seiner Funktionen abhängig. Nicht alle diese Bedingungen sind einer klaren experimentellen Prüfung zugänglich, und so können wir auch an dieser Stelle nicht erschöpfend den physiologischen und experimentellen Ablauf der Diathermiewirkungen darstellen. Wir wollen nur einige wesentliche Momente betrachten, soweit die bisher vorliegenden Beobachtungen und Experimente einen Hinweis auf die Wirksamkeit der Ströme geben. Die Herzmuskulatur selbst ist nicht mit einem gewöhnlichen Muskel vergleichbar, denn sie enthält eine Zahl selbständiger nervöser Regulationsorgane, so daß die Diathermierung des Herzens bereits komplexe Wirkungen auf Muskelfasern und Nervengewebe bedingt. Legt man das Herz eines Kaninchens oder einer Katze frei und unterwirft es der direkten Diathermierung, so ist die Wirkungslosigkeit selbst relativ starker Stromapplikationen sehr auffallend. Ich habe 1906—1908 diesbezügliche Versuche angestellt, über die ich zum Teil in der Medizinischen Gesellschaft 1910 referiert habe.

Versuch I

Bringt man das freigelegte Kaninchenherz durch Faradisieren zum Flimmern, so ist es so weit geschädigt, daß durch irgendeine bisher bekannte Methode seine normale Funktion nicht mehr hergestellt werden kann, und in kurzer Zeit der Herztod eintritt. Es gelingt nun nicht bei jedem Tier, das flimmernde Kaninchenherz durch die Diathermie wieder zum normalen Schlagen zu bringen. Aber in einzelnen Fällen, vielleicht dann, wenn die Schädigung keine allzu hochgradige gewesen ist, habe ich durch direkte Applikation der einen Diathermieelektrode auf die Vorderfläche des Herzens unter sorgfältiger Vermeidung schädigender Erwärmung und starken Druckes die normale Kurve in der Carotis wieder erzeugen können.

Versuch II.

Appliziert man die Ströme direkt auf ein gesundes Kaninchenherz, so beobachtet man, daß mit dem Moment des Einschaltens der Hochfrequenzströme die Pulszahl eine kolossale Beschleunigung erfährt, und zwar bis zum Doppelten. der Norm. Es ist dies um so bemerkenswerter, als selbst intensive toxische Beeinflussungen eine so kolossale Beschleunigung nicht herbeizuführen pflegen. Von der größten Wichtigkeit jedoch ist die Beobachtung, daß bei diesem Verfahren nur die Schnelligkeit des Pulses wesentlich beschleunigt wird, ohne daß die Pulskurve selbst eine bedeutende Veränderung ihres Charakters erfährt (siehe Abb. 46a und b). Unterbricht man nun die Diathermiebehandlung, so kommt das Herz in sehr kurzer Zeit (in wenigen Minuten) zu seinem ursprünglichen Rhythmus zurück, ja sogar eine Verlangsamung gegen den Teil der Kurve vor der Diathermierung kann man beobachten (Abb. 46c). Es geht hieraus hervor, daß die kolossale Beschleunigung der Herzaktion infolge der Diathermie nicht

nur nicht zu einer Ermüdung oder gar Erschöpfung des Herzmuskels geführt hat,
wie das bei toxischen (medikamentösen) oder mechanischen Eingriffen die Regel
ist, sondern daß das Herz kräftiger als vorher arbeitet mit relativ weniger Puls-
schlägen und vergrößerter Amplitude, d. h. also, mit besserem Schlagvolumen,
funktioniert. Aus den Kurven der Abb. 46 ist diese Wirkung ersichtlich. Es geht
hieraus wiederum hervor, daß die Diathermie ein Verfahren darstellt, fremde

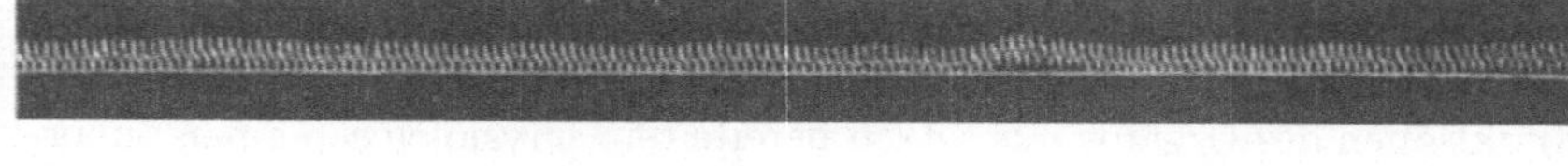

a: vor

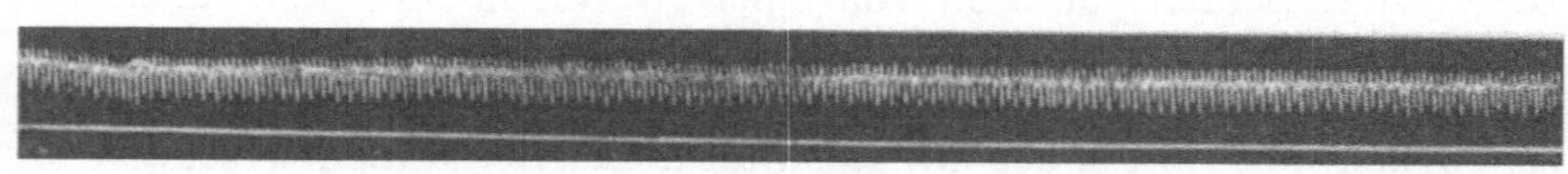

b: während

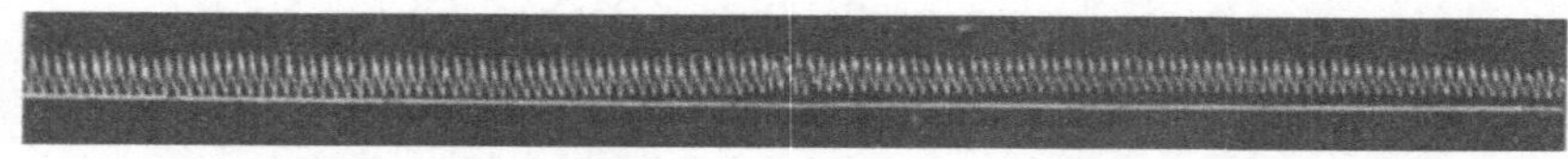

c: nach der Diathermierung. Bei „b“ ist die Steigerung des Blutdruckes
(Erhebung über die Nullinie) zu beachten.

Abb. 46. Carotispuls des Kaninchens nach Freilegung der Herzoberfläche
und Diathermierung.

Energie in Form von Wärme und zum sofortigen Gebrauch disponibel in die Organe
einzuführen und nicht nur dadurch die in den Organen deponierten Reservestoffe
vor Verbrauch oder Erschöpfung zu schützen, sondern absolut in Lebens- oder
Funktionsenergie überzugehen. Die diathermische Energie ersetzt somit die zur
Funktionserhaltung aus der Nahrungsverbrennung zu gewinnenden Kalorien
und somit diese selbst zu einem gewissen Grade.

Es geht ferner aus dem Vergleich der drei Kurven hervor, daß die Diathermierung den Pulsdruck sofort steigert. Diese Steigerung (Erhebung der Kurve
über die Nullinie) hält während des Stromdurchganges — eine genügende Stromstärke vorausgesetzt — an und hört mit der Strompassage wieder auf. Die Versuche sind vielfach wiederholt und unter allen notwendigen Kautelen ausgeführt; z. B. waren die Elektroden dauernd in gleichmäßigem Kontakt mit dem
Tier, auch während des Teiles a) des Versuchs; die Versuche wurden in Narkose
vorgenommen.

Um den Einfluß der Diathermie auf Puls, Blutdruck, Atmung
näher zu studieren, habe ich gemeinschaftlich mit Dr. T. A. Maaß
eine Reihe von Versuchen an tief narkotisierten Hunden und Katzen
ausgeführt. Die in den folgenden Abbildungen dargestellten Kurvenabschnitte zeigen einige typische Wirkungen bei verschiedenen Applikationsmethoden.

Versuch I.

Mittelgroßer Terrierhund, Urethannarkose. Applikation der Diathermie
mittels einer Rückenelektrode und einer aktiven Elektrode auf dem Sternum über
dem Herzen. Anwendung der Diathermie in therapeutischer, nicht schädigender
Dosis (500 Milliampere bei +). Die Kurve 47 zeigt den Karotispuls und gibt auch
deutlich die Atemwellen zu erkennen. Unter leichter Erwärmung der Haut tritt
(nach etwa 20 Sekunden) eine deutliche, wenn auch geringe Blutdrucksteigerung

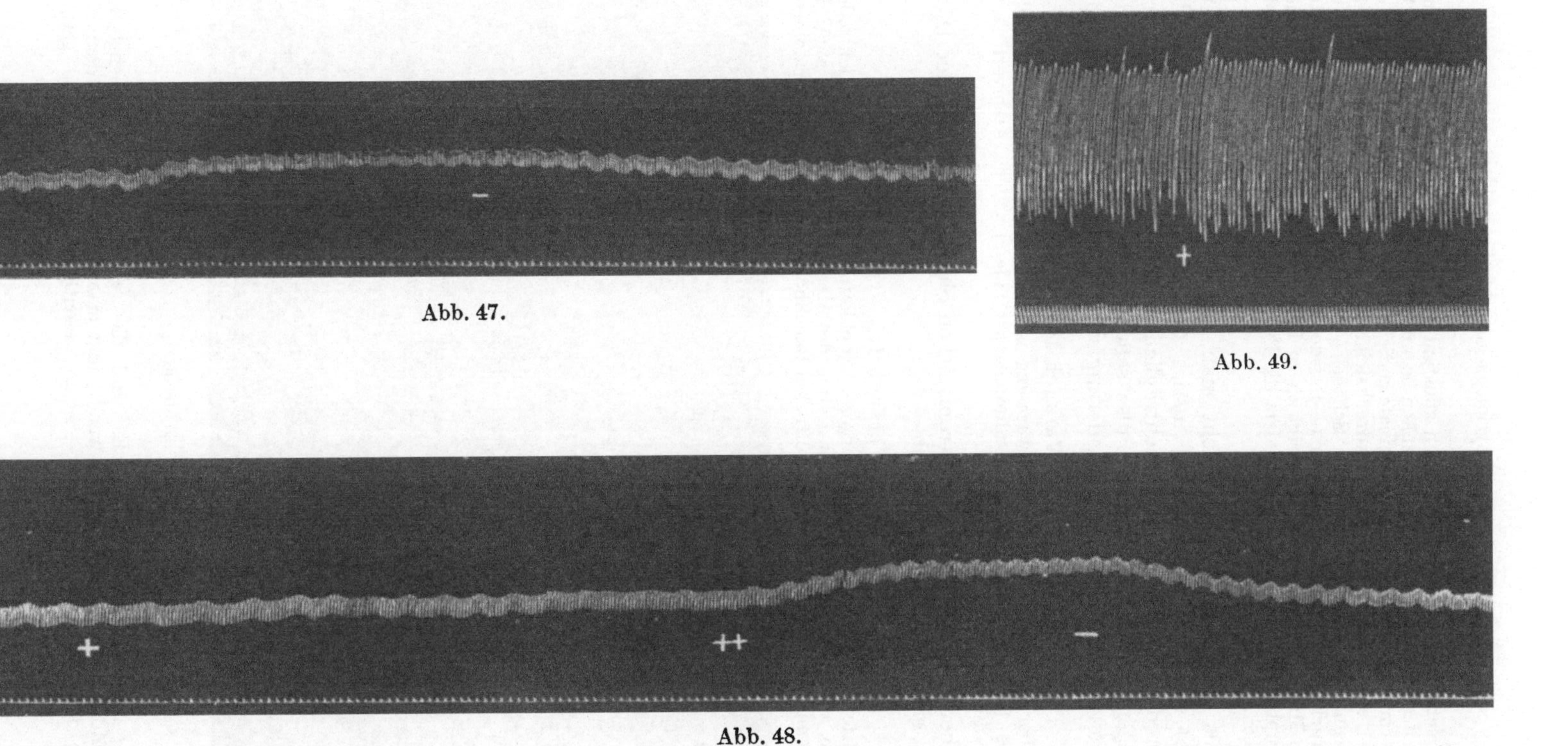

Abb. 47.

Abb. 49.

Abb. 48.

ein, welche während der Applikation konstant bleibt und unmittelbar nach Aussetzen des Stromes (—) wieder zu sinken beginnt und zur Norm zurückkehrt. Die Diathermierung des Schädels von Schläfe zu Schläfe bei 600 Milliampere (Kurve 48 bei +) ergibt eine minimale Blutdrucksteigerung in der Carotis, dagegen die Steigerung bis 900 Milliampere am Schädel (++) einen deutlichen Anstieg des Blutdruckes, welcher nach Aussetzen (—) wieder fällt, jedoch während der nächsten halben Minute noch etwas höher bleibt als zu Beginn des Versuchs. Die einzelnen Pulsamplituden sind geringer geworden, die Pulsfrequenz ist ungefähr die gleiche geblieben.

Aus diesen Versuchen ersieht man, daß relativ kleine (therapeutische) Dosen einen leichten Anstieg des Blutdruckes während der Dauer der Applikation mit nachträglichem Abfall ungefähr zur Norm bedingen, daß die einzelnen Pulse sehr gut und normal ausgebildet sind und eine deutliche Veränderung der Atemwellen nicht eintritt.

Versuch II

zeigt bei seitlicher Thoraxdurchwärmung in therapeutischer Dosis, 500 Milliampere (+), bei 6 cm Elektrodendurchmesser eine deutliche Atemvertiefung. Kurve 49.

Über den Einfluß großer Stromstärken ohne Koagulation der Haut orientiert der folgende Versuch.

Versuch III.

Mittelgroße Katze, Urethannarkose. Applikation zweier Plattenelektroden seitlich am Thorax zwecks Durchwärmung des Herzens. Hierbei wird auch die Lunge mit durchwärmt. Von der eröffneten Bauchhöhle aus wird ein Thermometer

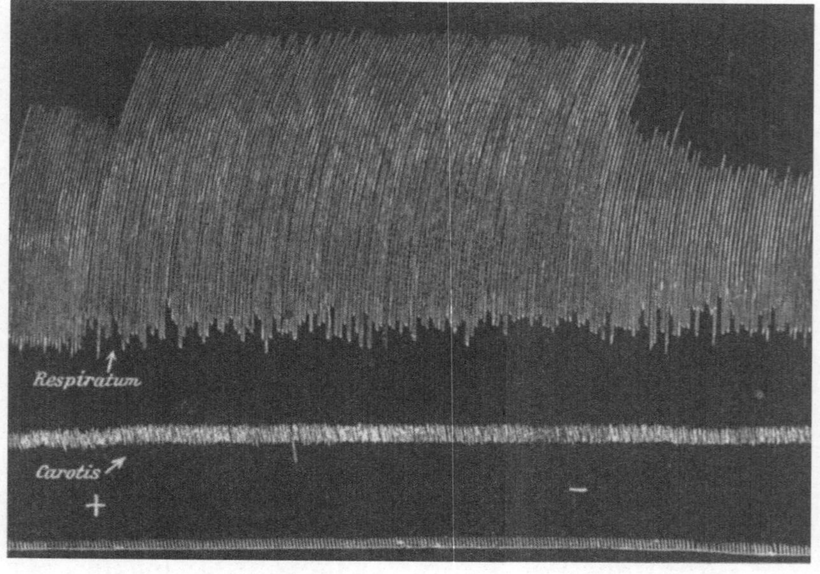

Abb. 50.

in das Mediastinum geschoben. Es wird die relativ große Strommenge von 1700 Milliampere (Kurve 50) angewandt, und man sieht deutlich mit dem Einsetzen der Diathermierung (bei +) eine wesentliche Vertiefung und geringe

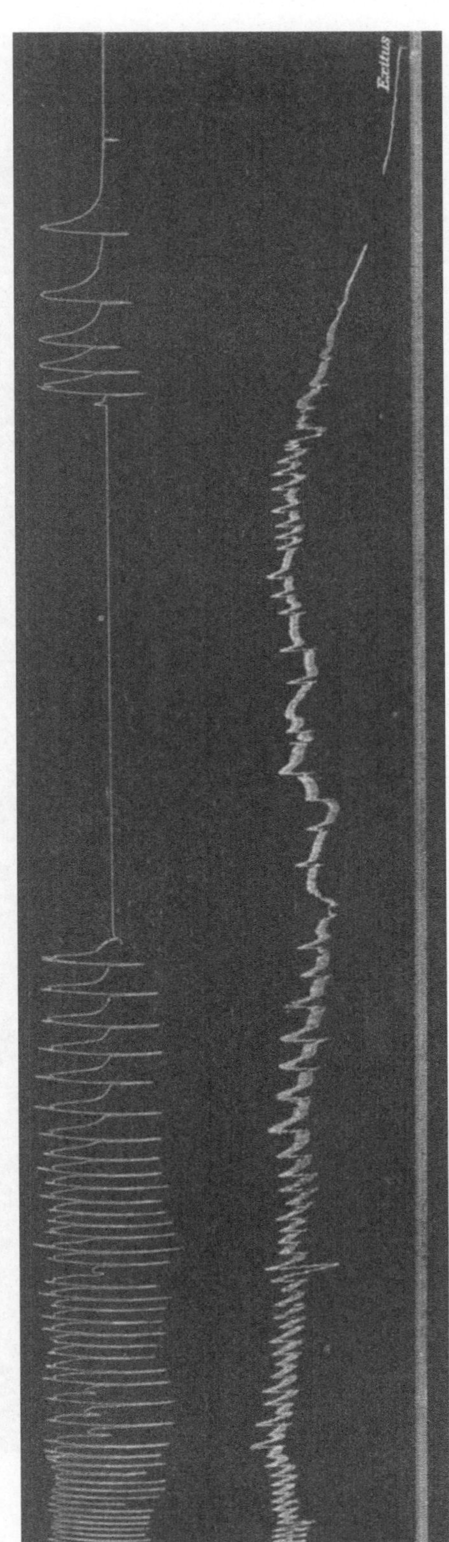

Abb. 51.

Abb. 52.

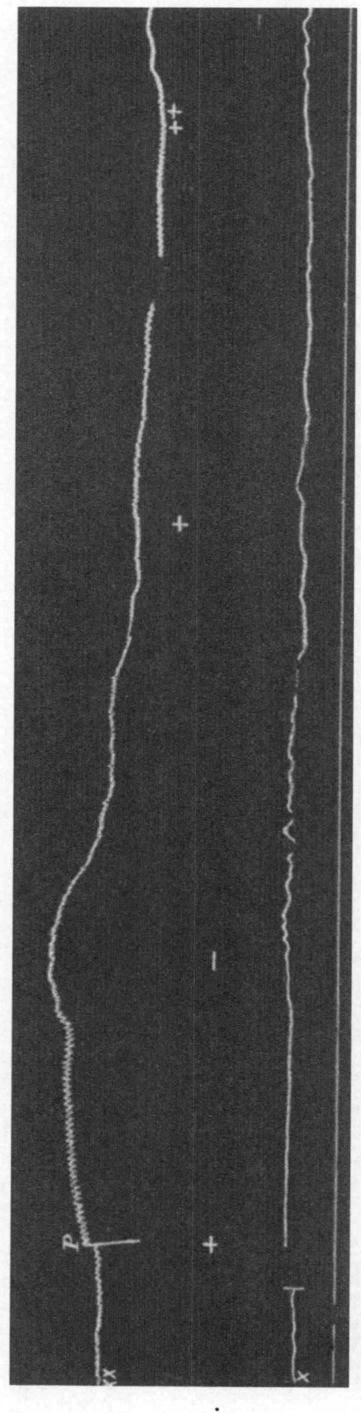

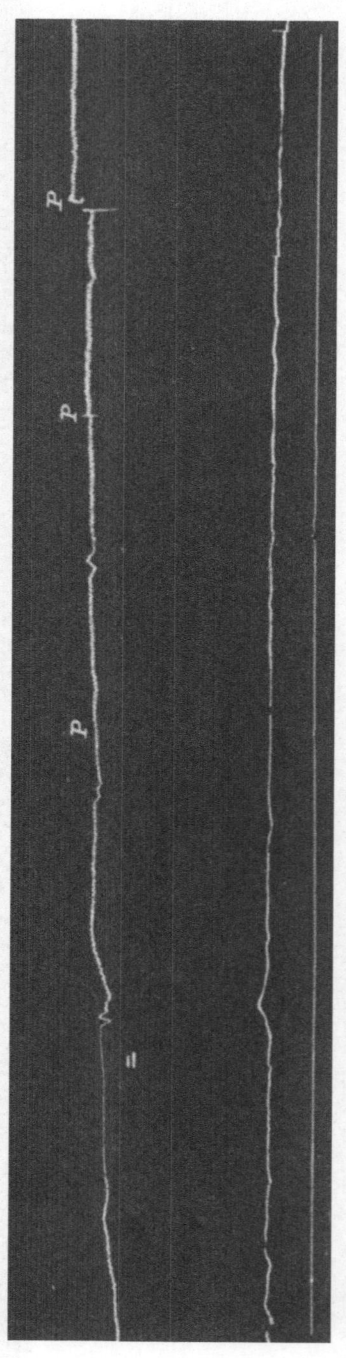

Abb. 53.

Verlangsamung der Atmung. Der Puls wird wenig beschleunigt, und unmittelbar nach dem Aussetzen (bei —) kehrt der Atemtypus wieder zur Norm zurück. Dabei ist die Temperatur innerhalb des Mediastinums um 2° gestiegen. Eine Koagulation der Thoraxwand hat nicht stattgefunden.

Man ersieht hieraus, daß die schwächere Applikation des ersten Versuchs, auf das Herz lokalisiert (Elektrode auf das Sternum), den Puls und Blutdruck deutlich beeinflußt, den Atemtypus jedoch nicht berührt, während die Querdurchwärmung des Thorax sowohl mit geringer wie mit großer Stromstärke die Atmung erheblich verändert, den Puls jedoch nur der Temperatursteigerung um 2° entsprechend beschleunigt und den Blutdruck ganz wenig steigert.

Versuch IV.

In der Fortführung des Versuches III wurden weiterhin exzessive Stromstärken bei seitlicher Durchstrahlung des Thorax angewandt, wobei partielle Koagulation der Thoraxwand eintrat. Die Stromstärke betrug 1000 Milliampere. Kurve 53. Man sieht deutlich eine mehr und mehr zunehmende Atemverlangsamung mit ab und zu vertieften Atemzügen (+), die schließlich zu einer Periodenbildung des Atemtypus, jedoch nicht zu einem eigentlichen Cheyne-Stokes führt. Diese eigentümliche Atemverlangsamung, welche mit einem inspiratorischen seufzerartigen Geräusch verbunden war, wurde mit zunehmender Starre des Thorax (Koagulation der Wand) so erheblich, daß infolge Aussetzens der Respiration künstliche Atmung nötig wurde (siehe Kurve 51). Die Temperatursteigerung im Mediastinum, welche in 3 Minuten hierbei erzielt wurde, betrug + 4 Grad.

Versuch V.

Bei weiterer Steigerung der Koagulation wurde der Thorax immer starrer, so daß hierdurch die Atmung allmählich immer mehr und mehr erschwert wurde. Hierbei sinkt der Blutdruck allmählich herab und schließlich bei Atemstillstand in ziemlich erheblicher Weise. Nach Einleitung der künstlichen Respiration steigt der Blutdruck wieder, und es erfolgen einige spontane Atemzüge in großen Intervallen. Nach wenigen Minuten tritt unter erheblichem Absinken des Blutdruckes der Exitus letalis, vermutlich infolge der Wärmestauung, ein. Kurve 52.

Versuch VI.

Läßt man den Strom von den Hinterextremitäten aus eintreten, so steigt bei 450 Milliampere (Kurve 53 +) der Blutdruck sofort und fällt kurz nach Aussetzen der Diathermierung (—) zur Norm herab. Bei 500 Milliampere tritt keine deutliche Blutdrucksteigerung mehr ein, hingegen bei Applikation von 800 Milliampere (bei +). Nach Stromzufuhr während 2$^{1}/_{2}$ Minuten steigt der Blutdruck im Laufe der nächsten Dreiviertelstunden dauernd weiter an und beginnt dann erst allmählich wieder zu sinken. Hierbei war eine Erhöhung der Temperatur in der Bauchhöhle bis zu 1,5 Grad eingetreten.

Versuch VII.

In dem folgenden Versuch wurden die Hinterbeine, welche wiederum die Stromzufuhr mittels Wasserelektroden vermittelten, durch Anwendung hoher Stromstärken zur vollkommenen Koagulation gebracht. Die Einschaltung des intensiven Diathermiestromes treibt mit einem Ruck den Blutdruck erheblich in die Höhe. Kurve 54 bei +. Die einzelnen Amplituden werden vorübergehend größer. Der Blutdruck sinkt allmählich etwas herunter, bleibt aber, nachdem die Hinterextremitäten vollkommen verkocht waren, höher als normal, mit einigen Schwankungen in Form von Zacken (zweiter Teil der Kurve 54). Dieser Versuch zeigt, daß die Ausschaltung zweier ganzer Extremitäten durch diathermische Koagulation keinerlei wesentliche momentane Schädigung des Gesamtorganismus bedeutet.

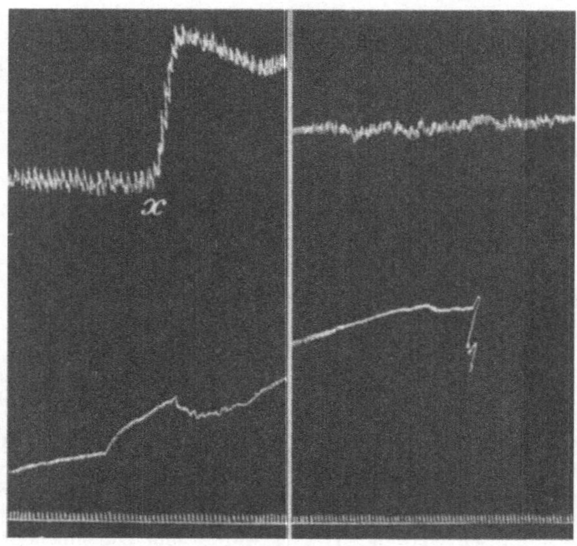

Abb. 54.

Versuch VIII.

Die Untersuchung der Wirkung der Kondensatorelektrode auf die äußere Haut in Narkose zeigt selbst bei Applikation kräftiger Kondensatorentladungen, welche zu einer leichten Versengung der Körperhaare führten, weder auf dem Bauche noch auf der Brust noch am Kopfe eine nennenswerte Beeinflussung des Blutdruckes. Nur die Applikation des Kondensatorelektrodenreizes auf das freigelegte Herz macht zunächst eine Blutdrucksenkung infolge von Vagusreizung und Rückkehr des Blutdruckes zur Norm mit geringer nachfolgender Senkung. Bei der Wiederholung der Applikation jedoch tritt eine stärkere Vagusreizung und nachfolgend ein leichter Anstieg des Blutdruckes ein, welcher nach einigen Sekunden zur Norm herabsinkt. Kurve 55.

Es geht hieraus hervor, daß die beim Menschen eintretende Blutdrucksteigerung nach Kondensatorelektrodenapplikationen auf der sensiblen Reizung beruht und reflektorisch ausgelöst wird, während das tief narkotisierte Tier auf diesen Hautreiz nicht reagiert.

Funkenentladungen rufen dagegen auch in Narkose heftige Muskelkontraktionen hervor.

Der

Versuch IX

zeigt den Karotispuls und die durch Funkenapplikation an der Thoraxwand hervorgerufene Blutdrucksteigerung. Jede Zacke entspricht dem Überschlag eines kleinen Funkens. Kurve 56.

Versuch X.

In dem folgenden Versuch wurde das Verhalten des Blutdrucks gleichzeitig mit dem der Blutfüllung der Darmgefäße registriert. Der Strom wurde mittels Wasserelektroden von den Hinterbeinen aus, welche fast der ganzen Länge nach in flache Becken eintauchten, zugeführt. Die Pulskurve 57 zeigt deutlich die Atemschwankungen, welche von einer größeren Zahl von Pulswellen überdeckt sind. Nach Einschaltung von 800 Milliampere steigt das Darmplethysmogramm kolossal an, so daß die Schreibfeder am Buchstaben X heruntergesetzt werden muß (XY). Der weitere Anstieg bis Z ist deutlich zu erkennen. Die enorme Volumenzunahme

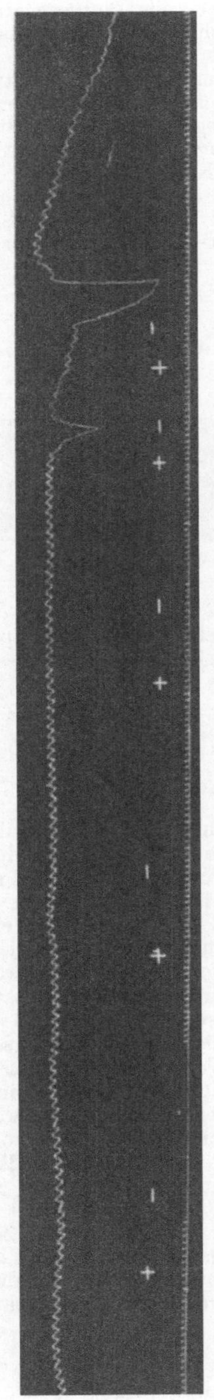

Abb. 55. Applikation der Kondensatorelektrode am Kopf
an der Brust
am Bauch

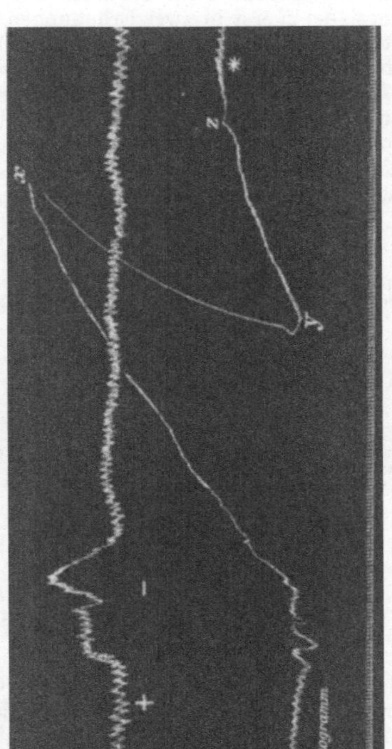

Abb. 57.

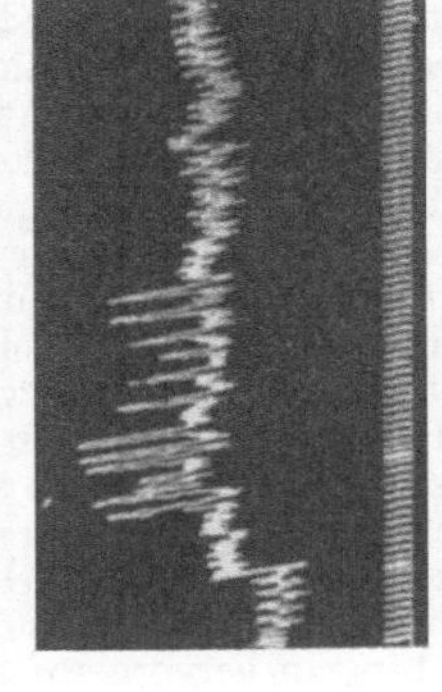

Abb. 56.

des Darms, welche im Anschluß an eine 35 Sekunden dauernde Diathermierung auftritt, steigert sich nach Unterbrechung des Stromes noch während der nächsten Minute bis Z. Am Schluß der Kurve sind besonders gut ausgebildete Pulse des Darmplethysmogramms zu erkennen. Der Blutdruck, welcher bei Einschaltung des Stromes (+) zuerst in zwei Erhebungen in die Höhe schnellt, fällt sofort nach Ausschaltung (—) zur Norm herab. Das Darmplethysmogramm zeigt allerdings diese kolossale Steigerung nicht oder nicht allein infolge der Volumenzunahme des Darmes, sondern auch infolge der Lufterwärmung in der Kapsel; denn es ist eine Temperatursteigerung von 0,2 Grad innerhalb der Darmkapsel eingetreten. Immerhin ist von einer Verengung des Splanchnicusgebietes und Verdrängung der Blutmasse nach der Peripherie nichts zu bemerken, wie solche bei gewöhnlichen Wärmeapplikationen von außen beobachtet werden.

In

Versuch XI

wurde der Einfluß der Koagulation der Leber auf den Blutdruck studiert. Es zeigt sich, daß der Blutdruck nicht im geringsten beeinflußt wird, ebensowenig die

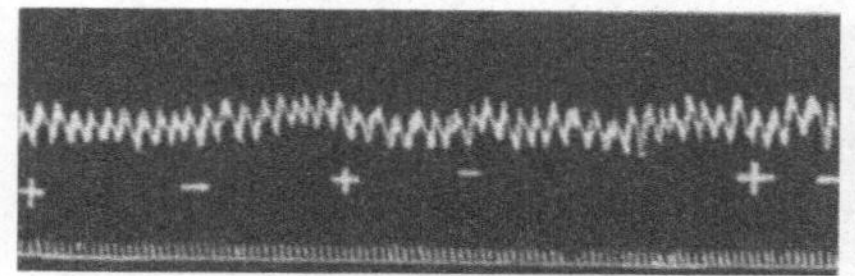
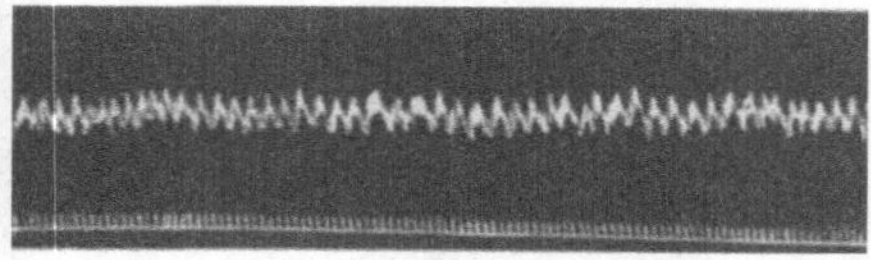

Abb. 58.   Abb. 59.

Atmung. Kurve 58. Am Schluß des Versuches war ein ganzer Leberlappen koaguliert, ohne daß irgendeine Wirkung auf Atmung und Zirkulation zu sehen war. Kurve 59.

Sehr interessant ist die Wirkung der direkten koagulierenden Diathermieapplikation auf den Herzmuskel selbst.

Versuch XII.

Künstliche Atmung. Urethannarkose. Registrierung des Karotispulses. Eröffnung des Thorax und Freilegung des Herzens. Leichte Diathermierung mittels der bereits mehrere Minuten stromlos aufliegenden Elektrode ergibt jedesmal eine plötzliche Senkung des Blutdrucks durch Vagusreizung mit nachfolgendem Anstieg zur Norm nach Aussetzen des Stromes. Kurve 60. Die Koagulation eines kleinen Stückes der Wand des linken Ventrikels führt zu einer sehr erheblichen Senkung des Blutdrucks, jedoch wieder zu vollkommen normalem Anstieg, wobei bemerkenswert ist, daß sowohl der Rhythmus wie die Form der einzelnen Pulsation unverändert bleibt, und auch die Atemfrequenz nicht beeinflußt wird. Es wird nunmehr ein größeres Stück des linken Ventrikels koaguliert, wobei sich derselbe Vorgang wiederholt. Auch die Koagulation des rechten Ventrikels zeigt dasselbe, nur steigt danach der Blutdruck sehr schnell wieder zur Norm und darüber hinaus an und bleibt erhöht. Es wird nunmehr die Vorhofgegend koaguliert, wobei ebenfalls eine erhebliche Senkung nach unten eintritt. Nach Aussetzen des Stromes steigt aber auch hier, nachdem etwa ein Drittel der gesamten Herzoberfläche koaguliert ist, die Kurve wieder deutlich an und zeigt gute und regelmäßige Pulsation. Die Registrierung wird noch etwa 15 Minuten weiter fortgesetzt, ohne daß eine wesentliche Schädigung der Herzaktion zu konstatieren ist. Kurve 61. Nach Tötung des Hundes zeigt sich, daß die Koagulation die ganze Herzwand bis zum Endokard durchsetzt hat, und es ist gewiß bemerkenswert, wie gering der durch diesen enormen Eingriff hervorgerufene Einfluß auf Blutdruck und Herzrhythmus gewesen ist.

Die vorstehenden Tierversuche, welche in tiefer Narkose ausgeführt wurden, stehen im Widerspruch mit plethysmographischen

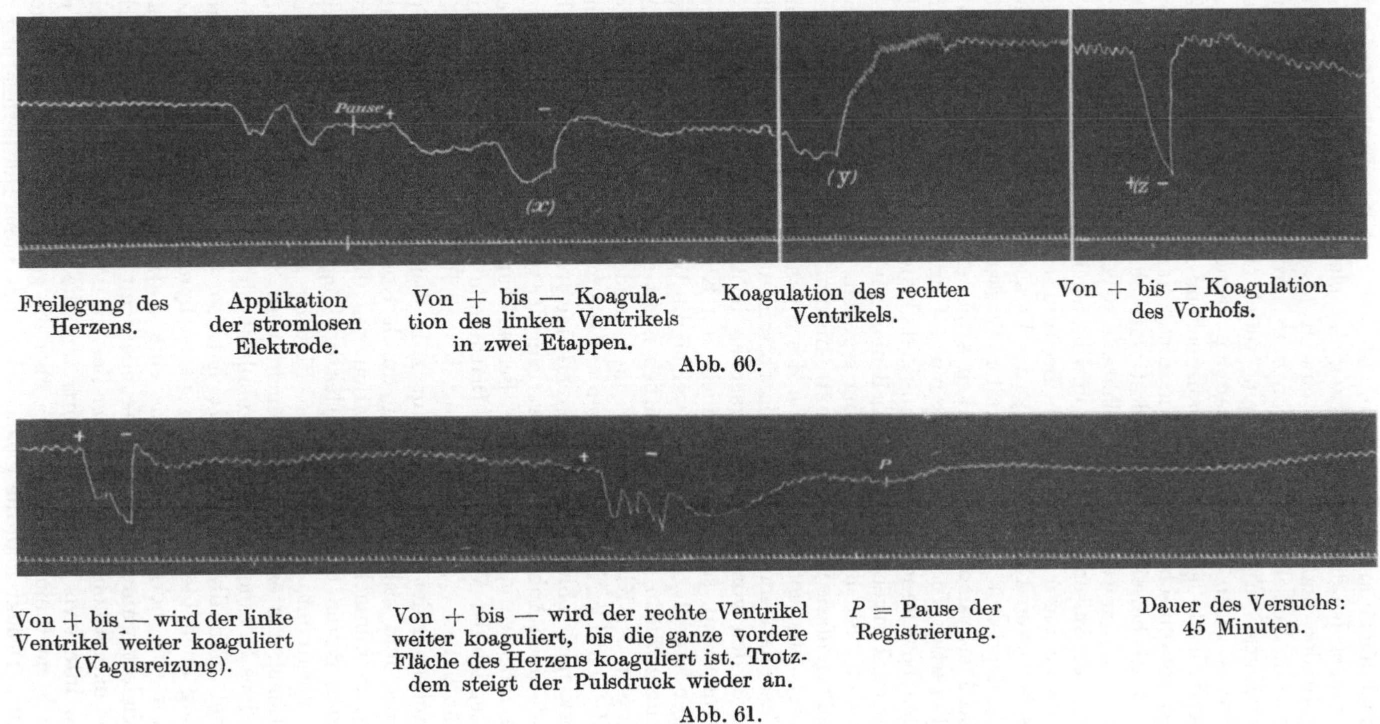

Freilegung des Herzens.   Applikation der stromlosen Elektrode.   Von + bis — Koagulation des linken Ventrikels in zwei Etappen.   Koagulation des rechten Ventrikels.   Von + bis — Koagulation des Vorhofs.

Abb. 60.

Von + bis — wird der linke Ventrikel weiter koaguliert (Vagusreizung).   Von + bis — wird der rechte Ventrikel weiter koaguliert, bis die ganze vordere Fläche des Herzens koaguliert ist. Trotzdem steigt der Pulsdruck wieder an.   P = Pause der Registrierung.   Dauer des Versuchs: 45 Minuten.

Abb. 61.

Untersuchungen anderer Autoren. So hat Schittenhelm am Arm des Menschen bei der Diathermierung eine plethysmographische Steigerung gefunden und schließt auf eine Kontraktion des Splanchnikusgebietes mit Verschiebung der von dort verdrängten Blutmasse nach der Peripherie. Er sieht darin eine reflektorische Abwehraktion des Organismus gegen die Wärmestauung. Eine derartige Differenz ist zwar auffallend, läßt sich aber ausreichend erklären. Zunächst sind plethysmographische Versuche am nicht narkotisierten Menschen in keiner Weise beweisend. Zumindest wäre eine sorgfältige Dressur zuvor notwendig gewesen, da die leichteste psychische Beeinflussung, der geringste thermische Reiz, eine unwillkürliche Muskelbewegung oder irgendwie bedingte vasomotorische Beeinflussung schon erhebliche Ausschläge bewirken können. So ist ja der Versuch z. B. bekannt, bei dem durch Aufspritzen eines feinen kalten Wasserstrahles auf den rechten Arm das Plethysmogramm des linken Armes einen intensiven Ausschlag gibt. Derartige Versuche sind also nur mit Anwendung der allergrößten Kautelen beweisend, und ich glaube, daß die in tiefer Narkose vorgenommenen Tierversuche von Maaß und mir in dieser Beziehung eindeutig sind. Sie haben regelmäßig ergeben, daß die Diathermierung, gleichgültig, ob sie von den Unterextremitäten aus oder am Thorax stattfand, stets eine sofortige Reaktion des Splanchnikusgebietes im Sinne einer Vasodilatation oder Zirkulationsbeschleunigung daselbst hervorrief.

Die in den vorstehenden Versuchen beobachteten Wirkungen der Diathermie sind, soweit es sich nicht um Kondensator- oder Funkenreizungen handelt, Experimente, welche die Wirkung der reinen Tiefenerwärmung zeigen. Sie sind natürlich nicht ohne weiteres auf die Anwendung in der Klinik oder auch am gesunden Menschen übertragbar. Denn die sensiblen Nebenwirkungen und die mannigfaltigen psychischen Einflüsse spielen hierbei komplizierend eine große Rolle. Immerhin aber geben sie einen Anhalt für die Bewertung der reinen Wärmekomponente.

Ich möchte nun noch einige Beobachtungen anschließen, welche ich bezüglich der Wirkungen der Diathermie auf die lokale Zirkulation gemacht habe.

Durchschneidet man die Haut z. B. bei Gelegenheit irgendeiner Operation und stillt die Blutung durch Kompression, so sieht man, wenn man nunmehr die Applikation von diathermischer Elektrizität zu beiden Seiten des Hautschnittes in einiger Entfernung von demselben vornimmt, eine reichliche Blutung sowohl aus den Gefäßen wie parenchymatös auftreten. Macht man denselben Versuch an der Leber eines Kaninchens, stillt ebenfalls durch Kompression die Blutung, nachdem man die Leber geritzt hat, so tritt bei leichter Durchwärmung auch hier eine kräftige parenchymatöse Blutung ein. Legt man auf eine normale Hautstelle eine diathermische Elektrode und diathermiert während einiger Sekunden mit genügender Stromstärke, so sieht man schon während dieser Zeit an den Elektrodenrändern eine hellrote intensive Hyperämie auftreten, die sich nach Abnahme der Elektrode nach einer Minute etwa über die ganze diathermierte Fläche erstreckt. Drückt man die gleiche Elektrode ohne Diathermierung an, so erhält man auch infolge des Druckes eine leichte Hyperämie, die aber nach wenigen Sekunden abklingt, während die diathermische Hyperämie eine Reihe von Minuten bestehen bleibt. Ist die Hyperämie abgeklungen, und unterscheidet sich die Hautstelle in keiner Weise von der umgebenden Haut, so kann man sehr oft durch Überstreichen mit dem Nagel (wie es zur Untersuchung des Dermographismus üblich ist) eine erheblich stärkere Reaktionsfähigkeit der diathermierten Stelle gegenüber der umgebenden Haut feststellen, also ein ähnlicher Effekt wie nach Finsenbestrahlung. Auch hier hat man nach Ablauf der Reaktion eine scheinbar normale Hautstelle vor sich, die aber eine stärkere vasodilatatorische Fähigkeit besitzt als die nicht behandelte umgebende Haut.

Von sehr großer Bedeutung für die Beurteilung der diathermischen Wirkung im Gewebe ist auch der folgende Versuch:

Legt man z. B. am Oberarm eine elastische Binde so fest an, daß zunächst Biersche Stauung mit Cyanose entsteht, und zieht dann die Binde noch fester an, so daß jede weitere Zirkulation ausgeschlossen ist, so kann man mit Regelmäßigkeit folgendes Experiment vornehmen: Legt man eine Elektrode von 4 cm auf den blau gefärbten Handrücken und gibt dem Patienten in die andere Hand etwa 1 Handelektrode, so sieht man nach einem Stromdurchgang von 300 Milliampere während etwa $^1/_2$ Minute, daß die unmittelbar unter der Elektrode belegene Hautstelle hellrot geworden ist. Nach einer Minute nach Abnahme der Elektrode ist der Unterschied wieder ausgeglichen und die Stelle blau. Legt man die Elektrode nun wiederum auf und diathermiert wieder, so tritt wiederum die hellrote Färbung auf, um nach kurzer Zeit zu verschwinden. Löst man sodann die Binde und wartet, bis die Zirkulation ausgeglichen ist, so sieht man keinerlei Nachwirkung oder Farbendifferenz.

Dieser Versuch beweist wiederum, daß die Diathermierung die Einführung fremder Energie in das Gewebe und einen Ersatz der natürlichen Gewebsernährung bildet. Die lokale Arterialisierung, welche in der hellroten Färbung sich dokumentiert, zeugt von einer von der Zirkulation unabhängigen Steigerung der Oxydationsfähigkeit des Gewebes.

Die Hauthyperämie tritt bei Menschen mit trägem Vasomotorensystem nicht immer auf oder nur in geringem Grade; trotzdem kann eine Tiefenhyperämie eintreten. So beobachtet man häufig im Tierexperiment bei großen Stromstärken in tief gelegenen Muskelpartien, Faszien, serösen Häuten das Auftreten von Petechien und Suggillationen, während die Haut selbst anscheinend intakt ist. Tiefenhyperämie läßt sich auch anderweitig leicht beobachten. Bei Durchwärmung des Uterus vom Rektum zur Bauchdecke sieht man arterielle Rotfärbung des Zervix auftreten; ebenso Erweiterung der Blasengefäße bei Durchwärmung der Blase; Rötung der Kehlkopfschleimhaut bei äußerer Diathermierzng des Kehlkopfs; Ciliarinjektion bei Erwärmung des Augapfels neben Rötung der Conjunctiva.

Betrachten wir nunmehr die Wirkungen der Diathermie auf das Nervensystem! Wir haben wiederholt erwähnt, daß sensible und

motorische Reizungen infolge von Hochfrequenzströmen nicht auftreten. Dies ist jedoch nur der Fall, wenn die Stromdichte eine so geringe bleibt, daß eine erhebliche Erwärmung der Nervensubstanz nicht
stattfindet. Denn gerade wie wir durch thermische Wirkungen der
altbekannten Art die sog. Wäremereize auf den Nerven ausüben können,
so kann auch die diathermische Wärme, wenn sie einen bestimmten
Grad erreicht, den Nerven reizen.

Bezüglich der Empfindung der diathermischen Wärme sind nur
wenige Punkte hervorzuheben. Zunächst entsteht die Frage: Wo
fühlen wir diese Tiefenwärme? Da die Möglichkeit der Tiefendurchwärmung für uns ein Novum ist und unsere gesamte phylogenetische
und individuelle Erfahrung uns gelehrt hat, Wärmeempfindungen
peripher zu lokalisieren, so ist es erklärlich, daß wir auch die diathermische Wärme meist in den oberen Hautschichten empfinden. Benutzt man die Handelektroden, so geben manche Patienten an, daß
sie die Empfindung hätten, als ob aus dem Ende der Elektrode heraus
die Wärme nach dem Arm zu ausströmte. Andere haben das Gefühl,
als ob aus dem Arm heraus nach allen Seiten die Wärme strahlte. Wieder
andere behaupten, daß sie den Puls warm durch den Arm schlagen
fühlten. Setzt man Flächenelektroden zu beiden Seiten des Knies
z. B. auf, so geben die Patienten häufig an, daß sie die Empfindung
hätten, als wenn die Wärme durch und durch gehe. Das ist aber nur
dadurch bedingt, daß sie auf diametral entgegengesetzten Flächen
der Extremität in der Haut empfunden wird. Bei Durchwärmungen
des Thorax wird auch die Erwärmung der Haut von den Patienten
hervorgehoben. Indessen ist dann meist auch das Gefühl einer wohltuenden Wärme, die den ganzen Körper durchstrahlt, vorhanden.
Manche Patienten geben nach lokaler Diathermierung an, daß sie
während des ganzen Tages das Gefühl einer wohltuenden Wärme beibehalten hätten. Wieder andere beschreiben nur während der Applikation oder unmittelbar danach ein leichtes Wärmegefühl, das aber
nach einigen Minuten abklingt. Danach verspüren sie nichts. Es
scheint nach allem, daß wir nur in der Haut Wärmeempfindung haben
und sie dort nur zu lokalisieren vermögen (siehe Syringomyelie S. 214).
Eine mit dem Wärmegefühl gleichzeitig einsetzende Wirkung auf die
Nervenleitung beobachten wir in Krankheitsfällen. Es ist bekannt,
daß die Wärme in ihren üblichen Anwendungen eine schmerzstillende
Wirkung ausübt, und so ist es nicht verwunderlich, daß die diathermische Wärme, welche eine noch viel wesentlichere Tiefenwirkung
und mithin größere Intensität, zumal in der Tiefe, aufweist, eine ausgesprochen schmerzstillende Wirkung entfaltet. Wir können vielleicht
annehmen, daß diese Wirkung auf einer Art inhibitorischer Funktion
beruht. Vielleicht wird der Eigentonus der Nervenfibrillen so erhöht,
daß die Schmerzleitung einen größeren Widerstand findet, vielleicht
spielt auch die elektrische Molekularerschütterung der den Nerven zusammensetzenden Moleküle eine Rolle für die Erschwerung der zentri-
petalen Reizleitung. Als weitere Erklärung für die schmerzstillende
Wirkung kann die Hyperämie, die wie jede Stauung schmerzlindernd

wirkt, herangezogen werden. Dagegen spricht aber die meist prompte Wirkung, die in den ersten Sekunden des Stromdurchgangs eintritt, also bevor eine Hyperämie eingetreten sein kann. Ferner tritt sie oft bei ganz schwachen Strömen auf, die überhaupt zu keiner erkennbaren Hyperämie führen, und endlich ist die Schmerzstillung häufig eine definitive, während die diathermische Hyperämie ja nur eine vorübergehende sein kann. Indessen wird man in manchen Fällen mit einer kombinierten Wirkung rechnen müssen.

Ebenso, wie die Wärme häufig eine schmerzstillende Wirkung zeigt, ist sie auch als krampfstillendes Mittel bekannt. Diese Wirkung tritt besonders bei der Diathermie in vielen klinischen Fällen in die Erscheinung; die Diathermie besitzt offenbar die Fähigkeit, pathologisch erhöhten Muskeltonus herabzusetzen. Daher ihre ausgezeichnete Wirkung bei Chorea minor, Pyloruskrampf, Blasenkrampf usw.

Lassen wir die Diathermie auf die Nervenzentren und das Zentralorgan einwirken, so beobachten wir hier die typische Wärmewirkung auf die Zellen. Es läßt sich im Experiment an einzelligen Wesen sowie an anderen Materien (z. B. Hefezellen) nachweisen, daß der Chemismus der Zelle durch Wärme erhöht wird, und zwar sind Erhöhungen um 25% der normalen Funktionsleistung beobachtet worden. Da man bisher nicht imstande war, das Gehirn z. B. auf eine höhere Temperatur als die Blutwärme zu bringen, stehen wir bezüglich der Diathermie und der Applikation der diathermischen Wärme am Gehirn vor einem Novum. Die Ergebnisse der Gehirndurchwärmung sind deshalb nicht eindeutige, weil wir ja nicht nur den direkten diathermischen Effekt auf die Zelle, sondern auch die diathermische Beeinflussung der kraniellen und zerebralen Zirkulation in Betracht zu ziehen haben. Ich habe zuerst Versuche am verlängerten Mark vorgenommen. Legt man einem Hund eine Speichelfistel an und durchwärmt das verlängerte Mark diathermisch, wobei es notwendig ist, mit relativ kleinen Stromstärken relativ lange Durchwärmungen vorzunehmen (10 Minuten), so beobachtet man, wenn eine genügende Temperatursteigerung eingetreten ist, eine plötzlich einsetzende intensive Sekretion des in dicken schnell aufeinander folgenden Tropfen aus der Fistel erscheinenden Sekretes der Parotisdrüse. Man muß natürlich dafür Sorge tragen, daß die Stromrichtung eine solche ist, daß sie einerseits das Mark durchdringt, andererseits aber die Parotis nicht direkt miterwärmt. Hierbei beobachtet man gleichzeitig die Wirkung der Wärmereizung des Atemzentrums. Das Tier fängt an, tief und schnell hachelnde Atemzüge zu machen, wie sie für die Reizung dieses Zentrums charakteristisch sind. Die Möglichkeit einer erheblichen Tiefendurchwärmung des Gehirns von der Haut aus geht aus folgendem Versuch hervor. Ich habe am abgeschnittenen Kopf einer Leiche ein Thermometer durch das Foramen occipitale so eingeführt, daß die Kugel sich im temporalen Durchmesser etwa in der Schädelmitte befand. Diathermierung mit großen Stromstärken von den Schläfen aus bewirkte in 5 Minuten einen Temperaturanstieg von 5° im Schädelinnern.

Die Reiz- und Ausschaltungsversuche am bloßgelegten Gehirn sind noch nicht so weit abgeschlossen, daß an dieser Stelle über sie referiert werden kann.

Leicht zu kontrollieren ist die Wirkung der Diathermie auf die Funktion der Drüsenzellen. Allerdings ist auch hierbei die komplizierende Wirkung der Hyperämisierung bei direkter Erwärmung des Parenchyms mit zu berücksichtigen. Wir haben oben schon erwähnt, daß die Schweißsekretion lokal und auch reflektorisch allgemein eine Reizung durch die Diathermie erfährt. Ebenso wie die Schweißdrüsen reagieren auch andere Drüsen, und so beobachten wir eine Vermehrung der Gallensekretion bei Diathermierung der Leber, die zu einer Verdoppelung der normalen Sekretmenge im Tierexperiment führen kann. Wir sehen bei der Diathermierung der Nieren die Harnmenge erheblich steigen, beobachten aber bei allen diesen Drüsensekretionen, daß es sich nicht allein um eine Steigerung der Flüssigkeitsmenge handelt, sondern daß die spezifischen Sekretionsbestandteile ebenfalls in vermehrter Menge ausgeschieden werden. Dies geht aus dem gleichbleibenden oder sogar steigenden spezifischen Gewicht trotz vermehrter Gesamtproduktion hervor. Ebenso können wir die Magendrüsen, die Pankreasdrüse, die Schilddrüse, die Brustdrüse, Ovarien usw. der Diathermierung unterziehen. Wir können somit von einer direkt stoffwechselanregenden Wirkung der Diathermie sprechen. Diese Wirkung kommt durch 3 Faktoren zur Geltung. Erstens verlaufen chemische Reaktionen (besonders Oxydationen) schneller bei höherer Temperatur als bei niedriger. Wir dürfen auf eine direkte Wirkung auf die chemischen Funktionen der Zelle, sowie manche chemischen Vorgänge in den Säften rechnen. Zweitens bedingt die arterielle Hyperämie einen beschleunigten Stoffwechsel an der Stelle ihres Bestehens, mithin bei allgemeiner Diathermie eine Steigerung des Gesamtstoffwechsels, und endlich dürfen wir eine direkte chemische Wirkung im Sinne hochmolekularer Umwandlungen (im Sinne J. Rosenthals) nicht von der Hand weisen. Es ist nicht ausgeschlossen, wenn auch noch nicht bewiesen, daß die schwingende Energie in Form elektrischer Wellen, etwa nach Analogie der Licht- und Röntgenstrahlen, im Gewebe sich nicht ausschließlich in Wärme, sondern vielleicht auch z. T. in chemische Wirkung umsetzt.

Es erübrigt noch, auf die Wirkungen der Diathermie auf Bakterien und Toxine einzugehen.

Schon in den 90er Jahren hat d'Arsonval mit seinen Mitarbeitern Versuche angestellt, nach denen durch Einwirkung von Hochfrequenzströmen auf Bakterienaufschwemmungen gewisse Wirkungen erzielt sein sollen. So behauptete er, antibakterielle Wirkungen und Abschwächungen von Toxinen gesehen zu haben. Auch im Tierversuch an Kaninchenohren berichtete er über ähnliche Resultate. Da diese Versuche noch ohne Kenntnis der Diathermiewirkungen der Hochfrequenzströme ausgeführt wurden, ist auch auf die diathermische Wärmeproduktion hierbei nur insofern Rücksicht genommen worden, als die offensichtlich eintretende zu starke Erwärmung durch Eintauchen in ein Wasserbad zum Teil paralysiert wurde. Daß aber diese äußerliche

Kühlung die Tiefenwirkung in Bakterienkulturen nicht mit Sicherheit zu beseitigen vermochte, wurde nicht genügend berücksichtigt. Wir können daher nach unseren heutigen Kenntnissen, was übrigens auch von französischer Seite zugegeben wird, diese Versuche nicht mehr als irgendwie beweisend ansehen. Nach unseren eigenen neueren Versuchen mit den Diathermieströmen großer Energie ist es ohne weiteres verständlich, daß wir vollkommene Sterilisation von Kulturen in vitro erzielt haben und dieses durch reine Wärmewirkung befriedigend zu erklären vermögen. In vivo liegen die Verhältnisse wesentlich komplizierter. Indessen sind auch hier Abschwächungen von Gonokokken und anderen Kulturen in Gelenken ohne Zerstörung dieser in einer Reihe von Fällen gelungen (Laqueur).

Zu trennen von diesen direkten Schädigungen der Bakterien durch die Diathermiewärme sind die sekundären Wirkungen, welche die Diathermie auf infizierte Gebiete auszuüben vermag. Denn hierbei handelt es sich um eine Stimulierung der antitoxischen bzw. antibakteriellen Schutzkräfte des Organismus und folglich um höchst komplizierte Wirkungen. Ich habe im Jahre 1904 die Wirkung von Kältereizen, d. h. von Wärmeentziehungen, in Hinsicht auf Erkältungskrankheiten dadurch erklärt, daß durch plötzliche und intensive Wärmeentziehung ein erhöhter Verbrauch von Reservematerial zur Deckung des Defizits vom Körper herangezogen wird, und daß hierzu die im Blute befindlichen Alexine zunächst verwandt werden[1]). So konnte ich eine Abnahme der hämolytischen Fähigkeit des Blutes sowie auch der antibakteriellen Fähigkeiten des Serums nach Kälteprozeduren nachweisen. Diese Versuche wurden später von Litthauer bestätigt und durch Wärmezufuhr Vermehrungen der Abwehrkräfte des Organismus konstatiert (von Laqueur bestätigt). Wenn somit schon durch die gewöhnlichen Wärmeprozeduren Erhöhung der Widerstandsfähigkeit des Körpers gegenüber Infektionen experimentell sichergestellt ist, was auch schon empirisch aus der Bewertung des Fiebers als einer Abwehrreaktion nahe lag, so war es von vornherein nicht unwahrscheinlich, daß auch die Diathermie vermöge ihrer besonderen Tiefenwirkung und ihrer Fähigkeit, intensive Temperatursteigerungen einzelner Körperabschnitte und des ganzen Körpers zu verursachen, sowie infolge der diathermischen Hyperämie und Hyperlymphie sich hierfür wirksam erweisen würde. Die diesbezüglich von verschiedenen Seiten angestellten Versuche verliefen auch zum großen Teil in diesem Sinne bejahend, wenngleich die ungeheure Kompliziertheit dieser vitalen Reaktionen eine eindeutige Beurteilung derartiger Versuche sehr erschwert. Immerhin aber spricht die klinische Erfahrung, wie wir weiter unten sehen werden, für die Möglichkeit oder besser Wahrscheinlichkeit günstiger Einwirkungen auf Infektionen, wenngleich, wie gesagt, der exakte Beweis im Experiment schwer zu erbringen ist.

Es ist nach unseren heutigen Erfahrungen bezüglich der Diathermie der Gedanke nicht von der Hand zu weisen, daß, ebenso wie eine

---

[1]) Beiträge z. klin. Medizin. Festschrift für Senator 1904.

Nagelschmidt, Diathermie. 3. Aufl.　　　　　　　　　7

Aktivierung des Zellchemismus, auch eine Aktivierung der Toxine und Antitoxine in ihrer Avidität, wie auch eine vermehrte Produktion von Antikörpern aus dem stimulierten Blute erwartet werden kann. Auch die Bakterien werden sich ähnlich wie die Zellen verhalten, d. h. sie werden in ihrer Wachstums- und Teilungsenergie, in ihrem Chemismus aktiviert werden, falls sie nicht geradezu thermolabil sind. In dieser Beziehung nehmen die Gonokokken eine Sonderstellung ein und rechtfertigen die spezielle Indikation der Diathermie zur Behandlung gonorrhoischer Erkrankungen, wie im klinischen Teil mitgeteilt.

Wenngleich wir mit der physiologischen Erforschung der Wirkungen der Hochfrequenzströme durch die Einführung der Diathermie mit einem Schlage auf eine exakte experimentelle Basis gestellt worden sind, ist es mir bisher noch nicht möglich gewesen, Physiologen für die Bearbeitung spezieller Fälle zu gewinnen. Wir sind daher auf wenige exakte Resultate angewiesen, die von den meist klinischen Bearbeitern der Diathermie in den letzten Jahren zutage gefördert worden sind. Es ist noch eine große Anzahl wichtiger fundamentaler Fragen zu lösen. Immerhin aber sehen wir aus dem Vorstehenden, daß die Einführung der Wärme in jede beliebige Tiefe des Organismus ein physiologisches Novum schafft, welches eine Reihe vielversprechender Untersuchungen ermöglicht und bereits jetzt Hinweise für die praktische Anwendung in der Medizin gibt.

Klinische Anwendung der Diathermie.

Überblicken wir noch einmal die bisher besprochenen Applikationsmethoden der Hochfrequenzströme in ihrer alten und neuen Form, so finden wir, daß viele der mit der D'Arsonvalisation nur gelegentlich zu beobachtenden Erscheinungen und manches unerklärlich Scheinende durch die Diathermie einer sicheren experimentellen Prüfung zugänglich geworden ist. Wir finden aber gleichzeitig als das Gemeinsame in allen Hochfrequenz - Applikationen den diathermischen Wärmeeffekt als einzige primäre und nachweisbare Wirkung. Wir finden ihn im großen Solenoid, bei dem Kondensatorbett, bei den Effluvien, bei der reinen Kontaktapplikation; kurzum überall, wo hochfrequente elektrische Energie in den Körper übergeht, entsteht ein Wärmeeffekt, und zwar der neue, von allen anderen Wärmeapplikationen sich unterscheidende, diathermische.

Die Verwendung der Wärme in der Medizin ist eine der ältesten Errungenschaften auf vielen ihrer Gebiete. Warme Bäderapplikationen, Sonnenbestrahlungen, waren schon im Altertum beliebte Behandlungsmethoden. Leider müssen wir eingestehen, daß seit Äskulaps Zeiten bis in die neueste Zeit ein wesentlicher Fortschritt diesbezüglich nicht gemacht wurde. Man hat zwar Heißwasserduschen, Dampfduschen, Römisch-Russische Bäder, elektrische Kompressen, Glühlicht- und Bogenlichtbäder, lokale Heißluftbestrahlungen in einfacher und eleganter Form erfunden und konstruiert. Aber über die Zuführung von Wärme durch Applikation fester, flüssiger oder gasförmiger Medien auf Haut und Schleimhaut kam man nicht hinaus. Die einzige Art innerer Temperaturerhöhung, die wir bisher kannten, war das Fieber. Aber auch hier ist die Grenze mit der Bluttemperatur gegeben und stets der Nachteil vorhanden, daß die Temperatursteigerung auf Erhöhungen der zellularen Verbrennungen, d. h. auf Forcierung des Stoffwechsels und auf Verbrauch der Reservekräfte des Organismus beruht. Daher die schwächende, zehrende, den Organismus schädigende Wirkung des Fiebers. Auch durch die Methode der Wärmestauung ist eine Steigerung der Körpertemperatur erzielt worden. Aber auch hiermit ist fast stets eine erhebliche Schädigung des Organismus verbunden, da wegen der guten Zirkulations- und Regulationsvorrichtungen lokale Wärmestauungen nur in geringem Maße erzielbar sind, während eben die allgemeinen Stauungen stets große Gefahren mit sich bringen.

Erst durch die Einführung der Diathermie ist ein wirklicher Fortschritt auf dem uralten Gebiet der Wärmetherapie gezeitigt worden. Er wurde vorbereitet durch die physiologische und klinische Erforschung von d'Arsonvalschen Strömen. Leider aber ist den Untersuchern die Quintessenz dieser Methode, nämlich der diathermische Effekt, nur gelegentlich als Nebenbefund aufgestoßen und der Kern dieser Frage der Aufmerksamkeit bis vor kurzem entgangen.

Es ist erstaunlich, wie schwierig es sich nun in der Praxis herausstellt, eine derartige neue Methode, deren Wirksamkeit und deren Effekte mit Leichtigkeit ad oculus demonstriert werden können, einzuführen. Wer mit der Diathermie — Verständnis und Interesse vorausgesetzt — arbeitet, kann sich den zum Teil außerordentlich günstigen Resultaten, die die klinische Beobachtung ergibt, nicht verschließen, und doch ist die Schwierigkeit ungeheuer, die Mehrzahl der Ärzte auch nur zu einem Versuch ihrer Beobachtung anzuregen. Es muß dies wohl damit zusammenhängen, daß der physikalische Effekt der Tiefendurchwärmung und das Verständnis des komplizierten Hochfrequenzinstrumentariums eine physiotherapeutische Vorbildung voraussetzt, die wir uns leider in Deutschland an keiner offiziellen Lehrstätte anzueignen imstande sind. Im Auslande hat die Verbreitung der Diathermie entsprechend den größeren dort herrschenden Interessen für physikalische Behandlungsmethoden bereits bedeutende Fortschritte gemacht.

A. Medizinische Diathermie.

1. Kapitel.

Dosierung und allgemeine Technik.

Die Verwendungen der Diathermie in der Heilkunde können wir nach 2 Hauptgruppen unterscheiden, denen sich einige weniger bedeutsame Verwendungskreise anschließen. Die erste Hauptgruppe beschäftigt sich mit der leichten Durchwärmung der Gewebe bis zur Toleranzgrenze, welche ohne dauernde Schädigung der Funktion ertragen wird. Es kommen hierfür die S. 104ff. beschriebenen Methoden zur Anwendung. Wir haben das Instrumentarium für die Autokonduktion, die Autokondensation, die Behandlung mit Kondensatorelektroden, mit der Dusche, mit Funkenapplikation bereits besprochen, und es erübrigt, an dieser Stelle auf die Dosierungsfrage einzugehen. Wir wollen nur allgemein die Dosierungsmöglichkeit der einzelnen Methoden besprechen, während wir bei den einzelnen Kapiteln der klinischen Anwendung die spezielle Dosierung berücksichtigen werden.

Die Behandlung im großen Solenoid erfordert keine spezielle Dosierung bezüglich der Amperezahl; denn die unökonomische Anordnung desselben läßt eine möglichst intensive Belastung wünschenswert erscheinen. Bei der Anwendung ist noch niemals durch Überdosierung eine Schädigung aufgetreten. Ich habe im Gegenteil stets den Eindruck gehabt, daß diese allgemeine Applikationsmethode die schwächste in therapeutischer Hinsicht ist, wenngleich sie ein gewisses Indikationsgebiet besitzt. Die Hauptindikationen sind Insomnie, psychische und nervöse Erregungszustände, sowie hoher Blutdruck bei empfindlichen Patienten. Die Dosierung erfolgt vielmehr nach den Gesichtspunkten der Zeit und Aufeinanderfolge sowie Dauer der einzelnen Sitzungen. Sie wird von 10—30 Minuten Dauer pro Sitzung und täglichen oder mit 1 oder 2 Tagen Intervallen stattfindenden Sitzungen bemessen. Wie erwähnt, ist bei diesen Applikationen eine Intoleranz bisher nicht beobachtet worden. Auch bezüglich der kleinen Solenoide für Kopf und Extremitäten gilt das eben Gesagte. Nur muß man die Vorsichtsmaßregel beobachten, daß Ringe, Metallgürtel und Armbänder wegen der in ihnen eintretenden starken Erhitzung entfernt werden.

Bezüglich des Kondensatorbettes haben wir es seit Einführung der Diathermie mit einer wesentlich intensiveren Applikationsmethode zu tun, und hier sind Schädigungen möglich. Einerseits müssen wir uns überlegen, ob bei der allgemeinen Beeinflussung des Körpers durch das kräftig wirksame Kondensatorbett eine Wärmestauung zu befürchten ist. So ist es wichtig, die Patienten daraufhin zu untersuchen, ob sie transpirationsfähig sind; denn bei Patienten, die schlecht transpirieren, wird das Kondensatorbett häufig schlecht vertragen. Dagegen ist es allgemein indiziert, wo es sich um spastische Zustände des peripheren Gefäßsystems handelt. Aus diesem Grunde ist es zweckmäßig, zwischen der einen Belegung und dem Apparat ein Hitzdrahtinstrument einzuschalten und seine Angaben zu berücksichtigen. Applizieren wir das Kondensatorbett für den ganzen Körper, so kommt es darauf an, welchen Effekt wir erzielen wollen. Handelt es sich nur um Zirkulationsbeeinflussung, so kommen wir mit relativ kleinen Dosen aus, und 5 bis 6 Ampere 10—20 Minuten lang werden durchweg gut vertragen, falls der Blutdruck nicht zu niedrig ist. Beabsichtigen wir dagegen, z. B. bei einer allgemeinen Infektion, künstliches aseptisches Fieber zu machen, so bezwecken wir eine Wärmestauung und werden die Dosis und die Dauer der Sitzung unter sorgfältiger Kontrolle des Allgemeinbefindens, speziell von Bewußtsein und Herz, höher wählen, 10 bis 12 Ampere, die Dauer $1/_2$ Stunde und länger. Hierbei ist es natürlich wichtig, die Temperatur genau zu kontrollieren, und es empfiehlt sich, den Fernregistrierapparat anzuwenden (siehe die Abb. 62—66 auf S. 114 f.).

Es empfiehlt sich, um auch Unregelmäßigkeiten in der Blutverteilung infolge des Wärmeeffektes zu entdecken, sowohl die Hauttemperatur in der Achselhöhle wie die Analtemperatur gleichzeitig zu registrieren und zu beobachten. Hat man die gewünschte Temperatursteigerung des gesamten Organismus erzielt, so wird die Sitzung unterbrochen, während die Temperaturkontrolle weiter geführt werden kann.

Wird das Kondensatorbett zu lokalen Applikationen angewandt, so ist die Gefahr der Hyperpyrese gering, und man kann sich mit der Dosierung nach dem subjektiven Gefühl des Patienten richten, falls keine Thermoanästhesie besteht. In solchem Fall muß man durch zeitweises Ausschalten und Kontrollieren mit der Hand den Grad der eingetretenen Erwärmung feststellen oder auch hier das Fernthermometer benutzen.

Bezüglich der Kondensatorelektroden ist eine Dosierung lediglich durch das Gefühl des Patienten zu geben. Da das Milliamperemeter in den meisten Fällen keinen oder nur einen geringen Ausschlag gibt, richtet man sich hierbei im allgemeinen nach der Helligkeit der Kondensatorentladung und nach dem Geräusch der Fünkchen. Stirn und Gesicht sind wesentlich empfindlicher als Kopf und Nacken, die übrigen Körperteile stehen bezüglich der Empfindlichkeit in der Mitte. Festes Andrücken und schnelles Hin- und Herbewegen der Elektrode macht die Applikation angenehmer und erträglicher, während bei Verweilen schon nach kurzer Zeit (einer Sekunde z. B.) bei der gleichen Stromstärke unerträgliches Brennen auftreten kann. Lockeres Gegenhalten der Elektrode oder gar leichtes Abziehen von der Haut führt zu intensiveren Funkenentladungen, welche wesentlich schmerzhafter sind. Da die Elektroden selbst, besonders an den Stellen, welche mit dem Patienten in Kontakt sind, während der Applikation sich stark erwärmen, so empfiehlt es sich, daß der Arzt, ohne den Strom zu unterbrechen, die Elektrode von Zeit zu Zeit in die Hand nimmt und konstatiert, ob sie noch nicht zu heiß geworden ist. Ist das der Fall, so unterbricht man für eine kurze Zeit die Sitzung, kühlt die Elektrode mit einem bereit gehaltenen feuchten Tuch oder mit dem kalten Luftstrom eines Fönapparates oder in irgendeiner anderen Weise und setzt dann, wenn nötig, die Behandlung fort. Bei thermoanästhetischen Personen muß diese Prüfung natürlich häufiger stattfinden. Ebenso tut man gut, bei Rektal- und Vaginalelektroden, wo die Elektrode nicht hin und her bewegt wird, sondern auf ihrer Stelle liegen bleibt und höchstens zur Massage benutzt wird, dabei jedoch in dauerndem Kontakt mit der Schleimhaut bleibt, die Stromstärke so zu wählen, daß man nur ein leichtes summendes Geräusch und keine sichtbare Funkenentladung erkennt. Hierbei kann man die Applikation auf mehrere Minuten ausdehnen (3—5 oder auch mehr). Im allgemeinen geben die Patienten es an, wenn die Erwärmung zu stark wird. Zwecks Wahrung der Asepsis empfiehlt es sich, bei Anwendung in der Vagina oder im Rektum die stabförmige Glas- oder Hartgummielektrode mit einem der üblichen Kondomfingerlinge zu überziehen. Im allgemeinen hat man an dem Auftreten einer Hautrötung bereits während der Applikation einen Maßstab dafür, daß die genügende Intensität angewandt worden ist. Bei manchen Patienten tritt aber keine Vasodilatation ein, selbst bei längerer Applikation, und man beschränkt sich bei diesen auf eine 3—10 Minuten lange Sitzung, je nach der Toleranz für das Gefühl.

Die zweite Elektrode gibt man zweckmäßig dem Patienten in die Hand, wobei keine weiteren Vorsichtsmaßregeln wegen der geringen Stromstärke zu beachten sind. Da eine wesentliche Tiefenwirkung der Kondensatorelektroden nicht zu erwarten ist, spielt der richtende Einfluß der zweiten Elektrode hierbei keine bedeutende Rolle.

Auch bei der Duschenapplikation kann man die zweite Elektrode in Form eines Stabes mit beiden Händen fassen lassen, allerdings klagen die Patienten bei starker Applikation, d. h. bei großer Annäherung der Duschenelektrode, über den gelegentlichen Übergang dickerer Funkenentladungen und infolgedessen über heftige Zuckungen in der Armmuskulatur. Es ist deshalb bei empfindlichen Patienten oder solchen, die eine nur schwache Armmuskulatur haben, empfehlenswert, als zweite Elektrode eine größere Plattenelektrode zu verwenden, auf welche man sich entweder setzen kann, oder die vom Patienten selbst auf Brust oder Bauch angedrückt wird. Man kann dann selbst kräftige Büschelentladungen auf dem Rücken stattfinden lassen, ohne daß unangenehme Muskelkontraktionen unter der zweiten Elektrode auftreten. Will man die Brust behandeln, so muß man für Applikation der zweiten Elektrode auf dem Rücken während dieser Zeit Sorge tragen. Sie wird entweder von einem Assistenten gehalten oder mittels eines Bandes fixiert, oder der Patient legt sich darauf oder lehnt sich in einem Lehnstuhl gegen sie an. Nur wenn die Konzentration der Hochfrequenzelektrizität in einem einzelnen Körperteil gewünscht wird, stellt man z. B. den Fuß auf eine Metallplatte oder nimmt einen Handgriff in die Hand.

Eine Dosierung der Duschenentladung findet lediglich durch Entfernung und Annäherung statt, während es zwecks Erzielung einer weichen Duschenentladung zweckmäßig ist, den Apparat auf möglichst hohe Spannung einzustellen. Muß man zu diesem Zweck die Funkenstrecke regulieren, so empfiehlt es sich, die primäre Wicklung des Tesla-Transformators der jeweiligen Funkenstreckenlänge anzupassen. Denn sowohl bei kleiner wie bei zu großer Belastung arbeitet die Funkenstrecke schlecht, und nur bei der richtigen findet ein gleichmäßiger und leistungsfähiger Funkenübergang statt.

Nähert man die Elektrode dem Körper allmählich, so empfindet der Patient zunächst den früher erwähnten feinen Hauch, der dann in ein deutliches Prickeln oder stechendes Gefühl übergeht und zuletzt bei weiterer Annäherung beim Funkenübergang Muskelkontraktionen und einen lebhaften Hautreiz verursacht. Die Patienten erschrecken meist, wenn man sie nicht vorher auf den möglichen Funkenübergang aufmerksam macht, geben aber dann auch, wenn sie an den Funkenübergang gewöhnt sind, an, daß ein eigentlicher Schmerz bei seinem Auftreten kaum besteht, sondern daß nur die plötzliche muskuläre Erschütterung etwas unangenehm ist. Es gibt aber auch Patienten, die sich an diese Erschütterung nicht gewöhnen, und die sich dauernd vor ihr fürchten. Man muß hier von einer Forcierung absehen und auf diese Applikation verzichten, die ja überhaupt nur eine untergeordnete Bedeutung besitzt.

Viel wichtiger ist die indirekte Funkenapplikation, welche ich seit langer Zeit übe, und die ich 1907 a. a. O. beschrieben habe. Nimmt man irgendein Metallstück in die Hand und nähert es der strahlenden Endspitze eines Resonators oder auch einem Diathermiepol, so sprühen je nach der vorhandenen Spannung mehr oder weniger lange und je nach der vorhandenen Belastung mehr oder weniger dicke Funkenentladungen auf das Metallstück über. Man kann auf diese Weise Spannungen von weit über 100 000 Volt und Stromstärken von einem Ampere oder mehr plötzlich auf das Metallstück und von diesem weiter in den Körper hineinleiten, ohne einen Ruck oder eine Sensation zu spüren. Nur findet bei großen Stromstärken eine Erwärmung des Handgelenks statt, oder bei D'Arsonvalapparaten spürt man bei großer Stromstärke ein faradisches Gefühl. Verbindet man nun den Patienten mit einem Pol des Hochfrequenz- oder Diathermieapparates, bringt eine nicht an einem Draht befindliche, freie Metallelektrode in irgendeiner Form, Platte, Spitze, Kugel an der gewünschten Körperstelle, an welcher man Muskelkontraktionen auslösen will, an und läßt nun mittels eines am anderen Pol befindlichen Drahtes, der nicht notwendig mit einer Metallelektrode in Verbindung stehen muß, Funken von einigen tausend Volt Spannung auf die freie Metallelektrode auffallen, so treten unter ihr Muskelkontraktionen auf, die man durch Variation der Spannung und der Stromstärke in ihrer Intensität regulieren kann. Da der Funkenübergang nicht auf die Haut, sondern auf eine Metallplatte stattfindet, und die übergehende Hochfrequenzelektrizität sich durch Kontakt von der Metallplatte in den Körper ohne nochmalige Unterbrechung als Hochfrequenzelektrizität fortsetzt, so spürt der Patient nichts vom Funkenschmerz; sondern lediglich die plötzliche kapazitive Aufladung erzeugt die lokale Muskelkontraktion der unter der Elektrode befindlichen Muskulatur. Ist die Elektrode klein, spitzen- oder kugelförmig und die Stromstärke oder vielmehr die Funkenlänge nicht zu groß, so treten ganz lokale, evtl. fibrilläre Muskelkontraktionen auf. Ist die Elektrode von größerer Fläche, so werden auch größere Muskelpartien bei starker Dosierung zur Kontraktion gebracht. Bringt man die Elektrode über einem motorischen Nerven an, so wird das ganze Innervationsgebiet dieses Nerven motorisch gereizt. Wir haben es bei dieser Applikationsart mit Kondensatorentladungen zu tun, welche ja jetzt in der Elektromedizin die bereits 1907 von mir vermutete wichtige Rolle zu spielen beginnen. Die Dosierung der Fulguration übergehen wir hier als überlebte Methode, desgleichen die Kalt-Kaustik als eine ebenfalls nebensächliche Methode der Hochfrequenzapplikation.

Wir kommen nunmehr zur Dosierung der wichtigsten, nämlich der eigentlichen Kontaktapplikation. Wenden wir Handelektroden an, so ist die Toleranz des jeweils dünnsten vom Strom zu durchfließenden Körperquerschnittes für die Dosis maßgebend. Im allgemeinen vertragen Erwachsene, je nach der Dicke ihres Handgelenks, 300 bis 500 Milliampere auf die Dauer von mehreren Minuten. Kräftige und besonders dicke Handgelenke ertragen auch 600 und 700. Wenn keine Thermoanästhesie besteht, kann man sich jedoch auf die Angaben der Patienten verlassen, die bei zu starker Erwärmung sich darüber beklagten. Ist einmal die Erwärmung eine zu starke geworden, so tritt meistens ein intensiver Schmerz auf. Dieser Schmerz ist der Vorläufer der partiellen Koagulation und erfordert sofortiges Abstellen des Stromes. Geben die Patienten dagegen nur starke Erwärmung an, so genügt eine Abschwächung während $^1/_2$ Minute, worauf wieder der normale Strom eine Zeitlang hindurchgeleitet werden kann. Der Arzt kann außerdem sowohl während des Stromdurchganges als auch bei Unterbrechung zu diesem Zweck, durch Berührung des Handgelenks den Grad der Erwärmung kontrollieren und taxieren. Wendet man eine Durchströmung der unteren Extremitäten an, so ist das Fußgelenk maßgebend. Es erträgt normalerweise 700—900 Milliampere und erfordert dieselben Vorsichtsmaßregeln wie das Handgelenk. Bei Kindern und jugendlichen, zarten Individuen sowie bei Erwachsenen mit starker Atrophie und entsprechend geringerem Querschnitt müssen diese Dosen verringert werden. Dem Ellbogengelenk kann man 1 Ampere zumuten, dem Kniegelenk 2—3. Einzelne Finger und Zehen vertragen 200—400 Milliampere. Bei allen übrigen Körperteilen kommt die Querschnittstoleranz wegen der großen Dicke derselben nicht in Betracht; vielmehr haben wir es hier lediglich mit der Toleranz der Haut, d. h. mit der Stromdichte unter der Elektrodenfläche zu tun. Die von der Firma Siemens hergestellten Blei- und Blechelektroden, welche ich fast ausschließlich verwende, haben folgende Flächen, und diesen Flächen entspricht die aus der Tabelle ersichtliche Toleranz.

Tabelle.

Elektroden	Stromstärke (Amp.)	Klemmen
Hand—Hand	0,35—0,50	0—2
Fuß—Fuß	0,6 —0,7	0—2
2 cm Durchm.	0,15—0,2	0—1
4 cm Durchm.	0,3 —0,4	0—1
9 cm Durchm.	0,9 —1,0	0—1
4 × 6,5 cm²	0,5 —0,6	0—1
4,5 × 10 cm²	0,6 —0,7	0—1
5 × 12 cm²	0,9 —1,0	0—1
10 × 20 cm²	ca. 2	0—1

Im allgemeinen ist Anschluß der Elektroden an Polklemme 0—1 für niedrige Spannungen, d. h. kurze Weglängen (durch den Thorax, quer durch Extremitäten, am Kopf), dagegen für große Weglängen (von Hand zu Hand oder Fuß zu Fuß, oder von Extremitätenende zum Thorax), Anschluß an Klemme 0—2 geboten.

Bei größeren Körpergewebsquerschnitten, welche der Bestrahlung unterworfen werden, bei denen also der richtende Einfluß der beiden Elektroden aufeinander wegen der Entfernung der Elektroden kein so ganz deutlicher mehr ist, rechnen wir mit einer Divergenz der Kraftlinien unterhalb der Haut, haben es also, abgesehen von der leichteren Erwärmbarkeit der Haut gegenüber den anderen Geweben auch noch mit einer besonderen Belastung der Haut im Vergleich zu dem Unterhautzellgewebe und den tieferen Schichten zu tun. Wünscht man eine protrahierte Applikation mit möglichst großen Stromstärken, die relativ schnell die Toleranz der Haut erschöpfen würden, so kann man sich damit helfen, daß man bei eingetretener unangenehmer Erwärmung der Haut diese mit einer in kaltes Wasser getauchten Kompresse kühlt, die Applikation wiederholt, wieder kühlt und so fort. Auf diese Weise kann man recht lange und recht intensive Applikationen ermöglichen. Auch Kühlelektroden habe ich S. 50 erwähnt. Indessen sind diese komplizierten Vorrichtungen überflüssig, da man sich mit dem einfachen Mittel des Auftupfens vollständig begnügen kann. Wollen wir an einer bestimmten, etwa zentral gelegenen Stelle eine besonders intensive Tiefenwirkung erzielen, so können wir uns der von der Röntgentiefenbestrahlung her bekannten Methode bedienen, indem wir von 2 diametral entgegengesetzten Stellen aus eine Diathermierung bis zur Toleranzgrenze der Haut vornehmen, sodann von 2 diametral gegenüber liegenden, daneben befindlichen Stellen aus und so fort im Kreise herum, wie es auf S. 61 beschrieben wurde.

Die Größe der Elektrodenfläche ist nun keineswegs allein für die anzuwendende Stromstärke maßgebend, vielmehr muß man stets auch der S. 48 beschriebenen Randwirkung eingedenk sein. Wenn wir z. B. oberhalb und unterhalb des Kniegelenks eine große Flächenelektrode um die Extremität herumlegen, wird sich die Hauptwirkung des Stromes an den einander zugewandten Kanten der Elektroden zeigen, weil infolge des richtenden Einflusses der Elektroden aufeinander und der guten Leitung innerhalb der Elektrode die meisten Stromlinien sich dort zusammendrängen. Folglich wird man nicht die volle, der Elektrodenfläche nach der Tabelle zukommende Stromstärke verwenden dürfen. Auch wenn wir sonst 2 Plattenelektroden irgendwo so in der Nähe voneinander anbringen, daß eine Ecke oder eine Kante der anderen wesentlich näher gelegen ist als der übrige Teil der Platte, so werden wir stets an diesen Stellen intensivere Wirkung haben und mit schnellerer Erhitzung rechnen müssen als unter den anderen Teilen der Platte. Das kommt aber nur in Frage, falls die Platten auf wenige Zentimeter genähert werden. Bei Distanz über 10 cm treten diese Erscheinungen nicht wesentlich störend auf.

Wie oben erwähnt, gebrauchen wir zur Überwindung des bei Längsdurchstrahlung von Extremitäten relativ langen Weges eine relativ hohe Spannung, und so verwenden wir, um möglichst große Stromstärken zu erzielen, hierfür die größte Zahl der einschaltbaren Windungen der sekundären Spirale, d. h. also, wir benutzen bei dem Siemensschen Apparat den Kontakt 0 + 2. Hierbei steht eine Klemmenspannung von etwa 800 Volt zur Verfügung, und wir können bei den meisten Menschen etwa 700 Milliampere durch die Arme hindurchschicken. Indessen ist diese Stromstärke nur für kurze Zeit erträglich. Vielmehr wird die Handgelenkserwärmung schnell so stark, daß wir mit der Stromstärke herabgehen müssen. Wenden wir dagegen Querdurchstrahlung von Extremitäten, sei es der Arme oder der Beine, an, so genügt die Elektrodenspannung 0 + 1, und wir können bei dieser je nach der Fläche der Elektrode und der Masse des zu durchstrahlenden Körperteiles relativ große Stromstärken bis zu 2 oder 3 Ampere verwenden. Indessen ist hierfür die Masse deshalb maßgebend, weil bei kleinen Dimensionen, selbst des Oberschenkels, nicht genügend Fläche zur Verfügung steht, um sehr große Elektroden ohne zu erhebliche

Annäherung der Ränder zu applizieren. Es kommt nun, z. B. zur Behandlung von Kniegelenken, nicht selten vor, daß man zunächst zwei große Flächenelektroden zu beiden Seiten des Kniegelenks anlegt und dann auch eine Durchstrahlung in der Längsrichtung vornimmt. Hierbei pflegt es dem Anfänger aufzufallen, daß z. B. bei einem geschwollenen Kniegelenk mit relativ großem Durchmesser die seitliche Durchstrahlung mittels der Pole 0 und 1 mit Leichtigkeit die Stromsträke von $1^1/_2$ bis 2 Ampere, die für eine längere Applikation die richtige ist, erzielen läßt. Legt man aber nunmehr die eine Elektrode z. B. oberhalb des Kniegelenks und die andere unterhalb des Kniegelenks auf die Vorderfläche auf, und zwar so, daß die Distanz der Elektroden nicht wesentlich größer ist als bei der Querapplikation, so fällt es auf, daß bei der gleichen Einstellung des Apparates nunmehr sehr viel weniger Strom hindurchgeht, trotzdem die Weglängen ungefähr die gleichen sind. Dies kommt nicht etwa daher, daß die innere Struktur des Gliedes in der Längsrichtung so verschieden von der Querrichtung wäre, daß die Widerstandsverhältnisse sich wesentlich änderten und mithin die Stromstärke ebenfalls, sondern diese Unterschiede beruhen im wesentlichen auf dem Widerstande der Haut. Bei der Querdurchstrahlung sind nur wenige Millimeter, nämlich die Dicke der Haut, zu überwinden, während bei der Längsdurchstrahlung und der oberflächlicheren Verteilung der Hochfrequenzströme (siehe Schema S. 59) die Haut in größerer Fläche als Widerstand auftritt und dadurch Einstellung des Apparates auf hohe Stromstärke oder sogar die Benutzung der Polklemmen 0 und 2 nötig macht.

Im allgemeinen ist bezüglich der Stromstärke und Dauer der Sitzungen zu unterscheiden, ob wir eine mehr oberflächliche, lokale Wirkung oder eine gleichmäßige Tiefenwirkung beabsichtigen. Erinnern wir uns des Eiweißversuches, so beobachten wir, daß bei Anwendung relativ großer Stromstärken die Koagulation in unmittelbarer Nähe der Elektroden begann und sich erst danach nach der Mitte fortsetzte, wobei beide Koagulationsstreifen zusammenstießen. Untersucht man diesen Koagulationsstreifen genauer, so sieht man, daß er in der Mitte relativ dünn, in der Nähe der Elektroden wesentlich dicker ist. Läßt man dagegen die Koagulation mit geringer Stromstärke, also im Laufe längerer Zeit entstehen, so bekommt man einen ungefähr gleichzeitigen Eintritt auf der ganzen Verbindungslinie zwischen beiden Elektroden. Wie an anderer Stelle erwähnt, können wir nun aus der Art des Koagulationseintrittes Rückschlüsse auf die Diathermiewirkung überhaupt machen, und so zeigt uns der Versuch, daß wir zur Erzielung von Oberflächenwirkungen von vornherein relativ starke Ströme anwenden müssen, wobei unter Umständen Tiefenwirkung vollständig ausbleibt. Wollen wir dagegen gleichmäßige Tiefenwirkung haben, so müssen wir relativ schwache Ströme verwenden, aber wesentlich längere Durchstrahlungszeiten wählen. Wir werden späterhin bei den chirurgischen Applikationen die gleiche Beobachtung verwerten können. Es wird nun von manchen Autoren empfohlen, von vornherein bei medizinischen Applikationen möglichst große Stromstärken anzuwenden und beim Eintritt unangenehmer Wärmeempfindung mit der Stromstärke herabzugehen. Nach dem eben Gesagten empfiehlt sich dieses Verfahren nicht. Ich habe vielmehr von Anfang an aus verschiedenen Gründen das umgekehrte Verfahren gewählt. Zunächst ist es praktischer, mit schwacher Stromstärke zu beginnen, sich gewissermaßen einzuschleichen, weil durch eine lose Kontaktschraube oder eine mangelhaft durchtränkte Gazekompresse oder eine leichte Verbiegung der Elektrode, welche zu ungenügendem Kontakt an irgendeiner Stelle führt, oder wegen Druckempfindlichkeit des Patienten, die zu nicht genügend festem Anlegen der Platte verleiten kann, kurzum aus irgendeinem Grunde bei plötzlichem Einschalten eines sehr starken Stromes Stechen, Brennen, Druckschmerz, faradisches Gefühl auftreten könnte. Das ist allerdings nur der Fall, wenn irgendeiner der genannten oder ein ähnlicher Fehler vorliegt. Beginnt man dagegen mit schwachen Stromstärken und steigt, wenn man sich davon überzeugt hat, daß alles gut funktioniert und gut anliegt, dann zu stärkerer Stromstärke an, so bemerkt der Patient bzw. der Arzt einen etwaigen Defekt oder Fehler, bevor eine irgendwie gefährliche Stromstärke erreicht ist, und kann ihn beseitigen. Dazu kommt, daß wegen mangelhafter Durchfeuchtung der Haut in den ersten Sekunden des Stromdurchganges, besonders wenn die Hautpartie behaart ist, leichtes Kribbekn auftreten kann, welches nach wenigen Sekunden bei besserer Durchfeuchtung aufhört. Beginnt man aber gleich mit sehr großen Stromstärken, so empfindet der Patient an Stelle des Kribbelns einen stechenden Schmerz. Da jedoch vor allem die Diathermie im wesentlichen zu Tiefendurchwärmungen verwandt wird, empfiehlt es sich nach Analogie des Eiweißversuchs, mit geringeren Stromstärken, als sie der maximalen Toleranz entsprechen, zu beginnen. Dazu kommt, daß auch eine gewisse Gewöhnung an die diathermische Wärme eintritt. Dieselbe Stromstärke, die in den ersten Sekunden als unangenehm, ja vielleicht brennend empfunden wurde, wird späterhin nach 1 oder 2 Minuten Stromdurchgang von dem Patienten leichter ertragen, ja geradezu als angenehm empfunden, gerade so, wie auch das Eintauchen in zu heiße Bäder im ersten Moment höchst unangenehm ist, nach einiger Zeit aber auch hier Gewöhnung eintritt. Im Laufe von mehreren Sitzungen pflegt auch die Toleranz der Patienten zu steigen, so daß man allmählich längere und stärkere Applikationen verabreichen kann. Manche Patienten treiben sogar, wenn sie an die Diathermie gewöhnt sind, geradezu Sport im Ertragen von Wärme und setzen einen Ehrgeiz hinein, recht viel auszuhalten. Davor muß man sie besonders warnen; denn infolge der Gewöhnung und der eintretenden Hypästhesie kann es vorkommen, daß die Toleranz so weit geht, daß Blasenbildung auftritt, ohne daß der Patient Schmerz spürt. Dies kann man im allgemeinen vermeiden, wenn man sich bezüglich der Dosierung an die maximale Stromdichte pro Quadrat Elektrode nach der Tabelle hält. Unfreiwillige Verbrennungen sind überhaupt bei vorsichtiger Applikation vermeidbar. So ist es z. B. wichtig, darauf zu achten, daß die Elektrode so gebogen wird, daß sie sich der ganzen Auflagefläche mit annähernd gleichem

Druck adaptieren läßt. Behandelt man etwa an der Vorderfläche der Brust, so wird über dem gut ausgebildeten Pectoralis jeder Druck gut vertragen. Dagegen der obere Rand der Elektrode, der häufig auf die Clavicula zu liegen kommt, die oft von dünner Fettschicht ohne nennenswerte Muskelzwischenlage bedeckt ist, darf nicht so kräftig angedrückt werden, weil erstens der Druck schmerzhaft ist und zweitens das Eindrücken des Randes in die Haut zu einem besonders innigen Kontakt und mithin zu großer Stromdichte daselbst führt, besonders, wenn sich die Unterlage (Gaze, Watte) vielleicht verschoben hat. So kommt es, daß die Patienten dort schon über Brennen klagen, während der größte übrige Teil der Elektrodenfläche noch kaum eine geringe Temperatursteigerung der Auflagefläche bewirkt hat. Man muß die Elektrode dann entweder biegen, so daß sie sich der Clavicula anpaßt, oder am besten so weit nach unten schiebt, daß sie diese Gegend nicht bedeckt. Das gleiche kann bei mageren Individuen auch auf dem Rücken vorkommen.

Am Leib muß man darauf achten, daß sich keine Hautfalten unter der Elektrode bilden, und besonders erfordert die Nabelgegend gute Polsterung. Zu dicke Polsterung ist aber auch wieder gefährlich, weil sich die Gazeschicht selbst durch den Jouleschen Widerstand stark erwärmen und dann gewöhnliche Verbrennung durch Dampfbildung erzeugen kann.

Ferner ist es wichtig, daß man als Zwischenlage nicht etwa appretierte Gaze, sondern am besten hydrophilen Verbandsmull, nimmt. Es ist mir z. B. ein Fall bekannt, in dem aus besonderer Vorsicht ein gut aufsaugender präparierter Papierstoff zur Verwendung kam. Er schien vollkommen feucht, war aber offenbar im Inneren noch trocken. Denn während der Applikation bildete sich im Inneren Wasserdampf, vermutlich infolge von feinen Funkenentladungen, die den Patienten verbrühten. Es ist deshalb zweckmäßig, die Zwischenlagen längere Zeit einzuweichen und appretierte Stoffe erst in warmem Wasser mehrere Male auszuwaschen.

Besondere Vorsicht muß man auch da anwenden, wo Blutgefäße dicht unter der Haut liegen, so z. B. in der Inguinalgegend und in der Ellenbeuge. Die feste Applikation der Elektroden kann die Zirkulation, zumal in der Vene, unterdrücken, und da Blutkörperchen sich ganz besonders stark erwärmen, wäre theoretisch eine Koagulation im Gefäß nicht ganz ausgeschlossen. Praktisch ist mir ein solcher Fall zwar noch nie vorgekommen, aber immerhin bin ich an derartig exponierten Stellen ganz besonders vorsichtig, z. B. auch bei mageren Individuen mit dicken oberflächlichen Venen am Arm.

Bei Durchstrahlungen des Bauches hat man zu besonderer Vorsicht gemahnt, weil nach theoretischen Erwägungen die Wand eines mit Gas gefüllten Darmabschnittes wegen der Undurchgängigkeit der Gasschichten für den Strom durch eine Verdichtung der Stromlinien in der Darmwand gefährdet sein sollte. Mir scheint nun hier die Vorsicht gänzlich unangebracht; denn bei Verwendung kleiner Elektrodenflächen ist die der Toleranz der Haut entsprechende Stromstärke so gering, daß die Dispersion in wenigen Zentimetern Entfernung von der Elektrode auf dem relativ großen Weg von einer Bauchwand zur anderen eine Schädigung der Darmwand unmöglich macht, während bei der Applikation großer Elektroden eo ipso die Verteilung der Stromlinien eine bedeutende ist. Aber selbst, wenn das nicht der Fall wäre, würde mir auch die Darmwand nicht gefährdet erscheinen, weil der Widerstand des Gasinhalts eine Ablenkung der Ströme durch benachbarte Darmschlingen oder durch Fäkalmassen hindurch bewirken würde. In der Tat habe ich bei zahlreichen Bauchapplikationen, die ich ohne Rücksicht auf eine derartige Gefahr vornahm, niemals die geringste Störung beobachtet. Dazu kommt, daß es bei Bauchapplikationen zum Zwecke einer intensiveren Tiefenwirkung praktisch ist, die Applikation mit recht großem Druck vorzunehmen, um dadurch den Weg zwischen beiden Elektroden zu verkürzen und eine größere Konzentrierung der Kraftlinien zu ermöglichen. Sobald man aber auf die zwischen den Elektroden befindlichen Darmabschmitte drückt, entfernt man ja schon mechanisch die unter der Elektrode liegenden Gasmengen, so daß auch hierbei keine Gefährdung wahrscheinlich ist.

Ist die Behaarung der Haut eine sehr starke oder wünscht man an normalerweise stark behaarten Körperteilen die Elektroden zu applizieren, z. B. am Kopfe, so muß man für eine recht lange dauernde sorgfältige Durchfeuchtung der vorher mit Benzin entfetteten Haare sorgen, ist aber hierbei trotz dieser Vorsichtsmaßregel meist an geringe Stromstärken gebunden, weil infolge der isolierenden Wirkung der Haare bei großer Stromstärke Kribbeln, Stechen und Brennen auftritt. In wichtigen Fällen (z. B. Epilepsie) wird man daher zum Rasieren der Kopfhaut oder sonstiger behaarter Partien schreiten müssen.

Wendet man Wasserelektroden an, z. B. das Vierzellenbad, so darf man selbst bei tiefem Eintauchen der Extremitäten nicht auf gleichmäßige Stromwirkungen rechnen. Zunächst sind die Querschnittsunterschiede der Arme und Beine durch verschiedene Eintauchtiefe nicht ausgleichbar, und so pflege ich, falls die Zuleitung durch die Extremitäten wünschenswert erscheint, den einen Pol mit der Fußwanne für einen Fuß, den anderen Pol mit einer Handwanne für beide Hände zu verbinden. Dann kann man 700—800 Milliampere längere Zeit hindurchschicken. Genügt diese Stromstärke nicht, so muß man sich helfen, indem man alle vier Extremitäten in einer oder mehreren Wannen mit einem Pol verbindet und den anderen Pol in Form einer größeren Rücken-, Brust- oder Bauchelektrode als Plattenelektrode anlegt. Dann kann man die Stromstärke erheblich über 1 Ampere steigern.

Ich erinnere bezüglich des Vierzellenbades an das oben Gesagte, daß es nämlich unzweckmäßig ist, die üblichen großen Vierzellenbadewannen zu verwenden, sondern daß man sich möglichst kleiner, mit wenig Wasser genügend zu versorgender Gefäße bedienen soll, um keine unnützen Energieentziehungen zu erleiden. Meistens wird man jedoch mit mehreren großen Platten, die man entsprechend auf zwei Pole verteilt, auch von den Extremitäten aus genügende Stromstärken in den Körper einführen können.

Ich muß noch kurz über die Verwendung mobiler und stabiler Elektroden sprechen. Wir sind vom galvanischen und faradischen Strom her gewöhnt, gelegentlich Elektromassage, Pinselbewegungen, kurzum bewegliche Elektroden zu verwenden. Derartige Applikationen haben sich mir für die Diathermie als nicht ungefährlich, bis zu einem gewissen Grade vermeidbar und daher im allgemeinen als nicht ratsam erwiesen; da, wie wiederholt betont, möglichst guter Kontakt notwendig ist und bei den geringsten Kontaktdefekten infolge der hohen verwandten Stromstärke leicht Verbrennungen eintreten können, erscheint das Verschieben von Elektroden während des Stromdurchganges gänzlich unstatthaft. Nur bei Kondensatorelektroden ist es ungefährlich, ja sogar notwendig, damit nicht durch das Verweilen an derselben Stelle die Erwärmung eine zu starke wird, und so verwende ich die Kondensatorelektroden auch gern zur Massage. Kontaktelektroden dagegen verwende ich nach Möglichkeit stabil und bewege sie während des Stromdurchganges nur da, wo sich die unter ihr befindliche Haut mit verschieben läßt, also z. B. am Abdomen oder zur Massage über Muskelpartien, soweit die Hautverschiebung es gestattet. Die Bewegung ist auch deshalb nicht sehr zweckmäßig, weil sie einer intensiven Tiefendurchwärmung infolge der Verschiebung entgegenarbeitet und stets neue Schichten in der Tiefe den Hochfrequenzströmen aussetzt, während die Haut, die sich an sich schon stärker erwärmt, unter ihr dauernd der Stromwirkung ausgesetzt bleibt. Nur eine manuell oder mechanisch an der festliegenden Elektrode ausgeübte Vibrationsmassage hat sich mir zur Behandlung gewisser Affektionen gut bewährt. Auch die Verwendung kugelförmiger, drehbarer Rollenelektroden und des Elasto (Sanitas) ist nicht für labile Applikation geeignet, da nur feste Schraubenkontakte faradisches Gefühl oder feine Fünkchenentladungen ausschließen lassen. Ich vermeide es also im allgemeinen, wenn die Elektrode einmal gut angelegt ist, sie zu bewegen, solange der Strom eingeschaltet ist, und sorge dafür, daß sie auch mit gleichmäßigem Druck festgehalten wird. Wenn sich nämlich die Elektrode durch Verbiegen oder durch Nachlassen des Druckes oder durch eine Veränderung der Stellung des Patienten an irgendeiner Stelle lockert, so tritt leicht Funkenbildung auf, welche zu Schmerzempfindung oder, falls der Patient anästhetisch ist oder Schmerz nicht beachtet, zur Verbrennung führt. Derartige oberflächliche Verbrennungen brauchen meist einige Wochen zur Heilung und hinterlassen eine Narbe. Je größer die Spannung ist, mit der der Strom appliziert wird, desto leichter kann solche Funkenbildung eintreten. Die Patienten haben dafür den charakteristischen Ausdruck, daß es an irgendeiner Stelle plötzlich „sticht". Dieses muß sofort beachtet werden; man muß entweder den Strom schnell wesentlich abschwächen, am besten ganz abstellen, die stechende Stelle besser adaptieren und kann dann wieder mit der Diathermierung beginnen. Da es bei einem größeren Betriebe nicht gut durchführbar ist, daß der Arzt dauernd jede Sitzung selbst ausführt, hat man Befestigungsvorrichtungen verschiedener Art konstruiert, um die Elektroden in ihrer Lage zu erhalten. Es ist für eine große Reihe von Applikationen sicherlich möglich, durch Fixieren mittels eines Gurtes oder eines elastischen Bandes oder durch Auflegen eines Sandsackes die eine oder beide Elektroden genügend zu fixieren. Da wir aber in der Diathermie ein außerordentlich aktives Verfahren haben, welches bei geringfügiger Lockerung oder Verschiebung einer Elektrode zu sehr schnell auftretenden Verbrennungen führen kann, so bin ich fast ganz von der Verwendung derartiger Befestigungsvorrichtungen zurückgekommen und appliziere die Elektrode entweder selbst oder lasse sie während der ganzen Dauer der Applikation durch geschulte Hilfskräfte festhalten oder zumindest in bezug auf ihre Lage dauernd kontrollieren. Ich verwende nach Möglichkeit gar keine Befestigungsvorrichtungen, da wegen der zahlreichen geschilderten Schwierigkeiten eine dauernde persönliche Kontrolle durch den Arzt oder das Personal unumgänglich notwendig erscheint. Dies ist um so mehr der Fall, wenn sehr kräftige Apparate, wie etwa die neuen Glühkathodendiathermieapparate, verwandt werden, mittels welcher mehrere Patienten gleichzeitig behandelt werden sollen. Ich halte ein solches Verfahren geradezu für unzulässig und habe auch bei Massenbetrieben (Militär) stets für eine genügende Anzahl von Apparaten und Hilfskräften gesorgt, damit nicht zwei oder mehr Patienten gleichzeitig am selben Apparat behandelt zu werden brauchten. In vielen Fällen wird man eine größere indifferente Flächenelektrode verwenden und kann sich damit helfen, daß man den Patienten sich auf diese setzen oder legen, gelegentlich auch, wenn die Patienten intelligent genug oder kräftig genug dazu sind, z. B. auf der Brust oder dem Oberschenkel sie halten läßt. Wenn man nun dafür sorgt, daß man die primäre Ein- und Ausschaltung des Stromes mittels eines Fußkontaktes ausführt, wie solche von der Firma Siemens oder Sanitas geliefert werden (siehe Abb. 22a, b), so behält man eine Hand für die Regulierung der Stromstärke frei, während man mit der anderen Hand die eine Elektrode dirigieren kann. Hat man kein Personal zur Hilfe, so muß man sich damit begnügen, den Apparat von vornherein auf die voraussichtlich richtige Stromstärke einzustellen, mit dem Fußkontakt die Ein- und Ausschaltung zu besorgen, während man mit beiden Händen je eine Elektrode appliziert. Hierbei muß man Rücksicht darauf nehmen, daß man zumindest an der einen Elektrode die Berührung stromführender Metallteile vermeidet, weil sonst, wenn man beide Elektroden leitend berühren würde, der Körper des Arztes als Nebenschluß Abzweigungen der Hochfrequenzströme in sich aufnimmt, sich also der Hochfrequenzwirkung aussetzt, andererseits dem Patienten Stromenergie entzieht. Ebenso muß man vermeiden, wenn man auch nur eine Elektrode leitend berührt, mit der anderen Hand unbedeckte Körperteile des Patienten zu halten, weil auch dabei Stromentziehung stattfindet. Macht man es sich jedoch zur Regel, eine Elektrode, möglichst die indifferente, vom Patienten oder Gehilfen halten zu lassen oder mechanisch zu fixieren und die differente selbst zu dirigieren, so ist es zweckmäßig, mittels der Finger die Erwärmung dieser differenten Elektrode dauernd zu kontrollieren. Man muß dabei bedenken, daß der Arzt, da er ja nur die eine Elektrode berührt, nicht die eigentliche Tiefendurchwärmung der

Diathermie zu spüren bekommt oder nur in geringem Maße, jedenfalls viel schwächer als der Patient, und durch Befühlen der Elektrode im wesentlichen die rückwärtige Erwärmung der Elektrode von der Haut des Patienten aus kontrolliert. Wenn also die Elektrode anfängt, unangenehm heiß zu werden, so ist die Haut des Patienten schon um etwas stärker erwärmt und Unterbrechung der Applikation oder erhebliche Abschwächung dringend notwendig zur Vermeidung von Verbrennung. Ganz besonders ist eine solche Vorsicht in den Fällen angebracht, in denen die Patienten an den zu behandelnden Stellen Thermoanästhesie aufweisen und man sich doch nicht ganz hierbei auf die Angaben des Amperemeters unter Zugrundelegung der Dosierungstabelle verlassen kann. Indessen ist doch die Kenntnis der Dosierungstabelle eine wesentliche Unterstützung, weil sie uns bezüglich der jeweiligen Elektrodengröße die zulässige Stromdichte für eine Applikation von einigen Minuten ungefähr angibt. Bleiben wir erheblich unter dieser Dosis, so ist eine Kontrolle, besondere Zufälle abgesehen, nicht nötig, und man kann selbst längere Applikation von 20—30 Minuten auch bei thermoanästhetischen Patienten vornehmen. Immerhin aber empfiehlt es sich auch hier, gerade bei längeren Sitzungen von Zeit zu Zeit durch Unterbrechung des Stromes und Abnehmen der Elektrode sich von dem Grad der stattgehabten Erwärmung der Haut zu überzeugen, da ja immerhin durch die impermeable Bedeckung und den Druck lokale Wärmestauung möglich ist. Dies bietet auch noch den weiteren Vorteil, daß man die Unterbrechung zur Abkühlung der Haut benutzen kann; erstens wird automatisch Wärme von der Haut ausgestrahlt und durch Konduktion der Gewebe fortgeleitet, und zweitens können wir durch Betupfen mit kaltem Wasser und Auflegen einer frisch gekühlten, nassen Kompresse die Haut abkühlen, während diese Prozeduren auf die Tiefe nicht wirken. So können wir die stärkere Erwärmung der Haut verhindern zugunsten einer größeren Tiefenwirkung. Eine derartige intermittierende Behandlung gewährleistet eine größere Tiefenerwärmung. Stets muß man aber der oben beschriebenen Randwirkung der Elektrode eingedenk sein, um vor unliebsamen Zufällen geschützt zu sein.

Wertvolle Dienste leistet für genaue Messungen der Temperatursteigerung im Gewebe, insbesondere für wissenschaftliche Untersuchungen und Dauerregistrierungen der Siemenssche Temperaturmeß- und Registrierapparat.

Er besteht aus den aus den Abb. 62—68 ersichtlichen Teilen und gestattet die momentane Ablesung oder dauernde Registrierung der Temperatur, auf welche sich das in loco befindliche Widerstandsthermometer erwärmt. Man mißt allerdings damit nicht die Gewebstemperatur in größerer Entfernung von dem eingeführten Instrument, sondern nur diejenige des unmittelbar ihm anliegenden Gewebes. Führt man z. B. das Widerstandsthermometer in den Magen ein, so kann ein Irrtum dadurch entstehen, daß die Temperatur des Mageninhaltes und nicht die des Gewebes registriert wird. Indessen gleichen sich derartige Differenzen bei längerer Applikation aus, so daß man unter gewissen Kautelen in der Tat auf die Gewebstemperatur mit großer Wahrscheinlichkeit schließen kann. Es werden spezielle Widerstandsthermometer für die Achselhöhle, für das Rektum, für den Magen, zum Einstechen in Gewebe, z. B. Tumoren, und zum Messen der Hauttemperatur fabriziert. Bezüglich weiterer Details über die Konstruktion verweise ich auf die Kataloge von Siemens & Halske.

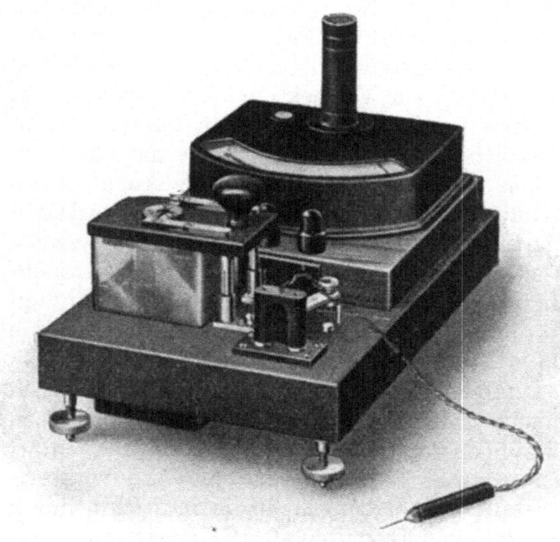

Abb. 62. Temperaturfernmeß- und Registrierapparat von Siemens mit Thermo-Nadel.

Bei der Steigerung der Stromstärke während der Sitzung muß man des physikalischen Gesetzes eingedenk sein, daß die produzierte Wärme nicht proportional der Stromstärke zunimmt, sondern wesentlich schneller. So kommt es, daß z.B. bei irgendeiner Applikation 1000 Milliampere gut vertragen werden, aber bei der Steigerung auf etwa 1100 plötzlich starkes Hitzegefühl auftritt, eine Erscheinung, die Anfängern meist unerklärlich erscheint.

Die Gefahr der Wärmestauung ist bei den üblichen therapeutischen Applikationen kaum vorliegend. Indessen werden wir häufig, auch bei lokaler Diathermie, nicht nur Zeichen allgemeiner Temperaturregulierungsreaktionen, sondern auch gelegentlich wirkliche allgemeine Temperatursteigerungen, allerdings geringer Art, beobachten können. Die Dauer der Sitzung richtet sich im allgemeinen nach dem gewünschten Effekt. Wollen wir kräftige Tiefenwirkung haben, so müssen wir infolge der Divergenz der Kraftlinien in größerer Entfernung der Elektroden (schon von 10 cm ab)

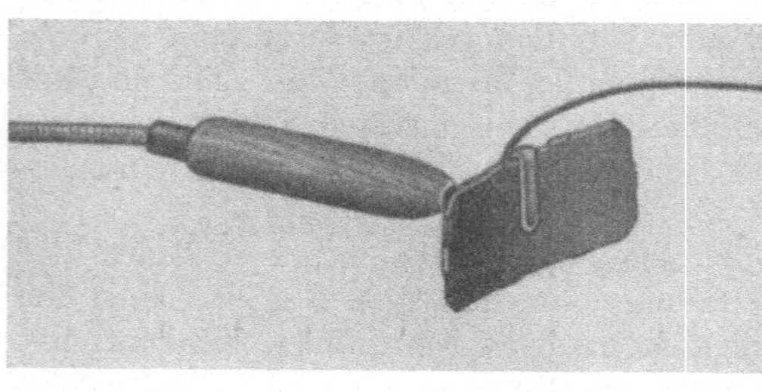

Abb. 63. Hautthermometer zur Verwendung unter einer Plattenelektrode.

protrahierte Sitzungen, möglichst von verschiedenen Hautstellen aus, anwenden.

Diese Divergenz in der Tiefe, oder, physikalisch ausgedrückt, Streuung der Kraftlinien, spielt aber für die Therapie keine allzu be-

deutende Rolle. Denn nicht nur die schon früher mit der D'Arsonvalisation vielfach erreichten günstigen therapeutischen Resultate,
sondern auch die Erfahrungen bei der Diathermie sprechen dafür,
daß zur Erreichung guter Er-
folge keineswegs eine ex-
zessive oder überhaupt
nur meßbare Tempera-
tursteigerung in der Tiefe
in einer großen Reihe von
Fällen notwendig ist. Vielmehr genügen schon minimale
diathermische Effekte, die sich
eben, wie gesagt, nicht durch
Temperatursteigerung zu do-
kumentieren brauchen, um

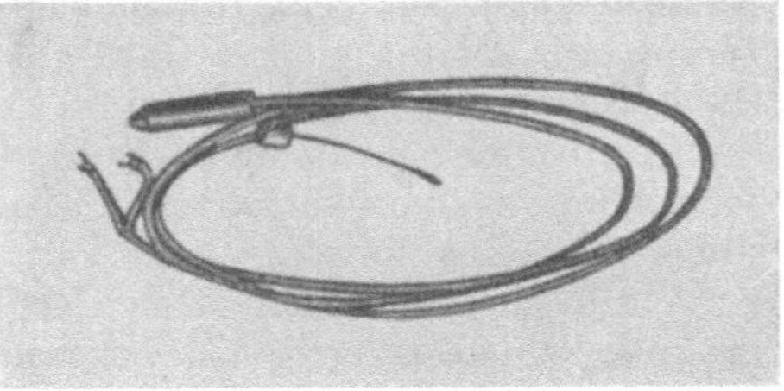

Abb. 64. Magenthermometer zum
Verschlucken.

subjektive und objektive Besserungen und funktionelle Veränderungen
der behandelten Gewebe herbeizuführen. Nicht die höchstmögliche
Stromstärke oder Erhitzung hat den besten Erfolg. Man achte stets
auf den Übergang
von Hitzegefühl in
Schmerz. Dieser
Wärmeschmerz, der
sich z. B. am Hand-
gelenk in einem
sehr unangenehmen
Druckgefühl, nicht
in dem bekannten
Verbrennungs-
schmerz, äußert,

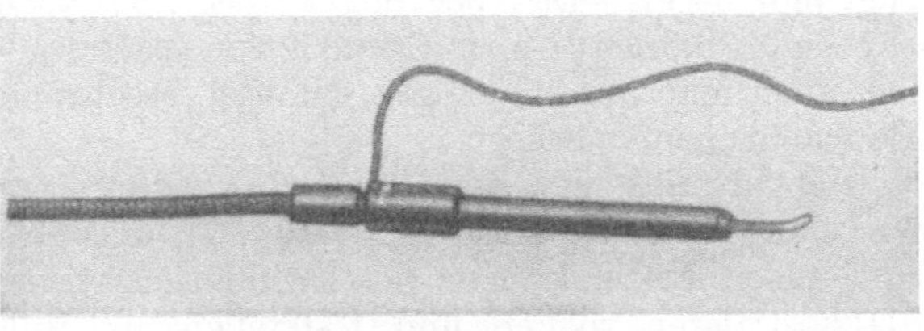

Abb. 65. Chirurgische Metallelektrode, als Thermometer
ausgebildet, zur Messung der Temperatur im koagulierten Gewebe.

warnt vor Temperaturschädigung und bedeutet Gefahr. — „Die Sicherung brennt durch." — Immerhin werden wir danach trachten, schon
im Interesse der Verkürzung der Sitzung, für die Tiefentherapie möglichst bald auf die ge-
wünschte Stromstärke
zu kommen. Überhaupt
spielt die individuelle
Reaktionsfähigkeit des
Patienten eine große
Rolle, die jedes Sche-
matisieren verbietet. So
können, auch abgesehen
von der momentanen
Reaktionsart, kurze Ap-

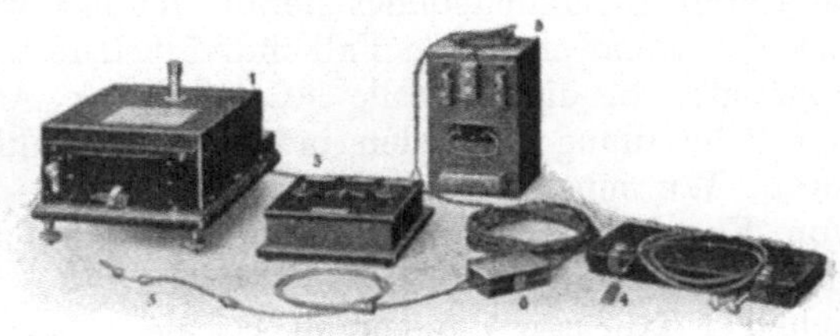

Abb. 66. Gesamtansicht des Instrumentariums.

plikationen langdauernde Wirkungen auslösen: Zirkulations-, Gewebs-
reaktionen setzen ein und dauern eine gewisse Zeit. Daher wirken
10 Minuten mitunter ebensogut wie eine halbe Stunde. Was nun den
Grad der therapeutisch zulässigen Durchwärmung betrifft, so
haben genaue Temperaturmessungen ergeben, daß bei Gewöhnung und

langsamem Einschleichen die Haut selbst 44 und 45° verträgt, ehe
eine Verbrennung zweiten Grades auftritt. Aber viele Patienten sind
wesentlich empfindlicher, so daß man bei ihnen über 42° nicht hinaus-
kommen kann. Die Schleimhaut dagegen, die ja an sich etwas höhere
Temperatur als die äußere Haut gewöhnt ist, verträgt 45° ganz gut.
Diese Temperatur dürfte allerdings der Grenzwert des Zulässigen sein.
Immerhin muß man damit rechnen, daß schon hierbei auch eine wirkliche, allerdings vorübergehende Zellschädigung durch Ausfall thermo-
labiler Globuline eintreten kann.

Wir können nunmehr nach dem bisher Gesagten die allgemeine
Technik und Dosierung als bekannt voraussetzen und zur Durch-
sprechung der klinischen Indikationen übergehen.

2. Kapitel.
Anwendung bei Zirkulationserkrankungen.

Entsprechend der universellen Bedeutung der Wärme für die Therapie müßte ich eigentlich die gesamte Pathologie unseren Betrachtungen
zugrunde legen. Da aber das vorliegende Buch im wesentlichen die
zur Zeit vorhandenen Erfahrungen festzulegen bestimmt ist, werde
ich mich nur auf diejenigen Kapitel beschränken, bei denen bereits
Beobachtungen vorliegen.

Ich beginne mit den Zirkulationserkrankungen. Um eine
wirksame Therapie ausüben zu können, müssen wir vor allem die verschiedenen Erkrankungen des Zirkulationssystems möglichst exakt zu
diagnostizieren suchen und feststellen, an welchem Orte die causa
peccans liegt. Es kann nicht streng genug vor einer schablonenhaften
Behandlung derartiger Erkrankungen gewarnt werden, wie sie auch
heute noch vielfach von physikalischen Therapeuten ohne Berücksichtigung der spezifischen Wirkungen der Hochfrequenzströme geübt
wird.

Aus der Beobachtung der Symptome und der Beurteilung des
gesamten Krankheitsbildes heraus müssen wir unseren Behandlungs-
plan in jedem einzelnen Fall individuell festlegen. Es ist daher nicht
angängig, an dieser Stelle so detaillierte Angaben zu machen, daß
die Behandlung für jeden möglichen Krankheitsfall gegeben werden
kann. Wir müssen uns darauf beschränken, die wesentlichen Gruppen
von Krankheitsbildern zu besprechen und aus den Symptomen die
therapeutischen Indikationen abzuleiten. Hieraus und aus der persön-
lichen Erfahrung, die gerade bei der Diathermiebehandlung unentbehrlich ist und durch keine noch so detaillierte Beschreibung ersetzt
werden kann, muß der Arzt für jeden einzelnen Fall sich das für ihn
Passende heraussuchen.

Wir werden uns im folgenden mit den zentralen und peripheren
Zirkulationserkrankungen beschäftigen.

Hierzu kommen sekundäre Erscheinungen, Ödeme, Palpitationen, Herzschmerzen, Funktionsstörungen der Körpermuskulatur,
des Gehirns und andere. Wie wir oben auseinandergesetzt haben, sind

die Behandlungsmethoden vermittels Hochfrequenzströmen je nach der Applikationsweise unterschieden. So können wir allgemeine Behandlungsmethoden, (Solenoid, Kondensatorbett nach Nagelschmidt) solche, welche größere Körperabschnitte betreffen (Kondensatorbett nach Apostoli und Schittenhelm, Vierzellenbad, Zweizellenbad) und solche, welche lokal wirken (Kontaktelektroden), unterscheiden. Andererseits trennen wir die reinen Diathermieapplikationen, bei denen die diathermische Wärme als einziger primärer therapeutischer Effekt in Frage kommt, von den kombinierten Methoden, bei denen neben der reinen Diathermie Hautreize, Muskelkontraktionen, mechanische und chemische Wirkungen eine Rolle spielen (Duschenentladungen, Kondensatorelektroden, Funkenentladung).

Ich habe schon 1907 auf die Differenz der verschiedenen Applikationsmethoden der Hochfrequenzströme, ganz besonders auch auf die Unterschiede der Apparatur und der Dosierung hingewiesen und muß auch an dieser Stelle hervorheben, daß für eine sachgemäße Therapie der Zirkulationserkrankungen ganz besonders eine scharfe Indikationsstellung bezüglich des Charakters der Erkrankung, wie auch der Form, Dosis, Wiederholung, Dauer der Therapie notwendig ist. Daß wir hierbei oft auf unüberwindliche Schwierigkeiten stoßen, z. B. die Unterscheidung rein funktioneller Störungen von beginnenden anatomisch verursachten, darf uns nicht verhindern, in jedem Falle und besonders in unklaren Fällen, alle Hilfsmittel der Diagnostik heranzuziehen. So ist vor allem wiederholte Untersuchung zu verschiedenen Tageszeiten, in verschiedenen Lagen, nach genügender Ruhe, nach Anstrengungen, ferner Heranziehung der Röntgendurchleuchtung zur Bestimmung der Herzgröße und Funktion, des Elektrokardiogramms sowie besonders der Sphygmomanometrie und Sphygmographie sowie des Plethysmographs gänzlich unerläßlich. Gelingt es auch nicht in jedem Falle, hierdurch zu einer völligen Klarheit in der Beurteilung desselben zu gelangen, so schützt uns doch das Resultat dieser Untersuchungen vor der Begehung grober Fehler. Die Kompliziertheit des Zusammenwirkens der verschiedenen funktionellen und mechanischen Faktoren des in innigster Verbindung mit dem Gesamtorganismus stehenden Zirkulationsapparates erschwert schon ungeheuer die Beurteilung der physiologischen Wirkungen der Hochfrequenztherapie. Hierzu kommt beim Menschen noch die Bewertung des psychischen Faktors. So wird es erklärlich erscheinen, daß wir zurzeit noch nicht in der Lage sind, allgemein über eine abgeschlossene und für die Mehrzahl der Fälle ausgearbeitete Indikationsstellung und Technik der Therapie zu verfügen, und vielleicht werden wir niemals dazu gelangen.

Aber wir sind doch bezüglich der Hochfrequenzströme jetzt schon viel besser daran als mit den alten physikalischen Methoden. Viel unklarer als in der Hochfrequenztherapie sind die Erfolge und Mißerfolge der galvanischen, faradischen Ströme und der Vierzellenbäder, der Influenzelektrizität. Bei der Hochfrequenztherapie haben wir wenigstens die Möglichkeit, im Experiment die Wirkung der reinen Wärme gewissermaßen losgelöst von allen elektrischen Vorgängen zu prüfen, während bei allen anderen Formen der Elektrizität thermische, chemische, mechanische und sensible Momente eine komplizierende Rolle spielen. Auch bezüglich der Leitungswiderstände und der Verteilungsverhältnisse dieser Energieform liegen recht konkrete Resultate vor. Wir können somit unseren folgenden klinischen Betrachtungen eine Reihe experimentell begründeter Faktoren zugrunde legen, die wir als gesichert betrachten dürfen, und haben eine Basis, auf der wir eine nicht unbedeutende Anzahl klinischer Beobachtungen und Resultate genügend fundamentiert aufbauen können.

Wir werden diese klinischen Studien nicht streng nach anatomisch getrennten Lokalisationen beleuchten, da der funktionelle Zusammenhang, z. B. zwischen Herzarbeit und Gefäßtonus oder zwischen Gefäßtonus und Nierenerkrankung, ein so intimer ist, daß wir bei der Behandlung von Zirkulationskrankheiten stets auch den Gesamtzustand des Körpers im Auge behalten müssen.

Beginnen wir mit den muskulären Erkrankungen des Herzens. Die Zufuhr der diathermischen Wärme führt zu einer Stimulation der Zellfunktion und zu einer Erhöhung nicht nur des Chemismus, sondern auch der Wachstumsvorgänge in diesen. Diese erhöhte Lebensfunktion, die auf erhöhtem Stoffwechsel, d. h. Verbrauch von Energie, beruht, deckt diesen Bedarf nicht in der sonst üblichen Weise damit, daß zunächst die Verbrennungen von Nahrungs- und Reservematerialien erhöht werden und dadurch erst die vermehrte Produktion von Wärme erzielt wird, sondern die fremde, von außen als elektrische Energie zugeführte, in jedem Molekül des Zellprotoplasmas entstehende, folglich überall verwendungsbereit vorhandene Wärmeenergie wird hierfür benutzt. Als zweite nach demselben Ziel strebende Funktion der Diathermieapplikation tritt die arterielle lokale Hyperämie in Kraft, welche ebenfalls die Herzmuskelfasern besser versorgt und zu erhöhter Leistungsfähigkeit bringt. Hand in Hand mit dieser erhöhten arteriellen Zirkulation geht die dekongestionierende, durch die Beschleunigung der Zirkulation und das erhöhte Schlagvolum bedingte Wirkung der Hochfrequenzströme, welche die die Zellen schädigenden Stoffwechselprodukte schneller eliminiert. Alle diese Faktoren zusammen bewirken das, was als Tonisierung des Herzmuskels, Beseitigung von Kongestions- und sonstigen Zirkulationsstörungen in ihm, also klinisch als Beseitigung subjektiver Beschwerden, Kräftigung der Herzaktion, kurzum Regulierung der Funktion in die Erscheinung tritt. Dazu kommt noch der ebenfalls tonisierende Effekt der diathermisch in Nervenzellen und -fasern des Herzmuskels aus Elektrizität in Wärme umgesetzten Energie. Wir sehen nach Diathermie des Herzens in Fällen einer beginnenden oder nicht allzuweit fortgeschrittenen Myodegeneratio Verschwinden von Arhythmien; die einzelnen Amplituden werden gleichmäßiger, mancherlei irreguläre Formen des Sphygmogramms verschwinden, und die subjektiven Beschwerden der Patienten bessern sich. Schwächezustände, Schlaflosigkeit, Gefühl des Aussetzens des Pulses hören auf. In schwereren Fällen, in denen die Degeneration des Herzmuskels einen höheren Grad erreicht hat, sehen wir nicht selten in den ersten Wochen das Ausbleiben eines therapeutischen Erfolges, und erst nach mehrfachem Aussetzen der Behandlung während einer protrahierten Reihe von Sitzungen tritt ganz allmählich Besserung ein. Bei schweren Reizleitungsstörungen empfiehlt sich die direkte Behandlung der Herzbasis; die Anwendung von den Extremitäten aus kann dagegen gelegentlich zu Verschlimmerungen führen. Sind die Schädigungen der sekundären Insuffizienzerscheinungen infolge des pathologischen Prozesses sehr erheblicher Natur, besteht Dilatation nebst Insuffizienz, so haben wir hier wieder ein dankbareres Feld für die Behandlung, insofern diese funktionellen Störungen einer schnelleren Besserung fähig sind als die häufig definitiven degenerativen Veränderungen der Herzmuskelfasern selbst.

Außer diesen direkten Einwirkungen auf die Herzfüllung und den Herzmuskel kommen indirekte Faktoren zur Geltung. Die dekongestionierende und spasmolytische Wirkung der Diathermie verbessert die Koronarzirkulation. Die im Herzen entstehende diathermische Wärme wird zum großen Teil mit der Blutmasse fortgeführt und an entfernteren Stellen abgegeben; ein Teil geht in die Intima und die ganze Wand der Gefäße über und löst hierdurch Sympathicuswirkungen aus; ein anderer Teil gelangt in die parenchymatösen Organe und endokrinen Drüsen, und schließlich erreicht ein Teil das Zentralorgan, insbesondere das Wärmezentrum, löst von hier aus reflektorische Wirkungen auf die Wärmeregulationsvorrichtungen aus und beeinflußt ebenfalls reflektorisch gewisse innere Sekretionen, die wie die Nebenniereninkrete für die Zirkulationsstörungen von größter Bedeutung sind. Ja, solche Wirkungen können an Dauer stunden- und tagelang anhalten und einen dauernden therapeutischen Effekt mitunter durch eine einzige Behandlung auslösen. Solche Wirkungen können aber auch gelegentlich unerwünscht sein, und wir müssen uns unser therapeutisches Handeln auch bezüglich der Diathermie, wie gesagt, in jedem einzelnen Fall genau überlegen.

Relative Mitralinsuffizienz. Ein junges Mädchen von 20 Jahren, von grazilem Körperbau, blasser Gesichtsfarbe, trat mit folgender Anamnese in meine Behandlung: Ohne vorhergehende schwere Erkrankung oder Erkältung traten infolge anstrengender Berufstätigkeit seit einigen Monaten Beschwerden auf, welche sich in der letzten Zeit so weit steigerten, daß Patientin ihre Tätigkeit aufgeben mußte. Sie bekam Schwächeanfälle bei der geringsten Anstrengung und auch ohne eine solche, heftiges Herzklopfen, welches stundenlang anhielt und sie fast jede Nacht am Schlafen hinderte. Damit waren Angstgefühle verbunden, und sie fühlte selbst ein Schwirren in der Herzgegend. Ödeme beider Beine traten zeitweise auf, schwanden aber nach einigen Stunden horizontaler Lage. Eiweiß und Zylinder waren nicht vorhanden. Die objektive Untersuchung ergab in Gemeinschaft mit dem Röntgenbefund eine Dilatation des linken Ventrikels.

Die Auskultation ließ ein lautes, schwirrendes Geräusch an Stelle des ersten Tones hören, welches über der Spitze, dem ganzen Sternum und an der Aorta, dort jedoch schwächer, zu hören war. Diesem Geräusch entsprach ein palpatorisch deutlich fühlbares systolisches Schwirren. Die Pulszahl betrug zu Beginn der Behandlung zwischen 120 und 140. Unmittelbar nach der ersten Sitzung lokaler Diathermie, während welcher Patientin ein deutliches, angenehmes Wärmegefühl in der Brust verspürte, ging die Pulszahl auf 90 Schläge herunter. Die fast dauernd vorhanden gewesenen drückenden und stechenden Schmerzen in der Gegend der Herzspitze verschwanden, und im Laufe von 10 Sitzungen besserte sich der Zustand so weit, daß von einer Dilatation nichts mehr zu bemerken war, das Geräusch in der Ruhe vollkommen verschwand und nur nach Kniebeugen mit großer Aufmerksamkeit noch entdeckt werden konnte. Die Patientin setzte die Behandlung aus, wonach es ihr 14 Tage lang gut ging. Dann traten im Anschluß an psychische, häusliche Erregungen die Beschwerden erneut auf, die Patientin kam mit den alten Beschwerden wieder zur Behandlung, nur war die Dilatation auch nach rechts erheblicher geworden, und das Herz überragte das Sternum nach rechts um $1\frac{1}{2}$ Querfinger. Auf wenige Diathermiesitzungen verschwanden sämtliche Erscheinungen wiederum, und bei völligem subjektivem und objektivem Wohlbefinden ist bei einer von Zeit zu Zeit stattfindenden Behandlung der Zustand zwei Monate lang unverändert gut geblieben. Dann reiste die Patientin ab und ist laut Bericht beschwerdefrei

Herzinsuffizienz. Patient St., 28. II. Landarzt, der im letzten Jahre seine Praxis niederlegen mußte wegen Herzinsuffizienz. Es bestehen deutliche Kompensationsstörungen, Ascites, Ödeme, Herzhypertrophie, Lungenödem, Zyanose. Puls arhythmisch, klein, Herz stark dilatiert, hochgradige Schwäche, Druckschmerz auf der Brust, Atemnot, Schlaflosigkeit. 1. Sitzung am 28. II.: Sofortige Besserung des Allgemeinbefindens. 16. III.: Nach 9 Sitzungen Behandlung abgebrochen, da Patient sich wesentlich gebessert und erfrischt fühlt. Lungenödem geschwunden, Zyanose gleichfalls, Herzhypertrophie unverändert, an den Beinen Spur von Ödemen abends. Patient hat keine Atemnot, läuft zwei Stunden ohne Anstrengung und nimmt seine Tätigkeit wieder auf. Bericht im Juni: Unverändert Wohlbefinden.

Adipositas und Vitium cordis. Patient Sch., 45 Jahre. Sehr großer, sehr fettleibiger Mann mit erheblicher Arhythmie und dauernden stenokardischen Beschwerden, bei Bewegungen sowohl wie in der Ruhe. Nachts heftige Anfälle von Angina pectoris, am Tage mehrmals Schwindelanfälle bis an die Grenzen von Ohnmacht. Trotz der Kenntnis seines Zustandes ist Patient ein sehr starker Esser und treibt Alkohol- und Nikotinmißbrauch.

Die Diathermiebehandlung des Herzens führt sofort nach der 1. Sitzung eine wesentliche Besserung der subjektiven Beschwerden herbei. Die Behandlung mußte wegen Abreise des Patienten nach 5 Sitzungen aufgegeben werden. Patient war während der Behandlung absolut beschwerdefrei und berichtet nach einem Jahre, daß die Besserung 3 Monate angehalten hat.

Sehr deutlich sind die Erfolge der Herzdiathermie bei Narkosezufällen mit Atem- und Herzstillstand. Ich habe in wenigen Fällen, die in meiner Klinik während der Narkose asphyktisch wurden, durch sofortige kräftige Herzdiathermie (1,5 Amp.) in weniger als 1 Minute vollkommene Erholung und besonders ruhigen Verlauf der weiteren Narkose beobachtet. Künstliche Atmung stört nicht die Applikation der Diathermie. Diese Beobachtungen wurden an Erwachsenen und zum Teil auch an kleinen Kindern gemacht. — Ich empfehle daher vor jeder Narkose, unmittelbar vor der Operation eine kurze Diathermiebehandlung des Herzens vorzunehmen, als Vorbeugungsmittel gegen üble Zufälle und bei eintretenden Störungen sofort im Operationssaal die lebensrettende Herzdiathermie auszuführen.

Auch die Herzklappenfehler geben eine durchaus verschiedenartige Prognose. Ich kenne Fälle mittlerer Schwere, die bei guter Kompensation in die Behandlung kamen und trotz langer Behandlung keinerlei Veränderungen des Untersuchungsbefundes beobachten ließen. Geräusche blieben bestehen, das Pulsbild blieb unverändert, und trotzdem traten wesentliche klinische Besserungen ein: Die Patienten waren eher Anstrengungen gewachsen, ermüdeten nicht so schnell, Herzklopfen und unangenehme Sensationen in der Herzgegend schwanden.

Ich hatte Gelegenheit, einige frische Fälle zu behandeln, welche teils nach Polyarthritis rheumatica, teils ohne eruierbare Ursache auftraten und zu einer vollständigen Restitutio ad integrum kamen.

Ein Mädchen von 13 Jahren ist vor 1 Jahr an Diphtherie und Gelenkrheumatismus erkrankt. Diphtherie heilte normal; es blieben rheumatische, seröse Schwellungen fast sämtlicher Gelenke zurück, die heute noch bestehen. Daneben hochgradige Schwäche, Müdigkeit, Ödeme der Arme, Beine, des Gesichts und der Hände. Herzklopfen, Angstgefühle, Appetitlosigkeit, psychische Depression. Klinisch und röntgenologisch: Herzerweiterung. Aortenform des Herzens. Systolische blasende Geräusche über allen Ostien, besonders an den Aortenklappen. Dauernd Schmerzen in fast allen Gelenken und Kopfschmerzen; Gesichtsausdruck pastös und somnolent; spricht fast gar nicht und nur zögernd. Kein Albumen. Diathermiebehandlung des Herzens vom 30. VII. 1925 bis 14. VIII. Am 3. VIII. bereits erhebliche Besserung. Am 14. VIII.: Herztöne vollkommen rein, Ödeme geschwunden, Appetit gut, Depression geschwunden, Gelenke völlig schmerzfrei. Noch einige Höhensonnenbestrahlungen wegen der Anämie und zur Hebung des Stoffwechsels, und Elektrorytmik zur Regeneration der sekundär mäßig atrophierten Muskulatur. Am 1. IX. vollkommen geheilt entlassen.

Bei älteren Klappenfehlern ist ein so völliger Rückgang der klinisch nachweisbaren Erscheinungen nicht beobachtet worden; aber selbst in schwersten Fällen mit hochgradigen Kompensationsstörungen treten so erhebliche subjektive und objektive Besserungen ein, daß der Diathermie in allererster Reihe unter den Herzmitteln ein Platz gebührt.

Bei der Behandlung von Klappenfehlern kommt nicht nur die Tonisierung des Herzmuskels und die hiermit in Zusammenhang stehende Erhöhung seiner Leistungsfähigkeit als therapeutisches Moment in Frage, sondern es ist auch eine direkte Besserungsmöglichkeit des Klappenfehlers selbst nicht ohne weiteres von der Hand zu weisen. Da es sich in den meisten Fällen um die Residuen entzündlicher Prozesse, welche zu Narbenbildung geführt haben, handelt, so ist die hyperämisierende, ödematisierende, mithin auflösende und erweichende Wirkung der Diathermie therapeutisch jedenfalls zu versuchen unter der Voraussetzung, daß auch die primären und Nebenwirkungen eines derartigen therapeutischen Eingriffs berücksichtigt werden.

Eine besonders günstige Indikation für die Diathermiebehandlung stellen die Koronarbeschwerden dar. Sind dieselben jüngeren Datums und nicht allzu erheblich, so dürfte man es in einer Anzahl von Fällen mit rein funktionellen Störungen zu tun haben, die, wie wir später unten bei der Claudicatio intermittens sehen werden, in geradezu frappanter Weise durch die Diathermie beeinflußt werden. Die nachstehenden Krankengeschichten erläutern diese Resultate.

Angina pectoris. Patient K., 65 Jahre. Klagt über heftige Beschwerden in der Brust, nach beiden Armen ausstrahlend, psychisch stark deprimiert, unfähig, mehr als wenige Minuten langsam zu gehen, muß nachts aufsitzen wegen Atemnot, schläft schlecht. Appetit mäßig, Stuhlgang angehalten, kann seit längerer Zeit seinen Geschäften nicht mehr nachgehen. Beschwerden haben sich im Laufe der letzten 6 Monate stark vermehrt. Mäßige Fettleibigkeit, blasses pastöses Aussehen, sichtbare und fühlbare periphere Sklerose, Herz leicht nach rechts dilatiert, Töne rein, deutliche Arhythmie, Blutdruck wenig erhöht.

Im Laufe des Januar 1908 8 Sitzungen, im Februar 7, März 8, April 6, Mai 2 und Juni 1 Sitzung.

Patient wurde 1—2 mal wöchentlich einer leichten Hochfrequenzbehandlung unterworfen, worauf sich die Beschwerden vom zweiten Monat ab wesentlich besserten. Schlaf war gut, Schmerzen in der Brust traten nur noch zeitweise auf und sehr gering, insbesondere waren die Nächte schmerzfrei. Im Laufe der nächsten drei Monate wurden noch alle 8—14 Tage 1—2 Sitzungen verabreicht. Patient wurde im Juni beschwerdefrei aus der Behandlung entlassen. Er hat im ganzen 32 Sitzungen erhalten. Die psychische Depression ist vollkommen geschwunden, Patient arbeitsfähig, die Arhythmie meistens reguliert, nur zeitweise und nach körperlichen Anstrengungen noch andeutungsweise nachweisbar.

Angina pectoris. Patient Sch., 42 Jahre, 18. I. 11. Großer, schlank gebauter Mann, der seit Jahren an chronischer Cystitis unbekannten Ursprungs leidet. Seit 1 Jahr sind leichte Anfälle von Angina pectoris aufgetreten, die in den letzten Monaten an Häufigkeit so zugenommen haben, daß er kaum 2 Tage frei von Anfällen ist, und nur, wenn er sich sehr ruhig verhält; bei körperlichen Anstrengungen sowie bei psychischen Aufregungen treten stärkere und häufigere Anfälle auf. Die Anfälle bestehen in Druckschmerz auf der Brust, Beklemmungen, Todesangst, keine eigentliche Atemnot.

Beginn der Behandlung am 18. I. Seit der ersten Sitzung vollkommen beschwerdefrei. 5 Sitzungen im ganzen.

Am 25. I. Behandlung abgeschlossen.

Am 10. VI. kommt Patient wieder zur Behandlung, ohne daß weitere Beschwerden aufgetreten wären als ein leichtes Mattigkeitsgefühl. 3 Sitzungen Hochfrequenz, die sofortige Besserung der minimalen Beschwerden herbeiführten. Beklemmung ist nicht wieder aufgetreten.

Angina pectoris. Patient H. Sitzungen: 30. Januar 1911; Februar: 1., 3., 5., 7., 10., 11., 14., 16. Gesunder, kräftig gebauter, wohlgenährter Landwirt, der seit einigen Monaten leichte Angina pectoris-Anfälle hat. Druck auf der Brust, kann nur langsam gehen, muß nach $^1/_4$ Stunde höchstens stehenbleiben und längere Zeit ruhen, nachts wiederholte Anfälle, die ihn zum Aufsitzen zwingen und ihn schlaflos machen.

Erste Sitzung am 30. I. Danach sofort vollständiges subjektives Wohlbefinden. Im ganzen 9 Sitzungen, nach denen Patient beschwerdefrei am 16. II. entlassen wird.

Bericht im Juni 1912. Frei von jeglichen Beschwerden, hält sich für definitiv geheilt.

Angina pectoris. Patient R., 65 Jahre, 30. I. 11. Herzleidend seit 1 Jahr. Klagt über Druck und Schmerzen auf der Brust, Atembeschwerden. Anfälle treten besonders nachts auf, so daß er aufsitzen muß, weder Eiweiß noch Zucker; Kohlensäurebäder waren ohne Erfolg, Digalen hilft vorübergehend in geringem Maße.

1. Behandlung am 30. I. 11. Seitdem vollkommen beschwerdefrei bis zum 15. II.

Im ganzen 9 Sitzungen: Januar 30., 31.; Februar 2., 4., 7., 10., 13., 14., 15., wonach Patient beschwerdefrei entlassen wird. Er stellt sich am 23. III. noch einmal als anscheinend völlig gesund vor.

Angina pectoris. Patient W., 55 Jahre alt. Im allgemeinen gesund, leidet seit etlichen Monaten an leichter Angina pectoris, kann wenig laufen, muß wegen Druck auf der Brust stehenbleiben, leichtes Angstgefühl, etwas Dyspnöe.

1. Sitzung am 12. IV. 11.

20. IV. Seit der ersten Sitzung vollkommen beschwerdefrei, entlassen. Im ganzen 4 Sitzungen.

Arteriosklerose. Myokarditis, Koronarsklerose. Patientin B., 52 Jahre, 13. I. 11. Früher stets außerordentlich gesund und kräftig gewesen, erkrankte indessen in den letzten zwei Jahren an Arterienverkalkung. Der Zustand verschlimmerte sich vor 1 Jahr derartig, daß sie infolge schwerer Angina-pectoris-Anfälle in unmittelbarer Lebensgefahr schwebte, ohne daß eine Behandlung im Sanatorium mit den üblichen Herzmitteln eine nennenswerte Besserung herbeizuführen vermochte. Vor Beginn der Hochfrequenzbehandlung zeigte sich eine erhebliche Herzerweiterung mit niedrigem Blutdruck (100), leichte Arrythmie. Kompensationsstörungen, leichte Ödeme der Beine, Albumen in Spuren, leichtes Lungenödem; sie litt unter dauernder Atemnot und schweren asthmatischen Anfällen des Nachts sowie heftigem Druck auf der Brust, der sie verhinderte, mehr als wenige Schritte zu gehen, Treppensteigen war ihr vollständig unmöglich. Gesichtsfarbe leicht zyanotisch, Tremor der Extremitäten, Kopfdruck.

Beginn der Diathermiebehandlung am 13. I. 11. Schon nach wenigen Sitzungen trat eine eklatante Besserung sämtlicher subjektiven Beschwerden ein. Der drückende Schmerz hörte vollständig auf, die Atemnot schwand während der ersten Sitzung. Am 28. I. wurde die Behandlung unterbrochen, da die Dilatation normalen Herzgrenzen Platz gemacht hatte, das Lungenödem verschwunden war, desgleichen der Eiweißgehalt des Urins und die Beinödeme. Weder asthmatische Anfälle noch Schwächezustände sind wieder aufgetreten. Patientin fühlt sich wie neugeboren und geht zwei Stunden ohne Unterbrechung spazieren.

Am 17. und 20. II. wurden zur Sicherheit zwei Sitzungen, im März zwei Sitzungen und im April vier Sitzungen verabreicht, wonach Patientin vollständig gekräftigt und wiederhergestellt wie in früheren Jahren ihre Sommerreise antritt; „fühlt sich wie vor 10 Jahren“. Ein Bericht Anfang Juni teilt mit, daß sie sich weiter wohl befindet, daß sie im zweiten Stockwerk ohne Fahrstuhl wohnt und mühelos mehrmals täglich die Treppen steigt und stundenlange Spaziergänge unternimmt.

Letzter Bericht im Februar 1913: gleiches Wohlbefinden.

Angina pectoris. Patient K. Im Juli 1909 trat plötzlich auf der Straße der erste Anfall von Angina pectoris auf, mit nachfolgendem Blutspucken (Embolie). Die Anfälle wiederholten sich, allmählich an Intensität zunehmend. Die letzten Anfälle, das Leben bedrohend, traten allnächtlich auf, dauerten $1^1/_2$ Stunden und machten zahlreiche Kampferinjektionen notwendig. Trotz Digalendarreichung Wiederkehr der Anfälle, die durch Nitroglyzerin vorübergehend gebessert wurden. In der Nacht vom 20. bis 21. I. 10 war ein besonders schwerer Anfall aufgetreten, von dem sich Patient so angsam erholte, daß er am 21. nachmittags nur mit Mühe zur ersten Diathermie-Behandlung transportiert werden konnte. Auf dem Transport traten Beklemmungen auf, und Patient hatte, als er auf das Behandlungssofa gelegt wurde, starke Druckschmerzen über dem Sternum, nach dem linken Arm ausstrahlend, Angstgefühl und Atemnot. Aussehen sehr bleich, Puls klein, irregulär, Extremitäten kalt.

Einleitung der Diathermiebehandlung am Herzen bewirkt sofortiges Aufhören der subjektiven Beschwerden. Nach 10—15 Sekunden begann Patient tief zu atmen, das Angstgefühl machte einer äußerst wohltuenden Empfindung von Wärme und Erleichterung in der Brust Platz. Der Puls, der vorher kaum zu fühlen war, wurde voll und kräftig. Die Irregularität schwand, und Patient konnte nach dieser ersten Sitzung zum erstenmal seit 3 Wochen nicht nur die Nacht liegenbleiben, sondern schlief auch die ganze Nacht hindurch ohne Morphium.

Die Sitzung wurde am nächsten Tage wiederholt und am 26. I. noch einmal. Am 2. und 5. II. weitere zwei Sitzungen; seitdem bis zum April 1911, wo ich die letzte Nachricht von dem Patienten erhielt, außer leichten Beschwerden kein schwererer Anfall mehr aufgetreten. Patient konnte seiner Tätigkeit nachgehen und hat auch bis dahin die Behandlung nicht wieder aufzusuchen brauchen.

Patient H., 13. III. 1911. 54 Jahre, leichte Erweiterung der Aorta, Koronarerscheinungen. Leichte Anfälle wechseln mit heftigen, Sternaldruck, Dispnöe. Linker Ventrikel vergrößert. Druck 120—130. Keine Armschmerzen. Im Anfall einmal Aortengeräusch. Während des Anfalles Ameisenlaufen in den Extremitäten; Patient weint, klagt über furchtbare Schmerzen in der Brust. Morphium hilft im Anfall. Seit fünf Monaten kann er nur sehr wenig gehen, muß alle Augenblicke stehenbleiben wegen heftig auftretenden Druckes in der Brust. Die Anfälle treten täglich in leichterer Form, alle 2—3 Tage in schwerer Form auf, so daß Morphium und Kampfer notwendig werden.

Beginn der Behandlung am 13. III. Am 15.: Seit der ersten Behandlung vollkommen beschwerdefrei.

23.: Bisher vier Sitzungen. Befinden dauernd gut, bis heute nachmittag eine psychische Aufregung einen leichten Anfall auslöste, der jedoch an Intensität weit hinter den anderen zurücksteht. Das Befinden war seitdem dauernd gut, bis auf einen leichten Anfall im Anschluß an psychische Erregung. Am 1. V. Behandlung abgebrochen, da Patient beschwerdefrei. Kann beliebig lange gehen. Im ganzen 19 Sitzungen.

Angina pectoris. Frau K. 52 Jahre alt, seit 35 Jahren verheiratet, 3 lebende Kinder, 1 Abort, 1 Kind später gestorben. Patientin klagt seit mehreren Jahren über Schmerzen in der Brust, Druckgefühl und Angstgefühl. Die Beschwerden treten anfallsweise auch nachts auf, besonders aber, sobald sie sich körperlich anstrengt. Die Anfälle dauern $^1/_2$ Stunde, danach besteht noch längere Zeit Schmerz in der Herzgegend. Beim Liegen auf der Seite schlafen die Arme leicht ein. Herztöne rein und leise, leichte Verbreiterung nach rechts, Puls regelmäßig, klein; Druck niedrig, erhebliche Adipositas.

Nach drei Sitzungen bedeutende Erleichterung. Nach 10 Sitzungen beschwerdefrei entlassen.

Bericht drei Monate später: Beschwerdefrei geblieben. Arbeitet wie früher. Fühlt sich gesund.

Insufficientia cordis. Dr. P., 3. I. 11. Landarzt, gewohnt, große Touren auf dem Rad zu machen. In den letzten Monaten infolge anstrengender Praxis plötzliches Auftreten von Insufficientia cordis, so daß er seinen Beruf unterbrechen mußte. Puls voll, manchmal gespannt, zeitweise fadenförmig. Druckgefühl auf der Brust, nach dem linken Arm ausstrahlend. Zeitweise das Gefühl des Aussetzens der Herztätigkeit. Allgemeines Schwächegefühl. Häufige Angstempfindungen.

Sitzungen am 3., 5., 9., 10., 17. Januar 1911. Nach den ersten zwei Sitzungen Druckbeschwerden behoben. Nach 5 Sitzungen Behandlung unterbrochen, da Patient vollkommen beschwerdefrei und frisch.

10. VI. 11. Kommt ohne Beschwerden, um sich vor der Sommerreise noch einmal behandeln zu lassen. 15. Juli Bericht aus dem Gebirge: Vollkommenes Wohlbefinden, macht Touren von 4—6 Stunden ohne Beschwerden.

Bericht Februar 1913: Dauernd frei von Beschwerden geblieben trotz anstrengender Landpraxis.

Koronarsklerose. Patient R., 38 Jahre, 21. XII. 08. Keine Lues. Insomnie seit 1903. Sclerosis coronaria incipiens. Systolisches Aortengeräusch. Leichte Dilatation nach rechts. Kein Albumen und Saccharum. Beklemmungen, Atemnot, Schlaflosigkeit.

Vier Sitzungen am 21., 23., 26. und 28. Vollkommen beschwerdefrei entlassen. Dilatation zurückgegangen, Aortengeräusch vorhanden. Kein Druck auf der Brust, keine Atemnot, schläft nachts gut.

Angina pectoris. Herr H., 65 Jahre, seit 37 Jahren verheiratet. Zwei erwachsene Kinder, Frau starb an Leukämie. Lebt viel im Freien, ist immer gesund gewesen.

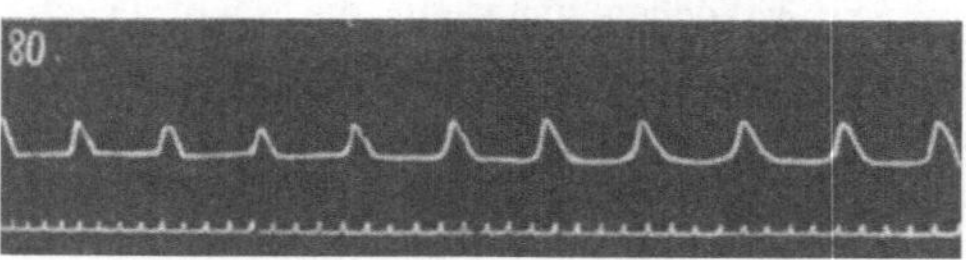

Abb. 67. Puls, vor Behandlung.

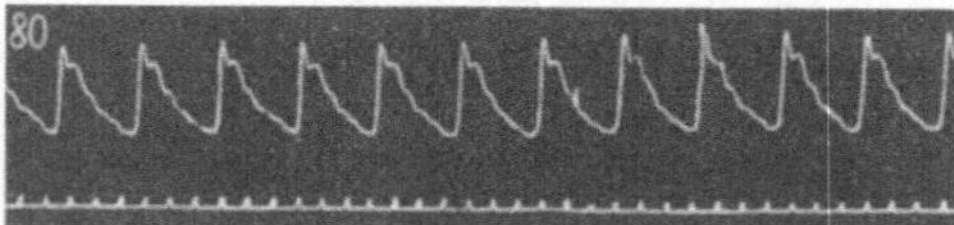

Abb. 68. Derselbe, nach Behandlung.

Vor drei Jahren wurde Herzerweiterung konstatiert und eine Kur in Nauheim gebraucht. Seitdem war er gesund gewesen, bis vor 6 Monaten in den Füßen (in den Sohlen, Hacken und in den Knien) Schmerzen auftraten. Sie wurden zunächst als Plattfußbeschwerden gedeutet. Einlagen halfen nichts, vielmehr wurden die Beschwerden immer heftiger. Beim Gehen steigen die Schmerzen aufwärts, angeblich bis in die Magengegend; nach und nach noch weiter steigend, werden sie jetzt bis in die Mitte der Brust, seltener nach dem linken Arm zu geklagt, strahlen jedoch auch in den Arm hinein bis in die Handgelenksgegend. Nach Anstrengung tritt Herzklopfen auf, und die Schmerzen in den Handgelenken werden stärker. Der Patient lokalisiert sie in der Radialarterie. Wenn das Herzklopfen stärker wird, treten auch leichte Schwindelanfälle auf. Der Zustand des Patienten gestattet ihm nur, etwa 10 Minuten sehr langsam auf ebenem Wege zu gehen. Dann tritt aber schon Schmerz auf, und er muß stehenbleiben. Nach 2 Minuten kann er mit sehr großer Vorsicht langsam weitergehen. Es treten beim Gehen häufig Schmerzen in den Waden auf. Dispnöe besteht nicht, nur tritt bei Anstrengungen leicht Kurzatmigkeit ein. Schlaf ist gut, kaltes Wasser wird sehr unangenehm empfunden. Alkohol- und Nikotingebrauch mäßig (abends $1\frac{1}{2}$ Flasche leichten Moselweins). In letzter Zeit trinkt er gar keinen Alkohol, sondern Milch.

Es handelt sich hier offenbar um einen Fall von Arterienverkalkung, der sich sehr langsam im Laufe von mehreren Jahren entwickelte zu vorübergehender Herzdilatation, später zu intermittierendem Hinken, leichter Angina pectoris und geringen zerebralen Störungen geführt hat.

Die Hochfrequenzapplikation wurde zunächst wegen der unangenehmen Beschwerden in der Brust auf das Herz hin gerichtet. Später wurde die periphere Zirkulation und auch der Kopf in Behandlung genommen. Nach der ersten Sitzung trat bereits erhebliche subjektive Besserung ein. Patient war zwei Tage ohne Beschwerden.

Nach der vierten Sitzung ist er $1\frac{1}{2}$ Stunde, allerdings langsam, gegangen.

Nach der neunten Sitzung besteht nur noch frequenter Puls.

Nach zwölf Sitzungen entlassen. (S. Abb. 67, 68.)

Er geht zwei Stunden ohne Beschwerden und fühlt sich vollkommen gesund. Zwei Monate später Bericht gleichen Wohlbefindens.

Ist in Verfolg der Zirkulationsstörungen eine Schädigung der Herzmuskulatur eingetreten, so kann trotz günstiger Beeinflussung der Zirkulationsverhältnisse im Koronargebiet das Weiterbestehen der objektiven und subjektiven Beschwerden beobachtet werden. Inwieweit eine lange protrahierte oder in Intervallen öfter wiederholte Diathermiebehandlung allmählich zur Regeneration defekter Gewebsabschnitte führen kann, hängt von den Besonderheiten des einzelnen Falles ab.

Sehr schwer von den geschilderten Koronarbeschwerden zu trennen, auch mittels des Elektrokardiogramms, sind gewisse nervöse funktionelle Herzstörungen, die klinisch unter dem gleichen Bilde der anatomischen Läsionen auftreten. Bei der nervösen Angina pectoris (vasomotoria) klagen die Patienten über Angst- und Oppressionszustände, müssen stehenbleiben, wenn sie wenige Schritte gegangen sind, und besonders spielt der Füllungszustand des Magens und Dickdarms eine Rolle. Auch von der Zeit der Nahrungsaufnahme sind sie abhängig, z. B. ist es ihnen des Morgens selbst nach einem leichten Frühstück unmöglich, ohne erhebliche Beschwerden kleine Anstrengungen zu ertragen, während sie wesentlich größere Leistungen nach einer viel reichlicheren Mittagsmahlzeit vollbringen und, ohne ein erstes Frühstück einzunehmen, ebenfalls beschwerdefrei gehen. Solche Fälle geben eine schlechte Prognose für die diathermische Behandlung. Es ist fraglich, von wo aus dieser Symptomenkomplex ausgelöst wird. Es ist möglich, daß der Vagus dabei eine wesentliche Rolle spielt. Auch die sympathischen Bauchganglien und Spasmen des Zwerchfells können hierbei mitwirken. Ebenso lassen sich zerebrale Funktionsstörungen, Neurasthenie und Hypochondrie inkulpieren. Kurzum, es ist mir bisher nicht gelungen, für derartige Fälle den Angriffspunkt einer wirksamen Therapie zu finden. Demgegenüber ist hervorzuheben, daß die wirklich auf Zirkulationsstörungen beruhenden Erkrankungen des Herzmuskels eine fast durchweg gute Prognose ergeben. So habe ich auch in schweren Fällen von Angina pectoris vera von lebenbedrohendem Charakter sehr deutliche Erfolge gesehen (z. B. Krankengeschichte S. 139f., Patient K.).

Gerade aus der Erfolglosigkeit bei manchen nervösen Herzleiden und der deutlichen Wirkung bei den funktionellen und anatomischen Störungen kann man ersehen, daß die Diathermie keine Suggestionstherapie ist. Indessen reagieren auch rein neurotische Herzsymptome

Anmerkung:
Ich verzichte in den bisher beschriebenen Kategorien von Krankheiten sowie bei allen anderen Zirkulationsstörungen auf eine statistische Bewertung der Zahl nach. Denn gerade auf diesen höchst komplizierten Gebieten besagt die Angabe, daß in soundso vielen Fällen Besserung eingetreten sei oder nicht, der Blutdruck gestiegen oder gefallen sei, gar nichts, da die einzelnen Fälle inkommensurabel sind. Es scheint viel richtiger, die einzelnen Kategorien durch einige Krankheitsgeschichten zu belegen, aus deren Lektüre die Beurteilung des einzelnen Falles und der Wirksamkeit der Methode wesentlich maßgeblicher hervorgeht.

oft sehr günstig auf Diathermiebehandlung, besonders die nervöse Atemsperre, Herzschmerz, Palpitationen, Angstgefühle. Hierbei spielt wahrscheinlich das angenehme Wärmegefühl die Hauptrolle.

Ich komme nunmehr zu dem Gebiet der Aortenaneurysmen. In einer Anzahl von Fällen von Koronarsklerose, in denen trotz unzweifelhaft anatomisch bedingter Störungen keine Besserung gesehen werden konnte, stellte sich nach längerer Beobachtung heraus, daß ein Aneurysma in der Bildung begriffen war. Wenngleich ich in allen Fällen von Aneurysma die auf diesem beruhenden Beschwerden, Schmerz in der Sternalgegend, Druckempfindlichkeit, Angstgefühl während der Dauer der Behandlung in leichteren Fällen vollständig, in ganz schweren Fällen bis auf geringe Reste verschwinden sah, trat nach Aussetzen der Behandlung schon nach relativ kurzer Zeit (1—4 Wochen) das Wiedereinsetzen der alten Beschwerden auf.

Aneurysma Aortae. Herr B., 56 Jahre. 9. II. 09 bis 23. II. 09. Hochgradiges Aneurysma mit vollkommener Usur des oberen Teils des Sternums und bläulichroter, pulsierender Vorwölbung dicht unter der Haut, unterhalb des rechten Sternoklavikulargelenks. Das Aneurysma nimmt nach dem Röntgenbild die Größe eines Kinderkopfes ein. Die Beschwerden des Patienten sind außerordentlich quälend. Er hat dauernd heftige Schmerzen im ganzen Oberteil der Brust, häufig Schwindel, Ohnmachtsanfälle, Beklemmungen und Angstzustände, so daß er dauernd Morphium nimmt und keinen Tag ohne Morphium und andere Analgetika auskommt. Die Behandlung mittels Diathermie ergab schon nach der ersten Sitzung eine so wesentliche Besserung der subjektiven Beschwerden, daß Patient während der ganzen Dauer der Behandlung (3 Wochen) ohne jedes Narkotikum oder Analgetikum mühelos auskam. Der objektive Befund bleibt, was Ausdehnung des Aneurysmas, Pulsation, Herzgröße usw. anging, vollständig unverändert, und 8 Tage nach Unterbrechung der Kur und der Abreise des Patienten stellen sich allmählich die früheren Beschwerden wieder ein.

Ich kann mein Urteil bezüglich der Aneurysmen dahin zusammenfassen, daß die Diathermie sich durchaus wirksam bezüglich der subjektiven Beschwerden hierbei erweist, selbst in ganz schweren Fällen, daß aber eine dauernde Wirkung hierbei nicht erzielt werden konnte. Insbesondere sind diejenigen Fälle von Koronarbeschwerden, die erweislich organischer Natur sind, sich aber auf Diathermiebehandlung wenig oder nur vorübergehend bessern, stets auf beginnendes Aneurysma verdächtig.

Wenden wir uns nunmehr zur Besprechung der Wirkung der Diathermie auf das periphere Gefäßsystem. Hierbei spielt die Frage der Erhöhung oder Erniedrigung des Blutdrucks eine sehr erhebliche Rolle. Ich muß daher, um dieses viel umstrittene Thema diskutabel zu machen, zunächst festlegen, nach welchen Kriterien im folgenden die Blutdruckverhältnisse beurteilt werden sollen.

Herzgröße, Herztonus, peripherer Gefäßtonus sind relative Begriffe. Es kann bei einem ganz Gesunden infolge einer hochgradigen Anstrengung oder eines psychischen Insultes eine Herzdilatation mit Erschlaffung des peripheren Gefäßsystems zu einer erheblichen Blutdrucksenkung führen, die mehr oder weniger vorübergehender Natur, aber doch während einer gewissen Zeit nachweisbar sein wird. Andererseits können infolge der gleichen oder irgendwelcher anderen Ursachen Schwankungen nach der entgegengesetzten Richtung auftreten. Auch toxische Einwirkungen können einmalig oder wiederholt Beeinflussungen des Blutdruckes erzeugen. Ein großes Kontingent zu diesen Fällen stellen Neurastheniker mit labilem Vasomotorensystem. In allen diesen Fällen handelt es sich aber um vorübergehende funktionelle Störungen, und bei wiederholten Untersuchungen zu verschiedenen Zeiten, in verschiedenen Lagen, unter verschiedenen Bedingungen werden wir das unregelmäßige und funktionelle Wesen erkennen. Solche Fälle scheiden aus unserer Betrachtungsweise wegen zu großer Kompliziertheit in der Beurteilung an dieser Stelle aus. Andererseits können aber auch anatomisch begründete Anomalien des Gefäßsystems an irgendeiner Stelle oder in seiner Gesamtheit oder in größeren Abschnitten Veränderungen der Pression verursachen, die ebenfalls nicht konstant zu sein brauchen, und deren Beurteilung ebenso erschwert ist. Wenn von manchen Autoren verlangt wird, man solle jeden Patienten, über dessen Zustand man sich ein Urteil verschaffen will, erst mindestens eine halbe Stunde ruhen lassen, ehe man den Blutdruck als konstant annimmt, so ist das ein Desiderat, welches bei wissenschaftlichen Untersuchungen zu erfüllen zweckmäßig ist; es kann gelegentlich einige Male durchgeführt werden, ist in der Praxis jedoch undurchführbar. Es gibt jedoch auch gar keine Gewähr dafür, daß nun wirklich ein Gleichgewichtsstatus erreicht worden ist. Vielmehr kann gerade in der nächsten Minute eine unerwartete Schwankung auftreten. Die psychische Beeinflussung des Patienten durch die bevorstehende Therapie oder durch die Einleitung derselben kann eine Rolle spielen, kurzum, die sorgfältigsten Vorsichtsmaßregeln können illusorisch werden. Aus diesen Gründen kann mitunter eine Krankengeschichte trotz kurzer Beobachtung des Blutdrucks für den Erfolg oder Nichterfolg einer Therapie beweisend sein, während andere trotz der sorgfältigsten Kautelen keine Rückschlüsse gestatten. Unter diesen Voraussetzungen muß ich es dem Leser überlassen, ob er die im folgenden angeführten Krankengeschichten im einzelnen Fall als genügend beweisend betrachten will oder nicht. Ich habe mich bemüht, nur solche auszuwählen, bei denen der objektive Befund, das Alter des Patienten und sonstige Momente den Wert der Messungen als maßgebend erscheinen lassen dürften.

Man sieht aus diesen Fällen, daß wir in der Diathermie in geeigneter Anwendungsweise ein Mittel besitzen, um den Blutdruck in gewünschter Weise zu beeinflussen.

Es ergibt sich nun die Frage, ob wir überhaupt den Blutdruck herabzusetzen oder zu steigern uns bemühen sollen. In der Tat können wir den Blutdruck nicht als ein losgelöstes Symptom für sich betrachten, sondern er stellt in vieler Beziehung das Resultat der funktionellen Anpassung motorischer Triebkräfte und peripherer Widerstände vor. Wenn wir auch anerkennen, daß die Erhöhung des Druckes z. B. zur Überwindung vergrößerter peripherer Widerstände notwendig und somit als eine Regulations- oder Abwehrvorrichtung zu betrachten ist, so ist es doch hinfällig, daraus herleiten zu wollen, daß wir nun dieses Symptom nicht bekämpfen dürfen. Erstens habe ich oben betont, daß die Aufgabe jeder zielbewußten Therapie, ganz besonders bei der energisch lokal wirkenden Diathermiemethode, sein muß, die Krankheiten ätiologisch anzugreifen, den Sitz des primären Übels festzustellen und auf dieses den Angriffspunkt der Therapie zu verlegen. Gelingt es uns im einen Fall, durch Diathermie der Niere die Zirkulationsbedingungen in ihr zu bessern und dadurch den Widerstand, den sie der Blutpassage direkt oder durch Retention toxischer Stoffe bietet, zu heben, somit die Ursache des hohen Blutdrucks zu beseitigen, so haben wir dieser Forderung genügt. Auf die Möglichkeit derartiger Beeinflussung werde ich weiter unten bei der Besprechung der einzelnen Erkrankungen eingehen. Ich erinnere an dieser Stelle nur noch an das vorstehend über die Myokarditis Gesagte, wo ebenfalls eine lokale Beeinflussung des Herzmuskels im Sinne einer Tonisierung den Blutdruck im Aortensystem steigern, gleichzeitig ihn durch Verminderung der Stauung im Pulmonalsystem dort verringern kann. Wir können also durch dieselbe lokale Beeinflussung des Herzmuskels eine Steigerung und Herabsetzung des Blutdrucks gleichzeitig und nebeneinander bewirken.

Ferner zugegeben, daß die Regulations- und Abwehrvorrichtung, die sich z. B. in der Erhöhung des Blutdrucks zeigt, eine zweckmäßige ist, so ist damit noch nicht gesagt, daß ihr Grad das Optimum für das Individuum stets darstellt. So sehen wir in der Physiologie und in der Pathologie nicht selten, daß die Auslösung eines reflektorischen Vorganges durchaus nicht stets zum Besten des betreffenden Individuums ausschlägt, weil gewissermaßen die Natur über das Ziel hinausschießt. So sind z. B. Krampfwehen bei mechanischer Geburtsbehinderung (Querlage) als ein durchaus zweckmäßiges Mittel zu betrachten, mit Gewalt das Hindernis zu beseitigen. Andererseits sind sie vollkommen fruchtlos und bergen die schwerste Gefahr für die Kreißende in sich, nämlich Steigerung des intrauterinen Druckes bis zur Ruptur. So kann z. B. auch bei einer Schrumpfniere ein gesteigerter Blutdruck reflektorisch ausgelöst sein, ohne daß dieser imstande ist, die gestörte Funktion wiederherzustellen. Andererseits aber bedeutet der stark erhöhte Blutdruck wiederum für den Gesamtorganismus eine große Gefahr und kann an sich zu viel schwereren momentanen Schädigungen führen, als sie die Schrumpfniere vielleicht erst späterhin im Gefolge haben würde. Wir sind also selbst bei Anerkennung der Zweckmäßigkeit der Blutdrucksteigerung in gewissen Fällen doch berechtigt, diese Steigerung im Sinne einer Begrenzung gegenüber einem Übermaß sowohl wie auch im Sinne eines Schutzes des Organismus vor unnötiger Gefahr weiterer Schädigung zu bekämpfen, besonders wenn wir gleichzeitig in der Lage sind, mit derselben Therapie auch das auslösende ätiologische Moment zu beeinflussen. Wenn wir etwa die drohende Gefahr der Apoplexie bei einem Patienten mit Schrumpfniere und einem Maximaldruck von 250 mm imminent sehen, so sind wir durchaus berechtigt, zunächst eine Herabsetzung des Blutdruckes und unmittelbar danach eine Beeinflussung der Schrumpfniere zu versuchen.

Bezüglich der Art der stattfindenden Blutdruckerniedrigung ergibt sich übereinstimmend nach den Beobachtungen der meisten Autoren, daß die Senkung des maximalen Blutdruckes bei geeigneter Applikationsweise mittels der Diathermie wohl stets gelingt. Ob diese Wirkung eine vorübergehende oder dauernde ist, hängt von den einzelnen Umständen des Falles ab. Besäßen wir in der Diathermie nur ein Mittel, das reine Symptom der Blutdrucksteigerung zu beeinflussen, so würden wir in den wenigsten Fällen mit einer dauernden Wirkung zu rechnen haben, da ja der hohe Blutdruck irgendwo im Körper seine Ursache hat. Ist die Ursache aber eine solche, daß wir sie therapeutisch in irgendeiner Weise, sei es medikamentös oder physikalisch, beseitigen können, so werden wir durch Erreichung dieses ursächlichen Kurerfolges auch einen Dauererfolg der druckherabsetzenden Therapie erzielen können. Gelingt dies nicht, so ist es einleuchtend, daß einerseits die therapeutische Blutdrucksenkung nur eine vorübergehende sein wird, andererseits die subjektive und objektive Besserung des durch die ursprüngliche Erkrankung bedingten Symptomkomplexes ausbleiben wird. Hiernach erklären sich die ungünstigen Resultate der Beeinflussung der Symptome des Aortenaneurysmas. Das Aneurysma als solches kann nicht vermittels der inneren leichten Durchwärmung durch Diathermie zurückgebildet werden. Es werden nur infolge der Tonisierung des Herzmuskels, auch der Tonisierung der geschädigten Aortenwand, momentan einige subjektive Beschwerden, Schmerz, Oppressionen, Schlaflosigkeit, Zirkulationsbehinderung, beseitigt, kehren aber nach Aussetzen der Behandlung in kürzester Zeit wieder zurück. Bei der Koronarsklerose dagegen, wo wir durch die Diathermie eine ätiologische Therapie treiben, indem wir die Zirkulation innerhalb des geschädigten Herzmuskels regulieren, ja, vielleicht durch Eröffnung von Kollateralbahnen (Kapillarsystem) heilen, haben wir nicht nur vorzügliche momentane therapeutische Erfolge, sondern auch ebenso gute Dauerresultate.

In vielen der zur Beobachtung kommenden Fälle hohen Blutdrucks bezieht sich diese Steigerung im wesentlichen auf den Maximalblutdruck, während der minimale nur wenig erhöht oder normal ist. Die tonische Gefäßstarre ist ganz besonders dem Einfluß der Diathermie zugänglich. Wir sehen nicht selten nach einzelnen oder einer Reihe von Sitzungen den Maximalblutdruck gewissermaßen lytisch mit mehr oder weniger großen Sprüngen fallen, während der minimale Druck keine oder nur geringe Schwankungen nach unten aufweist. Ja, in einzelnen

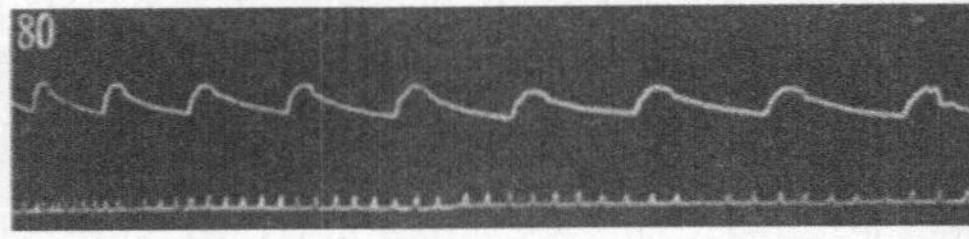

Abb. 69. Vor Behandlung.

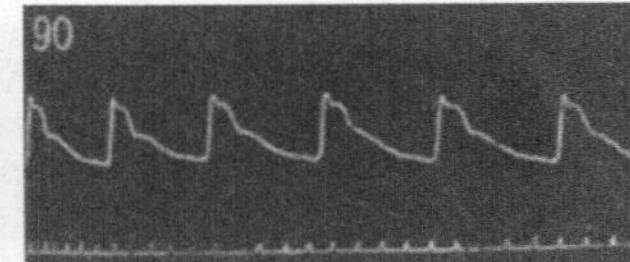

Abb. 71. Vor Behandlung.

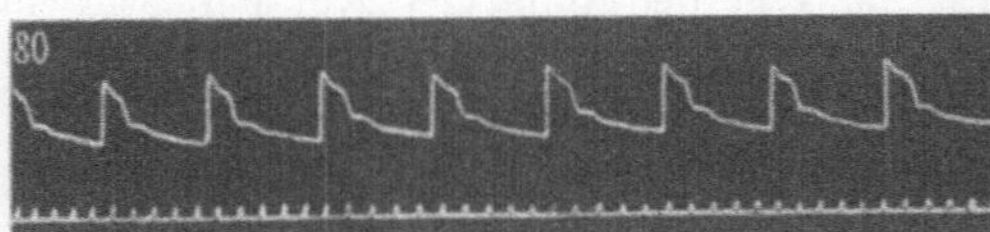

Abb. 70. Nach Behandlung.

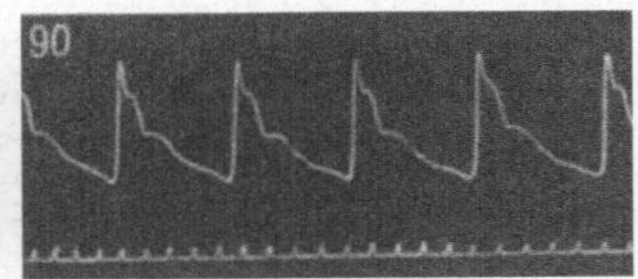

Abb. 72. Nach Behandlung.

Fällen zeigt sich auch ein Sinken des maximalen und Steigen des minimalen Druckes. Wir sehen aber noch mehr aus diesen Kurven. Es zeigt sich nicht nur, daß die (fälschlich) sog. „Amplitude" des maximalen oder minimalen Druckes oder Druckschwankungsbreite relativ verkleinert wird, d. h., daß ihre Werte sich nähern, sondern wir sehen auch gleichzeitig die Amplitude der einzelnen Pulswellen steigen (Abb. 69—77).

Tabelle

	Maximaldruck	Minimaldruck	Differenz
I. vor	⌠ 270	118	152
II. nach	⌡ 222	100	122
II. vor	⌠ 250 Abb. 75	156	94
nach 1 Sitzung	⎰ 222	150	72
„ 5 Sitzungen . . .	⎱ 212	140	72
„ 9 „ . . .	⌡ 200 Abb. 76	128	72
III. vor	240	108	132
nach	210	110	100
IV. vor	230	118	112
nach	190	108	82
V. vor	230	98	132
nach	202	94	108

So zeigen in der vorstehenden Tabelle, in der einige Fälle von exzessiv hohem Blutdruck zusammengestellt sind, die Differenzen der Druckschwankungsbreiten zwischen maximalem und minimalem Druck erhebliche Verringerungen. Interessant ist, daß in Fall 2 z. B. unmittelbar nach der ersten Sitzung der Blutdruck um 28 mm herabgegangen war, und daß trotz weiteren Sinkens während der nächsten Behandlungen doch die Differenz zwischen maximalem und minimalem Blutdruck konstant blieb.

Ein Unikum von hohem Blutdruck und glänzendem Heilerfolg durch Diathermie stellt folgender Fall vor:

Eine Dame von 62 Jahren leidet seit 15 Jahren, vielleicht noch länger, aber nicht festgestellt, an hohem Blutdruck (über 200 mm Hg), Atemnot, Kopfdruck. Sie leidet nachts besonders stark, muß mit vielen Kissen halb sitzend schlafen und sich oft umbetten. Nachts durch häufiges Urinlassen (viel mehr als am Tage) gestört. — Im letzten Jahre Zunahme der Beschwerden. März 1925 wurde ein Blutdruck von 245 (Riva Rocci) festgestellt; es traten Ödeme bis über die Knie auf, Schwellungen der Arme, besonders der rechte ist bei der Aufnahme hart und prall ödematös; es besteht einseitiges Schwitzen rechts; die rechte Brust schwillt zeitweise zum ca. 3fachen Volumen der linken an. Mai und Juni 1925 wird ein mit Riva-Rocci nicht mehr bestimmbarer Blutdruck gemessen; ein besonders gebauter Apparat zeigt einen Blutdruck von über 300 an, auch am Tage vor der Aufnahme. Die Patientin wird als Unikum vielen Ärzten demonstriert. Keine Therapie (auch Venaesectio) hilft. Am Tage der Aufnahme zeigt Patientin ein stark gedunsenes, blaurotes Gesicht. Die schwimmenden Augen verschwinden z. T. im Ödem, es besteht Nasenbluten, heftiger Stirnkopfschmerz. Patientin ist erregt, findet schlecht die Worte, antwortet z. T. verwirrt, äußert Selbstmordgedanken, weil sie den furchtbaren Zustand der Benommenheit, des Kopfschmerzes, des Gefühls des inneren Explodierens nicht mehr ertragen kann. Reichlicher Ascites; der fette Leib ist gespannt, die Haut glänzend, Nabel verstrichen; Herztöne paukend, rein, das Herz mäßig hypertrophisch. Der Puls ist bei meinem Riva Rocci weit über 250 noch voll vorhanden.

Erste Diathermiebehandlung am 22. VI. 25. Danach sehr starke Müdigkeit. Pat. schläft sofort ein und schläft die Nacht durch. Am 27. VI., nach 3 Diathermiebehandlungen haben die Erscheinungen von Kopfdruck erheblich nachgelassen. 8 Tage dauerte die starke Müdigkeit an, dann trat zunehmendes Wohlbefinden ein, der Kopfdruck schwand völlig, die Ödeme, der Ascites dito. Am 13. VII., nach 7 Behandlungen, erklärt Patientin, sich seit vielen Jahren nicht so wohl gefühlt zu haben; sie ist vollständig verändert, lebhaft, beweglich, heiterster Stimmung. Am 6. VIII., also nach 5 Behandlungen, ist der Blutdruck 140. Es werden in 14 Tagen noch 4 Behandlungen gegeben; der Blutdruck bleibt konstant zwischen 140 und 150 (Kontrollmessung des früher behandelnden Arztes) und die Behandlung wird abgebrochen. Dann verreiste Patientin 4 Wochen, lebte ohne besondere Diät und Schonung, trank guten Kaffee. Nachuntersuchung am 8. IX., also 7 Wochen nach Schluß der Kur konstanter Befund: Blutdruck 140, Allgemeinbefinden völlig störungsfrei.

Mit großer Regelmäßigkeit sieht man nach der Diathermiebehandlung die Amplituden des Radialpulses wesentlich sich verbessern. So war z. B. in dem Fall der nachstehend abgebildeten Kurven (Abb. 79 bis 82) vor Beginn der Behandlung bei keinem Druck in der Manschette ein gutes Pulsbild erhältlich. Während bei 80 mm die Diastole vor der Behandlung größtenteils als ein horizontaler Strich erscheint, ist bei 100 mm Manschettendruck die Andeutung eines diastolischen Druckes vorhanden. Nach der Behandlung sieht man bei 80 mm einen vollkommen normal ausgeprägten Radialpuls, und auch bei 100 mm ist noch eine gute Amplitude und deutliche Zeichnung in der Diastole erkennbar.

Das gleiche gilt für die Pulskurven beim äußeren Druck von 90 mm (Abb. 71, 72).

Auch im Falle D. ist der niedrige systolische Druck und die nur angedeutete Elastizitätselevation vor der Behandlung gegenüber dem entsprechenden Kurventeil nach der Behandlung außer der wesentlichen Vergrößerung der Amplitude bei 80 und bei 100 mm deutlich erkennbar (Abb. 79—82).

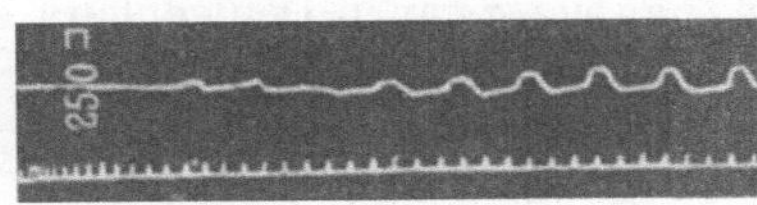

Abb. 73. Vor Behandlung.
Maximaler Druck 250 mm Hg.

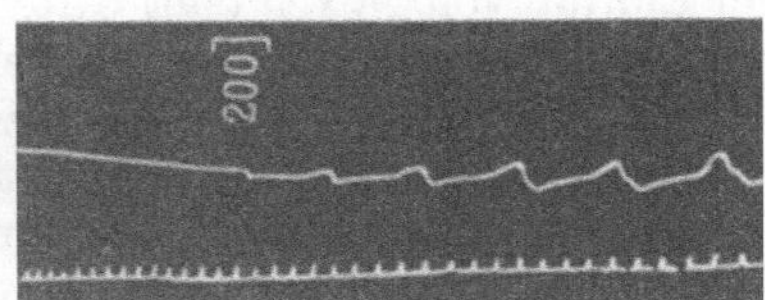

Abb. 74. Nach Behandlung.
Maximaler Druck 200 mm Hg.

Ganz besonders deutlich geht der Einfluß der Therapie aus den Kurven 75—77 hervor. Die entsprechenden untereinander angeordneten Kurvenabschnitte lassen die allmähliche Verbesserung der Radikalkurve im Laufe der Behandlung deutlich erkennen. Diese objektiven Veränderungen der Pulskurve, die sich mit subjektiven klinischen Verbesserungen decken, beweisen eine Verbesserung der Elastizitätsverhältnisse des Arterienrohres. Da wir es in den ausgewählten Fällen ausschließlich mit so hochgradiger Arterienverkalkung zu tun haben, daß man klinisch von vollkommen starrem Arterienrohre sprechen muß, so werfen diese Beobachtungen einer Elastizitätszunahme noch ein neues Licht nicht nur auf die Beurteilung der Wirkung von Gefäßeinlagerungen in der Gefäßwand, sondern auch auf die Kurabilität

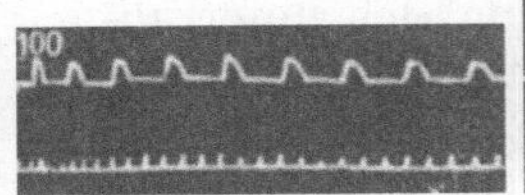

Abb. 75.
Vor Behandlung.

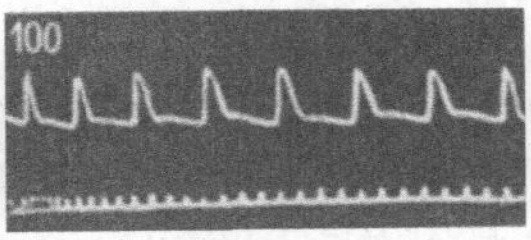

Abb. 76.
Während Behandlung.

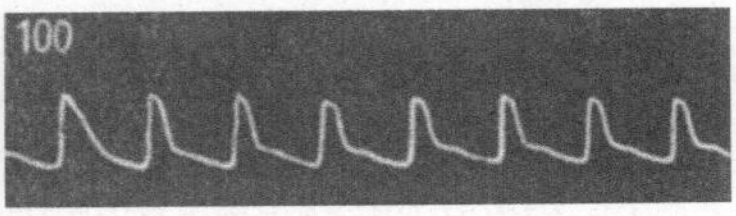

Abb. 77.
Nach Behandlung.

der Arteriosklerose. Die klinischen Erfolge der Hochfrequenzbehandlung, ganz besonders der aktiven Form der Diathermie, lassen, das wird auch vielfach in der Literatur bestätigt, die Erscheinungen beginnender Arterienverkalkung auf Jahre hinaus unterdrücken, und es ist nicht von der Hand zu weisen, daß auch vorgeschrittene Arteriosklerotiker, wie ich z. B. seit 1907 unter Hochfrequenzbehandlung beobachte, nicht nur keinen Fortschritt objektiv kontrollierbarer arteriosklerotischer Veränderungen zeigen, sondern eine unverkennbare Besserung ihres Zustandes aufweisen, und das verdanken wir ausschließlich den Effekten der Diathermie, die wir in ihrer Wirkung auf das periphere Gefäßsystem ein wenig näher betrachten wollen. Wir müssen uns allerdings hierbei auf das Gebiet der Hypothese begeben. Aber bei der Durchsicht der Literatur finden wir auch in fast allen anderen diesbezüglichen Betrachtungen schließlich nur Hypothetisches.

Wir haben im physiologischen Versuch und in der klinischen Beobachtung die dekongestionierende Wirkung als Faktum kennengelernt.
Die Hypothese Huchards, daß ein Etat presclereux existiert, der dadurch charakterisiert ist, daß ohne anatomische Läsionen irgendwelcher
Art ein Zustand der Hypertension sich in gewissem Alter, bzw. unter
dem Einfluß von Noxen oder Giften verschiedener Art ausbildet und als
Vorstufe der Arteriosklerose anzusehen ist, hat sich zwar in Deutschland
nicht allgemeine Anerkennung verschaffen können. Indessen hat diese
Hypothese doch sehr vieles für sich. Denn ein jeder kennt die Beschwerden vorübergehender Natur, die als gelegentlicher Kopfdruck,
Wallung und ähnliches geklagt werden, ohne daß die genaueste klinische
und funktionelle Untersuchung irgendeine andere Anomalie aufdeckt
als einen dauernd erhöhten Blutdruck. Diese Erhöhung braucht gar
nicht hochgradig zu sein. Schon der dauernde Befund eines maximalen
Druckes von 160—180 mm ist die einzige objektive Basis dieser Beschwerden, die wir finden können. Vielfach werden solche Patienten
mit der Diagnose „Neurasthenie" zugeschickt. Indessen scheint es
durchaus berechtigt, sie vielmehr in die Kategorie des „Etat presclereux" von Huchard zu rangieren, wenigstens soweit es Menschen in
der Mitte des 4. Lebensdezenniums und darüber betrifft. Entsprechen
wir unserer stets betonten Aufgabe, vor Applikation von Hochfrequenzströmen den Ort der ursächlichen Erkrankung festzustellen, so stoßen
wir hierbei auf die größte Schwierigkeit. Denn weder zerebral noch in
der Zirkulation, noch in der Niere können wir einen Angriffspunkt für
unsere Therapie entdecken. Wenn ein solcher erhöhter Blutdruck
dauernd bestehen bleibt, monate- bis jahrelang, so kann man sich vorstellen, daß unter seinem Einfluß die in der Gefäßwand belegenen, die
Ernährung der Gefäßzellen besorgenden Vasa vasorum sich unter abnormen Verhältnissen befinden. Solange die Elastizität der Wand eine
vollkommene ist, arbeitet diese von den peripheren Schichten aus dem
von innen wirkenden erhöhten Blutdruck entgegen. Die Vasa vasorum
befinden sich während dieses Zustandes dauernd unter erhöhtem Druck
von beiden Seiten her, und die Zirkulation in der Gefäßwand selbst
leidet: Derselbe Druck, der die Beschickung der Vasa vasorum mit Blut
unter dem Druck der Herzaktion bewirkt, erschwert die Zirkulation
in den Gefäßwänden selbst durch diesen erhöhten Druck (Abb. 198),
und so tritt als spätere Folge eines lange in dieser Weise beharrenden
Zustandes Ernährungsstörung in den verschiedenen Schichten der
Gefäßwand ein. Hierbei braucht es nicht zum völligen Verschluß der
Lumina der Vasa vasorum zu kommen. Die chronische Ischämie genügt zur Erklärung der atheromatösen Veränderungen. Die Druckwirkungen auf Lymphräume und die Zellen selbst sind ebenfalls sicherlich nicht ohne Einwirkung. Diese Ernährungsstörung äußert sich in
Verfettungen, Intimaverdickungen, weiterhin im Deponieren von Kalksalzen, welche schließlich die überspannte Elastizitätsbeanspruchung
der Gefäßwand durch unausdehnbare mechanische Widerstände ersetzt
und ergänzt. Auch diese Verkalkung ist letzten Endes, teleologisch betrachtet, in diesem Sinne als Abwehrvorrichtung und Schutzmaßregel

zu betrachten. Das Herabgehen der Elastizität führt weiter zu einem allmählichen Versagen der für die Zirkulation höchst wichtigen Gefäßwandfunktion. Die auf die Blutmassen fern vom Herzen fortschiebend wirkenden Kräfte beginnen zu versagen, die Vis a tergo für die aus den Kapillaren sich sammelnden Venen fehlt, es kommt zu einer venösen Überlastung des kleinen Kreislaufs. Das Herz muß sich allmählich dieser veränderten Funktion anpassen; es muß kräftiger arbeiten, um seine Druckwirkung bis in die fernsten Kapillaren hinein durch das seinen Dienst versagende Gefäßrohrsystem durch eigene Kraft zu erzwingen und durch vermehrte Saugwirkung den kleinen Kreislauf wiederum zu entlasten. So kommt es allmählich zur Hypertrophie und allen den Erscheinungen des als Arteriosklerose genügend gekennzeichneten Zustandes. Es scheint mir, daß für die Entstehung der Arteriosklerose die Steigerung des Gefäßdruckes gerade in seiner Wirkung auf die Vasa vasorum nicht genügend gewürdigt wird. Wenn dazu noch toxische Noxen treten, welche an sich Zellschädigungen bewirken, so beschleunigt das Zusammenwirken mehrerer Faktoren den Eintritt der pathologischen Störung.

Wenn wir aber imstande sind, durch unsere therapeutischen Eingriffe die Zirkulationsbedingungen in der Gefäßwand selbst zu verbessern, dadurch, daß wir zunächst, wenigstens vorübergehend, den inneren Gefäßdruck bezüglich der Arterienwand herabsetzen, wenn wir ferner die tonisierende Wirkung der Hochfrequenzströme auf die Zellfunktion gleichzeitig zu Hilfe nehmen, so werden uns die vielleicht sonst rätselhaften und unerklärlichen subjektiven und objektiven Besserungen der Arteriosklerose und sklerotischen Störungen plausibel erscheinen. Die verschiedenen Resultate der Diathermieeinwirkung lassen sich hiermit recht gut in Einklang bringen. Daß wir bei gewisser Technik der Applikation gerade eine fast isoliert erscheinende Wirkung auf die Blutzirkulation sehen, findet seine Erklärung zum Teil in den eigentümlichen, oben beschriebenen Leitungsbedingungen der Hochfrequenzströme im Körper. Die Bevorzugung der Blutbahn für die Leitung der Hochfrequenzströme bedeutet zunächst eine direkte Kontaktwirkung aus dem strömenden Blut auf die Gefäßwand selbst. Von der Wirkung auf die diese zusammensetzenden Zellen läßt sich nicht diejenige auf die in ihnen reichlich verzweigten Fasern sympathischer Nerven trennen. Es ist nicht unwahrscheinlich, daß die diesen Fasern fehlenden Markscheiden sie für den leichteren Übergang der Hochfrequenzströme gegenüber den anderen Nervenfasern zugänglicher machen. Jedenfalls scheint es außer Zweifel, daß eine Beeinflussung gerade des sympathischen Nervensystems eine regelmäßige Erscheinung der Hochfrequenzapplikationen ist. Die anatomische Struktur und die günstige Lage desselben in den Gefäßwänden begünstigen dieses. Wir werden später bei der Besprechung der Tabes noch einmal auf diesen Punkt einzugehen haben.

Sehen wir nach lokaler Anwendung der Hochfrequenzapplikation, ebenso wie nach allgemeiner, plötzlichen Schweißausbruch lokal oder allgemein auftreten, so reiht sich auch dieser Vorgang in unsere Betrachtungsweise ein. Die Stimulierung der Zirkulation, die erhöhte Wärmezufuhr zum Organismus lösen teils direkt, teils reflektorisch diejenige Funktion des sympathischen Nervensystems aus, welche zunächst als periphere lokale Vasodilatation die erhöhte Schweißdrüsenfunktion ermöglicht.

Als weitere häufige Folge der Hochfrequenzapplikation finden wir, besonders bei großen Dosen, die Beschleunigung der Herztätigkeit, die auch wiederum als kompensatorischer Vorgang, als Abwehrmaßregel gegen die Wärmestauung aufzufassen ist und eine erhöhte Wärmeausstrahlung an der Peripherie des Körpers sowie Wärmebindung durch Verdunstung von der Lunge aus bewirkt. Hierbei tritt die vertiefende Wirkung auf die Atmung, bei hoher Dosierung auch die Beschleunigung der Atmung, mitwirkend in Aktion. Für die zum Teil nervöse Natur der Auslösungsvorgänge dieser Art spricht auch die Beobachtung, daß eine Gewöhnung an die Diathermieeinwirkung eintritt. Ich habe wiederholt eine lokale Gewöhnung gesehen, sowohl subjektiver, wie objektiver Art. Patienten, die anfänglich nur kleine Dosen vertrugen und schon frühzeitig über die große Wärme klagten, gewöhnten sich in wenigen Sitzungen daran, mit denselben Elektroden wesentlich intensivere Wärmeapplikationen auf der Haut zu ertragen. Auch die lokale Reaktionshyperämie wurde bei manchen Individuen von Mal zu Mal schwächer und blieb schließlich bei längerer Gewöhnung aus. Nur durch hermetischen Abschluß, d. h. durch Verringerung der normalen automatischen Wärmeverluste des Körpers oder durch exzessive Stromzufuhr gelingt es, doch wieder jene Reaktion auszulösen.

Während wir bezüglich der galvanischen und faradischen, sinusoidalen usw. Ströme noch heute vollkommen im unklaren über ihre physiologische und therapeutische Wirkung bei Erkrankungen des Zirkulationsapparates sind, stehen wir nach dem bisher Gesagten bezüglich der Hochfrequenzströme wesentlich günstiger da. Die direkten Wirkungen sind, da wir es ja mit großer Wahrscheinlichkeit mit dem einzigen und reinen Faktor der Wärme zu tun haben, experimentell und klinisch einfacher und der Beobachtung zugänglich. Die durchaus willkürliche Lokalisationsmöglichkeit dieser Stromart erleichtert das Experiment und die klinische Anwendung.

Wir können aber nicht nur den Blutdruck senken, sondern, wie oben besprochen, auch erhöhen; und zwar geschieht dies durch Applikation der Ströme nach zweierlei Prinzipien. Das eine Prinzip ist das der reinen Diathermie des Herzens, wobei wir im Falle eines niedrigen Blutdruckes infolge von Herabsetzung des Herztonus durch direkte Tonisierung des Herzens eine kräftigere Kontraktion desselben mit nachfolgender Blutdrucksteigerung erzielen. Betrachtet man die Kurven unserer Kaninchen-, Hunde- und Katzenversuche, so sieht man daraus, daß nach Einschalten der Diathermie ziemlich prompt eine Steigerung des Karotisdruckes eintritt. Diese Steigerung sehen wir auch beim Menschen und beobachten kräftigere Pulsschläge nach lokaler Diathermie des Herzens. Viel intensivere und nachhaltigere Drucksteigerung erzielen wir aber, wenn wir Hautreize applizieren. Es ist bekannt, daß jeder Hautreiz den Blutdruck steigert. Nun besitzen wir in der Duschenentladung, die allerdings nur mittels Resonators oder hoher Diathermiespannungen möglich ist, in der Applikation von Funken sowie bei der gewöhnlichen Diathermie in der Verwendung von Kondensatorelektroden aus Glas die Möglichkeit, Hautreize vom leichtesten Wärmegefühl bis zum intensivsten Stechen und Brennen zu erzeugen. Die faradischen Reizungen, die wir bei den Rumpfschen Oszillationsentladungen[1]) vorwiegend applizieren, erklären damit zur Genüge die drucksteigernde Wirkung dieser Methode. Der von Rumpf beobachtete Rückgang der Dilatation wurde von anderer Seite nicht bestätigt. Auch der Wärmereiz der reinen Diathermie kann, sobald er die Grenze des Schmerzhaften erreicht, zu einer deutlichen Drucksteigerung führen. Wir haben hiermit eine Richtschnur für die Bestimmung der anzuwendenden Technik. Wenden wir bei einem Patient mit hohem Blutdruck die sensibel reizenden Kondensator-, Duschenoder Funkenentladungen an, so liegt darin eine große Gefahr für den Patienten, und wir können damit rechnen, daß unter Umständen in wenigen Tagen eine Apoplexie auftritt. Ganz besonders wirksam sind für die Drucksteigerung diese Applikationen am Abdomen und in der Nackengegend. Es ist zweckmäßig, bei Applikationen dieser Art, für gute Lüftung Sorge zu tragen, da der bei der Kondensator- oder Duschenapplikation auftretende Ozongeruch die Patienten erheblich belästigen und gelegentlich zu Übelkeit, ja sogar trotz der Drucksteigerung zur Ohnmacht führen kann. In hypotonischen Fällen jedoch dürfen wir diese Applikationen ausgiebig vornehmen. Es tritt nicht selten nach kräftiger Anwendung, besonders bei empfindlicher Haut, d. h. bei labilem Vasomotorensystem, eine intensive Rötung der gesamten behandelten Hautfläche auf, welche auch gelegentlich zu Quaddelbildung führen kann. Es empfiehlt sich, im Falle einer derartig starken Reizung, die mitunter stundenlang nach der Sitzung noch geklagt wird, Einpuderung mit Zinkpuder oder Amylum vornehmen zu lassen. Nur in sehr seltenen Ausnahmefällen ist die Reizung eine derartige gewesen, daß sie die Nachtruhe gestört hat und Narkotika nötig machte. Dies tritt jedoch nur bei pathologischer Hyperästhesie auf. Die Fälle von pathologischer Blutdrucksenkung, die sich für die spezifische drucksteigernde Wirkung der Hochfrequenzströme eignen, sind im wesentlichen diejenigen von hypotonischer Neurasthenie. Auch manche psychischen Depressionszustände und Herzneurosen eignen sich hierfür. Blutdruckherabsetzungen und Herzinsuffizienz durch Klappenfehler erfordern jedoch lokale Behandlung des Herzmuskels mit reiner Diathermie.

---

[1]) Die Rumpfschen oszillatorischen Ströme beruhen auf minimalen Hochfrequenzentladungen eines Kondensators von ganz unregelmäßiger Kurve und verschwindender Energie. Diese Hochfrequenzschwingungen sind aber von niederfrequenten Kondensatorentladungen eines Induktionsapparates überlagert. Ihre physiologische Wirkung ist entsprechend dem schmerzhaften Charakter dieser Applikation eine blutdrucksteigernde, während der diathermische Effekt als sehr geringfügig in den Hintergrund tritt. Rumpf verwendet also ebenso, wie Morton dies tat, unabsichtlich auch Hochfrequenzschwingungen.

Nach der Diathermie des Herzmuskels sowohl wie ganz besonders nach Applikation mittels der Handelektroden oder durch Wasserelektroden sehen wir nicht selten einige Stunden nach der Sitzung ein Gefühl erheblicher Mattigkeit oder Ermüdung auftreten, während bei oder unmittelbar nach der Sitzung zunächst ein Gefühl der Erleichterung und des Wohlbehagens besteht. Deshalb empfehle ich stets den Patienten, unmittelbar nach der Sitzung 20 Minuten zu ruhen und sich im Anschluß daran zu Haus weiter 1—2 Stunden möglichst ruhig und in halb liegender Stellung zu verhalten. Ich habe den Eindruck, daß durch diese Vorschriften nicht nur dem Auftreten derartiger Ermüdung vorgebeugt wird, sondern daß auch die Nachhaltigkeit der Diathermiewirkung erhöht wird, weil die dem Körper zugeführte fremde Energie nicht sofort in Bewegungsenergie umgesetzt und verbraucht wird, sondern Zeit hat, sich in den Zellen und Säften des Körpers zu fixieren und in latente, chemisch disponible Energie überzugehen. Ganz besonders häufig tritt dieses Ermüdungsgefühl bei sehr alten Leuten mit hochgradiger Arteriosklerose auf und erfordert große Vorsicht seitens des Arztes. In manchen Fällen ist es wohl ohne Zweifel auf die intensive und plötzliche Druckerniedrigung im ganzen Gefäßsystem infolge der Diathermie zurückzuführen. Diese Druckerniedrigung, die in einzelnen Fällen meiner Beobachtung nach einer Sitzung bis zu 80 mm betragen hat, kann bei unvorsichtiger und forcierter Anwendung auch einmal gelegentlich zu Kollaps führen. Ein solches Vorkommnis ist bei richtiger Dosierung und vorsichtiger Auswahl der Fälle eine große Seltenheit und kann vermieden werden, wenn man es sich zur Regel macht, möglichst bei allen Patienten, sicherlich aber bei denen, die hochgradige Arteriosklerose haben, den Puls während der Applikation recht häufig zu prüfen. Im allgemeinen wird ja, wie auch aus den Tierversuchen hervorgeht, bei mäßigen Applikationen, so wie sie den üblichen therapeutischen Dosen entsprechen, keine nennenswerte Veränderung des Pulses beobachtet, nur wenn man die Sitzung protrahiert oder die Stromstärke sehr intensiv macht, oder aber, wenn ein schneller Abfall des Blutdruckes eintritt, sieht man plötzlich während der Behandlung die Pulszahl sich deutlich vermehren. Dies ist bei der therapeutischen Anwendung ein Zeichen, daß ein genügender Effekt erzielt ist, und daß der sinkende Blutdruck und die Zufuhr von Wärme sich in einer reflektorischen Erhöhung der Schlagzahl des Herzens äußert. Tritt diese Pulsvermehrung auf, so muß man bei Schwerkranken sofort die Sitzung sistieren, da sonst leicht Kollaps eintreten kann. Bei Anwendung dieser Vorsichtsmaßregel habe ich seit dem Jahre 1907, wo ich das Auftreten eines Kollapses bei der Anwendung der Diathermie vom kleinen Solenoid eines D'Arsonvalapparates aus beobachtete, keinen weiteren derartigen Fall gesehen. Überhaupt ist während der Applikation dauernde Kontrolle von seiten des Arztes durchaus wünschenswert, da die Diathermie zwar ein in den meisten Fällen unschädliches, aber wegen ihrer großen Wirksamkeit doch nicht indifferentes Verfahren darstellt. Die intensive und zum Teil entgegengesetzte Wirkung der Hochfrequenzströme, insbesondere der Diathermie, auf den Blutdruck, je nach der Applikationsart, macht es notwendig, bevor man einen Patienten in Behandlung nimmt, sich über seinen diesbezüglichen Zustand zu informieren. Ich habe es mir daher von Anfang an zur Regel gemacht, stets eine genaue Kontrolle des Blutdruckes vor Beginn der Behandlung und während der Behandlungszeit in häufigeren Intervallen vorzunehmen. Abgesehen von den vorübergehenden und individuellen Schwankungen hat sich hierbei auch gezeigt, daß bei jedweden organischen oder hochgradigeren funktionellen Störungen ein ziemlich konstantes Verhalten des Blutdruckes besteht, während die ganz unregelmäßigen Befunde meist bei nervösen Individuen vorkommen.

Nach einer Reihe von Sitzungen klagen besonders ältere Patienten über erhebliche Mattigkeit, großes Schlafbedürfnis, und daß die Kur sie anstrenge. Derartige Erscheinungen sind bei häufigeren Applikationen keine Seltenheit, aber ganz unbedenklich. Allerdings muß man sich mit der Dauer, Zahl der Sitzungen und den Pausen (behandlungsfreie Tage) danach richten. Junge, kräftigere Individuen können 3 bis 6 mal wöchentlich behandelt werden, alte Leute nur 1—2 mal. Unter Berücksichtigung des sonstigen klinischen Zustandes sowie besonders des Blutdruckes, der nicht zu niedrig oder nicht zu schnell niedrig werden darf, wird man Schädigungen der Patienten vermeiden.

Die Methodik der Blutdruckbestimmung ist infolge der größeren Ansprüche an Genauigkeit, Handlichkeit, Objektivität und Konservierungsmöglichkeit der Resultate in den letzten Jahren wesentlich modifiziert worden. Während man sich früher damit begnügte, mittels des Riva Rocci und einer schmalen Armmanschette eine oberflächliche Feststellung des maximalen Blutdrucks vorzunehmen, wurde diese Methode durch Verwendung der breiten Recklinghausenschen Manschette und Ausübung der Auskultation wesentlich verfeinert, so daß nunmehr auch minimaler Blutdruck festzustellen war. Aber diese Methode erfordert viel Übung und schließt Fehlerquellen von annähernd 20% in sich. Ein wesentlich besseres Resultat ergab das Recklinghausensche Instrument. Bei weitem am zuverlässigsten jedoch und seit einer Reihe von Jahren ausschließlich von mir angewandt ist der Uskoffsche Apparat, der den großen Vorzug hat, daß er zunächst automatisch registriert und damit die subjektiven Beobachtungsfehler ausschließt. (Siehe Abb. 78.) Diese Registrierung ermöglicht eine genaue Betrachtung und Ausmessung des fixierten Kurvenbildes in aller Ruhe und die Aufbewahrung des Resultates für spätere Vergleiche oder Publikationen. Ein weiterer großer Vorteil ist die Möglichkeit, das Pulsbild bei den verschiedensten Druckverhältnissen in der Manschette zu untersuchen und ferner bei bestimmtem, gleichbleibendem Druck längere Sphygmogramme aufzunehmen. Der Apparat gestattet ohne weiteres auch die gleichzeitige Registrierung des Venenpulses, der Atmung oder des Herzstoßes und bietet somit diejenigen Untersuchungsmöglichkeiten, die wir auch für kompliziertere Verhältnisse, z. B. die Beurteilung von Extrasystolen, benötigen. Auch Dauerkurven von mehreren Metern Länge sind damit herstellbar. Die in diesem Buch mitgeteilten Kurven von Patienten sind sämtlich mit diesem Apparat aufgenommen.

Zahlreiche Untersuchungen der Blutdruckverhältnisse haben, wie ich schon 1907 betont habe, ergeben, daß der normale Blutdruck durch therapeutische Diathermierungen und Hochfrequenzapplikationen, wenn sie nicht in exzessiven Dosen verabreicht werden, keine Beeinflussung erfährt. Man sieht mitunter während der Applikationen minimale Steigerungen, die jedoch nach Abschluß sich schnell wieder ausgleichen, ohne irgendeine weitere Reaktion auszulösen. Hingegen werden pathologische Veränderungen der einen oder anderen Richtung, wie erwähnt, stark beeinflußt.

Die lytische Herabsetzung des Blutdruckes, wie wir sie im Laufe einer Behandlungsserie nicht selten beobachten, ist nicht die einzige Reaktionsart derartiger pathologischer Zustände. Man sieht auch in einzelnen Fällen, besonders solchen mit sehr hohem Blutdruck oder hochgradiger Verkalkung, auch bei myokarditischen Komplikationen und Klappenveränderungen gelegentlich einen kritischen Abfall. Ich habe auch bei Schrumpfniere bei gleichzeitiger Behandlung des Herzens

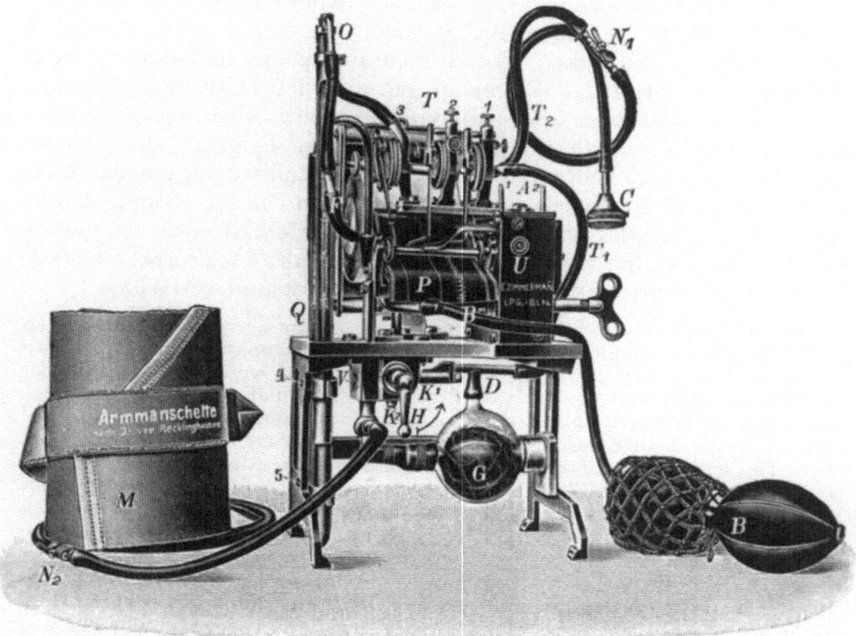

Abb. 78. Sphygmotonograph von Uskoff. (Zimmermann, Leipzig.)

und der Nieren in einer Sitzung gelegentlich kritische Abfälle gesehen, d. h. solche, bei denen nach einer einzigen Applikation Blutdrucksenkung um 50—80 mm auftrat. Die mehrjährige Beobachtung hat nun ergeben, daß in manchen Fällen die Dauer der therapeutischen Normalisierung des Blutdrucks von relativ kurzer Dauer ist, jedoch stets wieder auf neue Applikationen reagiert, und daß in anderen Fällen eine monate- und jahrelange Nachwirkung bei relativ seltenen und kurzen Behandlungsserien vorhanden ist.

In den Fällen, in denen die Blutdrucksteigerung das einzige prämonitorische Symptom der Arteriosklerose ist, besteht für mich kein Zweifel, daß wir mittels der Diathermie imstande sind, die Entstehung arteriosklerotischer anatomischer Veränderungen auf Jahre hinauszuschieben. Das Dogma von der Unheilbarkeit der Arteriosklerose bedarf einer unbedingten Revision. Es ist klar, daß niemand erwarten wird, daß hochgradige Kalkablagerungen in den Gefäßen der Rückbildung fähig wären. Wenn wir aber imstande sind, durch Diathermie den Blutdruck der Norm zu nähern und die die Hypertension bedingenden Faktoren (siehe Erkrankungen der Niere) in einer Reihe von Fällen zu bessern oder zu beseitigen, so darf man doch aus den mitgeteilten Krankengeschichten zum mindesten den klinischen Stillstand und die klinische Besserung anerkennen. Bezüglich der beginnenden Arteriosklerose ist in einer Reihe von Fällen eine Verhinderung des Ausbruches schwerer Erscheinungen sowie vor allem auch ein Verschwinden der Initialsymptome klinisch nachweisbar.

So beobachte ich eine Anzahl Patienten nunmehr eine größere Reihe von Jahren. Es liegt ja in der Natur der Sache, daß in Berlin nur wenige der Vorkriegspatienten noch in meiner Beobachtung stehen. Manche sind gefallen, andere haben infolge der Umstellung Berlin oder Deutschland verlassen, die meisten haben ihr Vermögen verloren und sind mir deshalb aus den Augen entschwunden. Aber eine kleine Anzahl älterer Herren und Damen sind doch seit 1910 etwa bis heut in meiner Beobachtung und Behandlung geblieben. — Es ist nun geradezu auffallend, wie solche Patienten, die regelmäßig 4 mal und öfter im Jahr ihre Diathermieserie bekamen, in 12—15 Jahren objektiv kaum gealtert sind. Sie sind jetzt alle um die 70 Jahre herum, einige 73, andere Ende 60 und haben durchweg **niedrigen Blutdruck.** Dementsprechend im großen ganzen gesunde innere Organe oder bedeutend gesündere als früher (s. Röntgenbilder). Sie sind körperlich leistungsfähig, fühlen sich wohl und munter und sind auch geistig nicht senil. Es kommen natürlich Störungen vor. Der eine hat Glaukom; indessen besteht familiäre Disposition dafür. Aber seine Aszendenten erkrankten in den fünfziger Jahren, während er erst mit 72 Glaukom bekam und das ist stationär. Ein anderer ist seit der Jugend Potator, behält aber seinen Blutdruck von 120—130. — Wenn man eine Reihe solcher Fälle beobachtet, so muß man zu dem Schluß kommen, daß die Diathermie die **eine** Hauptursache des Defektwerdens im Alter, die **Arteriosklerose,** wirksam am Erscheinen verhindern kann. Sie tut es, indem sie zunächst den Blutdruck niedrig hält und damit alle die Schäden vermeidet, die als direkte oder indirekte Folgen des erhöhten Blutdrucks allmählich sonst in die Erscheinung treten. Insbesondere wird die Kompression der Vasa vasorum verhindert und damit die mechanische Ursache für die Degeneration der Gefäßwand (vgl. S. 133). Daß außerdem die Diathermie auf dem Wege über die Blutgefäße auf die Gefäßwände selbst stimulierend, und über den Sympathicus der Gefäße reflektorisch auf viele andere Faktoren wirkt, ist selbstverständlich und zur Genüge an anderer Stelle gewürdigt.

Aber nicht nur gesunde Konstitutionen können durch Diathermie erhalten und gefördert werden, sondern oft auch solche, die schon einen „Knacks weg haben.‟

Als Beispiel führe ich kurz folgenden Fall an: Patient K.

Ein Herr von 60 Jahren trat Februar 1913 in meine Behandlung. Seit 1912 konnte er kaum noch die Straße betreten, da er nach wenigen Schritten heftiges

Zusammenziehen auf der Brust spürte und keinen Schritt mehr dann gehen konnte. Kudowa ohne Erfolg. Man rechnete mit seinem baldigen Ableben. Als er zum erstenmal zu mir kam — seine Wohnung war wenige Häuser von mir entfernt —, brauchte er für die wenigen Schritte 15 Minuten und mußte sich an den Häusern festhalten. Ich behandelte seine Angina pectoris mit Diathermie. Es trat schnelle Besserung ein; nach 6 Monaten kam eine leichte Verschlechterung, geringe Anfälle. Seitdem dauernd frei von Anginaanfällen bis auf den heutigen Tag. — Er geht stundenlang, macht weite Reisen allein, ist körperlich und geistig überaus lebhaft und regsam und hat einen Blutdruck, der zwischen 120 und 135 schwankt. Allerdings führt er pünktlich die 2—3 wöchigen Diathermiebehandlungen 3—4 mal im Jahre durch. Die objektive Besserung geht aus den Herzröntgenogrammen (Abb. 95—97) deutlich hervor, von denen ich drei hier reproduziere. — Patient steht jetzt im 74. Lebensjahr.

Arteriosklerose, état préscléreux. Patientin L., 20. VI. 10. Beginnende Arteriosklerose, état préscléreux. Einziges Symptom: hoher Blutdruck. Vom 20. VI. bis 30. VI. 9 Hochfrequenzsitzungen, während welcher der Blutdruck von 220 auf 140 heruntergegangen ist. Keine quälenden Erscheinungen oder sonstigen Beschwerden während der Kur. Die Behandlung wurde als äußerst wohltuend empfunden.

Im Juli weitere vier Sitzungen. Seitdem, laut Bericht Ende 1912, vollkommenes Wohlbefinden.

Patient L., 15. XI. 10. Hoher Blutdruck, vier Sitzungen, Blutdruck von 210 auf 170 herabgegangen.

État préscléreux. Patient E., Blutdruck 235, im Juli 1910 18 Sitzungen. Blutdruck auf 160 mm hinuntergesunken.

Arteriosklerose. Patient N., 59 Jahre, 30. IX. 09. Beginnende Arteriosklerose, leichte Leberschwellung, Gicht, kein Diabetes. Klagt über Kongestionen nach dem Kopfe, zyanotisches Aussehen, leichte Schwindelanfälle und Unfähigkeit zu gehen, wegen außerordentlich schneller Ermüdung. Blutdruck 210.

Am 30. IX. und am 2. X. je eine Sitzung wegen eines leichten allgemeinen Pruritus. — Danach Verschwinden der Beschwerden.

3. VII. 11. Stellt sich beschwerdefrei wieder vor: Blutdruck 165, keine Beklemmungen, keine Atembeschwerden, kein Schwindel mehr seit Jahren. Zurzeit beschwerdefrei, kann gut laufen, drei Stunden und mehr.

Zerebrale Arteriosklerose. Herr D., 60 Jahre. In der Jugend anämisch, sonst stets gesund gewesen. Patient leidet seit einigen Jahren viel an Schwindel, Kopfdruck, Kongestionen, kann wenig gehen, taumelt im Zimmer, fühlt sich schwach. Bei jeder Betätigung tritt sehr schnelle Ermüdung auf, besonders auch beim Lesen, so daß er seine Augen nur wenig gebrauchen kann.

Das vor der Behandlung aufgenommene Sphygmogramm ergab einen Maximaldruck von 244 mm und einen Minimaldruck von 118, während nach der Behandlung der maximale zwischen 190 und 200 war und der minimale bei 108 lag. Der Maximaldruck ist also erheblich heruntergegangen. Vergleicht man die Amplitude des Sphygmogramms bei 80 und 100 mm vor der Behandlung sowie bei 80 und 100 mm nach der Behandlung, so sieht man, daß die Amplitude der einzelnen Pulskurven ganz wesentlich sich gebessert hat. Die Elastizitätselevation ist viel deutlicher ausgeprägt, und die Höhe der einzelnen Zacken läßt auf eine wesentlich kräftigere Herzaktion, bzw. geringere periphere Hindernisse schließen. Das Schlagvolumen ist verbessert.

Eine dreiwöchentliche Diathermiebehandlung hat die Beschwerden des Patienten ganz wesentlich gelindert. Schwindel, Kopfdruck sind geschwunden, der Gang ist sicher geworden, die Kräfte haben sich gehoben, er geht mehrere Stunden spazieren und ermüdet nicht mehr so leicht. Kongestionen und Ermüdbarkeit der Augen beim Lesen sind noch, wenn auch in geringerem Maße, vorhanden. Im ganzen ist der Zustand subjektiv und objektiv wesentlich gebessert.

Über die Arteriosklerose des Gehirns werden wir bei der Behandlung der Erkrankungen des Nervensystems sprechen.

Nur auf ein Symptom, welches mitunter als nervös gedeutet, aber
sehr häufig und konstant bei Arteriosklerotikern vorkommt, möchte
ich noch hinweisen; das ist die so bekannte Klage über kalte Hände
und kalte Füße. Diese auf periphere Zirkulationsschwäche zurückzu-
führende Affektion, die die Patienten erheblich belästigt, ihr Wohlbefinden beeinträchtigt und nicht selten zu hypochondrischer Selbst-
beobachtung führt, wird in geradezu eklatanter Weise durch die Diathermiebehandlung beeinflußt. Es ist gar nichts Seltenes, daß von den
ersten Sitzungen an das Gefühl der Wärme dauernd in den Extremitäten
bestehen bleibt oder zum mindesten eine Reihe von Stunden anhält,
um nach einigen Sitzungen zu einem dauernd angenehmen Wärmegefühl zu führen. Daß die Beseitigung dieses Symptoms vom Patienten
im allgemeinen nur als eine angenehme Lokalbesserung empfunden

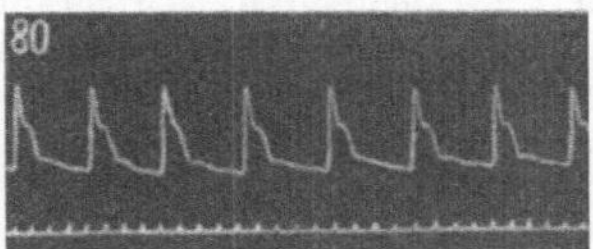

Abb. 79. Vor Behandlung.

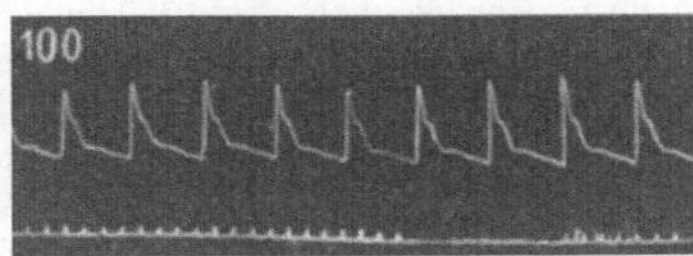

Abb. 80. Vor Behandlung.

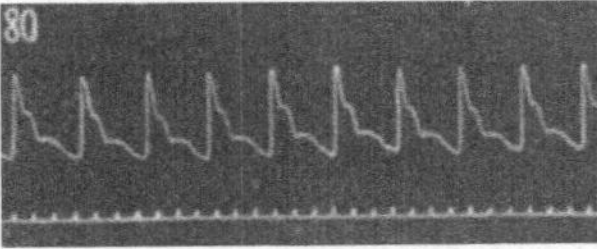

Abb. 81. Nach Behandlung.

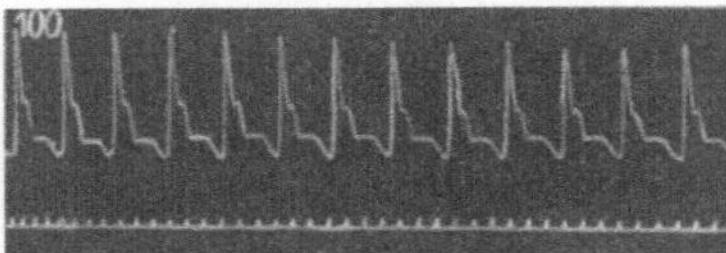

Abb. 82. Nach Behandlung.

wird, ist jedoch nicht das einzige Resultat, sondern wir müssen vielmehr annehmen, daß auch die allgemeine Zirkulation eine dahingehende
Besserung erfährt, daß sie weit in die peripheren, schwerer zu durch-
strömenden Gebiete hinein ausreichend funktioniert.

Die weitere Steigerung der Erschwerung der peripheren
Zirkulation äußert sich in den bekannten Symptomen des Versagens
der Bewegungsfunktionen in den Extremitäten. In leichten Fällen wird,
besonders beim Übergang von Ruhe zur Bewegung, ein leichtes Span-
nungs- oder Krampfgefühl in der Wadenmuskulatur geklagt. Untersucht man derartige, scheinbar äußerst geringe Symptome darbietende
Patienten, welche sich sonst körperlich völlig wohl befinden, sphygmo-
graphisch auf die Funktion der peripheren Körperarterien hin, so entdeckt man nicht selten eine Differenz zwischen rechter und linker Extremität oder bei der Untersuchung höherer und tieferer Abschnitte an
irgendeiner Stelle einen plötzlichen Übergang von normaler Pulskurve
zu ungenügender Amplitude.

Ein älterer Herr von 53 Jahren klagt darüber, daß er im Zimmer ganz gut
gehen kann, nur wenn er auf der Straße schnell geht oder einen elektrischen Wagen
erreichen will oder sonstwie sich ein wenig anstrengt, bekommt er ein krampfhaftes Spannungsgefühl und leichten Schmerz in der rechten Wade. Bleibt er
kurze Zeit stehen, $1/2$ oder 1 Minute, so geht diese Störung vorüber, und er kann

nun weiterhin ohne Beschwerden laufen. Hat er es einmal überwunden, so tritt auch bei längerer Bewegung wohl schließlich Ermüdung, aber keinerlei besondere Störung auf. Sonst fühlt sich Patient vollständig wohl. Die sphygmographische Untersuchung ergibt aber eine deutliche Verkleinerung der Amplitude der Pulskurve, je nachdem man unter dem Knie oder oberhalb des Knöchels untersucht, während die linke Extremität normal ist. Die Untersuchung der Radialiskurve des linken Armes ergibt eine Blutdrucksteigerung des maximalen Druckes auf 190 mm. Derartige Fälle reagieren meist günstig auf wenige Diathermiesitzungen.

Ein schwerer Fall z. B. ist der folgende:

Arteriosklerose. Patient B., 23. XI. 09, 65 Jahre. Verheiratet, erwachsene, gesunde Kinder. Seit 1898 Gehbeschwerden, „als ob unter der Fußsohle ein Nagel säße", dann allmählich Schmerzanfälle bis zu den Knöcheln und zu den Knien. In den Knien später Schwäche beim Gehen. Plötzlich muß er anfangen zu hinken. Die Anfälle treten nur beim Gehen auf, halten ca. $^1/_2$ Stunde an; dabei besteht Kribbelgefühl, Eingeschlafensein des Fußes. Auch in den Händen und Armen mitunter leichte Anfälle von Taubsein und juckenden, schmerzhaften Parästhesien, keine sonstigen Beschwerden. Appetit gut, Stuhlgang do. Zyanose der Extremitäten und des Gesichts. Puls hart, Arterie läßt sich rollen. Puls läßt sich nicht leicht unterdrücken.

Nach drei Sitzungen vollkommen beschwerdefrei.

Patient kommt am 1. XII. 09 wieder zur Behandlung und erhält sechs Sitzungen, ohne daß inzwischen Beschwerden wieder aufgetreten sind. Er ist seitdem imstande gewesen, ein Rittergut zu verwalten und täglich 3—4 Stunden Märsche durch den Wald ohne Beschwerden zu machen.

März 1910: 9 Sitzungen ohne Beschwerden vor- und nachher.

April: 10 Sitzungen.

Februar 1911: 16 Sitzungen.

März: 1 Sitzung. Seit Beginn der Behandlung November 1909 vollständig frei von Beschwerden geblieben, insbesondere von Wadenkrämpfen und taubem Gefühl in den Händen und Füßen. Februar 1912: Beschwerdefrei, geht 4 Stunden.

Januar 1913: Der jetzt $68^1/_4$ Jahre alte Patient ist vollkommen frei von irgendwelchen Beschwerden.

Dieser Patient, der seit dem Jahre 1909 von mir beobachtet wird, zeigte im Laufe der Behandlung ein Herabgehen des maximalen Blutdrucks von mehr als 270 mm auf ca. 220 mm bei einem konstanten minimalen Druck um 110 mm herum.

Die relativ seltene und sporadische Behandlung mittels Diathermie hat es zuwege gebracht, daß der Patient zunächst von den ersten Behandlungen an niemals wieder Erscheinungen von Claudicatio intermittens gehabt hat; aber auch die übrigen Symptome der in hohem Maße vorhandenen und objektiv nachweisbaren arteriosklerotischen Veränderungen sind unter dem Einfluß der Therapie derartig in den Hintergrund getreten, daß von einer Arbeitsbehinderung gar keine Rede mehr ist. Der Patient erklärt, daß er sich so arbeitsfähig fühle wie vor 10 Jahren. Der Kopfdruck, die Ermüdbarkeit, die leichten Schwindelerscheinungen, die anfänglich auftraten, sind nicht wiedergekehrt, Gedächtnis und Stimmung sind vorzüglich, so daß sich der Patient in dem denkbar besten Zustande befindet. Die Weiterbehandlung 1- bis 2mal pro Jahr geschieht lediglich aus prophylaktischen Gründen, weil er, während er in Berlin Verwandte besucht, sich bequem der Kur unterziehen kann und es nicht darauf ankommen lassen will, aus seiner Heimat evtl. eigens herkommen zu müssen.

Noch wesentlich schwerer sind diejenigen Fälle, bei denen die Zirkulationsstörung zu den Erscheinungen der lokalen Asphyxie mit drohender Gangrän geführt hat. Ein Beispiel hierfür ist der folgende Fall:

Arteriosclerosis obliterans, Claudicatio. Patient U., 64 Jahre, Juni 1911. Patient war stets gesund, bis vor 2 Jahren Anfälle von Claudicatio intermittens, besonders im rechten Fuß, auftraten. Seitdem hat sich die Permeabilität der Femoralarterien so weit verringert, daß allmählich Ödeme beider Beine mit Zyanose auftraten. In den letzten 6 Monaten haben sich hierzu heftige spontane Schmerzen in der großen Zehe und in der 2. Zehe des rechten Fußes gesellt sowie ein dauerndes Kälte- und Taubheitsgefühl und dumpfer Schmerz im Oberschenkel. Die Schmerzen steigern sich, besonders nachts, so heftig, daß Patient keine Nacht ohne große Morphiumdosen schlafen kann. Auch am Tage ist er fast vollständig wegen der Schmerzen im Fuß am Gehen behindert und muß dauernd einen Filzschuh tragen. Die schmerzhafte Gegend des Fußes ist hochgradig zyanotisch, vollkommen kalt, die Haut stark atrophiert. Die Fußsohle ist besonders am Hacken stark hyperkeratotisch, im hinteren Teil von tiefen, äußerst schmerzhaften Rhagaden durchzogen. Die Nägel sind seit einem Jahr nicht mehr erkennbar gewachsen. Pulsation ist weder zu fühlen noch mittels des Sphygmogramms in der Wade nachzuweisen (s. Kurve Abb. 85). Wegen der hochgradigen Schmerzen ist die Amputation in Erwägung gezogen, und die Diathermie sollte nur als letztes Mittel mit wenig Hoffnung versucht werden. In der ersten Sitzung wurde die schmerzhafte Stelle an der großen Zehe behandelt. Unmittelbar nach der Sitzung trat an Stelle der Stase und Zyanose eine hochrote arterielle kapillare Zirkulation sowie ein wohltuendes Wärmegefühl und sofortiges Aufhören der Schmerzen. Indessen hinderten die anderen schmerzhaften Stellen den Schlaf. In weiteren drei Sitzungen wurden die übrigen Stellen der Therapie unterworfen, wonach Patient zum ersten Male eine Nacht 8 Stunden ohne Narkotika schmerzlos durchschlief. Das Ödem des ganzen Fußes ist wesentlich geringer geworden und die Färbung eine normalere.

Nach acht Sitzungen, in denen jede Stelle je zweimal behandelt wurde, ist Patient vollständig schmerzfrei und wird nach weiteren zwei Sitzungen aus der Behandlung entlassen.

Befund am 24. VIII. 1911: Gut geblieben, Fuß vollständig abgeschwollen, keine Narkotika mehr gebraucht, schläft gut, keine Schmerzen in den Oberschenkeln mehr aufgetreten, ermüdet jedoch noch leicht im ganzen und kann deshalb nicht lange gehen. Hyperkeratose und Rhagaden verschwunden. In der linken Sohle Plattfußbeschwerden; vier Sitzungen; beschwerdefrei.

1. X. 11. Gut, trägt Lederstiefel, geht zu Fuß. Schläft vorzüglich. Auch der Schmerz in der linken Fußwölbung ist gut. Fünf Sitzungen, abgereist.

8. XII. 11. Seit einigen Tagen in der rechten Wade leichtes Krampfgefühl beim Gehen. Der Fuß sieht normal aus, keine Schwellung, keine Verfärbung. Nach zwei Sitzungen beschwerdefrei. Im ganzen 10 Sitzungen.

12. IV. 12. Seit heute leichte Schmerzen unter dem rechten Calcaneus, nach fünf Sitzungen beschwerdefrei.

10. II. 13. In den letzten Tagen wieder leichte Beschwerden (keine eigentlichen Schmerzen) am inneren Rand der rechten großen Zehe. Aussehen des Fußes vollkommen normal. Nach wenigen Sitzungen beschwerdefrei entlassen. Patient kann stundenlang gehen. Zeitweise Plattfußbeschwerden in der linken Sohle.

Eine entsprechende arteriosklerotische Erkrankung an der oberen Extremität zeigte Patientin U., 65 Jahre, Juni 1911.

Schmerzen im rechten Daumen, Zeigefinger und Mittelfinger, die so heftig sind, daß Patientin nicht schlafen kann und Morphium nehmen muß. Eintauchen in heißes Wasser hilft nur auf Sekunden. Hochgradige Arteriosklerose der Radialis. Hand und Finger blaß und kalt. Die schmerzhaften Stellen, besonders die Seiten der Endphalangen, äußerst berührungsempfindlich, so daß Patientin beim Gruß die linke Hand gibt.

Erste Sitzung am 28. VI. Danach sofort schmerzfrei, Nacht ohne Mittel durchgeschlafen.

Sitzungen am 29. VI. und 1. VII.

Am 1. VII. schmerzfrei entlassen.

Kommt am 4. VII. wieder wegen leichter Taubheit im Zeigefinger und wird am 6. schmerzfrei und beschwerdefrei entlassen.

Zweimal, nach Sturz, traten im Jahre 1912 leichte Schmerzen auf, die auf wenige Sitzungen hin prompt verschwanden. Sonst beschwerdefrei. Patientin erscheint auf Anraten alle 3—4 Monate, um einige Behandlungen zur Vorbeugung von Rezidiven zu erhalten.

Diabetische Gangrän. Herr R., 42 Jahre, 3. III. 09. Am rechten großen Zehenballen auf der Sohle typische, kreisrunde Nekrose. Fuß zyanotisch, geschwollen, Pulsation nicht fühlbar. Heftige Schmerzen, so daß der Patient seit Wochen an das Bett gefesselt ist. Das Ulcus ist schmierig belegt, sezerniert wenig, spontan wie auf Druck hochgradig schmerzhaft und ist in den letzten drei Monaten allmählich größer geworden.

Nach den ersten zwei Bestrahlungen sind die spontanen Schmerzen vollkommen verschwunden. Patient konnte nach der fünften Sitzung ohne Schmerzen auftreten. Im Laufe von drei Wochen reinigte sich das Geschwür.

30. III. Breiter weißer Epithelsaum zu sehen, nur noch ein kleiner oberflächlicher Defekt.

Am 14. IV. stellt sich Patient als geheilt und beschwerdefrei vor, erhält noch eine Schlußsitzung. Der Fuß ist vollkommen abgeschwollen, die Zyanose hat einer normalen Färbung Platz gemacht. Patient ist bis heute ohne Rezidiv geblieben.

Sklerose. Patientin H., 27. IX. 09, 62 Jahre. Sehr kleine, sehr starke Frau. Seit einigen Jahren ziehende Schmerzen in den Waden und Oberschenkeln, die sich in den letzten Monaten zu großer Heftigkeit gesteigert haben, so daß sie immer nur wenige Schritte gehen kann und dann wegen Versagens der Beine ruhen muß; in den letzten sechs Wochen haben sich hierzu Beklemmungen auf der Brust gesellt, welche sich nach Anstrengungen und nachts zu einem dumpfen Schmerz steigern. Es besteht eine erhebliche Verbreiterung des Herzens nach rechts, Zyanose des Gesichts und leichte periphere Arteriosklerose der Radialis. Der Blutdruck ist niedrig, mäßige Varizenbildung, leichte Stauungsbronchitis mit mäßigem Auswurf.

Hochfrequenzbehandlung vom 27. bis 30. IX. 09 mit erheblicher Besserung des subjektiven Befindens. Patientin ist abgereist und kommt am 1. November wieder. 17 Sitzungen im November und 8 im Dezember.

Am 10. XII. 12 vollkommen frei von sämtlichen Beschwerden aus der Behandlung entlassen.

Claudicatio intermittens seit sechs Monaten. Fräulein B., 53 Jahre. Kann nur wenige Schritte gehen. Zwei Sitzungen Diathermie am 30. und 31. III. 12.

15. IV. Geht große Wege frei von Beschwerden.

25. X. 12. Seit 14 Tagen wieder leichte Beschwerden im rechten Hacken und in der Wade. Aber keine Gehstörung. Unterschenkel etwas geschwollen.

Zwei Sitzungen. Ödem verschwunden. Beschwerdefrei.

Claudicatio intermittens. Patient C., 69 Jahre. In beiden Beinen, hauptsächlich rechts Müdigkeit und Schmerz; kann nur wenige Minuten gehen. Links Schmerzen unter der Sohle beim Gehen, die fälschlich als Plattfußbeschwerden gedeutet wurden.

Vom 22. V. bis 23. VI. 1911: 15 Sitzungen.

Seit dem 26. V., d. h. nach der dritten Sitzung, kann Patient beschwerdefrei gehen, bis auf den Schmerz unter der linken Fußsohle und ein leichtes Müdigkeitsgefühl im rechten Oberschenkel.

23. VI. Sämtliche Beschwerden seit acht Tagen verschwunden. Patient reist ins Gebirge.

Der erste Fall Patient U., S. 143, bietet insofern ein besonderes Interesse, als das Sphygmogramm, durch Umlegen an der Wade gemessen, zur Zeit der hochgradigen Beschwerden vor Beginn der Behandlung so gut wie gar keine Pulsation ergab. Die geringe Schwankung, die man sieht (Abb. 83), kann als fortgeleitete Pulsation von der Poplitea her, welche gegen die sphygmographische Manschette prallt, gedeutet werden. Die Diathermiebehandlung, die ihm in wenigen Tagen die subjektiven Beschwerden nahm und die Gehfähigkeit wiedergab, die auch die drohende Gangrän beseitigte und die trophischen Störungen der Haut, welche sich in Hyperkeratose mit Rhagadenbildung und Aufhören des Nagelwachstums äußerten, aufhob, kann wohl nur so erklärt werden, daß infolge der diathermischen kapillaren Hyperämie eine schnelle Besserung der lokalen Zirkulationsbedingungen geschaffen wurde, während es gar nicht zu verstehen wäre, wie das offenbar sehr stark verengte Lumen der Tibialis durch die Hochfrequenzströme hätte für größere Blutmengen passierbar gemacht werden können; und so blieb auch nach der Behandlung das Sphygmogramm eine Horizontale. Dagegen hatte ich im Januar 1913, als Patient sich zu einer nochmaligen

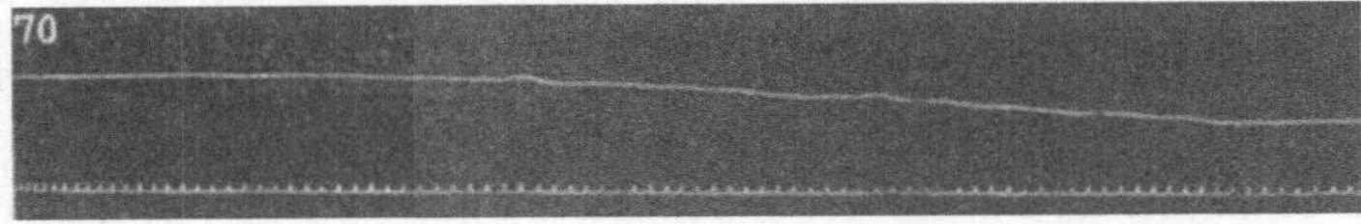

Abb. 83. Vor Behandlung.

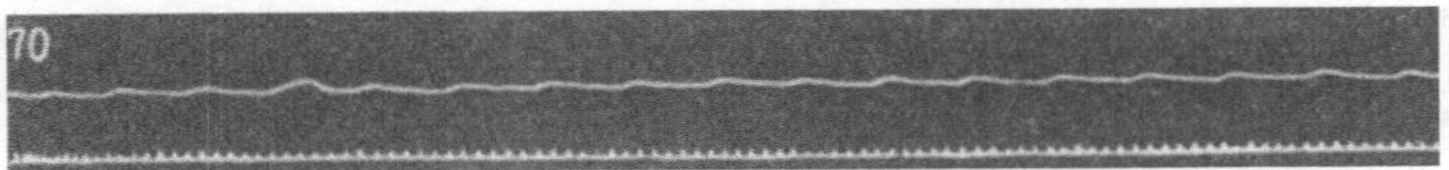

Abb. 84. Nach Behandlung.

präventiven Behandlung wieder einfand, Gelegenheit, ein Sphygmogramm von ihm aufzunehmen, und merkwürdigerweise zeigte dieses Sphygmogramm nunmehr ganz deutliche Pulsation, zwar keine normale, aber doch sicher abgrenzbar und regelmäßig (Abb. 84). Ein solcher Befund ist nur zu erklären, wenn man annimmt, daß infolge der wiederholt in großen Intervallen und auch nur mit relativ wenigen Sitzungen stattfindenden Diathermierungen nicht nur die von den Gefäßen versorgten Gebiete, Haut, Muskulatur usw., besser ernährt wurden und klinisch eine Restitutio ad integrum aufwiesen, sondern daß auch der bereits hochgradig vorgeschrittene Prozeß der Verkalkung und der endarteriitischen Obliteration hierdurch eine gewisse Rückbildung erfahren hat. Die Pulsation ist ja noch bei weitem keine normale, das Gefäßrohr offenbar hochgradig starr. Aber es müssen zum mindesten die endarteriellen Prozesse einen Rückgang erfahren haben, um das Lumen wieder so weit zu vergrößern, daß eine dauernde Ernährung auch bei mehrstündigem Marsch möglich wurde, und auch die Starre des Gefäßrohres muß so weit zurückgegangen sein, daß die Aufdeckung von Pulsationen im Ausschlag des Sphygmographen möglich wurde. Dieser Fall reiht sich ebenfalls den geschilderten Beobachtungen ein, aus denen objektiv hervorgeht, daß die Arteriosklerose sowohl initial als auch im vorgeschrittenen Stadium einer direkten therapeutischen Beeinflussung und Besserung zugänglich ist, entgegen dem herrschenden Dogma. Das gleiche werden wir späterhin bei den arteriosklerotischen Gehirnstörungen wiederfinden.

Ein ähnlicher Fall wurde von mir am 28. Juni 1921 in Behandlung genommen:

Herr B., 50 Jahre alt, hat normalen Blutdruck, 120—125 Riva Rocci. Es besteht ein renaler Diabetes (alimentäre Zuckerdarreichung steigert nicht den Blutzucker). Seit 1 Jahr bestehen Schmerzen auf der Unter- und Außenseite der großen Zehenspitze, die spontan, besonders aber beim Gehen nach wenigen Schritten außerordentlich heftig werden und jeden weiteren Schritt verbieten. Heiße Fußbäder helfen vorübergehend. Die schmerzhafte Stelle ist livide verfärbt, kalt, der ganze Fuß ist kalt, Druck sehr schmerzhaft; die livide Farbe verschwindet nicht auf Druck. Pulsation der Arteriae tibiales antica und portica fehlt vollständig. In der Wärme sind die Schmerzen besser, aber auch dann kann Pat. kaum eine halbe Stunde auf den Beinen sein, ohne total zu ermüden; der Fuß versagt. Es besteht eine lokale periphere Ischämie des rechten Fußes auf arteriosklerotischer Basis. Nach 3 Behandlungen vom 28. VI. 21 bis 30. VI. sind die Schmerzen bedeutend gebessert. Es werden drei weitere Behandlungen vom 4. bis 6. VII. 21 ausgeführt. Die Stelle am Zeh ist lebhaft arteriell gefärbt, der Fuß ist etwas wärmer.

Ohne daß eine weitere Behandlung stattgefunden hat, berichtet der Hausarzt, daß im September 21 Patient völlig frei von Beschwerden war, er hat auf der Sommerreise stundenlange Touren ohne Schmerz noch Ermüdung unternommen. Im September wird völlig normale Pulsation beider Arterien konstatiert. Im Januar und November 1922 treten wieder leichte Schmerzen und Verfärbungen auf, die auf Diathermiebehandlung schwinden. Die Pulsation ist dauernd normal geblieben. Im Jahre 1924 und 1925 je eine kurze Behandlung im Herbst ohne wesentliche Beschwerden, mehr zur Sicherung des Heilerfolges.

Rekapitulieren wir nun das soeben besprochene Gebiet unter Berücksichtigung der speziellen Technik. Die direkte Durchwärmung des Herzmuskels kann in verschiedener Weise vorgenommen werden. Zunächst können wir auf dem Rücken eine indifferente Elektrode anbringen, etwa die Bleielektrode von 10×20 cm Größe. Je nachdem, ob wir ein mageres oder fettes Individuum vor uns haben, müssen wir hierbei, besonders, wenn der Patient sich mit seinem ganzen Oberkörpergewicht auf dem Behandlungssofa auf die Elektrode legt, berücksichtigen, ob vorstehende Knochenpartien, Kyphose, Narbeneinziehungen, kleine Hauttumoren und anderes hierbei eine genügende Adaptation ermöglichen oder stellenweise eine zu starke Kompression der Haut zwischen Elektrode und Knochen mit Druckschmerz und Verbrennungsgefahr befürchten lassen. Im allgemeinen wird es ohne weiteres möglich sein, die gesamte Elektrode in der Querrichtung von Schulterblatt zu Schulterblatt unter der durch Untersuchung festgestellten Herzgegend zu applizieren. Hat man sich von der guten Adaptation der Elektrode überzeugt, so geht man nunmehr zur Anlegung der vorderen Herzelektrode über. Je nach dem beabsichtigten Zweck wird man hier eine ebenso große Elektrode zur Behandlung der ganzen Herzgegend oder kleinere zur Lokalbehandlung gewisser Abschnitte, z. B. des Koronargebietes, anwenden. Für die Allgemeinbehandlung des Herzens ist es zweckmäßig, diese zweite Elektrode zunächst auf der linken, dann auf der rechten Sternalseite und evtl. in der Querrichtung intramamillär und darüber zu applizieren. Wir können dabei die hintere Elektrode dauernd in ihrer Position belassen und die soeben genannten verschiedenen Positionen der vorderen Elektrode nacheinander anwenden, falls die Stromstärke keine zu große ist. Verwenden wir aber für alle diese Applikationen z. B. 2—3 Ampere, so wird sich unter der hinteren Elektrode eine starke Erwärmung ausbilden, weil hier durch die gute Bedeckung von der Unterlage her Wärmeverluste mehr oder weniger vollständig verhindert werden, während an der oberen Fläche des Thorax eher eine Abkühlung möglich ist und durch die Diathermierung verschiedener Hautstellen die Toleranz einer jeden nicht so beansprucht wird, wie auf der Rückseite bei der mehrfach längeren Applikationsdauer daselbst. Wir werden daher von Zeit zu Zeit den Patienten sich aufrichten lassen und die Erwärmung unter der Rückenelektrode prüfen. Sind wir infolgedessen zu einer Lageveränderung der Elektrode gezwungen, so müssen wir nunmehr auch die Applikationsstelle der vorderen Elektrode entsprechend variieren, um auf dem Verbindungsprisma der beiden die gewünschte Herzpartie zu bestreichen. Legen wir aber z. B. die Rückenelektrode parallel zum Rückgrat, etwa auf der rechten Seite des Rückens, an und die vordere Elektrode auch auf der rechten Seite des Sternums in der Längsrichtung, so werden wir nur mit einem geringen Teil der Hochfrequenzenergie den rechten Herzrand treffen, während der größte Teil der diathermischen Energie am Herzen vorbei durch die Lunge hindurchgeht.

Es ist also notwendig für eine erfolgreiche Diathermierung, daß wir uns über die Lage des Herzens informieren und die Applikation der Elektrode so wählen, daß das Herz in der Richtung der Kraftlinien sich befindet. Dies ist noch viel mehr notwendig, wenn wir z. B. auf der Vorderseite eine kleinere differente Elektrode benutzen, weil hierbei die Möglichkeit, an dem Herzen gewissermaßen vorbei zu strahlen, noch viel leichter eintritt als bei großen Elektrodenflächen. Die Stromstärke muß hierbei stets geringer sein, weil ja die zulässige Stromdichte der für diese Therapie geeigneten Elektrode von 6×12 cm nur 900 bis 1100 Milliampere beträgt und mithin auch die Tiefenwirkung eine entsprechend schwächere ist. Es kommt gelegentlich auch eine Queroder schräge Durchstrahlung des Thorax in Frage. Zu diesem Zwecke läßt man in sitzender Stellung die Vorderarme über den Scheitel des Patienten kreuzen und appliziert an den Seitenflächen des Thorax Flächenelektroden, so weit wie möglich nach oben in die Axilla hinein. Hierbei tritt natürlich auch eine intensive Lungendurchwärmung auf.

Wenn die Patienten das Liegen nicht vertragen, so nimmt man in sitzender Stellung die Behandlung vor. Hat man keine Assistenz zum Halten der Rückenelektrode, so kann man sie durch Anlehnen des Patienten zwischen dem Rücken und der Stuhllehne (Kissen oder Polster) fixieren.

Die Kontrolle der Pulsfrequenz und die Taxierung der peripheren Gefäßspannung gibt uns bezüglich der Dauer der Sitzung ein Kriterium. Tritt erhebliche Pulsbeschleunigung ein, oder sinkt der Blutdruck deutlich erkennbar, so muß die Sitzung unterbrochen werden. Besteht etwa gar Neigung zu Kollaps, so muß sofort eine kräftige

Kondensatorelektrodenbehandlung der Vorder-, Rück- und Seitenflächen des Thorax, evtl. auch des Nackens, angeschlossen werden. Dies ist aber ein äußerst seltenes Vorkommnis. Im allgemeinen kommt man mit Sitzungen von 10—15 Minuten Dauer für die Herzbehandlung vollkommen aus, nur empfiehlt es sich, die ersten Male kürzere Dauer und schwächere Stromstärke zu verwenden. Diese Technik ist für die Behandlung der Myokarditis, der Koronarsklerose, der Debilitas und Dilatatio cordis sowie der Aneurysmen ausreichend.

Eine besondere Technik erfordert mitunter das Symptom des sog. Herzschmerzes. Man hört öfters Klagen von Patienten über Schmerzen in der Herzgegend. Bei genauer Abtastung findet man dann ausgesprochene Druckschmerzhaftigkeit meist im II. oder III. Interkostalraum links neben dem Sternum oder auf dem Sternum selbst. Mitunter besteht auch der Schmerz nach der seitlichen Axillarwand zu an einer etwa 3—5 cm im Durchmesser großen Stelle. Auf Behandlung mit der gewöhnlichen Herzelektrode (etwa 6×12 cm) schwindet dieser Schmerz nicht. Dagegen kann man ihn meist in einer oder wenigen Sitzungen durch lokalisierte Applikation einer kleinen Elektrode von etwa Talergröße schnell beseitigen.

Die indirekte Behandlung des Herzmuskels durch Applikation der Hochfrequenzströme von den Extremitäten aus beeinflußt auch stets die Zirkulation in den großen Gefäßen. Lassen wir die Ströme in irgendeiner Weise in die Arme eintreten, so ist gewissermaßen die Ansatzstelle der Arme am Thorax die eigentliche Angriffsfläche der Diathermie bezüglich der Herzbasis. Wir werden infolge der Streuung eine Anzahl Stromfäden auch durch das Herz hindurchsenden, im allgemeinen aber doch nur die großen Gefäße und allenfalls die Herzbasis in das Bereich einer nennenswerten Diathermiewirkung bringen. Lassen wir hierbei die Ströme durch Metallhandgriffe oder durch Eintauchen der Hände in Wasserbecken in den Patienten eintreten, so unterwerfen wir infolge der Längendurchstrahlung der Extremitäten auch einen großen Teil der peripheren Zirkulation der Hochfrequenzwirkung. Bezüglich der Dosis sind wir an die Toleranz der Handgelenke als den kleinsten Querschnitt gebunden, d. h. an 300—400 Milliampere, falls wir es nicht vorziehen, z. B. durch tieferes Eintauchen den kleinen Querschnitt der Handgelenke zu vermeiden und gleich dickere Partien des Unterarmes oder durch Eintauchen weit über den Ellbogen den Oberarm als für die Dosierung maßgebend zu benutzen. Das gleiche erreicht man durch Anlegen von Flächenelektroden um den Arm herum, wobei man vermeiden muß, daß die Außenfläche der Armelektrode den Thorax berührt. Wir können dann 1 Ampere und mehr verwenden. Lassen wir die Diathermieströme von den unteren oder von allen 4 Extremitäten aus in den Körper eintreten, so können wir je nach Schaltung, z. B. linke und rechte Seite für sich oder obere Extremitäten und untere Extremitäten für sich, eine verschiedene Verteilung der schwingenden Energie im Rumpf erzielen. In allen diesen Fällen haben wir es mit komplizierten Wirkungen zu tun, die sich aus der Wirkung auf das periphere Zirkulationssystem, aus derjenigen auf das Herz und aus den gegenseitigen reflektorischen Rückwirkungen dieser aufeinander zusammensetzen. Hierzu kommt noch die reflektorische Wirkung vom Nervensystem aus, so daß wir hierbei nicht mehr mit einheitlichen Effekten rechnen können. Dem entspricht auch die Verschiedenheit der klinischen Resultate. Die periphere Gefäßerschlaffung, die hierbei mitunter auftritt, wird von manchen Patienten, insbesondere solchen mit an sich niedrigem Blutdruck, schlecht vertragen. Man hört Klagen über hochgradige Mattigkeit und kollapsartige Zustände. Andererseits kann bei Patienten mit sehr hohem Blutdruck dieser Applikationsart nicht selten eine besondere Wirksamkeit zugeschrieben werden. Sie fühlen sich wesentlich erleichtert, der Kopfdruck, die Benommenheit können schwinden. Fast stets aber bessert sich der Schlaf. Die erwünschte Dilatation großer peripherer Gefäßgebiete, welche die Hauptwirkung dieser Applikationstechnik ist, ergibt hierfür die Indikation.

Haben wir jedoch hochgradigere periphere Zirkulationsbehinderung, so würden wir mit dieser Applikation relativ großer Stromstärken in den meisten Fällen den Patienten schädigen, falls die Zirkulationserschwerung auf Ischämie beruht, während venöse Stauungen wiederum günstig beeinflußt werden.

Die peripheren arteriosklerotischen Zirkulationsstörungen pflegen sich in zweierlei Weise zu äußern. In einem Teil der Fälle, in denen die Erkrankung wesentlich die großen zuführenden Gefäße betrifft, treten die Funktion der ganzen befallenen Extremität hindernde Störungen auf. Je nach dem Grad dieser Störungen lauten die Klagen der Patienten verschieden. Da es sich zumeist um Störungen der Zirkulation in den unteren Extremitäten handelt, klagen die Patienten über Versagen des Gehvermögens bei jeder Anstrengung, sowie mitunter schon bei langsamem Gehen auf ebener Erde nach wenigen Minuten. Sie bezeichnen dies als einen Krampfzustand oder ein Spannungsgefühl in der Wade, welches sich bei Forcierung zu heftigem Schmerz steigert. In anderen Fällen fehlt der Schmerz vollkommen. Nur ist das Bein plötzlich wie abgestorben, schwer, und es ist ihnen unmöglich, zu gehen. Nach kurzer Ruhe — meist genügt Stehenbleiben oder Hinsetzen — verschwindet dieser Zustand, und die Patienten können wiederum eine Zeitlang gehen, oder, nachdem in leichten Fällen diese Störung einmal überwunden ist, können sie längere Spaziergänge machen, ohne daß sie noch einmal auftritt. In anderen Fällen treten die funktionellen Störungen vor den subjektiven Beschwerden zurück. Die Patienten könnten das betreffende Bein zum Gehen weiter benutzen. Aber die Schmerzen, die schon nach geringer Anstrengung auftreten, sind so heftig, daß sie sofort ruhen müssen und weitere Gehversuche aufgeben. Diese Schmerzen werden nun meistens in den äußersten Endpartien der Extremität lokalisiert, und die Untersuchung ergibt arteriosklerotische Veränderungen im wesentlichen in den allerkleinsten Arterien der Zehen, während die größeren zuführenden Gefäße des Ober- und Unterschenkels noch so weit funktionieren, daß keinerlei Beschwerden von ihnen ausgehen. In anderen Fällen wiederum sind sowohl die zuführenden größeren Gefäße wie die kleinsten Arteriolen erkrankt, und beide

Arten von Beschwerden werden infolgedessen geklagt. Besteht nun im wesentlichen nur eine Erkrankung der großen Gefäße, so ist die Gefahr der diathermischen Applikation relativ gering; denn die funktionelle Anpassung des Gebietes der kleinsten Gefäße und der Kapillaren sowie des venösen Rückflusses an eine durch die Diathermie hervorgerufene arterielle Hyperämie gestattet die Bewältigung dieser. Sind jedoch die kleinsten Gefäße wesentlich mit erkrankt, oder sind die Störungen durch sie allein bedingt, so bedeutet die Heranziehung einer größeren Blutmenge durch Diathermierung des ganzen Gliedes eine für die ohnehin gestörte Zirkulation unüberwindliche Belastung, und die Beschwerden werden aufs heftigste gesteigert. In solchen Fällen darf man also nicht das ganze Glied einer intensiven Diathermierung unterwerfen, sondern muß mit allerkleinsten Stromstärken und kleinen Elektroden, von der distalsten Peripherie an beginnend, die Behandlung vorsichtig einleiten, wobei man sich vorteilhaft von der Lokalisation der Schmerzen nach den Angaben des Patienten leiten läßt. Die Verbesserung der periphersten Zirkulation durch diese Applikation ist zumeist eine durchaus prompte und führt zu einer schnellen funktionellen Mehrleistung. Hat man dieses erreicht, so empfiehlt sich das allmähliche Aufsteigen nach dem Rumpf zu unter gleichzeitiger Erhöhung der Stromstärke und Verwendung größerer Elektroden. Hierbei muß man sich durchaus nach dem Erfolge der Therapie richten, und sobald man bemerkt, daß die Hyperämie eine zu starke Belastung bedeutet, d. h. daß der Patient Schmerzen bekommt, an Stromstärke, Dauer der Sitzung und Applikationsart heruntergehen bzw. sonstwie wechseln. Ganz anders liegen die Verhältnisse, wenn man es mit rein spastischen Zuständen zu tun hat, auf die wir weiter unten zu sprechen kommen. Man sieht unter dem Einfluß der verbesserten Zirkulation sehr bald auch die objektiven Symptome der Ernährungsstörung, herabgesetzte Hauttemperatur, Zyanose oder Anämie, Sistieren des Nagelwachstums, Gangrän oder Stase, Hyperkeratose, Hautatrophie sich relativ schnell zurückbilden, während die subjektiven Beschwerden (Schmerz und Krampfzustände) sich vielfach schon nach den ersten Sitzungen wesentlich bessern.

Unter diese Gruppe von Beschwerden fallen Zustände ganz verschiedener Ätiologie. Die Ernährungsstörung kann durch angiospastische Anfälle oder Dauerzustände bedingt sein; es können periphere oder zentrale Ursachen dafür in Frage kommen. Es kann sich aber auch um Gefäßerschlaffungen, venöse Stauungen, Folgen von Kriegsverletzungen oder Erfrierungen handeln.

Bei allen spastischen Zuständen halte man die vorstehenden Auseinandersetzungen deutlich im Auge, besonders wenn es sich um ischämische Schmerzen handelt. Man beginne ganz peripher mit schwachen Strömen und vermeide tonuserhöhende Applikationen. Bei den Angioparesen, sowie den venösen Stauungen dagegen, sind gerade Kondensatorbehandlung, Duschenapplikation, auch evtl. kleine Funkenentladungen indiziert. Insbesondere für Erfrierungen empfiehlt sich auch bei Nekrosen die Kombination mit Höhensonnenbestrahlungen.

In allen Fällen, in denen Parästhesien, Schmerzen, Funktionsstörungen usw. der in Rede stehenden Art verliegen, werden wir gute Resultate mit den geschilderten Methoden erreichen, wenn der Blutdruck hoch ist und die Gefäße starr sind. Dagegen würde die Applikation der Dusche oder der Kondensatorelektrode zu sofortigen erheblichen Verschlimmerungen, Auftreten furchtbarer Schmerzen oder gefahrdrohenden Erscheinungen führen und ist absolut kontraindiziert. Bei peripherer Gefäßerschlaffung dagegen dürfen wir uns mit Vorteil dieser reizenden Methoden bedienen.

Haben wir es andererseits mit Störungen des venösen Abflusses zu tun, so sind die Wirkungen der Diathermie weniger sicher, jedoch ebenfalls in vielen Fällen günstig. Die Funktion der Venen im großen ganzen ist als eine mehr passive gegenüber der der Arterien zu betrachten. Die einmal stattgefundene Dilatation führt durch Insuffizienz der Venenklappen und dadurch erhöhte Funktionsstörung zu einer schnellen, mit Verlust des Tonus verbundenen Dilatation, und die infolge der diathermischen Applikation einsetzende erhöhte vis a tergo führt ihrerseits wieder eher zu einer weiteren Belastung und somit Erhöhung der Störung, als der tonisierende Einfluß auf die Venenwand, welche ihrer Anpassungsfähigkeit durch Verminderung ihrer Elastizität verlustig gegangen ist, sie auszugleichen vermag. Wir werden daher venöse Dilatationen und durch sie bedingte Stauungen weniger als ein Indikationsgebiet für die reine Diathermie ansehen, als vielmehr direkte Applikationen der Kondensatorelektroden oder von Funken, welche nach Analogie des Tierexperiments (siehe S. 73, 88) zu kräftiger Kontraktion der Venenwand entsprechend den getroffenen Stellen führen, mit größerem Erfolg anwenden. Gleichzeitig wird durch lokale Diathermierung des Herzens, besonders des rechten Ventrikels und Vorhofes, die Erhöhung der Saugkraft des Herzens und mithin Erleichterung des venösen Abflusses erstrebt werden. Besonders hervorzuheben sind an dieser Stelle die vorzüglichen Resultate der Kondensatorelektrodenbehandlung bei Hämorrhoiden. Die Einführung einer dünnen Vakuumelektrode aus Glas oder eines Graphitstabes beseitigt in wenigen Sitzungen selbst schwere Hämorrhoidalbeschwerden, dekongestioniert die Knoten und bringt Fissuren schnell zur Abheilung. Sphincterspasmen in Form von Tenesmus reagieren in wenigen Sitzungen auf diese Behandlung.

Handelt es sich um allgemeine, das ganze Gefäßsystem betreffende Erkrankungen, so können wir ebenfalls allmählich durch lokale Applikation eine Besserung nach Analogie des Vorstehenden erzielen. Indessen können wir hier auch mit Vorteil allgemeinere Applikationsmethoden, Solenoid sowie ganz besonders das Kondensatorbett, anwenden. Diese Applikationsart kommt auch für die mehr funktionellen Störungen der spastischen Zirkulationsstörungen, der Asphyxie locale, der Akromelalgie, der Sklerodermie und der Reynaudschen Krankheit sowie auch für die Grenz- und Kombinationsfälle in Betracht. Unter anderen Faktoren spielt bei hohem Blutdruck die diathermische Stoffwechselbeschleunigung eine Rolle. Es werden auch nach lokaler

Diathermie mehr chemische Substanzen durch den Urin und die Perspiration ausgeschieden. Als zweiter Faktor wirkt die Beeinflussung des Vasomotorensystems in Gestalt einer Erschlaffung der Arterien blutdrucksenkend.

Bezüglich der komplizierteren Erscheinungen der Blutdrucksenkung oder Erhöhung müssen wir auf eine möglichst exakte Diagnostizierung der auslösenden Momente Wert legen. Denn nur dann sind wir imstande, ätiologisch einzugreifen. Jede kritiklose Empirie kann hierbei nicht nur Ausbleiben des Erfolges, sondern Schädigungen des Patienten bedingen. Hypotension infolge einer Aortenstenose erfordert lokale Herzbehandlung durch Diathermie, während neurasthenische periphere Gefäßschwäche tonisierende Behandlung der Peripherie, im wesentlichen auf Hautreiz beruhend, benötigt. Noch wichtiger ist für Fälle von Hypertension die ätiologische Therapie, da weitere Steigerungen des Blutdruckes durch fehlerhafte Applikation zu nicht wieder gut zu machenden Schädigungen (Apoplexie) führen können.

Für die Mehrzahl der Fälle von Hypertension kommt jedoch ätiologisch, abgesehen von der Arteriosklerose und Widerstandserhöhung in der Peripherie, Schrumpfniere in Frage, und eine Therapie, die nicht den ätiologischen Faktor zum Zielpunkt hat, kann von keinem Dauererfolg begleitet sein. Ich verweise diesbezüglich auf die Besprechung der Diathermiebehandlung bei Nierenerkrankungen.

Im Anschluß an das Kapitel der Zirkulationserkrankungen möchte ich hier einen Fall von Medinalvergiftung erwähnen, bei dem die Diathermie eine sofortige Besserung der herabgesetzten Zirkulation bewirkt hat.

9. XII. 08. Patientin leidet an Insomnie und hat vorgestern und gestern abend je fünf Medinalpulver auf einmal genommen. Danach schlief sie von gestern abend bis heute nachmittag um 5 Uhr. Patientin ist erheblich benommen und zeigt Gehstörung. Sie muß gestützt werden, reagiert aber auf Anruf, sie klagt über Schwindelgefühl. Herztöne rein, Aktion sehr langsam (56), Puls mäßig gespannt, Pupillen weit, träge reagierend. Extremitäten kalt, leichte Zyanose.

Applikation der Diathermie am Herzen mit anschließender Hochfrequenzdusche des Kopfes und des Thorax. Danach sofortige Ermunterung. Herzaktion zur Norm beschleunigt, 84, Zyanose verschwunden, Patientin geht ohne Unterstützung nach Hause.

Bericht am nächsten Morgen: Fühlt sich vollkommen wohl, so daß eine nochmalige Behandlung unnötig erscheint.

3. Kapitel.
Erkrankungen der Lunge und Pleura.

Während die Hochfrequenz in Form der D'Arsonvalisation schon lange, bevor man von Diathermie etwas wußte, bei Herzerkrankungen angewandt wurde, ist die Behandlung von Erkrankungen der Lunge und der Pleura eine Errungenschaft der Diathermie. In der Tat sind die uns aus dem oben gesagten bekannten physiologischen Wirkungen der Diathermie: Durchwärmung tiefer Organe, Hyperämisierung, Ödematisierung, Ausschwemmung, Beeinflussung der antibakteriellen Kräfte, sedative Wirkung, schmerzstillende Wirkung, durchaus geeignet, in einer Reihe von Affektionen des Respirationstraktus therapeutisch versucht zu werden. Diese Versuche haben in einer Reihe von Fällen derart ermutigende Resultate geliefert, daß jetzt schon der diathermischen Behandlung der Lungenerkrankungen eine erhebliche Bedeutung zukommt. Es ist zurzeit noch nicht üblich, die Diathermie zur Behandlung allgemein hierbei heranzuziehen, und so kommt es, daß ich mich bei der Besprechung dieses Teils der Therapie nicht auf eine so große Reihe von Fällen stützen kann wie bei den Zirkulationserkrankungen, da mir nur einige wenige Fälle von Lungenerkrankungen zugewiesen wurden, und zwar solche, die schon das ganze Rüstzeug der Therapie erfolglos durchgekostet hatten, während mein eigenes diesbezügliches Material relativ klein ist. Über Erfahrungen an akuten Bronchitiden verfüge ich zurzeit gar nicht. Dagegen hat eine Reihe chronischer Bronchitiden leichterer und schwerer Art gute Resultate ergeben; besonders Fälle mit schwerer Expektoration und zähflüssigem Sekret zeigen eine schnelle Beeinflußbarkeit. Schon nach der ersten Sitzung tritt die sekretionsanregende Wirkung der Diathermie in die Erscheinung. Die Dyspnoe verschwindet. Die Patienten expektorieren reichlicher, das Sekret wird dünnflüssiger, und nach einer Reihe von Sitzungen nimmt mit dem Eintritt der Besserung auch der Hustenreiz ab, und wir sehen monatelang bestehende Affekte in 8—14 Tagen heilen. Selbst ausgebreitete Bronchitiden mit Verdichtung eines ganzen Unterlappens zeigten in wenigen Tagen vollkommenen Rückgang der Erscheinungen mit einer plötzlichen Wendung des Allgemeinbefindens zur Besserung (wohl infolge der Beeinflussung der Zirkulation).

Schwieriger zu behandeln sind die Fälle, in denen Komplikationen der einfachen Bronchitis mit **putrider Infektion** bestehen. Ich lasse die Beschreibung eines schweren derartigen Falles folgen.

Putride Bronchitis. Frau B., 48 Jahre alt, Vater starb an Emphysem, Mutter an Ileus. Keine Tuberkulose in der Familie. Mit 18 Jahren erkrankte sie an Bronchitis, welche drei Monate dauerte, mit 22 Jahren nach der Verheiratung an eitriger Salpingitis mit hohen Temperaturen. Seit der Zeit bestehen dauernd Schweiße, besonders abends und nachts. Nachts ist der Kopf meistens ganz naß, nicht nur die Stirn, sondern auch die Haare. Im übrigen war Patientin bis zum Juni 1901 gesund. Da erkrankte sie plötzlich an akuter Bronchitis mit Schüttelfrost und Temperaturen bis 40°, welche morgens zur Norm zurückgingen. Seitdem besteht dauernde Produktion von Sputum, welches nach und nach an Menge zunahm. Unter hohem intermittierendem Fieber und heftigen Schweißausbrüchen entwickelte sich eine Kachexie, welche zu hochgradigem Gewichtsverlust führte. Allmählich besserte sich der Zustand. Es traten ab und zu leichte akute Bronchitiden auf, und der Auswurf verschwand fast ganz. Im Anschluß an eine derartige Bronchitis, welche einige Wochen dauerte, wurde zum ersten Male im Jahre 1908 fötider Geruch beobachtet. Im Jahre 1910 erkrankte Patientin an einer schweren fötiden Bronchitis, bei welcher Gelegenheit hochgradige Bronchiektasien und Kavernenbildung konstatiert wurden. Sputum wurde von Zeit zu Zeit maulvoll entleert. Es traten auch gelegentlich, allerdings sehr selten, geringe Spuren von Blut darin auf. Patientin war sehr schwer krank, hochgradig kachektisch, gebrauchte dauernd Herztonika, Expektorantien und entleerte bis zu einem halben Liter und mehr eines überaus fötiden, schwärzlich braun und grau aussehenden Sputums. Mehrere Wochen betrugen die Temperaturen 39—40° abends, die allmählich zurückgingen. Aber bis zum Jahre 1912 waren dauernd subfebrile

Temperaturen vorhanden, sowie die seit dem 22. Lebensjahre ununterbrochen bestehenden, überaus lästigen Schweißausbrüche. Zwischen 1910 und 1912 traten wiederholt Exazerbationen, zum Teil mit hohem Fieber, meistens mit subfebrilen Temperaturen, auf, und Oktober 1912 zu Beginn der Diathermiebehandlung war dieser Zustand unverändert. Patientin war außerordentlich hinfällig, kachektisch, der Schlaf dauernd durch Hustenanfälle gestört, zeitweise traten heftige pleuritische Schmerzanfälle auf. Der fötide Geruch belästigte die Umgebung aufs intensivste, und die Patientin war körperlich und psychisch stark heruntergekommen.

Nach jahrelangem Bestand der Affektion unter allen möglichen therapeutischen Versuchen wurde nicht nur keine Besserung erzielt, sondern unter dauernder Zunahme der Kachexie, meist geringem, teilweise aber exazerbierendem Fieber unter erheblicher Belästigung des Patienten und der Umgebung durch den intensiven fötiden Geruch, trat in wenigen Wochen nach Einleitung der Diathermiebehandlung ein plötzlicher Umschwung ein. Das braun und grau gemischte Sputum, welches in Quantitäten von $^1/_4$ bis $^1/_2$ Liter täglich expektoriert wurde und höchst putride roch, blieb in der ersten Zeit reichlich, wurde wesentlich dünnflüssiger, färbte sich weiß und verlor seinen Geruch. Allmählich nahm es an Menge ab und ist bis auf geringe Reste, die morgens in wenigen Hustenstößen entleert werden, geschwunden. Die Kavernen sind in Schrumpfung begriffen, elastische Fasern erscheinen nicht mehr im Sekret, die Nachtschweiße haben aufgehört, Patientin schläft die Nächte durch, ohne ein einziges Mal zu husten. Das Fieber hat vollständig aufgehört. Mit ihm verschwanden auch die Schweißausbrüche, und zum erstenmal seit 28 Jahren war Patientin von diesem überaus lästigen Symptom befreit. Auch subfebrile Temperaturen treten nicht mehr auf. Die pleuritischen Reizungen sind geschwunden. Patientin hat an Gewicht zugenommen. Der fötide Geruch des Atems hat ebenfalls aufgehört, und merkwürdigerweise sind auch die Trommelschlägerfinger in Rückbildung begriffen. In diesem Falle, der seit zwei Jahren in meiner Beobachtung stand, hat die Behandlung 2 Monate erfordert, wonach das Resultat stationär geblieben ist. Es trat nach 4 Monaten interkurrent eine akute Influenza-Bronchitis auf, welche in wenigen Fiebertagen die Patientin erheblich herunterbrachte. Es wurden wieder 150—200 ccm gelbes, etwas putride riechendes Sekret entleert. Patientin schwitzte nachts und am Tage, das Allgemeinbefinden war erheblich gestört. Aber unter Aspirin- und Chinintherapie klangen die Erscheinungen ohne sonstige Maßnahmen, abgesehen von einem Prießnitzumschlag und Bettruhe, in 8—10 Tagen vollständig ab, und seitdem besteht derselbe günstige Zustand wie vorher.

Die Kräfte haben sich wesentlich gehoben. Durch das Aufhören des fötiden Geruches ist die Patientin psychisch in günstigster Weise beeinflußt. Einmal blieb der morgendliche Hustenreiz zwei Tage lang aus. Daraufhin trat sofort eine Temperatursteigerung auf 39° ein, welche nach Darreichung eines Expektorans am nächsten Morgen abgeklungen war. Es hatte sich offenbar um Retention in den Kavernen gehandelt.

Befund. Anfang 1913 unmittelbar nach Abklingen der Influenza: Links hinten unten über dem ganzen Hinterlappen abgeschwächter Perkussionsschall. Daselbst mittelfeine und grobe, zum Teil klingende Rasselgeräusche. Dieselben auch in der Axillargegend und auf der Vorderseite am unteren Rande des Unterlappens. Rechts nur diffuse Bronchitis. Linker Oberlappen nur trockene Bronchitis. Fremitus beiderseits gleich.

Die Krankengeschichte beweist zur Genüge den günstigen Einfluß der Diathermie auf ein jahrelang bestehendes schweres Leiden, welches unter allen denkbaren Behandlungsversuchen sich dauernd verschlimmerte und durch die Diathermie in kürzester Zeit einer unverkennbaren erheblichen Besserung zugeführt wurde.

Ist die Bronchitis mit Asthma kompliziert, so liegt hierin eine neue Indikation für die Diathermiebehandlung. Es ist mir schon bei den ersten Tierversuchen im Jahre 1907 aufgefallen, daß intensive (chirurgische) Diathermierungen am Thorax, sobald die Erwärmung

der Pleura deutlich wurde, zu seufzerartigen tiefen Inspirationen und
Verlangsamung des Atemrhythmus führte. Später beobachtete ich
diese Erscheinungen auch am Menschen gelegentlich von Karzinomoperationen an der Thoraxwand. Dieser veränderte Atemtypus trat
hier so plötzlich und so intensiv ein, daß ich infolge der unerwarteten Wirkung, deren Tragweite ich nicht zu beurteilen vermochte, die Operation
sofort abbrach. Bei der Wiederholung dieser Beobachtung erkannte ich
jedoch bald das rein Funktionelle dieser Erscheinung und ihre Ungefährlichkeit und ließ mich später bei Operationen dadurch nicht mehr
beeinflussen. Aber diese Beobachtung gab mir doch den Anlaß, die
Diathermie in Fällen von Asthma bronchiale zu versuchen, und es
zeigte sich in der Tat, daß bei genügend intensiver Durchwärmung eine
deutliche Vertiefung und Verlangsamung der Inspiration in die Erscheinung trat. Der Bronchospasmus löste sich, und die Patienten, die
zu Beginn der Sitzung auf 1—2 m hörbares Giemen und Pfeifen produzierten, krampfhaft inspirierten und hochgradig dyspnoisch waren,
fingen nach einer Minute der Diathermierung an, tief und gleichmäßig
zu atmen. Die Geräusche verschwanden, und ein Gefühl außerordentlichen subjektiven Wohlbefindens setzte ein. Übereinstimmend lauteten
die Berichte, daß der stundenlang anhaltende Hustenreiz des Morgens,
der zu mühsamen Expektorationen ganz geringer Mengen zähen, kristall-
reichen Sputums führte, nach wenigen Sitzungen sich besserte; mit ganz
wenigen leichten Hustenstößen wurde reichlich dünnflüssiges Sekret,
in dem nur noch verschwindend Asthmakristalle aufzuweisen waren,
entleert, und tagsüber blieben die Patienten beschwerdefrei. Sie schliefen
die Nacht hindurch und zeigten keinerlei Dyspnoe. Nur in sehr schweren
Fällen, bei älteren Leuten und längerem Bestande der Affektion waren
die Resultate nicht von Dauer, während bei jüngeren Leuten nach
einer Behandlung von wenigen Wochen fast durchweg Dauerresultate
erzielt wurden. Hingegen scheinen die Resultate bei dem rein nervösen
Asthma wesentlich ungünstiger zu sein. Neben einzelnen guten Erfolgen
steht eine Reihe kompletter Mißerfolge. Vermutlich müßte der Angriffspunkt der Therapie in diesen Fällen ganz wo anders zu suchen
sein (Nase, Genitalien usw.).

Noch besser ist die Prognose bei Kindern, und ich habe wiederholt
gesehen, daß solche Kinder, die jahrelang an schweren asthmatischen
Zuständen litten, gedunsenes Gesicht hatten, erfolglos im Nordsee-
sanatorium viele Monate verbracht hatten, und bei denen Asthma und
Bronchitis sich ablösten oder kombinierten, nach wenigen Sitzungen
rezidivfrei heilten. Auch die Neigung zu Bronchitiden schwand.

Asthma. Willi P., 10 Jahre alt. Seit drei Jahren Atemnot, beständiger
Hustenreiz. Asthmatische Anfälle, besonders nachts. Nach der ersten Bestrahlung
vollkommen ruhige Nacht. Nach der zweiten Bestrahlung ein Anfall. Nach der
dritten Bestrahlung ruhige Nacht.

Am 9. IX. Seit vier Wochen alle acht Tage eine Bestrahlung. Die letzte am
1. September.

Am 7. IX. unbedeutender Anfall, ebenso am 9. IX. Heute die 11. Sitzung.
Die Anfälle sind kürzer und seltener geworden, falls sie überhaupt auftreten.
Vom 23. VIII. bis 1. IX. war z. B. kein einziger Anfall.

Asthma bronchiale. Frau K., 52 Jahre, 6. XII. 09. Lebt seit acht Monaten in Berlin. Seitdem leidet sie an Asthma. Muß jede Nacht stundenlang im Bett aufsitzen. Anfänglich hatte sie häufige Hustenanfälle, jetzt sind sie etwas seltener geworden. Aber morgens tritt täglich ein sehr langer, heftiger Anfall auf, bei dem sie sehr geringe Mengen zähen Sputums mit Mühe entleert. Die Anfälle am Tage sind seltener geworden. Sie leidet aber öfter an Schwindel und Kopfschmerzen und klagt sehr über knappe Luft. Herzaktion sehr beschleunigt.

Am 8. XII. dritte Sitzung. Kopfschmerz und Asthma besser, nachts nur noch ein leichter Anfall, bei dem sie nicht aufzusitzen braucht.

18. XII. Noch ab und zu Anfälle. Sie ist nicht mehr so kurzatmig, aber eine leichte Dyspnoe und ein beschleunigter Puls bestehen noch. Indessen sind die Beschwerden so gering, daß sie aus der Behandlung entlassen wird.

Asthma bronchiale. Frau St., 38 Jahre, 10. I. 10. Patientin leidet seit Kindheit an Asthmaanfällen, welche allmählich schlimmer geworden sind. Muß sich nachts oft aufrichten wegen Luftmangels. Sie hat große Schwierigkeit, Schleim auszuhusten, nimmt aber von Zeit zu Zeit Jodkali, wonach sich der Schleim besser löst. In letzter Zeit hat sie kein Jod genommen. Sie ist etwas zyanotisch, man hört reichlich Pfeifen und Giemen auf der linken Lunge, während die rechte wesentlich freier ist. Schon nach der ersten Sitzung am 10. I. 10 kann sie am nächsten Morgen leicht aushusten.

19. I. 10. Seit heute beschwerdefrei. Zyanose geringer.

26. I. Besserung hält an. Zyanose geschwunden. Morgens etwas Husten. Auswurf wird leicht expektoriert.

3. II. Hat schon acht Tage lang nachts nicht mehr aufzusitzen brauchen. Appetit hat sich gehoben. Allgemeinbefinden wesentlich gebessert, sie steigt die Treppen zu ihrer Wohnung ganz leicht.

10. II. Da keine Beschwerden mehr aufgetreten sind, wird die Behandlung acht Tage lang ausgesetzt.

17. II. Keinerlei Beschwerden, aus der Behandlung entlassen.

Asthma. Knabe G., 5 Jahre alt, Juli 1909. Zahlreiche pfeifende Geräusche, häufig Hustenanfälle, die neben einer quälenden, dauernden Dyspnoe auftreten. Die Atemnot steigert sich zu asthmatischen Anfällen bei der geringsten Anstrengung.

Nach dreiwöchentlicher Diathermiebehandlung: Subjektives Wohlbefinden, Husten vollständig geschwunden, Atemnot nur noch gering bei Anstrengungen, in der Ruhe gar nicht mehr.

Ich hatte auch Gelegenheit, einige Fälle von Pneumonie zu behandeln. So erkrankte in meiner Klinik eine Patientin zum dritten Male an Pneumonie, welche, auf gewöhnliche Weise exspektativ behandelt, in 11 Tagen kritisierte und heilte. Nach 14 Tagen trat ein Rezidiv auf, welches in derselben Weise verlief. Nach drei Wochen rezidivierte sie wiederum und wurde nunmehr mit Diathermie behandelt. Das Infiltrat hatte die gleiche Ausdehnung, und die klinischen Symptome waren dieselben wie früher, und doch trat, nach der erstmaligen Diathermierung am zweiten Krankheitstage, die Krisis am nächsten Tage ein. Es wurde ein reichliches, dünnflüssiges, braun gefärbtes Sputum entleert. Nach zwei Tagen war physikalisch nichts mehr von einer Infiltration nachweisbar. Seitdem blieb die Patientin rezidivfrei.

In einem Falle akuter Pleuritis, den ich zu behandeln Gelegenheit hatte, trat im unmittelbaren Anschluß an die Diathermierung sofortiges Aufhören des Atem- und Hustenschmerzes ein, und die Pleuritis heilte ohne Punktion in wenigen Tagen. Auch chronische trockene Pleuritis besserte sich schnell unter dem Einfluß der Diathermiebehandlung und kam zur Heilung.

Seröse Exsudate, primär oder nach Pneumonie werden schnell aufgesaugt. Dagegen ist die Prognose bei tuberkulöser Ätiologie zweifelhaft, da Rezidive auftreten und nach anfänglicher Resorption häufig ein Stillstand eintritt.

Bei eitrigen Exsudaten habe ich die Diathermie bisher vermieden, nach Analogie sonstiger eitriger Prozesse, bei denen sie kontraindiziert ist. Indessen wäre doch bei größter Vorsicht in chronischen Fällen ein Versuch zu machen.

Dagegen ist die Diathermie bei älteren Prozessen mit Schwartenbildung durchaus indiziert. Ich habe alte, derbe Schwarten sich schnell resorbieren sehen.

Frau P., 37 Jahre. Seit 1914 Rippenfellreizungen mit Schüttelfrösten. Häufige Rezidive. Dazwischen fast dauernd Schmerzen beim Atmen und Husten. Letzte Anfälle 26. XII. 19 und Mitte Januar 20. Am 22. Januar Beginn der Behandlung. Schmerzen RU vorn und hinten; geringe Dämpfung bis zur IX. Rippe hinauf. Atemgeräusch abgeschwächt. Beklemmungsgefühl. Hat im ganzen 13 Diathermiebehandlungen erhalten. Ein Anfall ist bis jetzt nicht mehr aufgetreten. Seit Mitte Februar sind sämtliche subjektiven Beschwerden geschwunden. Am 1. März (Schluß der Behandlung) auch objektiv nichts mehr nachweisbar. Gewichtszunahme bis dahin bereits 4 Kilo.

Wichtig für die Behandlung von pleuritischen Strängen und Schwarten ist die Kombination von Diathermie mit Atemgymnastik nach den hierfür bekannten Methoden.

Ein wichtiges Gebiet der Diathermiebehandlung stellt die Lungentuberkulose dar. Allerdings erfordert diese besondere Vorsicht. Im ersten Stadium bei einfacher Infiltration ohne Komplikation bietet die Behandlung keinerlei Gefahr, und die Diathermierung kann mit beliebiger, der Elektrodengröße anzupassender Intensität vorgenommen werden. Im zweiten und dritten Stadium aber ist große Vorsicht notwendig. Besteht auch nur die geringste Neigung zu Blutungen, so kann durch eine intensive Diathermierung die danach einsetzende arterielle Hyperämie zur Ruptur führen und eine schwere Hämoptoe veranlassen. Wir werden daher in allen Fällen, in denen Kavernenbildung vorliegt oder schon einmal eine Hämoptoe erfolgt ist, besonders vorsichtig sein. Dies habe ich aus theoretischen Erwägungen von Anfang an berücksichtigt, habe aber trotzdem auch im zweiten und dritten Stadium die Diathermie angewandt. Allerdings habe ich die Vorsicht gebraucht, 3—4 Wochen lang minimale Stromstärken anzuwenden in der Erwartung, daß bei diesen geringen und schwachen Applikationen auch die konsekutive Hyperämie eine entsprechend geringere sein würde, daß aber trotzdem diese unmerkliche Hyperämie allmählich zu einer Gewöhnung der Gefäße an größere Füllung und höheren Druck führen müßte. Hat man in dieser Weise den Patienten an die Schwankungen gewöhnt, so kann man allmählich mit den Dosen steigen, und es ist mir bisher kein Auftreten einer Hämoptoe bekannt geworden. In einem Falle jedoch traten strichförmige Spuren von Blutungen im Sputum auf, die auf Sistieren der Behandlung schwanden und nach vorsichtigem Wiederbeginn sich nicht wiederholten.

Der Einfluß der Diathermie auf die Phthise ist ein unverkennbarer. Die Sputumveränderungen treten regelmäßig in gleicher Weise auf. Zunächst wird das Sekret vermehrt, nimmt eine dünnflüssige Konsistenz an, wird leichter expektoriert, unter Umständen wird auch an

den ersten Tagen ein erhöhter Hustenreiz geklagt insofern, als öfter
Hustenanfälle auftreten, aber von wesentlich geringerer Heftigkeit und
mit erleichterter Expektoration. Nach einigen Tagen geht dieser Zustand der Hypersekretion, welcher auf der arteriellen Hyperämie und
dem erhöhten Lymphzustrom infolge der Diathermierung beruht, in
ein längeres Stadium geringerer Sekretion über, in welchem die Patienten bereits subjektive und objektive Besserung erkennen lassen.
Die Nachtschweiße hören auf, die Temperatur sinkt, eine etwa bestehende Mischinfektion bessert sich, der Kräftezustand hebt sich, das
Gewicht der Patienten nimmt zu, Zirkulation und Nahrungsaufnahme
werden angeregt. Setzt man zwei- bis dreimal wöchentlich die Diathermierung fort, so kommen allmählich die Patienten, auch in schweren
Fällen, in relativ gute stationäre Verhältnisse. Jedoch sieht man nicht
selten, zumeist im Anschluß an Erkältungen, aber auch ohne erkennbare Ursache, plötzlich wieder einige Wochen Verschlimmerungen auftreten. Diese Exazerbationen können, wie gesagt, infolge einer akuten
sich überlagernden Bronchitis auftreten. In anderen Fällen jedoch,
wo eine solche nicht zu entdecken ist, muß man mit einem Nachschub
der Krankheit rechnen, und so ist es vielleicht nicht ausgeschlossen,
daß, ebenso wie die Zellen des Organismus, auch die Tuberkelbazillen
gelegentlich eine Vitalisierung erfahren. Überhaupt scheint es weniger
wahrscheinlich, daß die Diathermie einen direkt schädigenden Einfluß
auf die Tuberkelbazillen hat oder entgiftend auf die Toxine wirkt,
vielmehr dürfte arterielle Hyperämie und Steigerung der natürlichen
Abwehrkräfte als das therapeutisch wirksame Agens neben der Stimulierung der Herzaktion anzusehen sein. Besonders wichtig ist für die
Behandlung der Lungentuberkulose vielleicht die weiter unten zu be-
schreibende Kombination der Diathermie mit Röntgenstrahlen. Die
Behandlung muß vorsichtig beginnen, möglichst täglich durchgeführt
werden und lange, Wochen und Monate, fortgesetzt werden. Die Erfolge sind, besonders in Kombination mit Röntgentiefentherapie, der mit
unendlicher Reklame propagierten Höhensonnenbehandlung bei weitem
überlegen. Indessen ist eine gelegentliche Kombination auch mit allgemeinen Quarzlampenbestrahlungen keineswegs von der Hand zu weisen.

Überhaupt soll der Physikotherapeut sich nicht auf eine Methode
festlegen, denn häufig sehen wir gerade in der Kombination verschiedener
Methoden die besten Erfolge.

Ich habe somit in den der Diathermierung unterworfenen Fällen
von Lungen- und Pleuraerkrankungen wesentliche subjektive
und objektive Besserungen konstatieren können und füge noch hinzu,
daß die Besserung des Allgemeinbefindens sich schon auf sehr
kleine Dosen hin zeigen kann und bisher in keinem einzigen Fall aus-
geblieben ist. Es ist durchaus nicht notwendig, erhebliche Strommengen durch die Lunge hindurchzuschicken. Vielmehr werden klinische Resultate schon mit $1-1\frac{1}{4}$ Ampere bei Elektrodengröße von
10×20 cm erzielt. Bei der Behandlung von Lungenaffektionen muß
man jedoch bedenken, daß nicht selten auch das Herz sich auf
der Strombahn befindet, und wir müssen, besonders bei niedrigem

Blutdruck, auch hier der mitunter vorübergehend weiter senkenden Wirkung der Diathermie eingedenk sein und mit einem Kollaps gelegentlich rechnen, falls wir nicht unser Augenmerk speziell auf die Vermeidung einer solchen Komplikation richten. Andererseits wirkt zweifellos gerade die Miteinbeziehung des Herzens in die Therapie günstig bei Lungenleiden ein. Eine Besserung der Herzaktion muß ja auch stets einen dekongestionierenden Einfluß auf die Lunge ausüben. Technisch kann man sich verschiedener Methoden bedienen, um die einzelnen Lungenabschnitte oder Pleurateile zu durchwärmen. Die Methode der großen Plattenapplikationen von vorn nach hinten habe ich schon erwähnt. Zur Behandlung der Oberlappen, speziell der Spitze, ist es meist zweckmäßiger, eine große Elektrode an der unteren Lungengrenze hinten, seitlich und vorn zu applizieren und die kleine differente Elektrode von 4 cm Durchmesser oder 4 × 6 cm Fläche direkt auf den Supra- oder Infraklavikularraum zu legen. Auch die transversale Durchwärmung von den beiden Seitenflächen des Thorax aus ist zu empfehlen.

Bei Pleuritis wird man zweckmäßigerweise eine Elektrode von 5 × 12 cm an der Seite der Läsion applizieren und eine große indifferente Elektrode diametral gegenüber anlegen.

Bei Asthma wirkt mitunter das Anlegen kleiner Elektroden auf dem oberen Sternalende und unterhalb des Processus xiphoideus unter den Zwerchfellrand eingedrückt günstig ein. Auch Kehlkopf- und Nasenapplikationen sind in hartnäckigen Fällen zu versuchen.

Bezüglich des Emphysems liegen ebenfalls bereits Beobachtungen guter Resultate vor. Die durch die Diathermie erfolgende Vertiefung der Respiration im Zusammenhang mit der besseren Durchblutung bewirken eine intensivere Lungengymnastik, welche die Beteiligung emphysematöser Partien hervorruft. Ebenso wie beim Asthma sehen wir auch bei chronischer Bronchitis, Bronchopneumonie und Phthise Besserung der dyspnoischen Beschwerden. Die schnelle Resorption von Pleuraexsudaten ist auf die gleiche Stufe mit der später zu besprechenden Wirkung auf Gelenkexsudationen zu stellen, die der direkten Beobachtung mehr zugänglich ist.

Bei Keuchhusten ist die Diathermiebehandlung in allen Stadien indiziert. Vermöge ihrer krampflösenden Wirkung setzt sie die Häufigkeit und die Schwere der Anfälle stark herab. Infolge ihrer sekretionsanregenden Wirkung verflüssigt sie die Sekrete und erleichtert die Expektoration. Dann führt sie zu einer Verbesserung der Zirkulation durch Einwirkung auf Herz und große Gefäße sowie auf den Lungenkreislauf, und endlich ist die aseptische Fiebererzeugung durch die Diathermie eine Methode zur Aktivierung der Abwehrreaktion des Organismus gegen die Infektion. Alles in allem kürzt sie die Krankheitsdauer wesentlich ab und vermeidet dadurch eine Schwächung der Kinder.

Schwere Erfrierung 3. Grades der Endphalanx der großen Zehe. 3. V. 1907. Kombinierte Behandlung mit Diathermie und Höhensonne. Abstoßung der Nekrosen in 10 Tagen. Epithelisierung in weiteren 14 Tagen vollendet. Am 12. VI. 1917 geheilt entlassen. (Abb. 180, 181.)

Vorstellung eines Patienten, der nach Skitour an beiden Füßen Erfrierungen 3. Grades zeigte. Pulse der Art. dors. pedis und Tibialis postica fehlen beiderseits.

Es. bestanden ausgedehnte ödematöse Schwellungen bis über die Knöchel. Die Füße waren blaurot verfärbt; die großen Zehen und Teile anderer blauschwarz, eiskalt, unempfindlich gegen Berührung und Nadelstiche. Heilung in 2 Wochen unter täglicher Diathermiebehandlung.

4. Kapitel.

Erkrankungen anderer innerer Organe.

Die hyperämisierende und sekretionssteigernde Wirkung der Diathermie tritt besonders bei den Erkrankungen derjenigen Organe hervor, die eine Sekretionsfunktion haben. Experimentell habe ich an Gallen-, Magen-, Speicheldrüsen-Fisteln unmittelbar nach der Diathermierung einsetzende Sekretionsvermehrung gesehen. Das gleiche beobachtet man bei der klinischen Applikation, und so haben wir ein wichtiges Indikationsgebiet in allen Fällen von danniederliegender Sekretion drüsiger Organe. Die Anregung der Sekretion kann eine vorübergehende und eine dauernde sein. Haben wir es mit vorgeschrittenen Stadien cirrhotischer Prozesse zu tun, bei denen das funktionierende Epithel durch die vermehrte Bindegewebsbildung erheblich eingeschränkt ist, so werden wir mit weniger deutlichen Resultaten zu rechnen haben als in Initialfällen. Besonders schnelle Besserungen sieht man mitunter bei Stauungslebern. So kam z. B. ein Potator maximus mit Herzdilatation, Lebercirrhose, Ascites zur Behandlung. Nach zweimaliger Diathermierung der Leber war der Ascites nicht mehr nachweisbar, die Diurese war enorm gestiegen, und die Leber, die in der Mamillarlinie rechts den Rippenrand um mehr als Handbreite überragte, reichte am dritten Tage nur noch einen Querfinger herüber. Diese offenbare Besserung der abdominalen Zirkulation wirkte auf das Herz zurück, und die nunmehr einsetzende Herzbehandlung bewirkte ein schnelles Zurückgehen der Dilatation. Daß die verbesserte Zirkulation in der Leber, insbesondere die schnelle Beseitigung der Stauung auf die Gallensekretion günstig einwirken muß, dürfte nicht zu bezweifeln sein. Das eigentümliche der diathermischen Sekretionsanregung beruht nun darauf, daß nicht nur die Wassersekretion, welche ja durch die arterielle Hyperämie genügend erklärt würde, erhöht wird, sondern daß auch die Sekretion der spezifischen Drüsenfunktion sich deutlich erhöht zeigt. Untersucht man beim Gallenfistelhund in regelmäßigen Intervallen das Sekret, so findet man es nach der Diathermierung auf das 2—3fache an Menge gesteigert. Diese Sekretionserhöhung kann in manchen Fällen nach kurz dauernder Diathermierung $^1/_2$ Stunde, in anderen, besonders öfter wiederholten Fällen mehrere Stunden anhalten. Das entleerte Sekret zeigt trotz der vermehrten Menge prozentual meist unveränderten Aschengehalt. Das gleiche ist beim Urin nachweisbar. Ich habe bei schwer Herzkranken nach Diathermierung Steigerung der Diurese um 1—2 Liter gegenüber der Norm gesehen, wobei das spezifische Gewicht in manchen Fällen unbedeutend sank, in anderen gleich blieb, in einigen sogar stieg. Alle diese Beobachtungen beweisen, daß nicht nur die erhöhte Wassersekretion hierbei eine Rolle

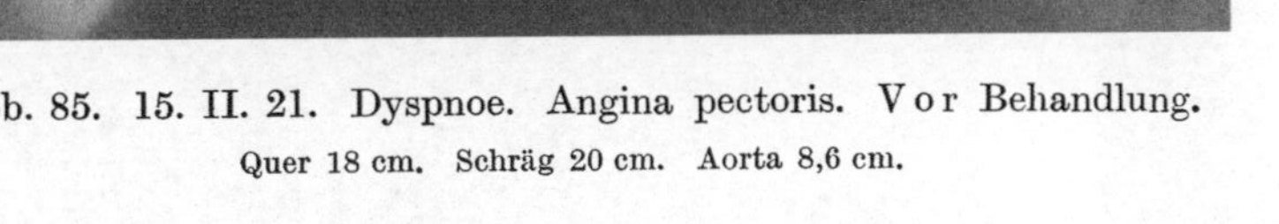

Abb. 85. 15. II. 21. Dyspnoe. Angina pectoris. Vor Behandlung.

Quer 18 cm. Schräg 20 cm. Aorta 8,6 cm.

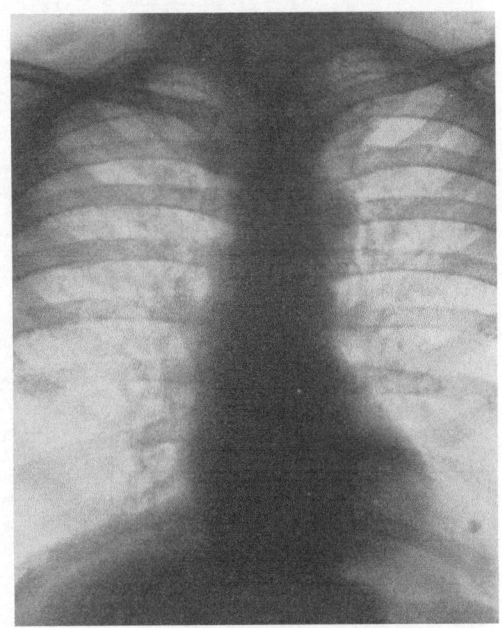

Abb. 86. 9. II. 24. Seit Jahren beschwerdefrei. Nach Behandlung.

Quer 14,2 cm. Schräg 16 cm. Aorta 7,2 cm.

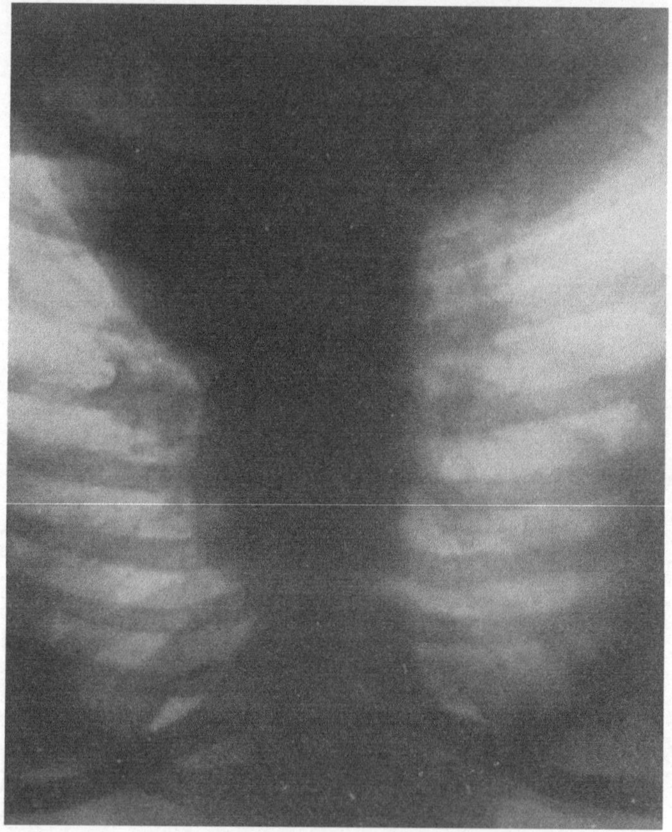

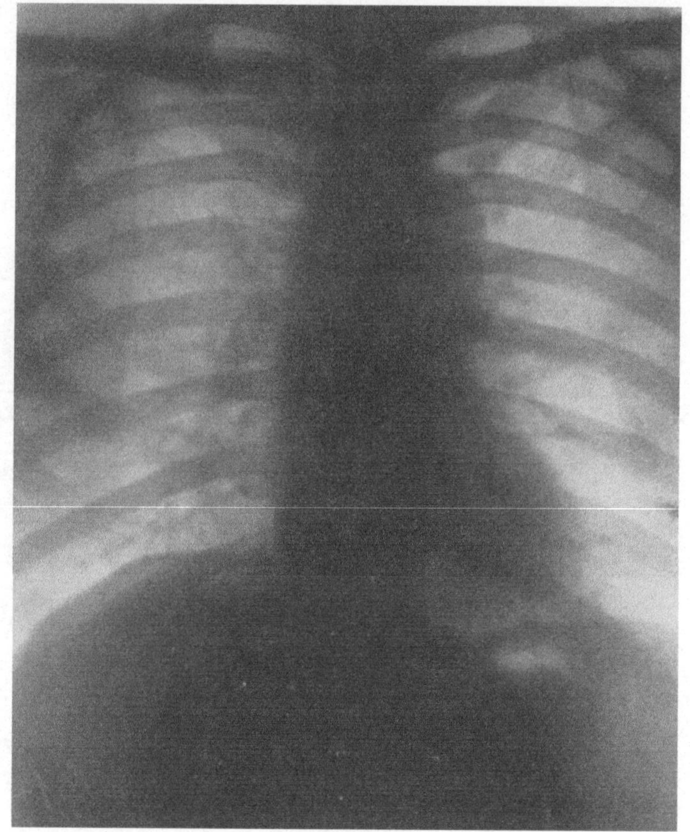

Abb. 87. 30. IX. 24. Luetische Aortenerweiterung. Hochgradige
Schwäche. Schwerer Collaps. Verbreiterung nach rechts und links.
Vor Behandlung.

Aorta 9,3 cm. Schräger Durchmesser 18 cm.

Abb. 88. 7. IX. 25. Subjektiv beschwerdefrei. Arbeitsfähig.
Nach Behandlung.

Aorta 8 cm. Schräger Durchmesser 15,5 cm.

Berichtigungen.

Abb. 87 ist um 180° zu drehen! (Bild steht Kopf.)
S. 254 letzte Zeile: Statt auf die dort irrtümlich zitierte Abb. 187 ist auf die nachstehende Abbildung hingewiesen:

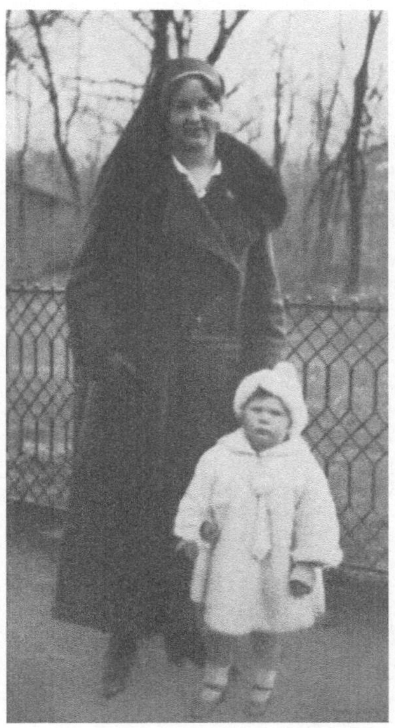

S. 279 u. 280: Abb. 118—123 erhalten die folgenden Unterschriften:

Abb. 118: Cancroid. Vor Diathermieoperation am 11. II. 23.

Abb. 119: Derselbe Pat. nach Diathermieoperation. Oktober 1925.

Abb. 120: Cancroid. Vor Diathermieoperation am 20. II. 25.

Abb. 121: Derselbe nach Diathermieoperation. September 1925.

Abb. 122: Erfrierung III. Grades.

Abb. 123: Derselbe durch Diathermie geheilt.

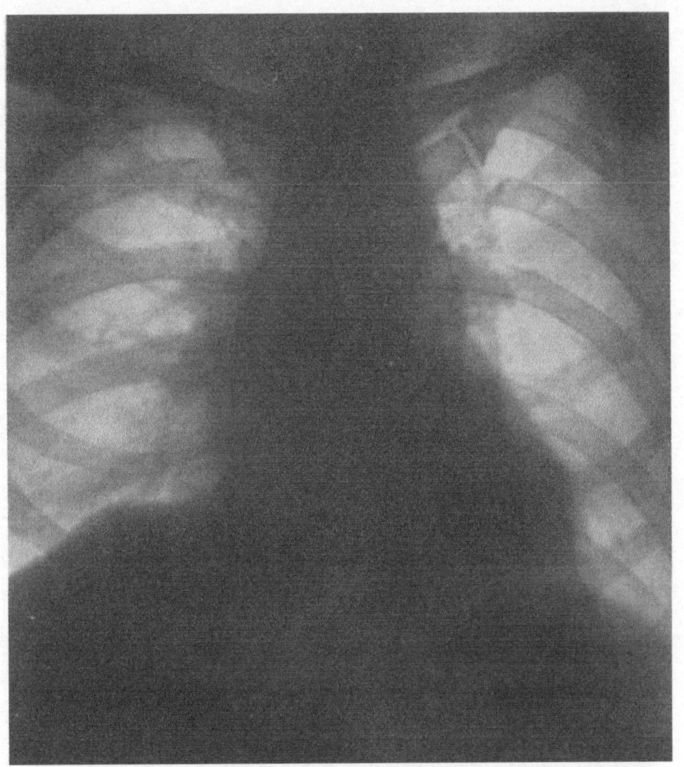

Abb. 89. 15. IV. 24. Vor Behandlung. Angina pectoris, Dyspnoe, Tbc.-Pulm. Stark dilatiertes Herz.

Quer 17,2 cm. Schräg 19 cm. Aorta 7,5 cm.

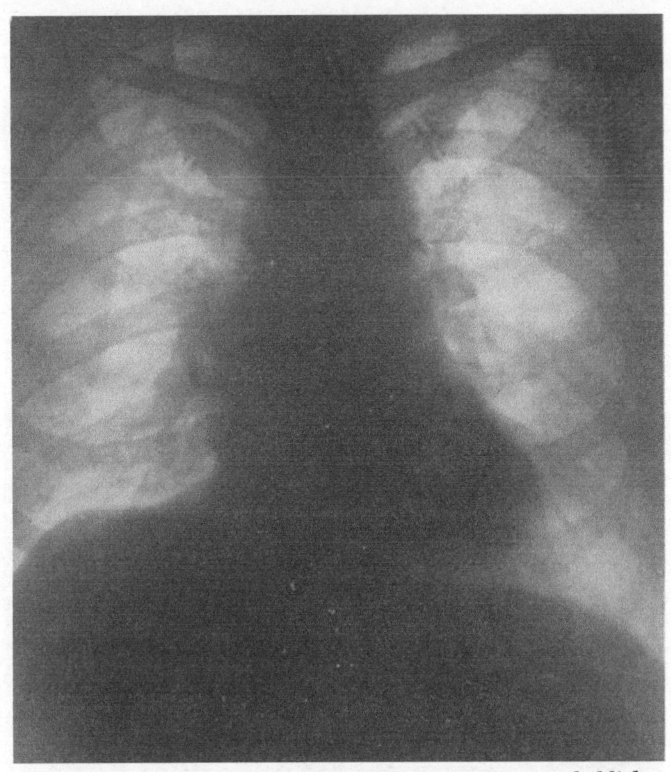

Abb. 90. 15. IX. 25. Beschwerdefrei. Herzfigur erheblich verkleinert.

Quer 15,8 cm. Schräg 16 cm. Aorta 6,7 cm.

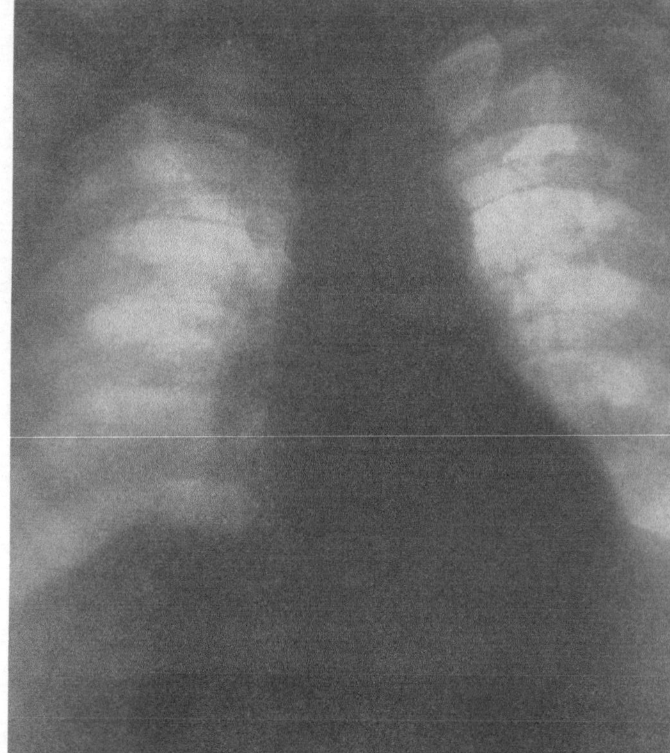

Abb. 91. 4. VI. 24. Vor Behandlung mit Diathermie. Breiter Gefäßschatten; Erweiterung nach rechts, Pulmonalbogen stark betont. — Starke Dyspnoe. Herzschmerz.

Aorta 9,5 cm. Schräger Durchmesser 18 cm.

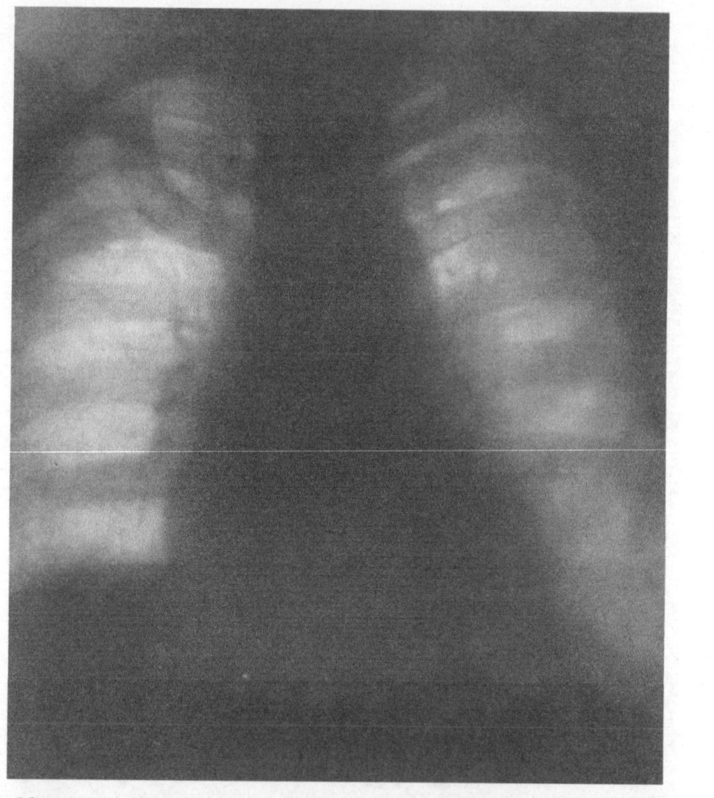

Abb. 92. 7. VIII. 24. Nach Diathermiebehandlungen. Gefäßschatten schmaler; Rückgang der Verbreiterung nach rechts und des Pulmonalbogens. Keine Dypnoe, subjektiv beschwerdefrei.

Aorta 8 cm. Schräger Durchmesser 16,2 cm.

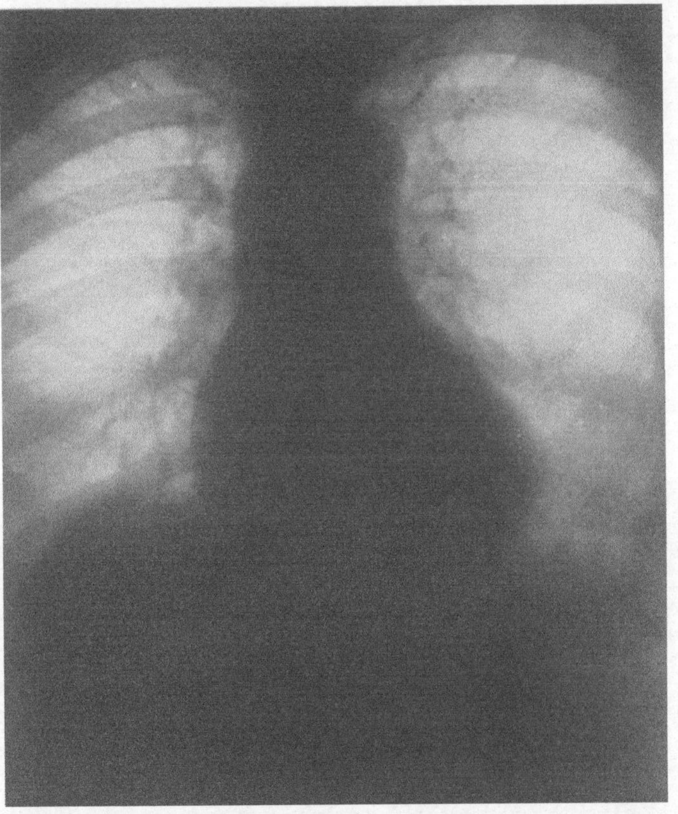

Abb. 93. 28. X. 24. Stenocordische Anfälle. Verbreiterung des Gefäßschattens und des Herzens nach beiden Seiten. Vor Behandlung.

Quer 15 cm. Schräg 16.5 cm. Aorta 7,4 cm.

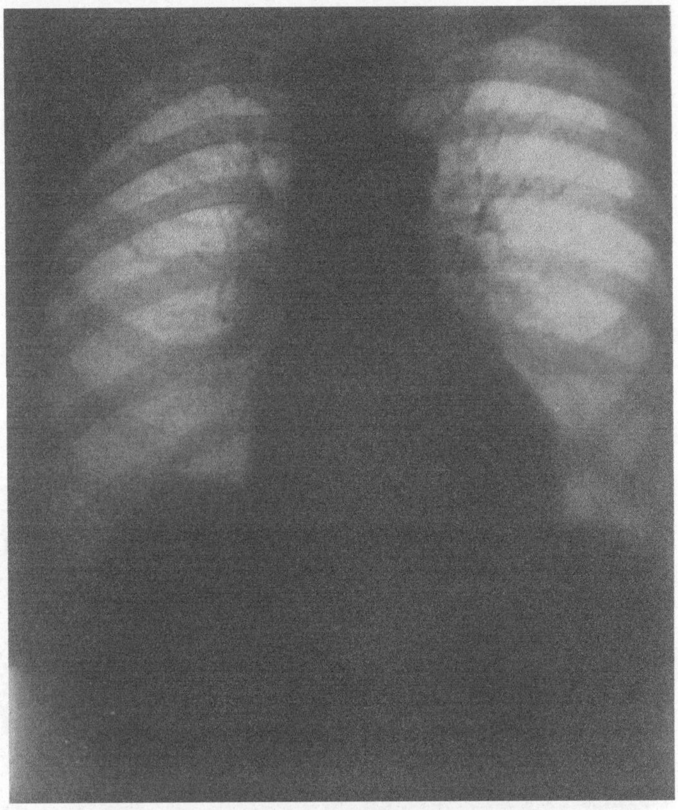

Abb. 94. 27. I. 25. Beschwerdefrei. Rückgang der Herz-dimensionen. Nach Behandlung.

Quer 14 cm. Schräg 15 cm. Aorta 6,3.

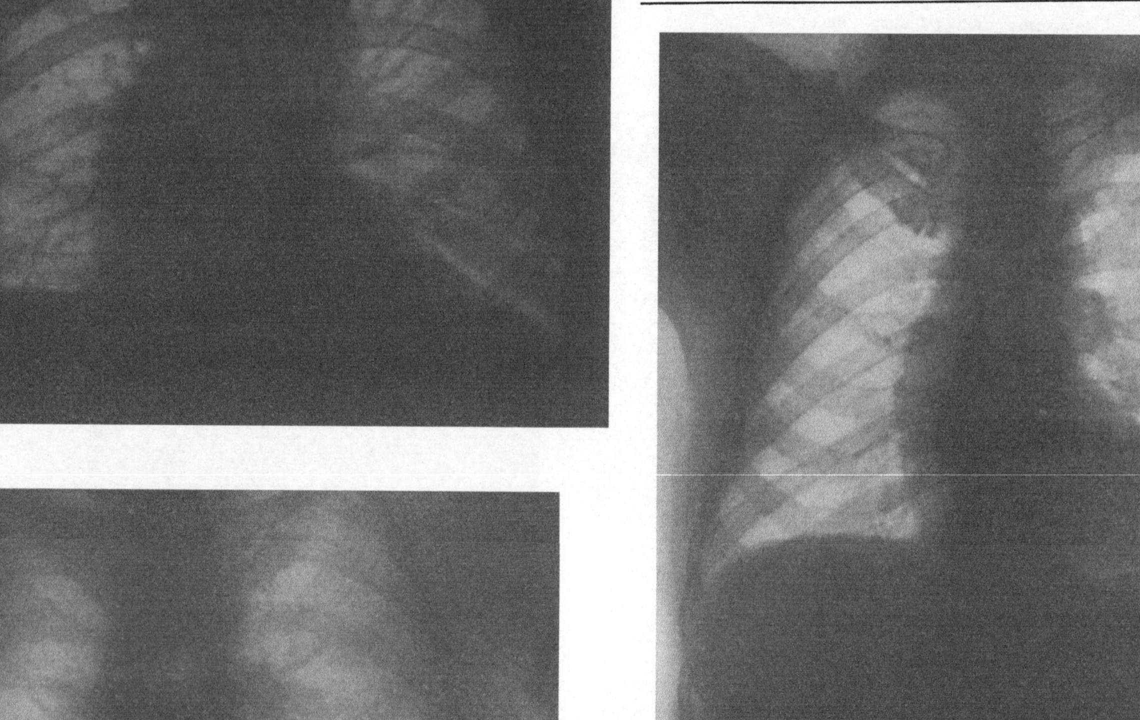

Abb. 95. 20. III. 13. Schwere Angina pectoris.
Fast völlig gehunfähig.
Quer 18,5 cm. Schräg 19,8 cm. Aorta 9,5 cm.

Abb. 97. 4. III. 25. Z. Z. 73 Jahr alt. Wesentlich leistungsfähiger als vor 13 Jahren. Beschwerdefrei.
Quer 15,5 cm. Schräg 16 cm. Aorta 6,6 cm.

Abb. 96. 12. XI. 15. Subjektiv beschwerdefrei. Herzfigur noch schwer pathologisch.
Quer 18 cm. Schräg 19 cm. Aorta 7 cm.

spielt, sondern daß das spezifische Drüsensekret durch Steigerung der Epithelfunktion in vermehrten Mengen produziert wird. Ich hatte z. B. Gelegenheit, einen Patienten mit Pankreasatrophie zu behandeln, bei dem unter dem Einfluß der Diathermierung das Gewicht sich hob und die Ausnutzung der zugeführten Nahrung sich besserte. Ich will an einigen Fällen von chronischer Nephritis die näheren Daten der Ausscheidungsverhältnisse und des klinischen Verlaufes mitteilen. Ich habe in allen derartigen Fällen eine sechswöchige Lokalbehandlung der betreffenden Organe mit 10—20 Minuten dauernderDiathermierung bis zur Toleranzgrenze der Haut vorgenommen. Der Verlauf war der folgende:

Chron. Nephritis. Herr W., 22 Jahre alt, Dezember 1911. Eltern gesund, leben. Vor 10 Jahren Ödeme ohne Schmerzen. Urinuntersuchung ergab 25 pro mille Eiweiß. Der Urin gerann im Glas. Blut war nur mikroskopisch nachweisbar. Er fühlte sich schwach. Von Zeit zu Zeit bestanden Kopfschmerzen. In den letzten Jahren ist der Eiweißgehalt allmählich heruntergegangen und auf drei bis vier pro mille stationär geblieben. Er fühlt sich, abgesehen von einer allgemeinen Kraftlosigkeit, Arbeitsunlust und Kopfschmerzen, wohl.

Er ist sehr mager, wenig muskulös, sieht blaß aus. Der Eiweißgehalt des Urins beträgt bei der Untersuchung am 15. XII. 11: $4\,^0/_{00}$ Eiweiß. Reichlich hyaline, granulierte und Epithelzylinder sowie Blutkörperchen. Spez. Gew. 1012. Nach den ersten zwei Diathermiebehandlungen steigt die Eiweißausscheidung um $^1/_2\,^0/_{00}$, um am nächsten Tage auf $2\,^0/_{00}$ herabzugehen. Sechs Tage bleibt alles bei einem spez. Gewicht von 1010 konstant, dann geht der Eiweißgehalt auf $1^1/_2\,^0/_{00}$ herab; das spez. Gewicht sinkt dabei auf 1008. Zwischen dem 12. und 26. I. 12 erfolgt eine Schwankung nach oben; am

10. I.	$1\,^1/_2\,^0/_{00}$	1008
12. I.	$2\,^1/_2\,^0/_{00}$	1010
14. I.	$2\,^0/_{00}$	1009
15. I.	$2\,^1/_2\,^0/_{00}$	1011
24. I.	$3\,^0/_{00}$	1010
26. I.	$2\,^1/_2\,^0/_{00}$	1010
30. I.	$2\,^0/_{00}$	1009
31. I.	$1{,}5\,^0/_{00}$	1010

Das Körpergewicht blieb konstant; das Allgemeinbefinden war bis auf eine Migräneattacke gut.

Nephritis chronica. Grazil gebaute, 30 Jahre alte, bleich aussehende Frau. Im Jahre 1905 Kopfverletzung durch einen Schlag: Bruch des linken Parietalknochens in der Ausdehnung von 4 cm im Durchmesser. 48 Stunden danach trat Meningitis auf. Verlangsamung der Sprache, nicht aber der Ideen. Vier Monate später schmerzhafte Kontraktion der Zehenbeuger. Urin Albumen. Ende 1905 heiratete Patientin. Danach fand ein Abort statt. Später eine Entbindung mit Eklampsie. Kind jetzt 2 Jahre alt, normal. Patientin leidet dauernd an Albuminurie und Kopfschmerzen. Unter strenger Diät ging der Albumengehalt, der anfänglich 40 pro mille betragen hatte, herunter. Urämische Erscheinungen wurden nicht beobachtet.

Urinuntersuchung am 1. VI. 09: Spezifisches Gewicht 1020, Albumengehalt 1,5 pro mille; hyaline und granulierte Zylinder. Rote Blutkörperchen, die früher vorhanden gewesen sein sollten, wurden nicht gefunden. Es besteht bleiches Aussehen, Schwäche. Patientin hat stark an Körpergewicht abgenommen. Leichte Ödeme der Augenlider, nervöse Symptome sind nicht mehr vorhanden. Urinmenge nicht über 800—900 ccm in 24 Stunden.

3. VI. 09: Einleitung der Diathermiebehandlung beider Nieren.

Unter mehrfachem Schwanken geht in 10 Wochen der Eiweißgehalt erheblich herunter. Vom August bis Anfang Oktober treten noch geringe Schwankungen auf:

$$
\begin{array}{ll}
\text{14. bis 18. VIII.} & \tfrac{1}{8}\,{}^{0}\!/_{00} \\
\text{19. VIII. bis 14. IX.} & \tfrac{1}{4}\,{}^{0}\!/_{00} \\
\text{16. IX.} & \tfrac{1}{2}\,{}^{0}\!/_{00} \\
\text{17., 18. IX.} & \tfrac{3}{4}\,{}^{0}\!/_{00} \\
\text{19. bis 24. IX.} & \tfrac{1}{2}\,{}^{0}\!/_{00} \\
\text{1. X.} & \tfrac{3}{4}\,{}^{0}\!/_{00} \\
\text{2. X.} & \tfrac{1}{2}\,{}^{0}\!/_{00}
\end{array}
$$

Nach diesen letzten, durch eine Zystoskopie am 15. IX. provozierten etwas vermehrten Eiweißausscheidungen sinkt im Laufe der nächsten Wochen der Eiweißgehalt auf nicht mehr meßbare Spuren herab. Zylinder sind seit Ende Oktober nicht mehr auffindbar. Das Allgemeinbefinden ist vorzüglich. Patientin hat über 30 Pfund an Gewicht zugenommen. Die Urinmenge beträgt dauernd seit September 1500 bis 1600 ccm in 24 Stunden. Die Besserung des Zustandes bleibt beständig. Bericht Januar 1913: Es ist nie wieder eine Spur Eiweiß seit Ende 1909 aufgetreten.

Chron. Nephritis. H. A., 41 Jahre, 30. VIII. 11. Bei der Aufnahme in eine Lebensversicherung im Jahre 1909 wurde Albuminurie entdeckt, $\frac{1}{2}$ pro mille, im Laufe der nächsten Zeit stieg sie auf $\frac{3}{4}$ pro mille, Urinmenge war meist reichlich. Patient nahm viel Getränke zu sich, meist Mineralwasserkuren. Es bestanden keine Ödeme, indessen fühlte er sich matt und kraftlos. in der Arbeit erheblich behindert, hatte öfter Kopfschmerzen. Die Untersuchung ergab eine leichte Vergrößerung des linken Ventrikels, reine Herztöne, gespannten Puls, bleiches Aussehen.

Die Diathermiebehandlung wurde am 1. IX. 1911 eingeleitet und 6 Wochen lang täglich durchgeführt. Siehe nebenstehende Tabelle.

Man ersieht aus der Tabelle, daß nach wenigen Sitzungen die Urinmenge steigt und der Eiweißgehalt auf weniger als ein Drittel der früheren Ausscheidung allmählich zurückgeht.

Auch nach Abschluß der Behandlung geht er noch weiter zurück und beträgt nach vier Tagen nicht mehr meßbare Spuren. Die Zylinder sind ganz verschwunden. Die Urinmenge der letzten Tage betrug über 1000 ccm bei 1250 ccm täglicher Flüssigkeitseinnahme. Das Allgemeinbefinden hat sich vollständig zur Norm gebessert. Die Kopfschmerzen sind geschwunden, Patient ist voll arbeitsfähig geworden.

Nephritis. Fräulein C., 16 Jahre alt, Nephritis chronica. Als kleines Kind Pneumonie. Vor 6 Jahren Pleuritis. Pneumonierezidiv vor 5 Jahren. Danach Auftreten von Albuminurie. Ödem der Beine und des Gesichts, besonders des Morgens. Albumengehalt wechselnd, meist sehr hoch, 30 pro mille. Zeitweise Fieber, keine Schmerzen. Zylinderbefund unregelmäßig. Appetit gut. Obstipation, mitunter Magenkrämpfe. Innere Organe o. B. Herz leicht hypertrophisch. Nieren palpatorisch o. B. Unterschenkel stark ödematös bis zu den Stiefelrändern. Daselbst wulstartige Begrenzung des Ödems. Augengegend ödematös. Gesichtsaussehen pastös. Urinmenge nicht über 700 ccm. Starke Transpiration mit ammoniakalischem Geruch nach faulem Urin. Keine Inkontinenz.

Einleitung der Diathermiebehandlung am 6. I. 10. Im Laufe der Behandlung geht unter Schwankungen der Eiweißgehalt auf 4 pro mille zurück. Bei gleichbleibender Flüssigkeitsaufnahme steigt die Urinmenge bis 1300 g pro Tag und war in den letzten 14 Tagen nicht unter 1000. Allgemeinbefinden seit den ersten Sitzungen vorzüglich. Gesichtsfarbe blühend, Gewichtszunahme 1 kg. Kur beendigt.

Im Laufe der nächsten acht Monate ging bei vorzüglichem Allgemeinbefinden der Eiweißgehalt auf Null herunter. Erst im Sommer 1912 traten Spuren von Eiweiß auf, die allmählich zunahmen, jedoch $3\,{}^{0}\!/_{00}$ nicht überschritten. Das Allgemeinbefinden blieb unverändert gut. Ödeme bestanden nicht.

Im Juni und Juli 1912 wurde eine zweite sechswöchige Diathermiebehandlung durchgeführt. In den ersten Tagen stieg der Albumengehalt etwas an, es fand eine vermehrte Ausschwemmung morphotischer Elemente (zahlreiche hyaline Zylinder, 3—5 granulierte im Präparat; wenige Nierenepithelien und rote Blutkörperchen) statt; nach vier Wochen sank er jedoch wieder, und Patientin reiste mit weniger als $2\,{}^{0}\!/_{00}$ und einem spezifischen Gewicht von 1007 ab. Die Urinmenge betrug durchschnittlich 1300—1600 g. Seitdem fehlt Bericht.

Tabelle.

Datum	Menge	Alb. °/₀₀	Spez. Gew.	
31. VIII. 11	800	$^3/_4$	1022	Epithelien, rote Blutkörperchen,
1. IX.	750			mehrere granulierte, zahlreiche
2.	900			hyaline Zylinder.
3.	820	$^3/_4$	1021	
4.	850			
5.	800			
6.	800			
7.	1000	$^1/_2$	1022	
8.	800			
9.	900			
10.	1400	$^1/_2$		
11.	800	$^1/_2$	1020	
12.	1400	$^1/_4$		
13.	900	$^1/_4$	1018	
14.	1100			
15.	1400			
16.	1300			
17.	1000			
18.	1100	unter $^1/_4$	1015	
19.	1400			
20.	1000	kaum $^1/_4$		
22.	—	$^1/_4$	1015	
24.	—	$^1/_4$	1014	
26.	—	$^1/_4$	1015	Vereinzelte hyaline Zylinder, keine
27.	1200			Blutkörperchen, einige granulierte
28.	1300	$^1/_4$	1018	Zylinder.
29.	1600			
30.	1300	$^1/_4$	1016	
1. X.	1400			
2.	1300	$^1/_4$		
3.	1200			
4.	1000	$^1/_4$	1017	
5.	900			
6.	1400	$^1/_4$	1015	
7.	1250		1016	
8.	1300	unter $^1/_4$		
9.	1100			
10.	—	unter $^1/_4$	1017	
14. XI.	—	Spuren	1021	Keine Zylinder, einzelne Leukozyten
12. I. 12.	1200	Spuren	1021	Keine Zylinder.
26. III.	—	Spuren	1018	Nur Leukozyten und Epithelien
				des ableitenden Harnweges.

Herr A., 17 Jahre alt. Mit 6 Jahren Scharlach, seitdem chronische Nephritis. Wegen leichter Verschlimmerung hatte er im Jahre 1910 eine neunmonatige Bettruhe innegehalten. Danach ist der Albumengehalt auf 0,25 pro mille heruntergegangen. In den letzten Monaten hat der Eiweißgehalt jedoch wieder zugenommen. Es bestehen zeitweise Ödeme, mitunter Schmerzen in den Beinen, auch Gesichtsödeme. Cor nach rechts verbreitert; zweiter Pulmonalton akzentuiert, Spitzenstoß in der Mammillarlinie. Radialpuls klein, beschleunigt, 96, im allgemeinen regulär, aber leicht beeinflußbar. Pat. fühlt sich matt und arbeitsunlustig.

Diathermiebehandlung vom 16. XI. 10 bis 18. I. 11.

Urinbefund während der Behandlung siehe nachstehende Tabelle.

Im Lauf von 6 Monaten nach Abschluß der Behandlung ist der Eiweißgehalt auf Null herabgegangen. Zylinder und Blutkörperchen sind dauernd verschwunden. Das Allgemeinbefinden war schon gegen Ende der Kur wesentlich gebessert und als normal zu bezeichnen.

Bericht am 27. XI. 12. Klinische Heilung ist von Dauer geblieben. Desgleichen Bericht Februar 13.

Datum	Menge	Spez. Gew.	Alb. $^{0}/_{00}$	Reakt.	
16./XI. 10	700	1030	$^3/_4$	sauer	Epithelien, hyaline Zy-
17.	650	1030	$^3/_4$	,,	linder; Epithelzylinder,
18.	320	1031	$^1/_2$	,,	rote Blutkörperchen.
19.	920	1021	$^1/_2$	alk.	,,
20.	860	1019	$^1/_2$	sauer	,,
21.	780	1026	$^3/_4$	sauer	,,
22.	740	1024	$^1/_2$	alk.	,,
23.	560	1025	$^1/_2$	neutr.	,,
24.	940	1015	$^1/_2$	,,	,,
25.	780	1017	$^1/_2$	,,	,,
26.	820	1020	$^1/_2$	sauer	,,
27.	960	1018	$^1/_2$	,,	,,
28.	840	1020	$^1/_2$	,,	,,
29.	1100	1019	$^1/_2$	,,	,,
30.	820	1021	$^1/_2$	,,	,,
2./XII.	940	1020	$^1/_2$	,,	,,
4.	860	1022	$^3/_4$	,,	,,
5.	1025	1024	$^1/_2$	,,	,,
6.	860	1025	$^1/_2$	,,	,,
8.	740	1023	$^2/_5$	,,	,,
9.	720	1021	$^1/_2$	,,	,,
10.	720	1022	$^1/_2$	,,	Vereinzelt rote Blut-
11.	800	1023	$^1/_2$	,,	körperchen. Epithelien-
12.	920	1020	$^1/_2$	,,	zylinder, Leukozyten.
13.	860	1023	$^1/_2$	,,	,,
14.	1020	1022	$^1/_2$	,,	Epithelzylinder, Epithelien,
15.	950	1022	$^1/_2$	,,	Leukozyten, rote Blutk.
16.	780	1021	$^1/_2$	,,	,,
17.	840	1021	$^1/_2$	,,	,,
18.	750	1023	$^1/_2$	,,	,,
21.	900	1022	$^1/_2$	,,	,,
22.	750	1024	$^1/_2$	,,	,,
29.	1100	1023	$^1/_2$	,,	,,
30.	1000	1024	$^1/_2$	,,	,,
2./I. 11	980	1023	$^1/_2$	.,	Granul. Zylinder, rote
3.	940	1024	$^1/_2$	,,	Blutkörperchen, Wachs-
4.	870	1025	$^1/_2$	,,	zylinder, Leukozyten.
5.	910	1024	$^1/_2$	,,	,,
6.	1040	1024	$^1/_4$	,,	,,
7.	1120	1021	$^1/_2$	,,	,,
9.	1020	1022	$^2/_5$	,,	,,
10.	1050	1021	$^1/_2$	,,	,,
12.	900	1023	$^1/_2$	neutr.	,,
14.	1140	1022	$^1/_4$	sauer	,,
18.	1075	1019	$^1/_4$	sauer	Granul. Zylinder, vereinzelt

27. XI. 12: gut.   Leukoz., keine rot. Blutk.

Frau H., 27 Jahre, chronische Nephritis. Vor $2^1/_2$ Jahren Nierenentzündung, welche während einer Schwangerschaft sich erheblich verschlimmerte. Es trat Eklampsie mit 8 pro mille Eiweiß auf. Kind wurde perforiert. Danach bestand dauernd eine Eiweißausscheidung mit $^1/_4$ pro mille.

April 1911 trat eine neue Schwangerschaft ein und wiederum Eklampsie mit 6 pro mille. Das Kind starb ab; Entbindung mit Zange. Seitdem dauernd Eiweiß, $^1/_2$ bis 1 pro mille. Schmerzen in der rechten Nierengegend. Ödeme. Fühlte sich matt und schwach, Kopfschmerzen, geringer Appetit. Sie führt eine fleischlose Diät, ißt nur Milch- und Mehlspeisen. Urin 1—2 Liter täglich. — Vom 14. April bis 1. Juni Charité. Entlassung mit 1 pro mille Albumen.

Einleitung der Diathermiebehandlung am 26. August 11.

Am 29. August starke Erkältung, danach stärkere Schmerzen. Die Behandlung wird bis zum 15. November mit großen Unterbrechungen durchgeführt, im ganzen 12 mal. Während der ganzen Zeit bestehen heftige Schmerzen in der Nierengegend, Ödeme an den Füßen und Abgeschlagenheit. Der Eiweißgehalt geht unter Schwankungen von $1^0/_{00}$ auf $^1/_2$ und $^3/_4$ $^0/_{00}$ herunter; das spezifische Gewicht des Urins steigt von 1014 auf 1017 am Schluß der Kur. Die funktionelle Untersuchung am 14. Dezember 11 ergab doppelseitige Nephritis. Im Laufe der nächsten 2 Monate bessert sich das Allgemeinbefinden, und seit Februar 12 fühlt sie sich vollkommen gesund.

Im Januar 1912 wurde während eines Influenzaanfalles eine Urinuntersuchung vom Hausarzt vorgenommen, welche kein Eiweiß ergab; desgleichen im Juni von einem anderen Arzt.

Am 17. August 12 von mir nachuntersucht: keine Ödeme, vollkommenes Wohlbefinden, Urin vollkommen frei von pathologischen Bestandteilen.

Es zeigt sich demnach übereinstimmend in allen diesen Fällen, daß entsprechend den physiologischen Vorstellungen, die wir uns von der Wirkung der Diathermie zu machen haben, zunächst nur die Wirkungen der arteriellen Hyperämie und der Dekongestionierung sowie der spezifischen Hypersekretion in die Erscheinung treten. Die Urinmenge nimmt zu. Infolgedessen schwinden die Ödeme, und das Allgemeinbefinden hebt sich. Diese Besserung des Allgemeinbefindens beruht jedoch nicht allein auf der vermehrten Wasserausscheidung, sondern auch auf der erhöhten Sekretion der anderen Harnbestandteile. Es geht aus der Tabelle neben der Steigerung der Urinmenge auch deutlich die Erhöhung bzw. das Gleichbleiben des spezifischen Gewichts hervor. Daß trotz dieser subjektiven und objektiven Besserung des Allgemeinbefindens die pathologischen und Formbestandteile nicht nur nicht verschwinden, sondern sogar in höherer Menge ausgeschieden werden, erklärt sich daraus, daß zunächst das pathologische bzw. geschädigte Nierenepithel seine pathologischen Funktionen weiter ausübt. Infolge der Verbesserung der Zirkulation in der Niere, vor allem durch die reichliche arterielle Hyperämie, wird die Vitalität der normalen Zellen so weit gehoben, daß sie allmählich das Übergewicht über die kranken Zellen gewinnen. Diese werden allmählich eliminiert (erhöhte Ausschwemmung von Zellmaterial im Zentrifugalsediment) und durch proliferierende normale Zellen ersetzt. Vielleicht erholen sich auch minder schwer erkrankte Zellkomplexe unter dem Einfluß der besseren Ernährung. Unter mannigfachen Schwankungen zeigt die pathologische Urinveränderung allmählich eine Tendenz zur Besserung, und im Laufe von Monaten sehen wir dann eine erhebliche Besserung, ja, in manchen Fällen klinische Heilung als Endresultat auftreten. Wenn die physiologischen Untersuchungen an der normalen Niere kein anderes Resultat ergeben als eine leichte Vermehrung der Harnmenge, so steht diese Beobachtung in Übereinstimmung auch mit dem übrigen Resultat der Diathermie, daß nämlich die normale Funktion des Gewebes, z. B. des Zirkulationssystems, sich unter dem Einfluß der Hochfrequenzwärme quantitativ nur wenig ändert, vielleicht ein wenig gesteigert wird, während qualitativ überhaupt keine Änderung eintritt. In pathologisch veränderten Geweben dagegen kann unter dem Einfluß der erhöhten Zirkulation nicht nur quantitativ, sondern auch qualitativ eine Veränderung sich nachweisen lassen. Hierzu kommt, daß gerade bei der Niere in ihrem Zusammenhang mit der Gesamtzirkulation bei pathologischen Zuständen ein Circulus vitiosus besteht, so daß infolge der Nierenerkrankung die Zirkulation leidet und infolge der gestörten Zirkulation wiederum das Nierenleiden sich verschlimmert. Man hat mehrfach vorgeschlagen, von der ganz richtigen Erkenntnis ausgehend, daß die Nierenkapsel dem kongestionierten Organ infolge ihrer Straffheit eine Erschwerung seiner Funktion bereitet, die Dekapsulation der Niere therapeutisch auszuführen. Die hiernach einsetzenden vorübergehenden Besserungen erklären sich zum großen Teil daraus, daß die erleichterten Zirkulationsbedingungen eine Dekongestionierung und bessere Durchblutung des Organs mit nachfolgender Besserung seiner Funktion ermöglichen. Andererseits ist es jedoch für die spätere Funktion, d. h. also für Dauerwirkungen, nicht gleichgültig, ob die Niere ihres normalen resistenten Überzuges beraubt wird, der ja zur Entstehung eines gewissen, für die Filtrationsprozesse notwendigen Gegendruckes vermutlich unentbehrlich ist. Die Diathermie entspricht den gleichen Indikationen wie die Dekapsulation, indem sie dekongestionierend und zirkulationserleichternd wirkt, während sie andererseits keine neuen anatomischen Bedingungen schafft, nebenbei auch einen ganz wesentlich harmloseren Eingriff darstellt als die operative Dekapsulation, welche wohl nur in seltenen Ausnahmefällen wirklich indiziert sein dürfte.

Dazu kommt, daß die Diathermie auch noch anderen Indikationen genügt, insofern sie bei infektiösen Erkrankungen der Niere sowie bei Pyelitis vermöge ihrer die Abwehrfunktion der Gewebe stimulierenden Fähigkeit entzündliche Erkrankungen direkt beeinflußt. Allerdings müssen wir hierbei mit der gleichen Vorsicht vorgehen, die wir weiter unten bei den Staphylokokken- und Streptokokkenerkrankungen der Haut empfehlen werden, weil überhaupt die akuten eitrigen Affektionen durch die Diathermie eine Exazerbation erfahren können. In chronischen Prozessen dagegen, wozu auch die Tuberkulose des Nierenbeckens und der Niere zu rechnen ist, sind Verschlimmerungen nicht zu erwarten. Indessen habe ich auch in einem Fall sich schleichend entwickelnder Nierenentzündung mit Blasenkatarrh, die sich als tuberkulös (Nephrektomie) erwies, keine Besserung des klinischen Befundes gesehen.

Bei Nierentuberkulose sind in der ausländischen Literatur mehrfach gute Resultate der Diathermiebehandlung berichtet worden. Meine eigenen diesbezüglichen Beobachtungen sind leider keine günstigen. Weder Schmerzen noch Sediment noch die Temperatur besserten sich bei dieser Behandlung, so daß ich nicht zu ihrer Anwendung raten kann; man verliert nur kostbare Zeit damit und riskiert, auch die andere Niere durch aszendierende Infektion von der Blase aus erkranken zu sehen. Dies deckt sich auch mit den negativen Resultaten der medizinischen Diathermie bei Lupus, wo wir den Mißerfolg ja direkt beobachten können. (Im Gegensatz hierzu siehe die glänzenden Erfolge der chirurgischen Diathermie bei Lupus S. 301 ff.)

Bei Enuresis nocturna hingegen leistet die Diathermie oft Hervorragendes. In den Fällen, in denen die Psychotherapie versagt, genügen oft einige extravesikale Behandlungen, um das Leiden mit einem Schlage zu beseitigen. In hartnäckigen Fällen kommt man meist mit der intravesikalen Behandlung zum Erfolge. Die Diathermie wirkt hier einerseits sedativ, indem sie Reizzustände, die in der Blasenhalsgegend oder der Urethra bestehen, beseitigt, andererseits tonisierend, indem sie den normalen Sphinktertonus wiederherstellt. Indessen heilen nicht alle Fälle, insbesondere nicht die psychoanalytisch zu beeinflussenden Fälle ganz anderer Provenienz und nicht die mechanisch bedingten (Papillome usw.).

Auch die Anurie stellt ein dankbares Feld für die Diathermiebehandlung dar. In manchen Fällen, bei denen es sich vermutlich um rein spastische Zustände der kleinen Gefäße und Kapillaren handelt, sieht man mitunter schon nach 1 Stunde unter sofortigem Aufhören der meist geklagten heftigen Kreuzschmerzen die Harnentleerung zustande kommen. Manchmal dauert es mehrere Stunden, oder es muß eine zweite oder dritte der stündlich anzuwendenden Sitzungen stattfinden, bis die profuse Entleerung einsetzt. Die Harnflut ist mitunter ganz enorm. In anderen nicht rein reflektorischen Fällen wird mitunter mit den ersten Harnportionen reichlich Sediment ausgeschieden, und man kann hier vielleicht annehmen, daß Harngrießmengen, die mechanisch (oder vielleicht auch zum Teil reflektorisch) die Anurie bedingt haben, durch den durch die Diathermie der Niere bedingten Harndruck (infolge erhöhter Sekretion) in Bewegung gesetzt und entleert werden.

Die Beeinflussung der Pyelozystitis ist vollkommen analog der der Cholezystitis. Patienten, welche an regelmäßig rezidivierender Cholezystitis leiden, sind nach einmaliger Diathermiebehandlung in wenigen Sitzungen rezidivfrei geblieben. Gleiche Beobachtungen habe ich auch bei chronischer Peritonitis, Perimetritis und Perityphlitis gemacht. Sind jedoch akute eitrige Prozesse vorhanden, was evtl. durch genaue Leukozytenzählung wahrscheinlich gemacht werden kann, so ist die Diathermiebehandlung nicht unbedenklich. Man wird also in zweifelhaften Fällen ganz vorsichtige Dosen in 3—4 Minuten langer Applikation (von 1 Ampere bei Elektrodengröße 10×20 cm) verwenden. Tritt danach Verschlimmerung ein, was man schon in 6—8 Stunden konstatieren kann, so ist die Fortsetzung der Behandlung erst nach Ablauf des akuten Stadiums erlaubt; wird diese Dosis gut vertragen, so steigt man allmählich mit der Dauer der Applikation und der Stromstärke und behandelt schließlich intensiv.

Besonders hervorzuheben ist die günstige Einwirkung der Diathermie auf Adhäsionen. Gerade wie bei pleuritischen Verwachsungen, bei Hautnarben, bei traumatischen und postinflammatorischen Gelenksankylosen, sieht man auch bei intraperitonealen Narbensträngen nach wenigen Sitzungen erhebliche Besserungen der Schmerzen, ja mitunter schon nach der ersten Durchwärmung vollkommenes

Sistieren aller Beschwerden einsetzen. Das ätiologisch Rationelle dieser Therapie erhellt aus den der direkten Beobachtung zugänglichen Erweichungen bei Hautnarben (Lupus, Verbrennungen), bei operativen Periost- und Sehnennarben usw. Auch bei Lageanomalien des Uterus infolge von Narbenzug oder Verwachsungen kann man die direkte erweichende Wirkung der Diathermie an der mechanischen Mobilisierung deutlich beobachten. Empfehlenswert ist in hartnäckigen Fällen der unmittelbare Anschluß von Massage an die diathermische Applikation, auch dann, wenn schon vorher monatelang erfolglos massiert worden war. Bei Bauchoperierten (Appendicitis, Gallen- usw. Operationen) beseitigt die Diathermie meist in wenigen Sitzungen die oft so hartnäckigen Adhäsionsschmerzen. Auch wo nur die Bauchnarbe empfindlich oder schmerzhaft bleibt, gelingt fast stets die prompte Beseitigung der Beschwerden.

Die erhöhte Lösungsfähigkeit erwärmter Flüssigkeiten gegenüber niedriger temperierten macht es wahrscheinlich, daß die Diathermie sich zur Behandlung von Steinleiden eignen würde. Die Beurteilung diesbezüglicher therapeutischer Resultate jedoch ist eine so schwierige, daß die klinische Beobachtung in keinem einzigen Falle einer strengen Kritik standhalten kann. Es kommt zur Beurteilung dieser Frage ja nicht nur auf die erhöhte Lösungsfähigkeit erwärmter Medien an, als vielmehr auf die veränderte Qualität pathologischer Sekretionen unter dem Einfluß der Diathermie sowie auf chronische Entzündungszustände, z. B. der Gallenblase oder des Nierenbeckens. Die Stimulierung der sekretorischen Funktion unter dem Einfluß der arteriellen Hyerämie und des durch die Diathermie erhöhten Zellchemismus selbst ist neben der einfachen Temperaturerhöhung der bereits sezernierten Flüssigkeiten mit zu berücksichtigen. Es wird daher langjähriger Beobachtung an einem großen Material bedürfen, um diese Frage klarzustellen, während Lösungsversuche in vitro keine Übertragung auf die klinischen Verhältnisse gestatten. Unter diesen Gesichtspunkten kann ich daher nur von Eindrücken sprechen, und ich habe an fünf Fällen von Gallensteinen, acht Fällen von Nierensteinen den Eindruck gewonnen, daß, abgesehen von gelegentlichen heftigen Kolikanfällen im unmittelbaren Anschluß an die Diathermierung, eine ganz auffallende Besserung des Zustandes der Patienten eingetreten ist. Die Fälle, die zum Teil lange Zeit stationär verliefen, in denen z. B. alle 4—6 Wochen heftige Kolikanfälle auftraten, blieben eine Reihe von Monaten anfallsfrei, und spätere Anfälle verliefen außerordentlich leicht.

Ich beschreibe als Beispiel einen Fall von Gallenkolik.

Frl. W., 30 Jahre. Als 12 jähriges Kind Scharlach und Diphtherie. 1905 zum ersten Male Leberanschwellung, 14 Tage bettlägerig, heftige Schmerzen an der rechten Seite, Behandlung Morphium und Karlsbader Salz. Dann war sie bis zum 24. Juni 1909 gesund. Da plötzlich heftige Schmerzen an der rechten Seite. Drei Tage lang Erbrechen (Galle); Schmerzen ununterbrochen, trotz heißer Umschläge und Morphium. Völlige Appetitlosigkeit. Icterus conjunctivae. Nach drei Wochen Rückfall, bis zum 7. August arbeitsunfähig. Nach Karlsbader Salz trat Brechen auf. Die Schmerzen waren diesmal mehr nach links lokalisiert und strahlten nach der

Schulter zu aus. In den ersten Wochen bestand Fieber. Objektiver Befund: Grazil gebaute Frau von sehr schlechtem Ernährungszustand, bleicher Gesichtsfarbe, Backen eingefallen, kein Ikterus, Lunge, Cor o. B. Leber stark vergrößert, überragt den Rippenrand rechts um 4 Querfinger, links um ganze Handbreite. Leber hart, links starke Druckempfindlichkeit, rechts weniger.

Am 7. August 1909 erste Sitzung. Diathermie.

Am 8. August. Nach der ersten Sitzung gestern zum ersten Male seit drei Wochen ganz schmerzfrei, heute früh etwas Schmerzen in der linken Seite. Linker Leberlappen beim Aufsetzen der Elektrode schmerzhaft, so daß Patientin zuzusammenzuckt. Nach 5 Minuten langer Applikation ist die Leber ohne Schmerzen kräftig palpabel. Nach drei Sitzungen war das Allgemeinbefinden wesentlich gebessert. Schmerzen sind nicht mehr aufgetreten. Die Leber ist bis zu einem Querfinger unter den Rippenbogen beiderseits abgeschwollen.

Während ich mich in der 1. Auflage dieses Lehrbuches wie vorstehend vorsichtig ausdrücken mußte und die Möglichkeit von Zufälligkeiten in der Beurteilung stark betonte, kann ich heut nach dreizehn weiteren Jahren, gestützt auf ein reichlicheres Material, die chronische Cholezystitis als eine der aussichtsreichsten Indikationen für die Diathermiebehandlung bezeichnen. Die Resultate sind häufig so eklatant, daß ich es mir nicht versagen kann, den Verlauf eines Falles aus dem Jahre 1919 und eines weiteren aus dem Jahre 1920 kurz zu schildern.

Frau M., 33 Jahre. Paratyphus 1913; Darmbeschwerden 1917. Im Sommer 1917 Gallenblasenentzündung. Dauernd Beschwerden. Januar 1918 chron. Cholezystitis konstatiert (Magenspezialist); Harn ikterisch, Stuhl nicht völlig acholisch. Seitdem dauernd Beschwerden wechselnder Stärke. Bei dem geringsten Diätfehler heftige Schmerzanfälle; desgl. nach Aufregungen und körperlichen Anstrengungen. Vor 4 Wochen Angina; danach heftige Schmerzen, Appetitlosigkeit. Zurzeit Leber 2 Querfinger unter dem Rippenbogen, auch linker Lappen verbreitert. Starke Druckempfindlichkeit der Gallenblasengegend. Am 2. Juli 1919 erste Diathermiebehandlung; danach sofort schmerzfrei. Noch 3 Behandlungen in den nächsten 3 Wochen. Seitdem völlig beschwerdefrei ohne jede Diätbeschränkung, auch bei körperlichen Anstrengungen. Letzter Bericht: November 1920.

Frau G. 47 Jahre. Seit vielen Jahren häufig schwere Gallenkoliken. Am 6. II. 20 nachts plötzlich neuer Anfall. Heftige Schmerzen, Erbrechen, große Schwäche, dauernd Nausea, Speichelfluß. Sofortige Diathermiebehandlung. Sofort schmerzfrei; kein Erbrechen mehr; noch etwas Würgen. 9. II. Gallenbeschwerden nicht wiedergekehrt, leichter Ikterus; Zunge belegt. Seitdem bis heute kein Anfall mehr aufgetreten.

Herr M. 35 Jahre. Gallensteinkolik. Erster Anfall vor 6 Jahren, vor 4 Jahren zweiter Anfall. Im nächsten Jahre dritter Anfall; ohne Fieber und Gelbsucht. Seitdem häufige Anfälle, dauernde Schmerzen; lebt strengste Diät. Wegen der dauernden Schmerzen soll operiert werden. Versuch mit Diathermie, trotzdem das Röntgenbild einen großen Schatten zwischen Nabel und Rippenrand zeigt. Beginn der Diathermiebehandlung am 13. VII. 23. Sofortige Besserung der Schmerzen, aber leichte Wiederkehr. Nach 4 Behandlungen seit dem 19. VII. 23 völlig schmerzfrei. Laut Bericht vom 17. XI. 23 kein Anfall, noch Schmerz wieder aufgetreten.

Es sind noch eine Reihe weiterer innerer Erkrankungen der Diathermiebehandlung zugänglich. So ist die Achylia gastrica vermöge der sekretionssteigernden Wirkung der Diathermie ein dankbares Gebiet. Bei Hyperazidität dagegen muß man stets vorsichtig sein, besonders wegen der Möglichkeit eines latenten Ulcus, welches, wie wir weiter unten sehen werden, eine Kontraindikation für Diathermie in den meisten Fällen darstellt.

Ein bemerkenswertes therapeutisches Resultat habe ich in einem Fall von traumatischer Splanchnoptose beobachtet:

Pat. Sch., 55 Jahre. 6. November 1910.
Vor 4 Wochen Quetschung des Abdomens, seitdem hat er Schmerzen nach dem Essen sowie dauernde Beschwerden im Leib. Er trägt eine Bauchbandage. Bei aufrechter Stellung besteht eine erhebliche Ptose. Die Leber reicht alsdann bis 2 Querfinger oberhalb des Nabels.
Hochfrequenzbehandlung.
12. Dezember: Ptose beseitigt, Patient trägt keine Binde mehr, Beschwerden nach dem Essen sind geschwunden, große Kurvatur steht oberhalb des Nabels, Leber reicht in aufrechter Stellung 2 Querfinger unter den Rippenbogen.

Auch bei nichttraumatischen Fällen sind häufig gute Resultate erzielbar.

Frl. W. 17 Jahre. Seit Jahren Magenbeschwerden. Röntgenbild ergibt starke Magensenkung und linksseitige Nierensenkung. Diathermiebehandlung im Laufe des März 1920. Baldige Besserung der subjektiven Beschwerden (Magendrücken, belegte Zunge, Appetitlosigkeit). Untersuchung am 31. März: Niere an normaler Stelle. Keine Magenbeschwerden. Kontrolliert am 17. Mai: Befund der gleiche.
Frl. H. 27 Jahre. Hochgradige Magensenkung und -erweiterung. Senkung der linken Niere. Beginn der Diathermiebehandlung am 9. Februar 1920. Im ganzen 7 Sitzungen. Am 27. III. Unterer Magenrand bereits in Nabelhöhe; Niere noch gesenkt. 27. IV. Beschwerdefrei: Magen und Niere in richtiger Lage.

Eine Erklärung der Diathermiewirkung ist in diesen Fällen schwierig. Zweifellos spielen hier Spannungs- und Tonusverhältnisse eine Rolle. Eine Veränderung der Turgeszenz der Bauchorgane durch Hyperämisierung des Splanchnikusgebiets in toto oder partiell, resp. eine Dekongestionierung kann bezüglich der relativen Lagerung der Baucheingeweide von Bedeutung sein. Vielleicht kommt auch die bei konsequenter Diathermiebehandlung häufig beobachtete Gewichtszunahme nebst damit zusammenhängendem Fettansatz für das Zustandekommen der Heilung wesentlich mit in Frage. Es ist mit Recht versucht worden, die diathermische Energiezufuhr im Sinne einer quasi elektrischen Mastkur (Ration d'appoint) bei marastischen Zuständen zu verwenden.

Abgesehen von der Verbesserung der Zirkulation und der damit im Zusammenhang stehenden Erhöhung des Stoffwechsels, führen wir ja bei der Diathermiebehandlung dem Körper große Kalorienmengen von außen zu, die sich ja nicht nur in physiologischen Funktionen erschöpfen, sondern die es dem Organismus gestatten, einen mehr oder weniger großen Teil desjenigen Stoffwechselmaterials zu sparen, der zur Erhaltung der Eigenwärme durch Verbrennung sonst verbraucht werden müßte. Wenn auch eine eigentliche Ernährung durch Diathermie nicht möglich ist, da sie kein Aufbaumaterial für Körpergewebe liefert, so kann sie doch denjenigen Teil der Nahrung ersetzen, der lediglich zur Erzeugung von Verbrennungswärme dient.

Wenngleich diese Auffassung vielleicht etwas weitgehend erscheinen dürfte, können wir doch die Besserung des Allgemeinbefindens, die wir in zahlreichen Fällen ebenfalls beobachtet haben, ebenso wie die damit verbundene Gewichtszunahme, auf das Konto der Diathermie buchen; nur ist es nicht notwendig, die direkte Umwandlung von elek-

trischer Energie in Fettansatz, wohl aber indirekt, ihre stoffwechsel-
sparende und stoffwechsel- und zirkulationsanregende Wirkung als
maßgebend für den therapeutischen Erfolg anzuerkennen.

Bei nervösen Gastralgien, Dyspepsien und Motilitäts-
störungen, soweit letztere nicht mechanisch bedingt sind, erreicht
man mitunter in 8—10 Sitzungen mehr, als vorher mit Bade- und langwierigen Sanatoriumskuren erzielt werden konnte.

In den letzten Jahren habe ich eine größere Anzahl von Fällen
von Ulcus ventriculi und duodeni kombiniert mit Röntgentiefenbestrahlung und Diathermie behandelt. Die Patienten erhielten zunächst
Röntgenbehandlung in mäßigen Tiefendosen und etwa eine Woche
später Diathermie. Die Schmerzen und die Obstipation besserten sich
meist unmittelbar. Die Besserung resp. das Schwinden der Schmerzen
sind in erster Reihe auf die krampflösende, dekongestionierende Wirkung der Diathermie zurückzuführen (Pylorospasmus Kardiospasmus,
Abklingen der entzündlichen Vorgänge in der Umgebung des Ulcus.)
Vorbedingung ist selbstverständlich, wie mehrfach betont, daß keine
Neigung zu Blutungen bestehen darf. Es müssen daher erst genaue
Untersuchungen auf okkulte Blutung vorhergehen, die deren völliges
Fehlen feststellen müssen. Andernfalls ist erst mit Röntgentherapie
allein vorzugehen. In richtig ausgewählten Fällen ist auf das Ein-
treten der subjektiven Besserung mit ziemlicher Sicherheit zu rechnen.

Daß aber nicht nur subjektive, sondern auch objektive Besserungen
erzielt werden, geht aus folgendem Fall von schwerem Ulcus ventriculi pyloricum hervor:

Eine Dame Mitte der fünfziger Jahre leidet seit ca. 25 Jahren an schweren
Hyperaciditätsbeschwerden. In den letzten Jahren traten profuse Magenblutungen
auf und im Anschluß daran narbige Pylorusstriktur. Röntgenphotographie und
Operation wurden abgelehnt, und als der Zustand infolge der Inanition unmittelbar
lebensbedrohend wurde, gelang es mir, die behandelnden Ärzte zu einem Versuch
mit der Diathermie zu bewegen. Ich führte die täglichen Sitzungen von 20 Minuten
Dauer selbst aus. Bei Beginn der Diathermiebehandlung war höchste Inanition
vorhanden; der Pylorus war auch für Wasser undurchlässig. Die Ernährung fand
rektal durch Tropfklystiere statt. Die oral verabreichten Flüssigkeiten, sowie
die eigene Magensekretion machten 3—4 tägliche Aushebungen erforderlich.
In Intervallen traten täglich häufig vollkommene Magensteifungen auf; der erweiterte Ventriculus bäumte sich, durch die dünnen, schlaffen Bauchdecken
deutlich sichtbar, unter starken Schmerzen als stark resistenter Körper leicht
abtastbar auf. — Nach jeder Behandlung trat große subjektive Erleichterung
auf; nach 14 Tagen waren die Steifungen verschwunden, breiige Nahrung ging
durch; nach 2 Monaten wurden feste Speisen bewältigt. Seitdem sind keine
Steifungen mehr aufgetreten. Eine Wiederholung der Diathermiebehandlung
war in den folgenden 3 Jahren nicht erfolgt. Es traten zwar noch 3 oder 4 Exazerbationen des Ulcus z. T. mit Blutung, stets mit Schmerzen und Prostration auf,
aber die Patientin ist seitdem dauernd in gutem Ernährungszustand und lebt,
abgesehen von der täglichen Magenausheberung (einmalig) wie ein normaler Mensch;
sie versieht ihren Haushalt, unternimmt Reisen und erfüllt ihre gesellschaftlichen
Verpflichtungen. — Trotz der Blutungsgefahr wurde hier wegen der Indicatio
vitalis — es war nichts zu verlieren — die Diathermie gewagt, und eine neue Magen-
blutung trat erst 8 Monate nach der Behandlung auf, also sicherlich nicht im
Zusammenhang mit dieser. Die Diathermiebehandlung ist 3 Wochen lang durchgeführt worden. Wenngleich man einen überlagernden Pylorospasmus, der ja
erfahrungsgemäß auf Diathermiebehandlung schwindet, nicht ausschließen kann,

so ist doch eine fast komplette, narbige resp. entzündliche mechanische Obstruktion des Pylorus von allen behandelnden Ärzten als zweifellos angenommen worden.

Aus dem Erfolg der Diathermie ergibt sich zunächst die krampflösende und narbenerweichende Wirkung (siehe Kriegsverletzungen Seite 322 ff.), sodann aber auch, daß in Fällen von wiederholtem Magenbluten, trotz intensiver Diathermierung keine Blutung aufzutreten braucht.

In gleicher Weise habe ich auch die reine Hyperazidität behandelt, ohne bezüglich der Säurewerte deutliche Besserungen gesehen zu haben. Das ist auch bei der allgemein sekretionsanregenden Wirkung der Diathermie nicht ohne weiteres zu erwarten. Die Besserungen sind vielmehr auch hier zunächst auf die spasmolytische Wirkung der Diathermie zurückzuführen.

Die sekretionsanregende Wirkung der Diathermie, die wiederholt erwähnt wurde, läßt sie auch bei Anazidität indiziert erscheinen. In der Tat sind die Resultate häufig ganz frappant.

Eine 65jährige Dame leidet seit ihrer Jugend an Appetitlosigkeit, häufigen Durchfällen und Störungen des Allgemeinbefindens. In den letzten Jahren sind die Durchfälle dauernd vorhanden. Sie nimmt täglich Zitronensaft, und trotz 6—8 Tannalbintabletten (je 2 in stündlichen Intervallen) treten die Durchfälle fast täglich auf. — Von der ersten Diathermiebehandlung des Magens an ist der Stuhl mit 2 Tannalbintabletten täglich breiig, zeitweise geformt. Allgemeinbefinden gut, Appetit vorzüglich; sie ißt täglich Salat in Mengen, die schwersten Gerichte, Mayonnaisen usw. ohne jede Störung. Zitronensaft nimmt sie weiter; nach 2 Wochen Gewichtszunahme.

Die hyperämisierende Wirkung der Diathermie in Gemeinschaft mit der zellstimulierenden und sekretionsanregenden Wirkung erklärt den therapeutischen Erfolg.

Es mag auch hier noch einmal auf die Behandlung von Verwachsungen, wie sie auch nach Ulcus duodeni auftreten, hingewiesen werden. Es gilt auch hier das auf S. 262 über Narbenstränge Gesagte. Bei richtiger Lokalisierung der Diathermieaplikation und etwa dreimal wöchentlicher Behandlung können in vielen Fällen die günstigsten Resultate erzielt werden. Zweckmäßig verbindet man mit der Diathermie die Massage, indem man entweder während der Diathermiebehandlung mit der Elektrode selbst unter mäßigem Druck, und ohne die Elektrode von der Haut zu lüften, kreisende resp. verteilende Massagebewegungen ausführt, oder indem man die manuelle Massage unmittelbar an die Sitzung anschließt, wobei die analgesierende Wirkung der Diathermie gut zustatten kommt.

Auch bei spastischer Kolitis habe ich gute Resultate gesehen. Die Wirkung ist zumeist so prompt, daß maximal kontrahierte Darmabschnitte, welche als harte Stränge palpabel waren, unmittelbar nach der Sitzung dem Gefühl völlig verschwanden. Hand in Hand hiermit ging ein sofortiges Aufhören der subjektiven Beschwerden und Regelung der Stuhlentleerung.

Geradezu lebensrettend kann die Diathermie bei Ileus wirken, indem sie die spastischen Zustände momentan kupiert und eine Lösung des Ileus herbeiführt, falls die mechanischen Verhältnisse dies gestatten. Da die Wirkung, wenn sie eintritt, eine momentane ist, so ist der Versuch wohl in den meisten Fällen, da er nur wenige Minuten beansprucht, bevor man an die Operation geht, zulässig.

Es erübrigt noch, auf das wichtige Gebiet der Ösophagusstrikturen einzugehen. Die große Mortalität des chirurgischen Eingriffs (Gastrostomie), der keine Heilung bringt, sondern die Striktur bestehen läßt, der unsichere Erfolg der Ösophagusplastik mit der unangenehmen und langwierigen Nachbehandlung, die große Schwierigkeit des Eingriffs und seine Gefährlichkeit lassen es unbegreiflich erscheinen, daß die Analogie der Urethralstrikturenheilung durch Diathermie, nicht in allen Fällen von Ösophagusstriktur ihre Anwendung wenigstens versuchen läßt. Mehrere Berichte über außerordentlich ermutigende Resultate liegen bereits vor. So berichtet Picard über vier Fälle, die z. Z. seiner Publikation bis zu 10 Monaten nach der Behandlung ohne Nachbehandlung beschwerdefrei und geheilt blieben.

Es ist hervorzuheben, daß die Kranken die Diathermie gegenüber der quälenden Sondenbehandlung als Wohltat empfinden; es werden keine Würgreflexe oder Spasmen ausgelöst. Diese beim Einführen der Sondenelektrode unvermeidlichen Erscheinungen hören stets im Moment des Einschaltens der Diathermie wie abgeschnitten auf. Der Kranke erträgt die ganze Behandlungsdauer ohne Reflex. So konnte ein bisher nur durch Witzel-Fistel ernährtes Kind nach 12 tägiger Behandlung wieder jede Nahrung per os aufnehmen. — Ein anderer Fall von einer 3 Jahre alten durch Verätzung entstandenen Striktur (drei Strikturen mit einem großen Divertikel über der mittleren) wurde mit hochgradiger Inanition aufgenommen. Nach 14 tägiger Behandlung passierte jede Nahrung; täglich Gewichtszunahme.

Die Technik ist einfach: Einführung einer elastischen Metallsonde, die an den einen Pol angeschlossen wird; als zweite Elektrode eine Plattenelektrode, die je 10 Minuten auf dem Thorax resp. am Rücken in Höhe der Striktur appliziert wird. Sitzungen täglich, Stromstärke etwa $\frac{1}{2}$ Ampere.

Das gleiche gilt für die bekanntlich sehr schwer dehnbaren Rektumstrikturen. Auch hier wurden in 14 Tagen Erweiterungen von Hegar 5 auf Nr. 16, völlig schmerzlos und sogar angenehm empfunden, erzielt, mit vielmonatiger Dauerwirkung.

Mehrfach versucht und empfohlen wird auch die Diathermie bei den hyposekretorischen Formen der Struma und des Basedow sowie des Myxödems, während die hypersekretorischen Formen besser auf Röntgenstrahlen reagieren. Im allgemeinen ist beim Vorhandensein einer deutlichen Schilddrüsenvergrößerung von der lokalen Diathermiebehandlung der Drüse abzusehen, wegen der wachstumsanregenden Wirkung. Hingegen reagieren die sekundären Herzstörungen günstig auf die Diathermiebehandlung.

Eine Reihe von Affektionen der weiblichen Genitalsphäre stellt ein wichtiges und außerordentlich dankbares Indikationsgebiet für die Diathermie dar. In erster Reihe stehen die schmerzhaften Affektionen. Bei den befundlosen neurasthenischen Beschwerden geben die Patientinnen schon während der ersten Behandlung neben dem Gefühl einer wohligen Durchwärmung eine deutliche Linderung der Kreuz- und Leibschmerzen. Man sieht mitunter nach wenigen Sitzungen Jahre bestehende Schmerzen in den Adnexen dauernd verschwinden, ebenso wie auch peri- und parametritische alte Infiltrate sich ganz überraschend schnell erweichen und resorbieren. Selbst massige Infiltrate mit faustgroßem Tastbefund, die ich eigentlich ganz ohne Hoffnung lediglich als Versuch diathermierte, waren nach kurzer Zeit restlos verschwunden. Die aktive Hyperämie, welche die Diathermie an beliebiger gewünschter Stelle sofort hervorruft, ist eben eine wesentlich intensivere, als wir sie sonst durch Hyperämie oder äußerliche Applikation von Wärme, die ja therapeutisch meist hierzu herangezogen werden, zu erzielen vermögen. Das gleiche gilt von **chronischen Entzündungen des Uterus** sowie von akuten und älteren gonorrhoischen Entzündungen jeglicher Art; allerdings muß man hierbei die Toleranz der Schleimhaut bis zur äußersten Grenze ausnutzen und möglichst lange und tiefgehende sorgfältige direkte Durchwärmungen vornehmen.

Gelegentlich sieht man in scheinbar refraktären Fällen besonders bei älteren Frauen erst nach einer Reihe von Wochen oder bei Wiederholung der Behandlungsserie noch teilweisen oder vollen Heilerfolg eintreten.

Fixierte Retroflexionen sind keine Kontraindikationen. Durch Diathermie, zweckmäßig mit massierenden Bewegungen der Elektrode, lösen sich Verwachsungen, resorbieren sich Infiltrate. Nur bei ganz alten, starren, völlig reaktionsunfähigen Geschwulstmassen kommen Mißerfolge vor. Immer aber wird eine gewisse Schrumpfung, Lockerung und subjektive Besserung erzielt. Diese Schrumpfung und Mobilisierung verleiht der Diathermie auch Wert als Vorbehandlungsmethode, um bei späterer Operation leichtere Lösbarkeit der Schwarten aus der Umgebung zu ermöglichen.

Für die Erklärung der Schmerzlinderung kommt neben der reinen Tiefendurchwärmung die Dekongestion, und damit Druckentlastung (auch später bei der Schrumpfung der Tumoren) und die starke, langanhaltende aktive Hyperämie in Betracht. Die Schrumpfungs- und Resorptionsvorgänge beruhen auf der enorm verstärkten Blut- und Lymphzirkulation und dem beschleunigten Zellstoffwechsel.

Über gute Erfolge bei weiblicher Gonorrhöe berichtet u. a. **Büben, Ivan v.**: (Zentralbl. f. Gynäkol. Jg. 45, Nr. 41, S. 1485—1490. 1921).

Nach Feststellung der Schwierigkeit und häufigen Erfolglosigkeit der üblichen Behandlungsmethoden der weiblichen Gonorrhöe bespricht Verf. die Vorzüge der Diathermiebehandlung. Nach einer kurzen Schilderung der Methode referiert er über 110 Fälle, die nach mehrmonatiger, medizinaler, örtlicher Behandlung keine Heilungstendenz zeigten.

Von den 110 Fällen heilten 78%. Von den im letzten Jahr behandelten heilten jedoch infolge besserer Technik 85%. Erforderlich waren im Durchschnitt 10 Behandlungen. Die Methode eignet sich auch für akute unkomplizierte Fälle; ist jedoch bei akut entzündlichen Komplikationen kontraindiziert. Auf Grund seiner Erfahrungen empfiehlt Verf. das Verfahren besonders für die zahlreichen Fälle, in denen die übrigen Verfahren erfolglos blieben.

Die gonorrhoischen Entzündungen jeglicher Lokalisation sind die einzigen akuten eitrigen Prozesse, bei denen die Diathermie zumeist erlaubt ist. Nur wenn Fieber besteht und somit mit der Gefahr einer gonorrhoischen Sepsis zu rechnen ist, ist große Vorsicht am Platze und Beginn mit ganz kurzen und schwachen Sitzungen notwendig.

Hierbei ist es zweckmäßig, die Elektrode zugleich als Massageinstrument zu benutzen, außer in den Fällen, in denen man mit dem Vorhandensein frischer Infektionen oder gar Eiterungen zu rechnen hat. In den anderen Fällen, also besonders bei Adhäsionen, kann man unter der analgesierenden Diathermiebehandlung nach und nach stärker werdende Massage ausüben. Es ist auch häufig zweckmäßig, die Massage, evtl. bimanuell, an die Diathermiebehandlung unmittelbar anzuschließen.

In den meisten Fällen kommt man mit der äußerlichen Durchwärmung des Beckens von Symphyse zum Kreuzbein auch bei Anwendung großer Stromstärken nicht aus. Dies liegt im wesentlichen daran, daß hierbei Blase und Rektum in ihren oberen Abschnitten getroffen werden, das kleine Becken aber und mithin die Genitalorgane gar nicht oder nur in ihren obersten Abschnitten Strom erhalten. Zweckmäßiger ist die Einführung einer dicken Vaginalelektrode (Abb. 36f.), die man mittels bimanueller Palpation an die richtige Stelle führt. Durch Anlegen einer größeren Plattenelektrode dorsal, ventral oder seitlich dirigiert man sodann den Diathermiestrom nach Belieben und erzielt kräftige, an der Vaginalelektrodenspitze sich konzentrierende Erwärmungen. Gelegentlich kann es zweckmäßiger sein, die stabförmige Elektrode nicht vaginal, sondern rektal einzuführen. Man kommt dann höher hinauf und besser z. B. an den Fundus uteri, zumal bei Verwachsungen.

Auch bezüglich des Infantilismus der weiblichen Genitalien, der Oligomenorrhöe bzw. der hierdurch bedingten Sterilität kann ich die durch Diathermie erzielten therapeutischen Erfolge hervorheben. Die Behandlung findet hierfür am besten zweimal wöchentlich in längerer Sitzung mehrere Monate statt.

Amenorrhöe, Atrophia uteri. Frl. v. W., 25 Jahre alt. Bis zum 18. Jahre Menses normal; dann Lungen- und Brustfellentzündung. Seitdem amenorrhoisch. Fünf Diathermiebehandlungen in 16 Tagen. Am 20. Tage Menses zum erstenmal seit 7 Jahren.

Schwer erklärlich, aber durch eine Reihe klinischer Beobachtungen sichergestellt sind die Heilungen von Lageanomalien des Uterus durch alleinige Diathermietherapie. Neben der Beseitigung parametritischer Infiltrate und Erweichung von Adhäsionen kommt hier die Dekongestionierung und arterielle Hyperämisierung als Heilfaktor in Betracht. Gerade wie bei der Erektion wird auch im Uterus die Erzielung einer erhöhten Turgeszenz durch diathermische Hyperämie die Aufrichtung und normale Lagerung des Organs begünstigen.

Selbst bei fixierter Retroflexio erreichen wir vollkommen normalen Tastbefund.

Besonders wichtig ist die Diathermie zur Vorbehandlung vor Operationen. Sie wirkt erweichend, mobilisierend, so daß bei der Operation Schwarten und Verwachsungen in der Umgebung viel leichter lösbar sind. Dazu kommt die Wirkung der lokalen arteriellen Hyperämie, die bakterizid wirkt und das Gewebe vor der Operation indirekt sterilisiert. Bedenkt man, daß die Behandlung stets ambulant durchgeführt werden kann und meist von der ersten Sitzung an die Leib- und Kreuzschmerzen lindert oder beseitigt, so ist der Wert der Diathermie in der Gynäkologie ein unbestreitbarer. Der häufig bei der Einschmelzung größerer Infiltrate auftretende stärkere Fluor ist gewissermaßen physiologisch und schwindet von selbst. Bei Metro- und Menorrhagien ist die Diathermie kontraindiziert, desgl. in der Nähe der Menses und während dieser. Dagegen sind die Erfolge hervorragend bei narbigen Strikturen der Zervix und der Vagina.

Es sind auch nicht bloß die rein gonorrhoischen Zervikalkatarrhe, die auf Diathermie rasch heilen, sondern auch Mischinfektionen reagieren günstig. Es geht hieraus hervor, daß nicht die thermolabilen Gonokokken geschädigt werden, sondern daß die Gewebssterilisierung einem komplizierteren Mechanismus unterliegt, nämlich der die Abwehrkräfte des Gewebes auslösenden Hyperämie und der Stimulierung der Zellen selbst.

Die Dysmenorrhöe, soweit nicht dauernde Blutungen oder Metrorrhagien das Bild beherrschen, ist eine gute Indikation für vaginale oder rekto-abdominale Diathermiebehandlung. Das schnelle Aufhören der Kreuz- und wehenartigen Leibschmerzen ist eine Folge der antispasmodischen Diathermiewirkung.

Die gleiche schmerzstillende Wirkung zeigt sich bei Myomatosis. Die Spannungsschmerzen des wachsenden Myoms sowohl wie die durch entzündliche Verwachsungen mit Nachbarorganen oder gleichzeitige Adnexschmerzen reagieren ganz ausgezeichnet auf Diathermie. Die Wirkung ist ungleich prompter, sicherer und nachhaltiger als die irgendeiner Kur mit Bädern, Moorumschlägen, Lichtbügeln usw. und läßt manche Operation, die nur der Schmerzen halber vorgenommen werden soll, entbehrlich erscheinen. Kontraindiziert ist die Diathermie natürlich in der Nähe der Periode und bei Neigung zu Blutungen, sowie bei akuten Entzündungen.

Auch in der Geburtshilfe liegen bereits einige spärliche Erfahrungen vor. So habe ich 1909 in der Charité Versuche an dem Material der Bummschen Klinik angestellt zwecks künstlicher Einleitung der Geburt bei Wehenschwäche, und am 15. Februar 1912 stellte Henkel in Jena einen Fall von Missed-Labour vor, der vergeblich mit Pituitrin behandelt worden war. Die Geburt kam durch Behandlung mit Diathermie in Gang.

Ein zweiter Fall von Wehenschwäche wurde ebenfalls mit Diathermie behandelt, wonach gleichfalls der Geburtseintritt erzielt wurde.

Von besonderem Wert dürfte die Diathermie für die Erhaltung von Frühgeburten sein. Die direkte Zuführung reiner Wärmeenergie neben den sekundären stimulierenden Wirkungen läßt derartige Versuche höchst aussichtsvoll erscheinen (Kondensatorbett).

Auch für die Laktation kann die Diathermie erfolgreich angewandt werden. Vorbehandlung der Brustdrüsen in den letzten 4 Wochen der Gravidität ist bei Frauen mit erfahrungsgemäß geringer Milchsekretion indiziert. Bemerkt man erst nach der Entbindung eine

Insuffizienz der Brustdrüsen, so genügen auch da wenige Diathermierungen, um eine kräftige Sekretion in Gang zu bringen. Auftreten von Spannungsschmerzen braucht man nicht zu befürchten, vielmehr wird ein etwa vorhandener schnell gebessert. Eingezogene Warzen treten nach Diathermierung oft besser hervor.

Die wesentlichen Besserungen, die bei Erkrankungen innerer Organe durch die Diathermie erzielt worden sind, lassen es nicht unmöglich erscheinen, daß bei weniger ausgeprägten Krankheitserscheinungen, als in den mitgeteilten Fällen vorhanden waren, diejenigen pathologischen Veränderungen, die wir als beginnende Zirrhose zu bezeichnen pflegen, einer weitgehenden therapeutischen Beeinflussung zugänglich sind; welche Perspektiven sich hierdurch eröffnen, bedarf keiner Darlegung. Es handelt sich hier keineswegs um vage, nicht geprüfte Hypothesen. Die guten klinischen Resultate, welche ich bei zahlreichen Fällen von Leberanschoppung, dauernder Lebervergrößerung, chronischen Nierenaffektionen, die unter der Diagnose „Zirrhose" in meine Behandlung kamen, erzielte, geben die Grundlage für die vermutete Beeinflußbarkeit zirrhotischer Prozesse. Freilich stehen Sektionsbefunde aus, und somit fehlt der letzte Beweis.

Geradeso wie die chronischen Entzündungen des Nierenbeckens, der Gallenblase, seröser Häute, von Darmabschnitten sind auch Entzündungen und Katarrhe der Blase der Diathermiebehandlung zugänglich. Nur akute eitrige, nicht auf Gonorrhöe beruhende Entzündungen reagieren anfänglich mit Exazerbation. Chronische Fälle hingegen zeigen so überraschend schnelle Besserungen, daß sie ein sicheres Indikationsgebiet für Diathermiebehandlung darstellen. Nicht nur sind meist von der ersten Sitzung an die Inkontinenzerscheinungen, der Tenesmus geringer — ja, sie verschwinden selbst nach kurzer Zeit, sondern objektiv sieht man meist nach wenigen Tagen reichliches Auftreten mononukleärer Zellen, Abnahme der polynukleären, Geringerwerden des Sediments, Klärung des Urins und Heilung. Es ist fast die Regel, daß chronische Fälle, die man regelmäßig spült, mit Argentum verschiedener Konzentration behandelt, die weder auf Urotropin noch Bärtraubentee irgendwie mehr reagierten, wenige Wochen nach Einleitung der Diathermiebehandlung geheilt sind. Allerdings ist zumeist eine intravesikale Behandlung notwendig. Mit der Behandlung von den Bauchdecken aus kommt man nur selten zu genügenden Resultaten. Dagegen bessern sich bei gynäkologischen Diathermiebehandlungen, wenn sie vaginal ausgeführt werden, die häufig vorhandenen Inkontinenzerscheinungen, soweit sie auf Schwäche der Blasenschließmuskulatur beruhen, überraschend schnell mit. — Bei Männern reagiert Tenesmus glänzend auf Prostatadurchwärmung (Blasenhals). Ich habe eine Anzahl chronischer Fälle von Zystitis zur Feststellung der Diathermiewirkung lediglich mit dieser behandelt. Nachdem ich mich von der Wirkung jedoch überzeugt hatte, habe ich die übliche Behandlung (Spülungen, Instillationen) mit der Diathermie kombiniert und glaube damit zu schnelleren Resultaten gekommen zu sein. Ich spüle die Blase mehrmals, bis die Borlösung klar abfließt, und fülle die Blase, je nach ihrer Kapazität, mäßig mittels eines Metallkatheters. an. Dieser wird sodann außen verschlossen, verbleibt in situ und dient als zuführende Elektrode. Die andere indifferente Plattenelektrode wird während eines Teiles der Sitzung über der Symphyse auf die Bauchwand gelegt, während des zweiten Teils der Sitzung liegt der Patient auf ihr. Durchwärmungen mit 800—1000 Milliampere 10—20 Minuten lang genügen zumeist. Ich habe Blasen gesehen, die anfänglich eine Kapazität von 80—100 ccm hatten und nach 3 bis 4 Sitzungen 200—300 aufwiesen. Entsprechend dieser Verbesserung war Tenesmus und Inkontinenz meist schon nach der ersten Sitzung geschwunden. Diese letzteren Wirkungen erzielt man meiner Erfahrung nach besser bei der geschilderten intravesikalen Behandlung als bei der ebenfalls zulässigen, aber weniger wirksamen Behandlung von außen, wobei eine Elektrode über der Symphyse, die andere unter das Gesäß (nicht Kreuzbein, wie u. a. auch Kowarschik empfiehlt; hierbei wird höchstens der obere Pol der Blase getroffen, wenn sie gefüllt ist; wenn sie leer ist, entgeht sie vollständig der Diathermierung) oder auf den Damm gelegt wird. Es kommt bei der intravesikalen Behandlung auch eine diathermische Wirkung auf den Blasenhals sowie den Blasenmund zustande und wirkt hier krampflösend; daher die unmittelbare subjektive Besserung durch Diathermiebehandlung. Zystoskopiert man vor und nach der Diathermierung, so sieht man nachher — auch bei zweiseitiger Plattendurchwärmung ohne direkte Elektroden-Einführung in die Blase — eine deutliche Ödematisierung und helle Hyperämisierung der Blasenschleimhaut. Es sind diese Beobachtungen mit die Grundlage für die Auffassung der Diathermiewirkung geworden, dahin gehend, daß die Diathermie eine tiefgehende arterielle Hyperämie und Ödematisierung macht. Bei stark überdehnter Blase mit hochgradiger Atonie pflegt die Inkontinenz nicht so schnell zu schwinden. Nach der Sitzung wird die Blase entleert. Auf die Einbringung von Argentum im Anschluß hieran habe ich zumeist verzichtet. Die Behandlung wird als überaus wohltuend empfunden und soll bei richtiger Applikation vollkommen schmerzlos sein. Selbst in Fällen, bei denen die Einbringung des Instrumentes heftigen Reiz verursacht, hört dieser mit dem Moment des Stromdurchganges vollständig auf, so daß beliebig lange Applikationen möglich sind (siehe Ösophagusstrikturen).

In gleicher Weise wie die Erkrankungen des weiblichen Genitalsystems bietet auch die männliche Genitalsphäre eine Reihe bereits feststehender Indikationen. Die Thermolabilität der Gonokokken, welche in vitro ja schon bei geringer Temperatursteigerung über die Blutwärme hinaus erheblich geschädigt und schnell abgetötet werden, fordert ja geradezu heraus, Diathermie zur Behandlung derartiger Affektionen heranzuziehen. Die therapeutischen Maßnahmen zur Behandlung der Gonorrhöe mittels Wärme fanden eine wesentliche Erschwerung, ja eine Grenze an der mangelhaften Tiefenwirkung der bislang zur Verfügung stehenden Prozeduren. Auch die in manchen Fällen von unzweifelhaft günstigem Erfolg begleiteten heißen Irrigationen besitzen eben keine genügende Tiefenwirkung. Da es nun für die Diathermiemethode gar keine Schwierigkeit darstellt, Tiefendurchwärmungen der Urethra von der Schleimhautoberfläche aus oder durch die ganze Gewebsmasse hindurch von außen vorzunehmen[1]), so könnte es ja von vornherein leicht erscheinen, die Gonorrhöe durch einfache Durchwärmung zu heilen. Aber es ergeben sich praktisch hier doch sehr erhebliche Schwierigkeiten. Zunächst muß man, um gleichmäßige Tiefenwirkungen zu erzielen, wie auf S. 62 u. 64 ausgeführt, mit relativ kleinen Stromstärken sehr lange diathermieren. Dann spielt die Streuung eine wesentliche Rolle. So ist es technisch durchaus nicht leicht, eine gleichmäßige Diathermierung der gesamten Urethra bis in die Blase hinein vorzunehmen, ohne die Schleimhaut an irgendeiner Stelle zu stark zu erwärmen. Bezüglich der Pars pendula liegen zwar keine besonderen Schwierigkeiten vor. Sobald man aber an die Wurzel des Penis gelangt, ist es ohne spezielle Technik unmöglich, eine gleichmäßige Durchwärmung nach allen Seiten hin von der Schleimhaut der Urethra aus zu erzielen.

Dr. Santos hat im Jahre 1912 mit Unterstützung der Firma Siemens & Halske Versuche in meinem Institut begonnen und anderweitig fortgeführt, welche zum Ziel hatten, die gesamte Urethra bis zur Blase mittels einer eingeführten Urethrasondenelektrode gleichmäßig zu durchwärmen und so die Gonorrhöe gewissermaßen in einer Sitzung zu kurieren. Da aber zur sicheren Abtötung der Gonokokken eine Temperatur von 45° C mehr als $^{1}/_{2}$ Stunde lang nötig ist und diese Temperatur gleichzeitig die Toleranzgrenze der Schleimhaut darstellt, da es aber andererseits technisch sehr schwierig, ja fast unmöglich ist, eine gleichmäßige Durchwärmung der gesamten Harnröhrenschleimhaut nach allen Richtungen hin vorzunehmen, so ist diese Methode von vornherein abzulehnen. Die Harnröhre hat in verschiedenen Abschnitten wechselndes Kaliber, die Schleimhaut liegt also der Elektrode einmal glatt, einmal gefältet an. Sie liegt ferner bald dicht unter der äußeren Haut, bald von dicken Gewebsschichten bedeckt. An manchen Stellen ist eine dünne Membran, an anderen tiefreichende Drüsengänge, Lakunen usw. zu behandeln. Endlich ist bei selbst kompliziertester Apparatur die Konstanterhaltung der wirksamen hohen Temperatur während ca. 40 Minuten fast unmöglich. Aus all diesen Gründen hat die Behandlung, die in ihren Resultaten also keineswegs sicher ist, keine Nachahmer gefunden.

Gelingt es also auf diesem gewissermaßen direkten Wege nicht, eine gonokokkeninfizierte Harnröhre zu sterilisieren, so kann die Diathermie doch zur Behandlung der Gonorrhöe mit Erfolg herangezogen werden neben der gewöhnlichen desinfizierenden Behandlung. Es bedeutet ja schon einen Erfolg, wenn man wenigstens Teile der Urethra genügend durchwärmen kann. Und diese Möglichkeit liegt vor.

Zur Behandlung der Pars pendula bediene ich mich dreier Methoden. Die eine besteht darin, den vordersten Abschnitt der Glans penis in

---

[1]) Es ist z. B. mit relativ geringen Stromstärken möglich, eine vollkommene Amputation des Penis durch Koagulation ohne jede Blutung vorzunehmen.

einer speziell hierfür konstruierten, mit suspensoriumartiger Fixiervorrichtung versehenen Glaselektrode gerade in den Spiegel einer diese Elektrode füllenden Flüssigkeit eintauchen zu lassen, welche die Stromzuleitung besorgt. Welche Lösung man hierfür benutzt, ist ziemlich gleichgültig. Ich bediene mich im allgemeinen der $^1/_4$ proz. Protargollösung. Als zweite Elektrode verwende ich entweder die in Abb. 36 f. dargestellte Rektalelektrode, welche bis über die Prostata hinauf eingeführt wird, oder lasse den Patienten rückwärts gelehnt mit der Sakralgegend auf einer Plattenelektrode sitzen oder liegen.

In der zweiten Methode ersetze ich die Wasserelektrode durch eine gut adaptierte, becherförmig zurechtgebogene kleine Bleielektrode, welche über die Eichel gestülpt und durch Druck von außen an ihr fixiert gehalten wird. Man muß dafür sorgen, daß eine Berührung der Oberschenkel und des Skrotums dabei vermieden wird. Die Stromstärke, die hierfür angewandt werden darf, ist relativ klein und richtet sich nach dem Querschnitt des Gliedes. Im allgemeinen können 300 bis 400 Milliampere nicht überschritten werden. Es empfiehlt sich, wegen häufig gerade hier bestehender Thermoanästhesien auch bei sonst gesunden Individuen öfter den Grad der stattgefundenen Durchwärmung durch Palpieren festzustellen. Diese Art der Technik genügt jedoch nur für Affektionen der Pars pendula und zur Behandlung nervöser Impotenz. Eine akute Gonorrhöe kann man hierdurch nicht beseitigen. Diese erfordert vielmehr eine Beeinflussung der gesamten Urethra. Behandlung mit einer einfachen Metallsonde ohne Temperaturmeßvorrichtung an verschiedenen Abschnitten führte selbst bei stundenlanger Applikation nicht zum Ziel.

Ich wende deshalb bei der akuten Gonorrhöe als dritte und zweckmäßigste Methode die Durchwärmung der ganzen unteren Beckengegend an. Zu diesem Zweck wird, als erste Behandlungsphase, der Patient auf eine Elektrode gelegt, welche vom Kreuzbein bis unter das Steißbein nach dem Gesäß zu liegt. Das Glied wird nach oben auf den Leib umgelegt und nun mit einer talerförmigen Elektrode die Unterseite des Penis von der Spitze anfangend kräftig durchwärmt. Stromstärke 300 Milliampere, Dauer 10 Minuten für jede einzelne Stellung mit Unterbrechung zur Kühlung. Ist man an der Umbiegungsstelle bis zum Damm gelangt, so muß hier die Stromstärke verkleinert und die Durchwärmungsdauer möglichst verlängert werden, um eine möglichst große Tiefenwirkung zu erzielen. Ferner muß man vor dem Umbiegen um die Symphyse die große Elektrode weiter nach oben unter das Kreuz schieben. Ist man so bis an den Anus gelangt, so beginnt die zweite Phase der Behandlung. Man legt jetzt die Sakralelektrode auf den Leib (unter den Penis, welcher nunmehr von dieser Elektrode isoliert gelagert wird) und durchwärmt vom Anus an aufwärts nochmals mit der Talerelektrode bis an den vorderen Symphysenrand. Endlich kann man noch zur Sicherheit die Vaginalelektrode in das Rektum bis an die Prostata vorschieben und nochmals gegen

---

Anm. Archives d'électricité médicale No. 354 (1913).

die vordere Bauchwand hin langdauernd durchwärmen; hierbei kann man Stromstärken bis nahe an 1 Ampere verwenden. Auf diese Weise kann ganz ohne komplizierte Apparatur eine tiefgehende und komplette diathermische Durchwärmung der ganzen Harnröhrengegend durchgeführt werden. Diese Behandlung dauert ca. 3 Stunden, hat aber in den beiden Fällen, in denen ich sie angewandt habe, in einer Sitzung die akute Gonorrhöe vollkommen geheilt. Am nächsten Tage war noch eine geringe seröse Sekretion nachweisbar, danach die Heilung als komplett zu bezeichnen. Diese Behandlung ist aber so zeitraubend und erfordert so viel Sorgfalt, daß ich sie nur gewissermaßen experimenti causa in zwei Fällen durchgeführt habe.

Eine wesentliche hierbei zu überwindende Schwierigkeit lag in der schon mehrfach berücksichtigten Randwirkung, die sich bei Verwendung einer sondenförmigen Elektrode geradezu als Spitzenwirkung äußert. Nur wenn man eine Sonde in die Pars pendula einführt und äußerlich die Pars pendula mit der anderen zylinderförmig gestalteten Elektrode umgibt, kann man mit einer einigermaßen gleichmäßigen Wirkung von der Sonde aus in die Schleimhaut hinein rechnen. Aber auch hierbei sind unvermeidliche Differenzen vorhanden, weil z. B. die Urethra der unteren Oberfläche des Gliedes ganz dicht anliegt, während sie nach den anderen Seiten mehr oder weniger von der Oberfläche entfernt ist. So einfach es also scheinen mag, die Diathermie, welche ja Gewebsschichten von vielen Zentimetern Dicke bis zur Koagulation zu durchwärmen vermag, zur Tiefendurchwärmung der Schleimhaut der Urethra zu verwenden, so sieht man, daß in der Praxis doch auch bei dieser scheinbar so einfachen Aufgabe erhebliche Schwierigkeiten zu überwinden sind.

Diese Schwierigkeiten bestehen jedoch im wesentlichen nur für die akute Gonorrhöe, wo es eben auf die intensive und gleichmäßige Sterilisierung eines großen, mit Nischen, Falten und Krümmungen in seinem Verlauf versehenen Schleimhautkanals ankommt. Denn auch nur ein einziger Gonokokkus, der der Wirkung entgeht, kann die Heilung illusorisch machen. Viel günstiger liegen die Verhältnisse daher für die chronische Gonorrhöe, wo wir es zumeist mit bestimmten Lokalisationen zu tun haben, die palpatorisch oder urethroskopisch oder sonst klinisch lokalisiert werden können. So bieten z. B. die postgonorrhoischen peri- und paraurethralen Infiltrationen eine der günstigsten Indikationen für die Diathermie. Ich habe monatelang bestehende, harte, therapeutisch bis dahin gänzlich unbeeinflußbare Infiltrate, die die chronische Gonorrhöe dauernd unterhielten, in 6—8 Sitzungen nach der oben beschriebenen Technik restlos zur Resorption gelangen sehen. Isolierte Infiltrate kann man auch, wenn sie auf der Unterseite der Harnröhre liegen, in der Weise behandeln, daß man eine Metallsonde über das Infiltrat hinaus einführt und nun von außen eine kleine Metallelektrode als differente mit geringer Stromstärke längere Zeit einwirken läßt. Dagegen empfiehlt sich bei bereits zur Einschmelzung gelangten Infiltraton Bubonuli usw.) Stichinzision und Diathermierung am nächsten oder übernächsten Tage.

Die günstige Heilwirkung der Diathermie bei Gonorrhöe erfordert nun keineswegs die Erreichung so hoher Gewebstemperaturen, wie sie in vitro zur Sterilisierung von Kulturen nötig sind, und auch nicht so lang dauernde Sitzungen. Man kommt mit geringerer Temperatur und kürzerer Behandlungsdauer aus. Es werden offenbar, wie mehrfach bereits erwähnt, sekundäre Heilungsfaktoren durch leichte Diathermieapplikationen ausgelöst, insbesondere durch ihre Einwirkung auf das Blut, die Gefäße, die schleimabsondernden Zellen und andere Zellfunktionen. Bei gonorrhoischen Gelenkaffektionen ist es stets nötig, auch die primäre Infektionsquelle zu beseitigen, d. h. Prostata, Zervix und Urethra lokal mitzubehandeln. Das gilt auch für gonorrhoischen Muskelrheumatismus, Ischias, Entzündungen im Bindegewebe usw. Ja, in England gehen manche Autoren so weit, daß sie die Arthritis gonorhoica überhaupt nur von der Prostata aus behandeln und gar nicht das erkrankte Gelenk.

Über gute Resultate bei Gonorrhöe berichtet auch Ernest Roucayrol, Journ. d'urol. Bd. 14, Nr. 5, S. 385 bis 408. 1922.

Bei der akuten Urethritis findet die Behandlung zweimal täglich statt. Sitzungen von 20 Minuten Dauer. Behandlungszeit bis zu 2 Monaten. Bei chronischer Urethritis genügen wenige Sitzungen. Gelegentlich wirkt die Diathermie geradezu als Provokationsmethode. Auch die sekundären Infektionen mit Staphylokokken heilen schnell aus, sowie die postgonorrhoischen Urethritiden. Die Behandlung der weiblichen Gonorrhöe ist technisch einfacher, da die Vaginalelektrode Zervix und Urethra mit beherrscht. Die Heilung erfolgt schnell und sicher. Dies gilt auch für Zystitis, Bertholiustis, Metritis. Fluor albus hellt sich auf und verschwindet; Erosionen der Portio epithelisieren in $1^1/_2$—2 Monaten. Die Resultate sind sicher und gefahrlos. Kontraindikationen werden geleugnet, außer Intoleranz gegen Erwärmung (Verbrennungsgefühl).

Ein ganz besonders günstiges Indikationsgebiet stellen auch Strikturen dar. Es läßt sich nicht für jede einzelne Lokalisation die spezielle Technik an dieser Stelle angeben. Im allgemeinen ist es zweckmäßig, eine Metallelektrode, welche als Zuleitung für den einen Pol dient, einzuführen und die andere Elektrode ringförmig um die Stelle der Striktur außen zu applizieren. Man improvisiert eine solche Elektrode, indem man, dem einzelnen Fall angepaßt, ein 5—20 mm breites dünnes Bleiblech an der Zuleitungsschnur gut befestigt und mit feuchter Wattezwischenlage um die Stelle herumlegt oder eine Stanniolfolie ohne Zwischenlage gebraucht. Entsprechend der Breite des Streifens wählt man eine Stromstärke zwischen 50 und 150 Milliampere ca. Man sieht hierbei sehr alte starre Narben sich in 2—3 Sitzungen erweichen. Sie können danach mit Leichtigkeit gedehnt werden, während man vorher monatelang über eine gewisse Sondennummer ohne Inzision nicht hinauskam, und bleiben zumeist weich. Handelt es sich um tiefer sitzende Strikturen, so wählt man umgekehrt die äußere Elektrode als die indifferente und führt eine kleinere knopfförmige Metallelektrode mit isoliertem Hals in die Striktur ein. Nur muß man hier sehr kleine Stromstärken wählen. Auch empfiehlt sich hier die Anwendung einer Temperaturmeßelektrode; läßt man die Temperatur langsam ansteigen, so zeigt das in der Sonde belegene Thermoelement ziemlich genau die Gewebstemperatur an, da es Zeit hat, durch Leitung dieser sich anzupassen. Man diathermiert bis 42 oder 43° und reguliert die Stromstärke so, daß diese Temperatur einige Minuten konstant bleibt. Oft genügt eine einzige derartige Sitzung, um derbe impermeable Strikturen zu erweichen. In allen Fällen empfiehlt sich jedoch eine längere Nachbehandlung, damit die einmal gewonnenen Resultate nicht wieder verlorengehen. Da ich bis vor kurzem über ein reichliches urologisches Material verfügte, habe ich gerade auf diesem Gebiet größere Erfahrungen sammeln können und bin der Überzeugung, daß die Urologie durch Einführung der Diathermie in ein gänzlich neues Stadium eingetreten ist. Ich halte es für einen Kunstfehler, Strikturdehnungen ohne Diathermie vorzunehmen.

Dies zeigt folgender Fall:

Ein junger Mann von 26 Jahren leidet seit 4 Jahren an einer anscheinend inkurablen Gonorrhöe. Er war in verschiedenen Orten in Südamerika, in Paris, in der Schweiz dauernd in Behandlung erster Spezialärzte, war aber nie mehr als höchstens 8 Tage gonokokkenfrei. An der Pars pendula besteht an der Grenze zwischen distalem und mittlerem Drittel ein derbes, flaches Infiltrat, das entzündlich geschwollen und druckempfindlich ist; die Prostata ist vergrößert, im rechten Lappen ein kleiner derber, schmerzhafter Knoten; der linke stärker vergrößert, tief fluctuierend, sehr empfindlich; mäßiges Sekret, schleimig-eitrig, Gonokokken ++. Urin trübe, chron. Zystitis. Diathermiebehandlung täglich 20—30 Minuten, einmal rektal — Symphyse, einmal Gesäß — Infiltrat der Pars pendula; täglich beide Behandlungen. Am 5. Tage Zunahme der Schmerzhaftigkeit, $^{1}/_{4}$ proz. Protargol 3 mal täglich eine Minute zur Injektion. Am 6. Tage Durchbruch des Prostataabszesses im linken Lappen nach der Urethra, dokumentiert durch reichliches rahmiges Sekret mit vielen Gonokokken und Aufhören der Schmerzen in der Prostata und am Damm.

Nach 3 Tagen Sekret schleimig, keine Gonokokken, die seitdem nicht wieder auftreten. Infiltrat im rechten Prostatalappen geschwunden. Penisinfiltrat abgeschwollen, weicher geworden, nicht mehr empfindlich. Nach 3 wöchiger Behandlung ist der Urin völlig klar, kein Ausfluß, Prostata normal, Urethralinfiltrat eben noch fühlbar. Behandlung wird noch eine Woche fortgesetzt, dann völlig sistiert. 20 Tage nach der letzten Behandlung geheilt entlassen. — Bericht nach weiteren 4 Wochen: Trotz zweimaliger Provokation geheilt.

Auch Simmonds, Otto, Med. Klinik Jg. 17, Nr. 45, S. 1357—1358, 1921, berichtet über 11 Fälle von chronischer, gonorrhoischer Prostatitis, die nach verschieden langem Bestehen trotz Behandlung nach Einleitung der lokalen Diathermiebehandlung in kurzer Zeit für die Dauer ausheilten. Einführung einer Rektal-Metallelektrode, wie üblich gegenüber einer indifferenten Bleielektrode oberhalb des Os pubis; Dauer der Sitzung 15—20 Minuten bei ca. $1^{1}/_{2}$ Amp. Stromstärke.

Auch die weibliche Gonorrhöe ist der Diathermiebehandlung in hohem Maße zugänglich. Bei der akuten Form ist nicht mit einer glatten Sterilisierung zu rechnen. Es ist zwar theoretisch eine komplette Beckendurchwärmung (Bauch-Kreuzbein und Damm { Bauch / Kreuzbein }) möglich. Aber die nicht gleichmäßig zu entfaltende Vagina und ihre Buchten sind doch nur sehr schwer gleichmäßig und dabei genügend intensiv zu durchwärmen. — Behandelt man aber die Vagina antiseptisch und durchwärmt Zervix und Uterus kräftig diathermisch mittels Vaginalelektrode gegen Bauch- resp. Sakralelektrode, so gelingt es, die Zervikalgonorrhöe relativ leicht zu beseitigen. Auch hier muß langdauernde Durchwärmung (1 Stunde für jede Richtung) verwandt werden. Wir werden somit in der Diathermie für die Behandlung der akuten Form der Gonorrhöe beim Weibe ebenfalls nur eine unterstützende Methode zu sehen haben. Von der Verwendung einer indifferenten gürtelförmigen Elektrode um das Becken habe ich keinen Erfolg gesehen. Er ist auch theoretisch nicht zu erwarten, da bei dem verschiedenen Abstand des Gürtels von der inneren Elektrode eine gleichmäßige Tiefendurchwärmung ganz unmöglich ist, ganz abgesehen von der erwähnten Spitzenwirkung.

Bei gewissen anderen Affektionen der Genitalsphäre finden wir dagegen die Diathermie als durchaus indizierte Behandlungsmethode.

Zum Beleg hierfür möchte ich zwei hierher gehörende Gebiete kurz besprechen, die Behandlung der Inkontinenz und der Impotenz bzw. der Sexualneurasthenie, und verweise ferner auf das Kapitel „Chirurgie“ und die Besprechung der Tabes.

Die Behandlung der Inkontinenz ist eine der dankbarsten Aufgaben für die Hochfrequenztherapie. Die Ursachen dieses Leidens können vielgestaltig sein. Es gibt Fälle, die wir als rein nervöse, funktionelle zu betrachten haben, ohne daß wir irgendein auslösendes Moment feststellen können. Ein großes Kontingent zu dieser Gruppe stellen Neurastheniker, speziell der Sexualsphäre. Auch reflektorisch kann diese Erscheinung ausgelöst werden, so z. B. bei Kindern oder auch jungen Leuten durch Phimose, partielle Verwachsungen des inneren Vorhautblattes mit der Glans, urethrale Konkremente und anderes. In anderen Fällen kann die Inkontinenz auf einer zentralen oder peripheren Atonie der Sphinktermuskulatur beruhen, in wieder anderen Fällen ist sie mechanisch bedingt durch dauernde Überdehnung der Blase, durch Strikturen, Affektionen des Caput gallinaginis, Polypen oder unzählige andere Momente, z. B. Prostataaffektionen.

Handelt es sich um mechanisch bedingte Inkontinenz, so kann keine andere als eine dieses Hindernis beseitigende Therapie von dauerndem Erfolg sein. Es ist deshalb vor Inangriffnahme der Behandlung eine exakte Diagnose, möglichst unter Zuhilfenahme der Urethro- und Zystoskopie notwendig, da man sonst gelegentlich Mißerfolge erzielen wird. Bei allen anderen Formen jedoch, gleichgültig, ob sie psychisch, zentral oder peripher ausgelöst werden, erreichen wir zumeist mit der Hochfrequenztherapie wunderbare Resultate.

Incontinentia urinae. Wilhelm S., 18 Jahre. Niemals geschlechtskrank gewesen. Eltern gesund. Patient ist gut genährt und im übrigen bei Wohlbefinden. Seit frühester Kindheit leidet er an Incontinentia nocturna, muß am Tage alle 10 Minuten Urin lassen. Er ist mit den verschiedensten Mitteln erfolglos behandelt worden. Auch Epiduralinjektionen ohne Erfolg.

Am 18. September 1910 erste Hochfrequenzsitzung.

Es werden in der Blase 10 ccm Urin gefunden.

Am 20., 22., 24. und 26. September behandelt, im ganzen fünf Hochfrequenzsitzungen.

Am 24. September enthält die Blase 120 ccm. Seit der ersten Sitzung ist Patient vollkommen beschwerdefrei gewesen. Es ist keine Inkontinenz mehr aufgetreten. Er entleert nur dreimal täglich Urin in normaler Menge.

Die Inkontinenz ist häufig eine Teilerscheinung der sexualen Neurasthenie. Sie führt, ebenso wie die Impotenz und Spermatorrhöe, den Patienten zum Arzt. Jeder Urologe weiß, wie häufig unser therapeutisches Rüstzeug gegen derartige Fälle vollkommen versagt. Es gibt ja einzelne Fälle, die auf einige Sondierungen mit Metallsonden oder Argentuminjektion in die Pars posterior günstig reagieren. Aber vielfach versagt all dieses, die Prostatamassage, kohlensaure Bäder, kühle Bäder, Irrigationen, Galvanisation, Faradisierung, und die Patienten, welche monate- und jahrelang spezialistisch intensivst behandelt worden sind, kommen psychisch und somatisch immer mehr herunter, so daß nicht selten die sexuelle Neurasthenie ein durchaus schweres Krankheitsbild darbietet. In solchen schweren Fällen kann die Hochfrequenztherapie häufig schnelle und komplette Erfolge erzielen.

Die Technik der Behandlung ist die folgende: Es ist stets intraurethral zu behandeln. Ist das wegen einer bestehenden Gonorrhöe oder wegen hochgradiger Striktur nicht möglich, so ist die kombinierte Behandlung von Rektum und Damm aus anzuwenden. In der Regel sistieren nach einer oder wenigen Sitzungen sämtliche Beschwerden des Patienten; Druckgefühl in der Dammgegend, ziehende Schmerzen im Hoden oder Samenstrang, Stechen in der Eichel, Schweregefühl und sonstige Symptome, die geklagt werden, sind wie weggeblasen. Die häufigen Pollutionen und Samenverluste bei der Defäkation hören mit einem Schlage auf, oder es wird in der ersten Zeit nur noch ein geringer Samenverlust bei der Defäkation berichtet. Stehen neuralgische Symptome im Vordergrund oder hat man es mit hypotonischen Neurasthenikern zu tun, so ist im Anschluß an die Sondenbehandlung oder an den zwischenliegenden Tagen eine kräftige Kondensatorelektrodenbehandlung der ganzen unteren Becken- und oberen Oberschenkelgegend von außen zu empfehlen. In schweren Fällen wird man auch die Duschenapplikation versuchen. Dies kommt besonders bei Tabes in Frage. Da die therapeutischen Erfolge in den meisten Fällen — ich habe nur zwei Mißerfolge erlebt — in wenigen Sitzungen erreicht werden, appliziere ich die Therapie jeden zweiten Tag und mache nach 8 Tagen eine Pause. Tritt im Verlauf der nächsten Tage kein Rezidiv ein, so gebe ich noch eine Schlußsitzung und entlasse die Patienten. Sind noch Erscheinungen vorhanden, so wiederhole ich die gleiche Therapie oder modifiziere sie den Klagen entsprechend. Es reagieren nun keineswegs bloß die rein funktionellen, nervösen Formen auf diese Therapie. Vielmehr erzielen wir, wie zum Teil bereits erwähnt, auch bei organischen Veränderungen, soweit sie der Hochfrequenztherapie zugänglich sind, gute Resultate, fast stets jedoch symptomatische Besserungen. Besonders auffallend sind die Besserungen des subjektiven Befindens. Die häufig hochgradig deprimierten Patienten verlieren ihre Schwächezustände, haben bessere Stimmung, bekommen Lebensfreude und sind hierdurch auch dann im wesentlichen wiederhergestellt, wenn auch gelegentlich noch einmal ein Rest von Spermatorrhöe sich wieder einstellt.

Spermatorrhöe. Patient E., 19 Jahre, 12. V. 08. Schmerzen in der Blasengegend. Früherer Tripper restlos geheolt. Jede zweite bis vierte Nacht einmal mäßige Onanie konzediert. Beim Stuhlgang kein Samenfluß. Prostata o. B. Hochfrequenz.

29. VI. Geheilt entlassen. Seit dem 20. V. kein Samenfluß.

Spermatorrhöe. Patient G., 1. IV. 08. Jucken an der Nase, Spermatorrhöe, dreimal wöchentlich Hochfrequenz drei Wochen lang. Jucken beseitigt. Spermatorrhöe seit 14 Tagen desgl., fühlt sich kräftig und wohl.

Neurasthenia sexualis. Pat. V., 32 Jahre, 6. V. 11. Spermatorrhöe, Balanitis. Hochfrequenzbehandlung, fünf Sitzungen geheilt.

Sexuelle Neurasthenie. Herr R., 38 Jahre, schwitzt seit acht Jahren sehr stark am ganzen Körper, besonders bei plötzlichen Überraschungen. Infolgedessen erkältet er sich, merkt aber nicht, daß er sich abkühlt. Im übrigen ist er organisch gesund. Verheiratet, zwei Kinder, leidet häufig an Schwächeanfällen, Kopfschmerzen, Appetitlosigkeit. Beim Essen fühlt er, wie der Bissen heruntergleitet und wieder zurückkommt, aber kein Erbrechen. Seit einem Jahre besteht fast täglich Spermatorrhöe.

Lokalbehandlung am 7. August 09. Einleitung der Hochfrequenzbehandlung intraurethral. Nach der ersten Sitzung keine Spermatorrhöe mehr aufgetreten. Nach acht Tagen beschwerdefrei entlassen.

Wie erwähnt, spielen mitunter Prostataerkrankungen für das Zustandekommen der sexuellen Neurasthenie eine große Rolle. Es ist in England und Amerika üblich, wenigstens bei manchen Spezialärzten, jegliche nervösen Beschwerden der Patienten auf Erkrankungen der Prostata zurückzuführen, und sie behandeln ganz schematisch Kranke der verschiedensten Kategorien als „Prostatiker". Zweifellos geht das zu weit; aber in vielen Fällen, jedenfalls öfter, als Nichturologen im allgemeinen anzunehmen pflegen, spielen sexuelle Momente oder alte Reste früherer Prostataentzündungen eine Rolle bei dem Zustandekommen der Neurasthenie. Wenn ich auch den oben skizzierten Schematismus ausländischer Ärzte für angreifbar halte, so muß ich doch sagen, daß ich gelegentlich überrascht war, wie sehr in Fällen allgemeiner Neurasthenie, bei denen nichts auf eine ursächliche Bedeutung der Genitalsphäre hinzuweisen schien, eine versuchsweise Behandlung im vorstehend angedeuteten Sinne zu einem Erfolge führte, nachdem die Behandlung des Herzens sowie des Rumpfes, auch die Solenoidbehandlung in manchen Fällen von Herzneurose vollkommen im Stich gelassen hatten. Es ist also immerhin berechtigt, bei Mißerfolgen der gewöhnlichen Therapie sein Augenmerk auf die Sexualsphäre zu richten.

Eine häufige Teilerscheinung der sexuellen Neurasthenie bietet die Impotenz. Bei Azoospermie und bei Nekrospermie wird man berechtigt sein, mit der Diathermie einen Versuch zur Anregung und Vitalisierung der Testikelfunktion zu machen, besonders in Fällen von infantilem Habitus und Röntgenschädigung.

Röntgenphysiker, 31 Jahre alt, ist seit 7 Monaten impotent; nach dem Urlaub sind einige schwache Erektionen aufgetreten, aber in den letzten 4 Wochen wieder geschwunden; keine Pollutionen; Sperma dickflüssig, reichlich Spermakristalle, aber kein einziges Spermatozoon. Nach 12 Diathermiebehandlungen der Hoden in 29 Tagen sind im Ejakulat zum erstenmal reichlich, lebhaft bewegliche Spermatozoen vorhanden; Erektionen bereits seit 8 Tagen gut. Weitere 3 Behandlungen in 10 tägigen Intervallen. Nach 2 Monaten noch 2 Behandlungen. 10 Monate nach Beginn der Behandlung wird die Ehefrau gravide; das Kind wird ausgetragen, normal geboren und entwickelt sich kräftig und gut, ist zur Zeit $3^1/_2$ Jahre alt.

Ich möchte an dieser Stelle darauf hinweisen, daß bei Infantilismus und hierdurch bedingter Sterilität der Frau von der gleichen Behandlung Anwendung gemacht werden sollte (siehe S. 175).

Die Technik ist einfach. Man wird irgendwo eine indifferente Elektrode am Körper etwa auf dem Bauch oder unter dem Gesäß applizieren und eine kleinere dazu benutzen, um die Testikel von verschiedenen Richtungen aus zu durchwärmen. Bestehen Reste von alter Epididymitis, so wird man die Beobachtung machen, daß selbst große und sehr harte Infiltrate in wenigen Sitzungen weich werden und für die Palpation nach einigen Wochen verschwinden. Daß jedoch hierdurch die Samenkanäle wieder wegsam werden, ist bei Berücksichtigung der anatomischen Veränderungen nicht recht wahrscheinlich, wenn auch nicht ganz unmöglich.

Bezüglich der Impotentia coeundi besitze ich eine größere Reihe von Beobachtungen und habe, falls es sich nicht um zentrale Affektionen handelt (Tabes), mit einer oder wenigen Sitzungen fast durchweg so vorzügliche Resultate bei der psychischen Form erreicht, daß ich die Diathermie oder die Hochfrequenzströme als eine Art Spezifikum zur Behandlung dieser Funktionsstörung bezeichnen möchte. Es mag sein, daß in vielen derartigen Fällen die Suggestion eine Rolle spielt, insofern die Patienten ja die intensive Durchwärmung des Penisschaftes, des Skrotums sowie der Dammgegend deutlich empfinden, aber die Erklärung für die Wirkung ist ja durch die erzielte Hyperämie, durch die Tonisierung der Muskulatur, durch die Dekongestionierung der Prostata zur Genüge gegeben. In vielen Fällen wird, ohne daß eine Tabes oder nervöse Läsion vorliegt, bei der reinen neurasthenischen Form der Impotenz eine erhebliche Anästhesie des Membrums, besonders an der Spitze, nachweisbar sein. Feine Berührungen werden häufig gar nicht empfunden, und auch die einzelnen Empfindungsqualitäten werden nicht deutlich auseinandergehalten. In solchen Fällen wird man durch die kombinierte diathermische Durchwärmung mit anschließender Kondensatorelektrodenbestreichung schnelle Erfolge erzielen. Handelt es sich um nicht hypästhetische Formen, die z. B. durch chronische Entzündungsprozesse in der Gegend des Caput gallinaginis bedingt sind, so erreicht man durch Diathermierung mittels Sonde oder auch vom Damm her oder durch Verwendung der Suspensoriumelektrode nebst einer Kreuzbeinelektrode oder auch von der Prostata aus genügende therapeutische Erfolge.

Von den Komplikationen der akuten Gonorrhöe erfordert noch die Prostatitis, die Epididymitis und Funikulitis eine kurze Besprechung. Die Behandlung der akuten Prostatitis kann auf zweierlei Weise stattfinden. Die übliche Methodik, die mit D'Arsonvalapparaten schon vielfach ausgeführt wurde, ist die Einführung der Kondensatorelektrode, unzweckmäßigerweise meist monopolar, in das Rektum. Der Effekt dieser Behandlung kann kein anderer sein als eine Hyperämisierung der Schleimhaut. Bei der monopolaren Behandlung ist eine größere Tiefenwirkung auf die Prostata ausgeschlossen. Bei bipolarer Behandlung, welche, wie auch an dieser Stelle hervorgehoben werden muß, leider zu selten angewandt wird, kann eine geringe Tiefenwirkung angenommen werden. Immerhin wird auch hier nur eine hyperämisierende Wirkung auf die Schleimhaut und eine derivierende Wirkung in die Tiefe zu erwarten sein. Falls man es überhaupt für indiziert erachtet, die akute Prostatitis der diathermischen Wirkung zu unterwerfen, so kommt lediglich ein Verfahren in Betracht, welches eine faktische Durchwärmung der Drüse gewährleistet. Dies kann nur durch bipolare Applikation vom Rektum und der Bulbusgegend des Dammes oder von der suprapubischen Gegend her erwartet werden. Führt man die erwähnte Rektalelektrode bis über die Prostata hinaus ein und appliziert eine Plattenelektrode unter Würdigung der anatomischen Lage so, daß die Prostata wesentlich getroffen wird, so kann die diathermische Durchwärmung der Drüse zu einem guten therapeutischen Erfolg führen. Es kann aber auch unter dem Einfluß einer nicht genügenden Durchwärmung zu einer stärkeren Kongestionierung und beschleunigten Einschmelzung kommen. Es dürfte daher bei bereits nachweisbarer Vereiterung die Prognose des diathermischen Eingriffes eine zweifelhafte sein.

Anders liegen die Verhältnisse, falls man, wie das ja meist indiziert ist, beim Nachweis des Abszesses die perineale Eröffnung der Drüse vornimmt. Unter der üblichen Nachbehandlung mittels der Dränage heilen ja diese Fälle stets gut und schnell aus. Trotzdem wird im Interesse einer späteren Dauerheilung zur Vermeidung von gonorrhoischen Residuen in der Prostata unmittelbar an die Operation die Anschließung der diathermischen Koagulation der Abszeßhöhle mittels der chirurgischen Elektrode empfehlenswert sein.

Für die chronische Prostatitis dagegen ist die Diathermiebehandlung stets indiziert, und ich habe, ebenso wie bei den periurethralen Infiltraten auch chronische Prostatavergrößerungen und besonders Verhärtungen, die monatelanger Massagebehandlung Widerstand leisteten, in auffallend schneller Weise zurückgehen sehen.

Bezüglich der Funikulitis liegen die Verhältnisse wegen der leichteren Erreichbarkeit recht günstig. Ich habe in den letzten Jahren akute Funikulitis und Epididymitis stets sofort diathermisch behandelt. Anfänglich ist die Applikation der Elektrode wegen der hochgradigen Druckempfindlichkeit mitunter sehr schwierig. Wenn man aber zunächst von den Seiten her mittels kleiner Elektroden den Verlauf des Funikulus, indem man ihn zwischen die Elektroden faßt, stückweise diathermiert, so kann man nach wenigen Minuten unter gelindem Druck die Elektrode direkt auf ihm applizieren. Nach 10 Minuten pflegen Funikulitiden und Epididymitiden vollkommen schmerzfrei zu sein. Die Patienten sind sofort arbeitsfähig und bleiben unter Anlegung eines gut sitzenden Suspensoriums meist 8—10 Stunden schmerzfrei. Ich wiederhole daher die Behandlung bei akuten Fällen zweimal täglich und habe sowohl Epididymitis wie auch Funikulitis in einer Anzahl von Fällen in 1—2 Tagen vollständig ablaufen sehen. Mitunter jedoch sieht man weniger bei Funikulitis als bei Epididymitis im Anschluß an eine Diathermiesitzung eine Erhöhung der Beschwerden und stärkere Anschwellung eintreten. Dies ist aber nur dann der Fall, wenn die Dosierung schlecht gewählt ist, nämlich bei zu schwacher oder zu kurzer Applikation. Man muß zwar auch bei frischer Epididymitis mit dem Vorhandensein einer lokalen Vereiterung rechnen. Aber das Organ ist so klein, daß eine komplette und intensive Durchwärmung durch Applikation von verschiedenen Seiten stets möglich ist, und wenn man sich die Mühe nimmt, einen solchen Fall evtl. 20 Minuten und länger zu behandeln, so wird man stets einen sofortigen guten Erfolg erzielen.

Die außerordentlich schnelle Wirksamkeit des diathermischen Eingriffes bei akuter Funikulitis und Epididymitis läßt die Behandlung dieser Affektionen mit Diathermie als von der größten Wichtigkeit für die Erhaltung der Permeabilität der Samenwege und die Vermeidung einer späteren Sterilität erscheinen. Man sollte auch eine jede akute Prostatitis stets sofort energisch diathermieren. Eine besonders günstige Indikation für die chirurgische Diathermie bieten paraurethrale Gänge, die gonorrhöisch infiziert sind und stets neue Reinfektion der Harnröhre herbeiführen können (siehe S. 281 f.).

Endlich erwähne ich noch als eine dankbare Indikation für die Diathermiebehandlung die Induratio penis plastica, gegen die man ja sonst gänzlich machtlos ist. Man muß die Behandlung mit kleinen Plattenelektroden längere Zeit fortsetzen und erreicht hierdurch allmählich eine weitgehende Erweichung, wenngleich eine völlige Heilung wohl nur selten eintritt.

Die narbenerweichende Wirkung der Diathermie ist ebenfalls die Methode der Wahl, falls durch Strikturen oder Narben im Corpus cavernosum eine Abbiegung oder Abknickung des Penis im Zustand der Erektion eintritt. Hier sind die Resultate schnelle, gute und definitive.

5. Kapitel.

Gelenk- und Muskelerkrankungen.

Die Gelenkerkrankungen sind eine der ältest erprobten und günstigsten Indikationen für die Wärmebehandlung im allgemeinen sowie auch für die Diathermie. Die Trennung rheumatischer, gichtischer, gonorrhöischer oder tuberkulöser Gelenkaffektionen ist praktisch von keiner großen Bedeutung. Viel wichtiger ist die Frage, ob es sich um seröse, eitrige oder deformierende Prozesse handelt, und ob Fieber besteht.

Im allgemeinen wird man bei der Polyarthritis rheumatica acuta die Diathermie nur bei klinischer Behandlung oder im Hause des Patienten anwenden können, da die Patienten bettlägerig sind, fiebern und nicht bewegt werden können und dürfen. Infolgedessen stehen hier antipyretische Therapie, Wärmekompressen, ruhigstellende Verbände an erster Stelle. In der Klinik jedoch sieht man auch bei akuten Fällen mitunter überraschend gute Erfolge. Sind Gelenkvereiterungen eingetreten, so ist die Diathermie kontraindiziert oder zumindest mit größter Vorsicht anzuwenden.

Sind sekundäre anatomische Veränderungen am Knochen, Knorpelbelag, Gelenkkapsel, Bändern eingetreten, so ist die Prognose zweifelhaft, quoad restitutionem, besonders in Fällen mit starker Exostosenbildung.

Die günstigste und schnellste Heilung zeigen die serösen Affektionen, insbesondere diejenigen gonorrhöischer Natur. Es gehört zur Regel, daß ein akut erkranktes Gelenk in unmittelbarem Anschluß an die Sitzung, vorausgesetzt, daß sie mit genügender Intensität und richtig lokalisiert durchgeführt wird, schmerzfrei ist und im Verlauf von 1—2 Tagen abschwillt. So sehen wir insbesondere bei gonorrhöischen Arthritiden, bei denen die Erwärmung ja nicht nur symptomatisch, sondern wegen der Thermolabilität der Gonokokken auch ätiologisch wirkt, nicht selten Heilungen in einer einzigen Sitzung, falls die Affektion ganz frisch ist. Leider aber führen die gonorrhöischen Arthritiden außerordentlich schnell zu deletären Veränderungen in den Gelenken. In wenigen Tagen ist die Knorpelschicht aufgelöst. Es tritt Osteoporose ein, und proliferierende Prozesse mit sekundärer Verkalkung führen zu irreparablen Veränderungen. Ein solches hochgradig deformiertes Gelenk kann natürlich durch Diathermie nicht wieder zu einem normalen gemacht werden. Es ist deshalb von der größten Bedeutung, die Therapie möglichst frühzeitig und möglichst intensiv einsetzen zu lassen. Ist der Prozeß erst in das eitrige Stadium übergegangen, so ist die Prognose eine wesentlich zweifelhaftere. Es können auch jetzt noch klinisch vollkommene Heilungen eintreten. Indessen zeigt das Röntgenbild zumeist auch bei guter Beweglichkeit deutliche Veränderungen. Es scheint, daß unter dem Einfluß der Diathermie auch jetzt noch Resorptionsvorgänge in schwereren Fällen unter Besserung der Funktion einsetzen können. Indessen wird man sich in nicht mehr frischen Fällen damit begnügen müssen, die subjektiven Beschwerden der Patienten zu beseitigen, während partielle Versteifungen, Krepitationen bis zu einem gewissen Grade dauernd bestehen bleiben. Die Schwellung sieht man fast stets zurückgehen.

Auch bei den anderen Formen der Gelenkaffektionen läßt sich keine allgemeine Prognose stellen. Ich habe sehr ungünstig aussehende Fälle sich in unerwarteter Weise bessern und definitiv heilen sehen, während scheinbar leichte Erkrankungen sich gegen eine therapeutische Beeinflussung refraktär erwiesen. Indessen kann ich doch mit der Mehrzahl der Autoren übereinstimmend im ganzen die Resultate der Diathermiebehandlung als außerordentlich günstig bezeichnen.

Die Behandlung der Gelenkerkrankungen mittels Diathermie kann in mehrfacher Weise ausgeführt werden. Man kann entweder das ganze Gelenk oder größere Partien diathermisch zu durchwärmen suchen oder die Diathermiewirkung mehr auf einzelne Abschnitte des Gelenks lokalisieren. Will man das Handgelenk diathermieren,

so kann man dem Patienten in jede Hand eine Metallelektrode geben
und wird bei 300—500 Milliampere Stromstärke und etwa 800—1000
Volt Spannung in wenigen Sekunden eine kräftige Durchwärmung
des Handgelenks erzielen, die man nach 2—3 Minuten als gleichmäßig
betrachten kann. Bemerkt man bei der Applikation, daß sich die
Volarseite stärker erwärmt als die Dorsalseite, so hält man den Patienten
an, die Hand dorsal zu überstrecken, falls dies möglich ist. Alsdann
erwärmt sich die Dorsalseite stärker. Sind die Gelenke stark deformiert,
und sind erhebliche Volumenvergrößerungen vorhanden, so kommt
man hiermit und auch bei Verstärkung der Stromstärke auf 700 Milliampere pro Gelenk nicht immer mehr aus. Man kann dann zur Querdurchstrahlung übergehen. Dies ist auch meistens am Kniegelenk
notwendig, weil der Querschnitt des Knies zu einer kräftigen Durchwärmung mehr als die maximale Stärke vieler gebräuchlicher Apparate

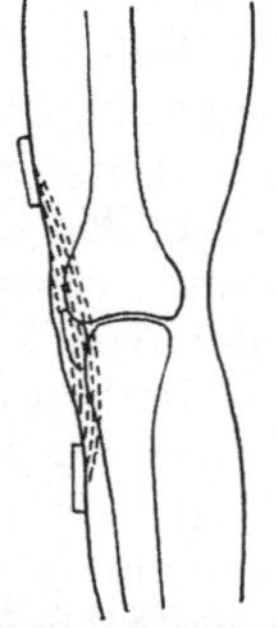 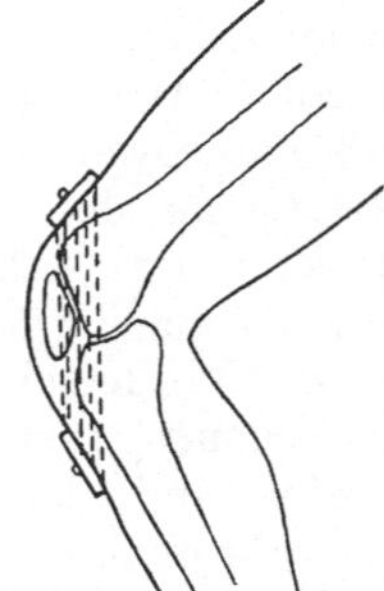 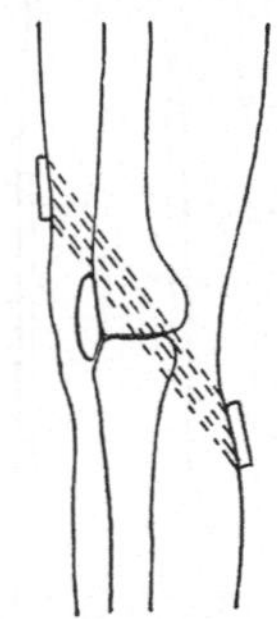

<table>
<tr>
<td>Abb. 98. Falsche An-
legung der Elektroden
zwecks Kniegelenks-
durchwärmung.</td>
<td>Abb. 99. Richtigstellung
durch Beugung des
Knies.</td>
<td>Abb. 100. Anlegung der
Elektroden zur Durch-
wärmung der tieferen
Partie des Kniegelenks.</td>
</tr>
</table>

verlangt. Die Querapplikation ist bei größeren Gelenken, Knie, Hüfte,
Schulter, Ellenbogen überhaupt die zweckmäßigere Form der Behandlung. Erstens unterwirft man damit nicht unnötig große Abschnitte
des Körpers der Diathermiewirkung (durch die Arme und den Thorax
hindurch), und zweitens erhält man eine kräftigere und lokalisiertere
Einwirkung auf den zu behandelnden Teil. Will man Diathermie-
durchwärmungen eines Gelenkes vornehmen, so muß man des mehrfach
zitierten Verteilungsschemas eingedenk sein und sich eine genaue
Vorstellung von der stereometrischen Lage des Gelenkspaltes machen.
Für die Art der Einstellung ist auch die Stellung, in welcher das Glied
während der Behandlung gehalten wird, maßgebend. Es würde zu weit
führen, für jedes einzelne Gelenk hier die genaue Applikationsmethode
zu beschreiben. Ich will nur einige Beispiele herausgreifen, damit man
sich an der Hand derselben im speziellen Fall geeignete Applikationsweisen konstruieren kann. Nehmen wir z. B. das Kniegelenk: Legt man
bei gestrecktem Gelenk (Abb. 98) oberhalb und unterhalb der Kniescheibe
eine größere Flächenelektrode auf, so wird man eine Erwärmung vorwiegend der obersten Schichten, nämlich der Haut, des Fettgewebes, der

Patella, der entsprechenden Schleimbeutel und allenfalls des obersten Abschnitts des Kniegelenks selbst erhalten. Läßt man jedoch dieselbe Elektrodenlage bei rechtwinkliger Krümmung des Knies (Abb. 99) bestehen, so wird nunmehr eine erhebliche Tiefe des Kniegelenks der Diathermiewirkung ausgesetzt sein. Legt man dagegen bei gestrecktem Kniegelenk die eine Elektrode etwa oberhalb des Kniegelenks auf die Vorderfläche und die andere unterhalb des Kniegelenks auf die Hinterfläche der Extremität (Abb. 100), so wird man eine Durchwärmung der tieferen, mittleren und vielleicht auch oberen Abschnitte des Gelenks erhalten, wie aus der vorstehenden Skizze ersichtlich ist. Eine viel gleichmäßigere und sicherere Durchwärmung ergibt jedoch die Applikation von vorn nach hinten oder von einer Seite zur anderen. (Abb. 101, 102.) Um nun gründliche Durchwärmungen vorzunehmen, empfiehlt es sich, von den verschiedenen eben geschilderten Applikationsmethoden in sinngemäßer Weise nacheinander Gebrauch zu machen. Hierbei muß man berücksichtigen, daß man sowohl bei der Kniebeugenseite mit der Stärke des Druckes wegen der Kompression der Gefäßnervenstränge vorsichtig sein als auch wiederum bei der Applikation auf der Vorderseite wegen der Konfiguration des Gelenks, insbesondere wegen der Kniescheibe und der unregelmäßigen Wölbung eine sehr exakte Adaptation vornehmen muß, weil sonst die nur auf wenigen Stellen anliegende Elektrode zu einer Konzentration der Stromfäden daselbst und zum Auftreten von Brennen führt, wodurch wiederum die Möglichkeit intensiver Stromapplikation benommen ist. Man muß eventuell kleinere Elektroden

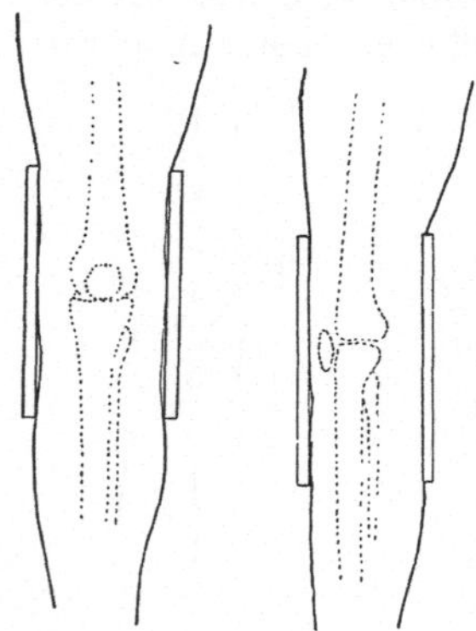

Abb. 101.   Abb. 102.

Richtige Anlegung der Elektroden zur seitlichen oder sagittalen Durchwärmung des Kniegelenks.

anwenden. An den Seitenflächen ist das Anlegen der Platten meist ohne Schwierigkeiten möglich. Man hat auch ringförmig um die ganze Extremität herumgehende Bandelektroden vorgeschlagen. Indessen liegt hierin kein besonderer Vorteil, wenn man erwägt, daß hier die auf Seite 48 geschilderte Randwirkung eine besonders intensive ist, weil nämlich für den Stromeintritt ins Gewebe nicht die ganze Fläche des Elektrodenbandes in Frage kommt, sondern beiderseits nur die einander zugekehrten Ränder. Wir haben es also mit quasi linearen Elektroden zu tun, die nur eine geringe Stromstärke anzuwenden gestatten. Folglich wird sowohl die Tiefenwirkung als auch die Gesamtstrommenge, die appliziert werden kann, hierbei eine relativ geringe sein. Dasselbe gilt natürlich auch vom Ellbogengelenk. Man kann indirekte Gelenkdurchwärmungen anwenden, indem man z. B. die Füße oder Hände oder sämtliche Extremitäten in Wasserbecken eintaucht. Das Vierzellenbad nach Schnée ist, wie erwähnt, wegen der großen benötigten Wassermengen ungeeignet; die kleinen auf Seite 49 beschriebenen Wasserbecken sind günstiger. Will man größere Stromstärken anwenden, als der Hälfte der 4 Extremitätendurchmesser zusammen entsprechen würde, so kann man auch alle 4 Extremitäten an einen Pol anschließen und den anderen als Rücken- und Brustelektrode mittels zweier Platten applizieren. Dieses Verfahren eignet sich besonders dann, wenn sehr viele Gelenke ergriffen sind und auf diese Weise ihre gleichzeitige Behandlung wünschenswert erscheint.

Wünscht man dagegen lokale Einwirkungen, z. B. bei Erkrankungen einzelner Gelenkabschnitte (isolierte Schleimbeutelentzündung, lokale Gelenkveränderungen an einer bestimmten Stelle), so kann man eine große Elektrode an der entgegengesetzten Seite applizieren und mittels kleiner Elektroden, z. B. Plattenelektroden von 4 cm Durchmesser eine Konzentrierung der Diathermiewirkung auf die beabsichtigte Stelle erreichen. Das kommt in Frage bei Erkrankungen der Bursa subpatellaris, des Fibulagelenks, bei Narbenadhäsionen nach Verletzungen oder Operationen, die zu partieller Gelenkfixierung führen, usw. Es ist vielleicht nicht überflüssig, an dieser Stelle zu bemerken, daß zu einer wirksamen Diathermiebehandlung eine exakte Diagnose auch der Gelenkaffektionen gehört, denn es kommt nicht selten vor, daß Patienten über Schmerzen im Kniegelenk klagen, während eine genaue Untersuchung vielleicht nur eine Erkrankung des Fibulagelenks ergibt. Auch müssen natürlich osteomyelitische Herde in der Nähe des Gelenks durch das Röntgenbild aufgedeckt werden, um eine wirksame Therapie ausüben zu können.

Beim Hüftgelenk ist die Applikation entsprechend schwieriger wegen seiner tiefen Lage. Man muß hier im allgemeinen mit großen Elektroden langdauernde Durchwärmung vornehmen und die Applikationsstellen wechseln. Hierbei ist darauf zu achten, daß die Verbindungslinien der Elektroden sich möglichst genau in dem zu behandelnden Gelenk bei den verschiedenen Anlagestellen schneiden, um eine konzentrierte Tiefenwirkung zu ermöglichen. Das Auftreten einer etwa zu starken Tiefenerwärmung ist praktisch bei normalen Stromstärken bis zu $2^1/_2$ Ampere nicht zu befürchten.

Man kann eventuell mit großen Platten beide Hüftgelenke quer durch das Becken hindurch diathermieren.

Am Schultergelenk ist es mitunter zweckmäßig, eine große indifferente Elektrode auf die Seitenfläche des Thorax dicht unter der gesunden Achsel zu applizieren und die differente Elektrode auf die Außenseite der kranken Schulter zu legen, weil dadurch eine direkte Stromrichtung nach dem Gelenk zu in die Tiefe hinein gewährleistet wird. Legt man dagegen die indifferente Elektrode an der kranken Seite auf die Brust oder auf den Rücken, so muß man die differente Elektrode so dirigieren, daß der Strom jeweilig durch das Gelenk hindurch nach der anderen Elektrode zu strebt. Hierbei ist die Kantenwirkung wesentlich mit in Rechnung zu setzen. Ein therapeutischer Effekt muß natürlich gänzlich ausbleiben, wenn alle diese Gesichtspunkte nicht berücksichtigt werden, weil Diathermiestrahlen, die an dem Gelenk vorbeigehen, eben nichts helfen können. Gerade beim Schultergelenk ist es mitunter von großer Wichtigkeit, die Diathermierung bei verschiedensten

Stellungen des Oberarms sowohl in bezug auf Rotation wie Abduktion und Flexion vorzunehmen. Man erreicht hiermit, daß man auch die versteckteren Teile des Gelenkskopfes der Behandlung zugänglich macht, und man verbessert gleichzeitig die Mobilität des Gelenks, weil, wie wir weiter unten sehen werden, während des Stromdurchganges durch die hierdurch erzeugte Analgesie Bewegungen möglich werden, die infolge der Schmerzen oder der Schmerzkontrakturen sonst unmöglich sind. Bei älteren Leuten, insbesondere wenn Anzeichen von Arteriosklerose vorhanden sind, beobachtet man gelegentlich Erkrankungen im Schultergelenk, besonders linksseitig, welche von den Patienten subjektiv als typische Gelenkbeschwerden empfunden werden. Diathermiert man quer durch das Gelenk hindurch, so wird man mitunter jede Besserung vermissen. Da muß man daran denken, daß gelegentlich solche Beschwerden entweder von den Patienten falsch lokalisiert oder falsch gedeutet werden, und ich habe einige solche Fälle beobachtet, in denen Angina-pectoris-Beschwerden, besonders bei hochgradig adipösen Patienten, als Gelenkschmerzen geklagt wurden. Wie eben erwähnt, versagte hierbei die direkte Diathermierung des Gelenks, während ich durch Behandlung der Herzens bzw. der großen nach dem linken Arm führenden Gefäße sofortigen Erfolg erzielte.

Arteriosklerotische Arthritis. Patient v. Th., II. Schmerzen in der Umgebung des linken Schultergelenks, in den Oberarm ausstrahlend. Behandlung vom Sternum aus nach dem Schulterblatt zu. Sechs Sitzungen vom 11. bis 20. VIII. 10. Schmerzen nach der dritten Sitzung beseitigt.

Am 25. VIII. stellt sich Patient noch einmal vor; schmerzfrei entlassen. Laut Bericht seines Bruders im Juni 1911 andauernd schmerzfrei gewesen.

Sehr schwer zu erreichen aber sind die Intervertebralgelenke des Atlas und Epistropheus, und hier versagt häufig jede Therapie. Gelegentlich treten auch Besserungen erst nachträglich ein.

Sehr leicht zugänglich sind dagegen natürlich die Finger- und Zehengelenke. Wir können sie entweder lateral oder dorsoventral durchstrahlen mit entsprechend geformten Elektroden, die wir unter Umständen aus Stanniol oder Blech improvisieren. Wir können aber auch Längsdurchstrahlung vornehmen, indem wir z. B. die äußersten Fingerspitzen in ein flaches, wenig gefülltes Wasserbad eintauchen und die indifferente Elektrode als größere Plattenelektrode am Unterarm oder an der Hand entweder einseitig oder wie ein Armband applizieren.

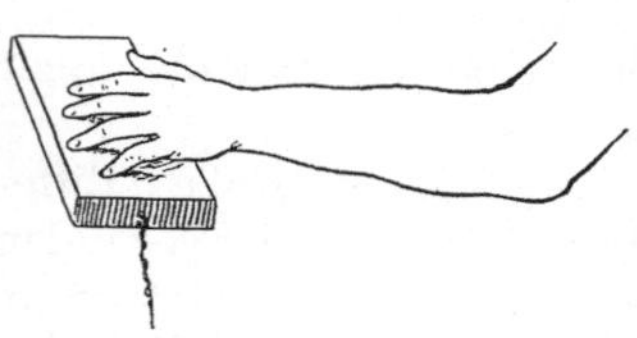

Abb. 103. Stromeinleitung durch Auflegen der Fingerspitzen auf eine Platte.

Ich habe auch mit Erfolg, wo jeder Druck auf das Gelenk vermieden werden mußte, durch einfaches Auflegen der gekrümmten Fingerspitzen auf eine mit nasser Gaze bedeckte Plattenelektrode die Stromeinleitung vorgenommen. (Abb. 103.) Hierbei wurde die andere Elektrode in der anderen Hand gehalten, oder es wurde eine Plattenelektrode an derselben Extremität an geeigneter Stelle appliziert. Ziemlich schwierig gestaltet sich auch die Durchwärmung der Mittelfußgelenke, und es empfiehlt sich auch hier, in mehreren Richtungen die Diathermierung vorzunehmen. Diese Beispiele mögen genügen, um die Technik der Gelenkdiathermierung zu erläutern.

Sind so viele Gelenke erkrankt, daß, besonders in akuten Fällen, eine Diathermierung aus Zeitmangel nicht angängig wäre, so ist es doch ratsam, wenigstens die schmerzhaftesten und den Kranken am meisten behindernden zu behandeln. Ich habe wiederholt den Eindruck gehabt, daß durch die Behandlung einzelner Gelenke gewissermaßen eine Reaktion des Gesamtorganismus ausgelöst wurde, so daß auch die Schübe in den anderen Gelenken nach einigen Tagen aufhörten. Das können Zufälle sein; aber die heftigen Schweißausbrüche, die mitunter nach lokalen Diathermierungen beobachtet werden, lassen doch an eine diaphoretische und die Abwehrkräfte des Organismus erhöhende Wirksamkeit auch der lokalen Applikation denken.

Im Anschluß an die Gelenkerkrankungen interessieren uns hier die in ihrem Gefolge bestehenden Muskelaffektionen, nämlich Atrophie und sekundäre Kontraktur. Die Inaktivitätsatrophien infolge von Gelenkerkrankungen sind in den meisten Fällen einer schnellen therapeutischen Beeinflussung zugänglich. Früher wandte man zur Übung von Muskeln im wesentlichen faradische Reizung an. Indessen unterliegt es keinem Zweifel, daß die neueren Methoden der Kondensatorreizung oder des neuen dosierbaren Wechselstromes[1]) wesentlich wirksamer und vorteilhafter sind. Ich habe schon vielfach mit bestem Erfolge Kondensatorreizungen in der auf Seite 75 geschilderten Weise appliziert und nicht selten, lange bevor die Gelenkaffektion gebessert oder beseitigt war, eine genügende Reaktivierung der entsprechenden Muskulatur erzielt.

Polyarthritis rheumatica. Herr B., 56 Jahre alt. Vor Jahren Bleikolik. Vor kurzer Zeit Angina tonsillaris. Seit drei Tagen Schwellung und Schmerzhaftigkeit des rechten Fußes am Ballen und auf der Sohle, ebenso im rechten Handgelenk und im linken Ellbogen. Geringes Fieber.

Diathermiebehandlung. Nach 10 Sitzungen sind die Schwellungen verschwunden. Im großen Zehgelenk sind ab und zu noch etwas Beschwerden vorhanden. Handgelenk und Ellbogen vollkommen frei. Kann fest zugreifen. Hat infolge der durch die Diathermiebehandlung erzielten sofortigen Besserung der Schmerzen die ganze Zeit gearbeitet.

Akute Polyarthritis. Herr M. Seit drei Tagen Gelenkrheumatismus, zuerst im linken Handgelenk, dann rechts, sonst frei. Schmerzen heftig. Schwellung mäßig. Puls gespannt. Frequenz 120. Fieber.

Nach drei Sitzungen schmerzfrei geheilt, entlassen. Kein Rezidiv.

Akuter Gelenkrheumatismus. Herr E., 46 Jahre. Seit dem 1. Juni 11 Schwellung fast aller Fingergelenke an beiden Händen. Aspirin ohne Erfolg.

Am 9. Juni Diathermiebehandlung.

Am 15. Juni ist die Schwellung erheblich zurückgegangen. Schmerzen haben aufgehört. Patient wird aus der Behandlung entlassen.

Am 16. November tritt ein neuer Gelenkrheumatismus auf, indessen schwellen nur die Finger der rechten Hand an.

23. November: Schmerzen und Schwellung fast ganz verschwunden. Aus der Behandlung entlassen. Seitdem rezidivfrei.

Polyarthritis chronica. Frau S., 12. IX. 11. Vor zwei Jahren Kopfrose, seitdem Schmerzen erst im linken Arm und rechten Bein, dann im rechten Arm und

---

[1]) Elektrorhythmik, Zeitschr. f. ärztl. Fortbildung, 1915 Nr. 10 und Berl. Klin. Woch. 1912, Nr. 39.

linken Bein. Steifheit in den Gelenken, besonders rechte Schulter und linkes Knie. Kuren in Wiesbaden mit Elektrizität, Heißluft ohne Erfolg. Muß viel Aspirin nehmen, Schlaf schlecht. Besonders unangenehm sind die Schmerzen im linken Knie. Daselbst besteht auch erhebliche Steifheit. Sie kann schlecht aufstehen, wenn sie sitzt. Beim Liegen im Bett muß das Bein gestreckt gehalten werden. Bei der Belastung, sobald sie auftritt, werden die Schmerzen stärker.

Diathermiebehandlung. Nach der zweiten Sitzung Besserung des Knies. Bis zum 20. IX. sechs Sitzungen, Behandlung unterbrochen.

Am 24.: Bis heute vollständig gut, heute etwas Beschwerden.

Bis zum 5. XII. 11 weitere fünf Sitzungen, dann geheilt entlassen.

Bericht im Januar 13: Keine Beschwerden mehr aufgetreten.

Schwere Polyarthritis chronica. Frau H., 46 Jahre. Mit 18 Jahren Gelenkrheumatismus. Seit $4^1/_2$ Jahren Schmerzen in fast allen Gelenken. Erhebliche Deformierungen. Patientin ist außerordentlich steif, vermeidet jede Bewegung, auch Drehen des Kopfes, und spricht in heiserem Flüsterton.

Infolge Erkrankung der Zungenbein- und Kehlkopfgelenke ist die Sprache sehr erschwert, und sie hat heftige Schmerzen beim Phonieren. Es besteht ab und zu leichtes Fieber. Aspirin und Einreibungen nützen gar nichts.

Am 3. September 11: Einleitung der Diathermiebehandlung, welche in mehreren Gelenken in einer Sitzung täglich stattfindet.

Am 11. September sind die Schmerzen wesentlich gebessert, nur noch nachts sind sie stärker.

Am 29. November bestehen außer Schwellungen an den Fingergelenken nur noch ganz geringe Beschwerden. Sprache ohne Schmerzen und mit normaler Phonation.

Am 6. Februar 12 tritt infolge einer Erkältung wieder eine Verschlimmerung auf, die jedoch auf wenige Sitzungen hin sich wieder bessert.

Patientin wird Ende Februar, wesentlich gebessert, jedoch mit Residuen in den meisten Gelenken, aus der Behandlung entlassen.

Frau W., 58 Jahre. Seit 10 Jahren zum ersten Male Ischias rechts. Später Kreuzschmerzen und heftige Schmerzen am dritten und vierten rechten Zeh. Der Fuß ist oft wochenlang frei. Beide Knie sind schmerzhaft und wenig geschwollen. Kann schlecht aufstehen, wenn sie sitzt. In den Knien, auch beim Liegen, Schmerzen. Vor zwei Jahren im rechten Knie Erguß, der wieder gut geworden ist.

September 11. 11 Sitzungen. Danach schmerzfrei.

Ende November leichte Beschwerden infolge Witterungswechsels.

28. und 30. November zwei Sitzungen.

3. Dezember leichte Beschwerden im Knie.

Zwei Sitzungen am 3. und 5. Dezember.

Danach geheilt entlassen. — Bericht Ende 1912: Keine Beschwerden mehr aufgetreten.

Arthritis tuberculosa. Hermann St., 20 Jahre, 23. XI. 09. Im rechten Handgelenk und in der linken Schulter besteht eine überaus heftige Schmerzhaftigkeit, welche fast jede Bewegung unmöglich macht. Schwellung ist sehr gering. Rötung der Haut nicht vorhanden. Diathermiebehandlung.

Am 10. Dezember ist eine leichte Beweglichkeit der Schulter und der Hand vorhanden, aber die spontanen Schmerzen sind noch erheblich.

Am 17. Dezember sind die Schmerzen wesentlich geringer.

Am 13. Januar ist der Patient vollkommen schmerzfrei, die Bewegungen in der Schulter sind ausgiebig, aber nicht ganz frei. Das Handgelenk, welches ebenfalls weder spontan noch auf Bewegungen schmerzt, ist stark ankylotisch.

Frau S. Schleimbeutelentzündung und Kniegelenkerguß. Seit vier Monaten schmerzhafte Anschwellung des linken Knies. Am Schienbein einige blaue Hämorrhagien durchschimmernd.

Diathermiebehandlung.

Nach fünf Sitzungen am 4. Dezember Schwellung und Schmerz geringer.

Nach 12 Sitzungen schmerzfrei mit völliger Beweglichkeit entlassen.

Herr B., 2. X. 11: Akute Talo-Achillodynie links- und rechtsseitig.

2. X.: Behandlung links.

3. X.: Fast schmerzfrei links, rechts unverändert; Behandlung rechts und links.
4. X.: Behandlung rechts.
6. X.: Fast schmerzfrei beiderseits.
8. X.: Geheilt entlassen.

Patientin N., 40 Jahre. Seit mehreren Monaten heftige Schmerzen in der linken Schulter und im linken Oberarm. Sie kann den Arm nur wenig abduzieren, gar nicht nach hinten führen; den Kopf zu frisieren ist ihr unmöglich. Auch in der Ruhe, besonders nachts, Schmerzen.

Am 2. VIII. 12 nach 3 Diathermiesitzungen mit anschließenden mediko-mechanischen Übungen ist eine kleine Besserung erkennbar; Pat. kann die Hand bis auf den Kopf bringen. Nach 15 Sitzungen bedeutende Besserung; nur noch bei exzessiven Bewegungen etwas Schmerzen. Behandlung abgebrochen. Im Laufe der nächsten 6 Wochen schwanden die letzten Beschwerden. Kontrolliert Anfang März 1913: Kein Rezidiv. Schultergelenk vollkommen frei, keine Krepitation. Geheilt.

Gleich günstige Resultate wurden bei gonorrhöischen Tarsalgien erzielt.

Sind die Gelenkaffektionen schmerzhafter Natur, so muß man dafür Sorge tragen, daß die Muskelkontraktionen so ausgeführt werden, daß keine oder keine nennenswerten schmerzhaften Gelenkbewegungen erzeugt werden. Man erreicht dies sowohl durch Fixierung der Extremität in bestimmter Stellung wie durch Dosierung der Intensität der Muskelkontraktionen[1]).

Bestehen Schmerzkontrakturen, so gelingt es mitunter erst nach Aufhören der intensiven Schmerzhaftigkeit bei Gelenkbewegungen, diese reflektorischen Kontrakturen zu beseitigen. Vielfach beobachtet man jedoch bei genauer Untersuchung, daß die Gelenkschmerzhaftigkeit geschwunden ist, und daß trotzdem die Patienten über Schmerzen klagen, welche nur auf der restierenden schmerzhaften Muskelkontraktur beruhen. Solche sekundären Kontrakturen mit oder ohne Schmerz werden in sehr wirksamer Weise dadurch bekämpft, daß wir zunächst eine mäßig kräftige Diathermierung der betreffenden Muskelpartien vornehmen, und zwar mittels nicht zu kleiner Plattenelektroden. Im unmittelbaren Anschluß an diese Diathermierung verwende ich dann eine kräftige Kondensatorelektrode aus dickem Glas, welche in einem handlichen kräftigen Griff fixiert ist, und übe mit dieser Elektrode erst bei schwächerem, dann bei kräftigerem Stromdurchgang eine allmählich an Intensität zunehmende Streich-, Knet- und Stoßmassage über der zu behandelnden Muskelpartie aus. Es gelingt hierdurch fast stets, wenn man den Patienten so lagert, daß die zu behandelnden Muskelpartien genügend entspannt sind, diese so kräftig durchzukneten, daß die Kontrakturen mechanisch gelöst werden. Man sieht nicht selten nach Ausübung dieser kombinierten Methode, die allerdings in ihrem letzten Teil schmerzhaft ist und erhebliche Hautreizungen machen kann, daß unmittelbar nach der Sitzung der Patient schmerzfrei ist und seine Muskulatur frei gebrauchen kann. Die Wirkung ist mitunter geradezu eine zauberhafte.

---

[1]) Ich erwähne hier, daß zur Behandlung von sekundären Muskelatrophien verschiedenster Art sich der Apparat, den ich zur Behandlung der Fettleibigkeit beschrieben habe, besonders gut bewährt hat. (Über Elektrorhythmik: Therap. Monatsh. April 1916.)

Das gilt z. B. auch für den entzündlichen Plattfuß, der häufig mit periostitischen Schwellungen der Mittelfußknochen einhergeht, und entzündliche Schmerzkontraktur der Fuß- und Unterschenkelmuskulatur auslöst. Durch wenige Querdurchwärmungen des Mittelfußes wird die Schmerzhaftigkeit beseitigt und durch Kondensatormassage der Muskeln die Kontraktur definitiv gelöst.

Bei rheumatischen Myalgien ebenso wie bei sekundären Formen, infolge von Ischias z. B., ist das gleiche Verfahren durchaus indiziert. Es muß allerdings dafür Sorge getragen werden, daß das auslösende Moment, z. B. die Gelenkerkrankungen oder das Ischiasleiden, ebenfalls möglichst schnell beseitigt wird, da sonst ein Neuauftreten der Kontrakturen nebst Schmerzen entsteht.

Eine sehr korpulente Dame erkrankte im Mai 1909 plötzlich an Lumbago. Es bestand eine so exzessive Schmerzhaftigkeit in der Lendengegend, daß die Patientin fast vollständig unbeweglich war. Große Dosen Aspirin, Heißluftduschen waren erfolglos. Patientin mußte reichlich Morphium bekommen, um nur einigermaßen die Schmerzen ertragen zu können. In diesem seit 5 Tagen unverändert bestehenden Zustande wurde sie, auf beiden Seiten gestützt, in die Sprechstunde transportiert. Sie war völlig außerstande, bei der Entkleidung auch nur im geringsten mitzuhelfen, und äußerte Zeichen heftigsten Schmerzes. Die Diathermieapplikation mit Plattenelektroden fand während der Dauer von ca. 3 Minuten statt. Im Anschluß daran wurde eine Kondensatorapplikation, mäßig schmerzhaft empfunden, vorgenommen. Unmittelbar danach war Patientin völlig schmerzfrei und ist es seitdem geblieben.

In einem anderen Falle erkrankte plötzlich ein kräftiger, dem Arbeiterstande angehörender Mann an heftigem Muskelreißen in der Gegend dicht unterhalb der rechten Skapula. Er war fast bewegungsunfähig und konnte nur unter heftigen Schmerzen sich seiner Kleidung entledigen. Auch hier wurde durch eine einzige etwa 5 Minuten währende Applikation sofortige definitive Beseitigung des Leidens erzielt.

Bei frischen Affektionen dieser Art reicht meist eine einmalige Behandlung aus. Besteht jedoch die Affektion schon länger (1 Woche oder mehr), so tritt zwar auch hier in der gleichen Weise die sofortige absolute Aufhebung der Schmerzen und der Funktionsstörung auf, indessen kehrt in den nächsten 12—15 Stunden eine leichte Schmerzhaftigkeit wieder. Wie ich mich wiederholt zu überzeugen Gelegenheit hatte, beruht diese anscheinend nur auf dem Auftreten einer leichten neuen Muskelkontraktur. Die Muskelpartien fühlen sich bei der Untersuchung derber an als die entsprechenden der anderen Seite, während die Druckempfindlichkeit kaum mehr nachzuweisen ist. Es genügt dann die bloße Applikation der Kondensatorelektrode, um mit dieser zweiten Sitzung eine Reihe derartiger Fälle zu heilen. In manchen Fällen jedoch ist die Myalgie eine hartnäckigere, und eine Reihe von Sitzungen ist zu ihrer Beseitigung nötig. Das sind jedoch meist chronische Fälle. In den akuten Fällen kommt man, wie gesagt, in 1—2 Sitzungen, wenn sie energisch und gut lokalisiert ausgeführt werden, meistens aus. Auch Gelenk- und Muskelaffektionen, wie ohne solche auftretende Periostitiden, besonders solche traumatischen Ursprungs, geben eine ausgezeichnete Prognose. Ebenfalls werden schmerzhafte Hämatome nach Kontusionen, auch intramuskuläre, sofort schmerzstillend beeinflußt; sodann wird die Resorption angeregt und beschleunigt. Bei Behandlung von Muskelschmerzen kommt es natürlich sehr auf genaue Lokalisierung an. Nicht immer sitzt die Affektion da, wo der Patient die Schmerzen angibt. Z. B. wird häufig Schultergelenkschmerz geklagt, wobei das Gelenk selbst völlig frei ist, der Schmerz aber an der Ansatzlinie resp. in der Ansatzlinie des Deltoideus am Humerus sitzt und durch Druckempfindlichkeit daselbst nachgewiesen werden kann. Ich habe solche Fälle, als Mißerfolge der Diathermiebehandlung bezeichnet, öfter in ganz wenigen Diathermiesitzungen heilen können. Sehnenscheidenentzündungen, soweit sie nicht eitrig sind, geben eine nicht minder gute Prognose. Man beobachtet nicht selten gleich nach der Sitzung Verschwinden oder Geringerwerden der Krepitation. Allerdings ist dieses Verschwinden häufig nur ein vorübergehendes. Vermutlich tritt infolge der diathermischen Hyperämie und Hyperlymphie eine sofortige Sekretion von Sehnenscheidenschmiere auf, die die Krepitation verschwinden läßt, nachher aber wieder resorbiert wird. So sind meistens eine Anzahl Sitzungen notwendig, wenngleich die Schmerzhaftigkeit nicht selten schon nach der ersten Sitzung bedeutend gebessert ist. Im ganzen kann man bezüglich der Gelenkaffektionen zusammenfassend etwa folgende Indikationen aufstellen:

Bei akuter fieberhafter rheumatischer Arthritis kommt die Diathermie nur bei Befallensein eines oder weniger Gelenke in Frage. Im Beginn ist vorsichtige, schwache Dosierung und kurze Applikation angezeigt. Tritt keine lokale oder allgemeine Reaktion ein, so kann die Behandlung mit starker Dosierung fortgesetzt werden. Daneben medikamentöse oder diaphoretische Behandlung.

Bei subakuten und chronischen Fällen ist die Diathermie stets indiziert. Bei gonorrhoischen Gelenkaffektionen ist die Diathermie die Methode der Wahl.

Bei tuberkulösen Erkrankungen kommt sie nur in den Anfangsstadien und bei Fehlen von Eiterung und Erguß in Frage. Im übrigen ist hier vor allem Röntgen lokal und Quarz allgemein indiziert.

Gichtische Erkrankungen an den Gelenken sowie jeder Tophus stellen eine absolute Indikation für die Diathermie dar. Beseitigung oft in einer einzigen Sitzung möglich. Empfehlenswert ist gleichzeitige Darreichung großer Flüssigkeitsmengen zwecks Durchspülung.

Bei tabischer Arthropathie sind die Resultate durchaus günstig quoad Schmerzbeseitigung, besonders in Kombination mit der Hochfrequenzdusche. Quoad Funktion ist von mechanischen Beihilfen nicht abzusehen.

6. Kapitel.

Neuralgien und andere nervöse Erkrankungen.

Neuritische und neuralgische Prozesse bieten der Diathermiebehandlung ein wichtiges Feld der Betätigung. Handelt es sich um oberflächlich gelegene Nerven, so sind die Resultate meist schnelle und günstige. Indessen ist die Prognose niemals vorher mit Sicherheit zu stellen. Ich habe relativ akute Fälle gesehen, die eine lange Behandlung nötig machten, und seit Jahren bestehende Okzipital- oder Zervikalneuralgien, die in 1—2 Sitzungen definitiv beseitigt wurden. Im allgemeinen ist jedoch auch hier die Dauer der Erkrankung für die Schnelligkeit des Erfolges maßgebend. Die Behandlungstechnik ist genau die gleiche wie die bei den Myalgien geschilderte. Es empfiehlt sich jedoch, bei Neuralgien, falls sie hartnäckig sind, eine Duschenbehandlung gelegentlich einzuschieben.

Handelt es sich um einen so tief gelegenen und lang gestreckten Nerven wie den Ischiadikus, so erfordert die Applikation eine gewisse Sorgfalt und Ausdauer. Zunächst muß man sich von dem Vorhandensein von Schmerzpunkten überzeugen. Sind solche nachweisbar, so müssen sie sämtlich der Reihe nach in Behandlung genommen werden. Außerdem empfiehlt es sich aber, den ganzen Verlauf des Nervenstammes von den Wurzeln an der Diathermiewirkung zu unterwerfen, weil man ja nie mit Sicherheit bestimmen kann, wo der entzündliche ursächliche Prozeß zu suchen ist. Die Angaben des Patienten über den Ort, wo er die Schmerzen empfindet, brauchen für die Lage des oder der erkrankten Herde durchaus nicht maßgebend zu sein, da häufig die Schmerzen in ihrer peripheren Projektion lokalisiert werden. Um nun den ganzen Ischiadikus der Diathermiewirkung zu unterwerfen, muß meist eine größere Anzahl von Applikationen stattfinden, die nach und nach jeden Teil seines Verlaufes in die Behandlung einbeziehen. So werden wir mit einer großen Elektrode den ganzen Verlauf in Abschnitten von 5 zu 5 cm behandeln und je nach der Tiefe, in der wir den Nerven uns gelegen vorstellen, mehr oder weniger lange Applikationen vornehmen. Zur Erleichterung der Einwirkung auf den Nerven pflege ich die nicht biegsamen, sog. halbelastischen Elektroden (siehe Abbildung 36d) mit kräftigem Holzgriff so weit wie möglich in der Richtung auf den Nerven zu einzudrücken, um ihn möglichst in die Nähe der Elektrode zu bringen und ihn so den konzentrierten Kraftlinien auszusetzen. Die andere indifferente Elektrode muß ebenfalls öfter in ihrer Lage gewechselt und in bezug auf den Nerven diametral entgegengesetzt angelegt werden. Gänzlich verfehlt wäre es z. B., bei stehendem oder liegendem Patienten beide Elektroden auf der Hinterfläche des Oberschenkels im Verlauf des Ischiadikus aufzusetzen, wie ich das öfter gesehen habe; man würde nur eine Durchwärmung der Haut und der oberflächlichen Schichten des Schenkels erreichen, während der Ischiadikus selbst gar nicht getroffen werden würde. Behandelt man die Lumbal- und Sakralgegend, so kann man bei rechtwinklig gebeugtem und adduziertem Oberschenkel die andere Elektrode auf die Unterseite applizieren, z. B. den Patienten auf der Elektrode sitzen lassen und so die in der Glutäalgegend belegenen Partien nebst der Wurzelgegend diathermieren. Im Anschluß an eine solche mit Ausdauer und Exaktheit im ganzen Verlauf des Nerven ausgeführte Diathermierung führe ich dann, wie oben erwähnt, eine möglichst kräftige und tiefgehende Kondensatormassage aus und habe vielfach nach einer einzigen derartigen Sitzung Ischiasfälle geheilt. Allerdings dauert eine solche Prozedur $^1/_2$—$^3/_4$ Stunden.

Bezüglich der Diagnose Ischias muß man nun sehr vorsichtig sein. Es werden vielfach Patienten mit der Diagnose Ischias geschickt, die zwar Schmerzen in der Gegend des Oberschenkels haben, aber dabei an den verschiedenartigsten Affektionen leiden. So wurde mir ein Fall zugeschickt, bei dem die Ischiaserkrankung sich als ein periproktitischer Abszeß mit ausstrahlenden Schmerzen erwies. In anderen Fällen erzeugen Hämorrhoiden eine hochgradige Ähnlichkeit mit einer Ischiaserkrankung. Stets verdächtig sind aber diejenigen Fälle, die doppelseitig oder wechselnd auftreten, sowie diejenigen, bei denen Schmerzen auf der Vorderseite des Oberschenkels oder in der Gegend des os pubis geklagt werden. Auch werden Ischiasbeschwerden gelegentlich mit rheumatischen Psoasschmerzen verwechselt. In einem anderen Falle bestand zwar heftiger Schmerz im ganzen Verlauf des Ischiadikus. Er war aber ausgelöst durch eine Schleimbeutelentzündung in der Kniekehle und heilte einige Zeit nach Exstirpation des Schleimbeutels spontan. In wieder anderen Fällen lagen tuberkulöse oder osteomyelitische Knochenherde oder Becken- bzw. Prostatatumoren vor. Auch chronische Entzündungen und Infiltrationen im oder am Uterus, Myome, Hämatome können eine Ischiaserkrankung vortäuschen oder auslösen. Kurzum, in allen derartigen Fällen kann selbstverständlich eine Diathermierung des Ischiadikus höchstens einen vorübergehenden palliativen Einfluß ausüben; denn die auslösende Ursache bleibt bestehen oder wird gar nicht der Behandlung unterworfen. Es ist deshalb notwendig, jeden Fall von Ischias aufs genaueste zu untersuchen. Nun habe ich es unter 54 Fällen von anscheinend reinem Ischias zweimal erlebt, daß nach einer erstmaligen leichten Diathermierung nebst Kondensatorapplikation eine exzessive Verschlimmerung der Schmerzen auftrat. Die Verschlimmerung war eine derartige, daß eine Wiederholung der Applikation gar nicht versucht wurde. Aber beides waren Fälle, bei denen auch an der Vorderseite des Oberschenkels Schmerzen geklagt wurden, so daß ich annehme, daß irgendein nicht erkanntes oder nicht erkennbares Leiden die Ischiaserkrankung ausgelöst hat, welches durch die Diathermierung akut verschlimmert wurde. (Siehe weiter unten, Kontraindikationen.) Auch Fälle, bei denen Schmerzen auf der Vorderseite des Oberschenkels oder des Knies geklagt werden, sind stets verdächtig. In reinen Ischiasfällen, die sich lediglich auf den anatomisch bekannten Verlauf an der Hinterseite der Extremität in die Wade nach außen hinunter und vom Fußknöchel bis auf den Fußrücken oder die Sohle erstreckten, habe ich selten eine vorübergehende Verschlimmerung gesehen, sondern stets zumeist schnelle, seltener allmähliche Besserung.

Ischias duplex. Frau K., 51 Jahre alt. Seit zwei Jahren wegen heftiger Schmerzen völlige Bewegungsunfähigkeit. Erste Sitzung am 5. August 1909. Seitdem schmerzfrei. Nach fünf weiteren Behandlungen geheilt entlassen.

Patient A., 54 Jahre. Linke einseitige Ischias seit Winter 1909.

Im März 10 verbrachte er drei Wochen zu Bett und zehn Tage im Sanatorium ohne Erfolg.

Im April 10 fand die erste Diathermiesitzung statt. Danach sofort Erleichterung. Nach drei weiteren Sitzungen schmerzfrei. Die Behandlung wurde abgeschlossen.

Am 1. Juli 10 trat ein geringes Rezidiv auf. Es bestanden leichte Schmerzen, auch ohne daß Patient sich bewegte.

Am 8. Juli und 12. Juli je eine Sitzung. Danach geheilt entlassen. Patient stellte sich nach 14 Tagen geheilt wieder vor, desgleichen nach sechs Monaten.

Frau A. Seit drei Tagen plötzlich heftige Schmerzen. Ischias rechts. 1. VII. eine Sitzung, sofort schmerzfrei.

Am 3. VII. etwas Schmerzen gehabt. Geheilt entlassen.

Ischias. Frau A., 4. XII. 11. Seit sechs Wochen Ischias in rechten Bein, kann kaum gehen. Nach der ersten Behandlung fast schmerzfrei. Am nächsten Tage geht sie ohne Stock.

Dritte Sitzung am 8.: Schmerzfrei, nur noch etwas Steifheit.

Vierte Sitzung. Geheilt entlassen.

Lumbago und Ischias. Herr K. Am 15., 16., 18. Mai je eine Sitzung. Geheilt.

Ischias. Herr F. 22., 26., 30. Mai 1910 je eine Sitzung. Am 26. bereits schmerzfrei gewesen.

Berichtet am 7. VI., daß er noch ab und zu etwas dumpfes Gefühl in der Wade hat. Schmerzen sind nicht mehr aufgetreten. Kein Rezidiv bis 1913.

Herr Z. Seit Anfang Januar 11 plötzlich heftige Schmerzen im Kreuz, links nach der Wade ausstrahlend, so daß er gar nicht mehr gehen konnte. Allmählich besserten sich die Schmerzen, indessen kann er nur halb gebückt längere Zeit stehen. Gehen ist ebenfalls schmerzhaft. Nach 100 Schritten muß er stehen bleiben, da er ganz lahm ist. Sonst gesund.

Ischias.

Am 2. VI. 11 erste Sitzung. Sofort voller Erfolg.

Am 6. zweite Sitzung, berichtet, daß er nach längerem Gehen etwas lahmes Gefühl bekommt.

Am 8. Schlußsitzung. Geheilt entlassen. Kein Rezidiv bis 1913.

Herr R. Seit einem Jahre Schmerzen, erst im rechten Ischiadicus, dann auch links, desgleichen am Trochanter, besonders beim rechten. Aufstehen nach dem Sitzen ist nicht erschwert. Schmerzen sind hauptsächlich beim Sitzen vorhanden. Im rechten Knie besteht Schwäche infolge einer Kniescheibenverrenkung im Jahre 1879. Patient kann schon seit langer Zeit nicht mehr reiten wegen heftig dabei auftretender Schmerzen.

6. bis 10. IX. 12 vier Sitzungen. Geheilt.

Bericht im Januar 13: Geheilt.

Frau K., 48 Jahre alt. Seit 10—11 Jahren Ischias. Schmerzen gehen vom Kreuz an der Hinterseite des linken Beines bis in die Ferse hinunter. Aufenthalt in Gastein hat das Leiden verschlimmert. Von März bis Mai 1911 bestand eine Venenentzündung im linken Bein. Zurzeit leidet sie an Parästhesien im linken Bein, kann nach dem Sitzen schwer auftreten, gelegentlich treten auch Schmerzen im rechten Bein auf, häufiger noch im rechten Arm; das linke Bein ist etwas geschwollen und zyanotisch. Zuerst bestand nur Steifigkeit in der Hüfte, allmählich traten aber heftige Schmerzen hinzu. Sie geht stark hinkend am Stock. In der letzten Zeit hat die Schwere und Schwäche im Bein stark zugenommen. Gelegentlich treten blitzartige Schmerzen auf. Zurzeit sind die Schmerzen wesentlich intensiver geworden.

21. IX. 11: Diathermie. Nach der ersten Sitzung etwas mehr Beschwerden, nach der zweiten Sitzung Besserung. Im ganzen sieben Sitzungen.

Am 20. Oktober geheilt entlassen.

Bericht im Dezember 1912: Kein Rezidiv.

Ischias. Frau H., 37 Jahre, 22. I. 08. Seit 15 Jahren leidet Patientin an linksseitiger Ischias. Sie ist seitdem niemals ganz schmerzfrei gewesen; wenn die Schmerzen zeitweise etwas nachlassen, so tritt heftiges Kribbeln auf. Die Schmerzen beginnen links in der Kreuzgegend und strahlen in das linke Bein aus. Typische Druckpunkte. Deutliche Muskelatrophie. Einleitung der Hochfrequenzbehandlung am 22. Januar. Nach der ersten Sitzung eine Stunde lang schmerzfrei.

Nach der vierten und fünften Sitzung sind nur an einem Tage einige Sekunden leichte Schmerzen aufgetreten, im übrigen war sie zehn Tage schmerzfrei.

Am 10. Februar 08 nach der siebenten Sitzung geheilt entlassen.

Ischias. Herr F., 40 Jahre, Januar 1911. Vor einiger Zeit Kratzen im Halse, seit vier Wochen Schmerzen im Hüftgelenk, im Oberschenkel hinten bis nach der Wade ausstrahlend. Nach Diplosal vorübergehende Besserung. Beim Gehen weniger Beschwerden, hauptsächlich beim Liegen. Seit 14 Tagen ist der Schlaf durch die Schmerzen gestört.

Diathermiebehandlung. In sechs Sitzungen geheilt. Bericht März 1913: Dauernd geheilt.

Frau A. Seit 15 Jahren Reißen, zuerst in den Schultern, dann in den Armen. Überall bestehen kleine, zirkumskripte außerordentlich schmerzhafte Druckpunkte. Oft Wadenkrämpfe. Auch in den Beinen werden schießende Schmerzen geklagt. Sie leidet an Schwäche und Müdigkeit in den Beinen. Patientin hat vier gesunde Kinder, keinen Abort, früher viel an Kopfschmerzen gelitten; innere Organe und Nervensystem bis auf eine mäßige Arteriosklerose gesund. Niemals Gelenkrheumatismus. Ab und zu treten leichte Erscheinungen von Angina pectoris auf. Es besteht dann bei Anstrengungen ab und zu Luftmangel, und sie kann dann nachts nicht auf dem Rücken schlafen.

Puls 100, Blutdruck hoch. Diagnose: Neurolipome und Ischias.

Am 31. April und am 1., 2., 3., 4., 7. Mai Diathermiebehandlung.

Seit dem 3. Mai schmerzfrei.

Am 7. aus der Behandlung entlassen.

Ischias. Patientin K., 46 Jahre, 3. VI. 11. Seit Anfang Februar Ischias rechts. Epikarninjektion erfolglos.

24. VI. 11: Patientin ist nach sieben Diathermiesitzungen frei von Beschwerden aus der Behandlung entlassen.

Ischias. Frau K., 46 Jahre, 3. VI. 11. Seit vier Monaten Schmerz im rechten Ischiadikus. Vorher hatte sie ein Geschwür im Halse (Tonsillenabszeß). Gehen ist stark behindert. Am meisten Schmerzen entstehen jedoch in der Bettlage. Vor zwei Monaten trat eine plötzliche Verschlimmerung auf, so daß Patientin weder gehen noch stehen konnte. Sie wurde $4^1/_2$ Wochen im Krankenhaus behandelt. Sie erhielt zwei Einspritzungen in den Nerven, wobei das Bein heftig zusammenzuckte. Danach trat heftiges Stechen einen Tag und eine Nacht lang bis in die Ferse hinunter auf. Dann besserten sich die Schmerzen etwas, aber die Seite ist wie gelähmt. Allmählich besserte sich dieser Zustand, und die Patientin kann jetzt wieder etwas gehen. Es bestehen aber dauernd heftige Schmerzen sowohl beim Liegen wie beim Gehen. Wenn sie aufsteht, kann sie zuerst gar nicht den Fuß aufsetzen, und allmählich ist sie erst imstande, mit Mühe und unter Schmerzen einige Schritte zu gehen.

Beginn der Behandlung am 5. Juni 1911.

Am 24. Juni, nach sieben Bestrahlungen mit Diathermie, wird sie frei von Beschwerden aus der Behandlung entlassen.

Herr M. M. Ischias. Seit 33 Jahren häufig Anfälle, die eine durchschnittliche Dauer von 8—10 Tagen haben. Badekuren helfen vorübergehend, desgl. Atophan. Am 6. März 1924 akuter Anfall, kommt mit großer Mühe zur Behandlung. Eine einzige Diathermiebehandlung: Sofort schmerzfrei. Bericht am 7. III.: Schmerz nicht wieder aufgetreten. Patient bis heute rezidivfrei.

Neuralgien des Supraorbitalnerven bieten fast stets eine sehr gute Prognose. Neuralgien der Kopf- und Zervikalgegend, Brachialneuralgien, Interkostalneuralgien, Migräne, Tarsalgie, Coccygodynie reagieren ebenfalls gut.

Supraorbitalneuralgie,

wegen Stirnhöhleneiterung März 1906 operiert. Seitdem auf der rechten (operierten) Seite dauernd stechende Schmerzen mit Flimmern im rechten Auge.

Am 13. VIII. 06: Erste Hochfrequenzsitzung. Danach sofort beschwerdefrei. Jedoch zu Hause angelangt, sind die Schmerzen wieder aufgetreten.

Am 16. VIII.: Zweite Sitzung. Danach Schmerzen geringer. Am 20. VIII.: Dritte Sitzung. Schmerzen wieder geringer. Bis zum 31. VIII. im ganzen acht

Sitzungen. Danach geheilt entlassen. Schmerzen und Flimmern nicht wieder aufgetreten.

Herr H., 25 Jahre. Im Frühjahr 10 hat Pat. über dem rechten Auge einen Stockschlag erhalten. Es trat eine Hautverletzung ein, die Wunde heilte glatt. Am 31. August 10 gibt Pat. an, in letzter Zeit Schmerzen unterhalb dieser Narbe, welche selbst nicht druckempfindlich ist, zu haben Die Eintrittsstelle des Supraorbitalis ist druckempfindlich. Er klagt über migräneartige Anfälle, welche $^1/_2$ Stunde lang dauern. Er hat dabei Flimmern im Auge, kann gar nichts sehen. Wenn die Schmerzen sehr stark sind, besteht auch Übelkeit und Erbrechen. II. Aortenton akzentuiert; leichte Irregularität.

Am 17. September wird er nach Diathermiebehandlung vollkommen beschwerdefrei entlassen. Auch das Flimmern ist nicht mehr aufgetreten.

Am 18. September trat er eine Reise an und bekam dabei einen Anfall von starkem Herzklopfen, Schwindel und Angstgefühl, der 4—5 Stunden lang dauerte, ohne daß Flimmern und Schmerz aufgetreten wären.

Am 21. September trat einmal starkes Flimmern auf beiden Augen auf. Seit dem 24. September sind keine Beschwerden mehr beobachtet worden.

1910. Seit 08 leidet Pat. an Supraorbitalneuralgie, die so heftig ist, daß er vom Militär deswegen entlassen werden mußte. Der Nervenaustritt am Orbitalrand ist druckempfindlich. Die Anfälle treten täglich vormittags immer um dieselbe Zeit auf und dauern 2—3 Stunden. Zuerst bemerkt Pat. plötzlich Flimmern im Auge, dann kann er nichts mehr lesen, schreiben, sehen, danach setzt heftiger Kopfschmerz mit Erbrechen ein. Dieser Zustand dauert 2—3 Stunden. Pat. kann nicht die Augen nach oben wenden. Die Schmerzen werden auch im Augapfel verspürt.

September 1910. Erste Sitzung mit Diathermie. 2 Minuten lang. Seitdem vollkommen frei. Nach 3 Tagen wurde noch eine Sitzung zur Sicherheit verabreicht. Rezidiv ist nicht aufgetreten.

Migräne.

Herr H., 35 Jahre, leidet seit 23 Jahren an Reißen im rechten Auge und Kiefer, öfter Flimmern vor dem Auge. Dabei Übelkeit, Aufstoßen und Erbrechen. Zeitweise war er einige Monate schmerzfrei. Jetzt wieder seit 8 Wochen fast täglich Schmerzen im Auge. Die Kornea- und Gaumenreflexe herabgesetzt. Diathermiebehandlung.

Am 15. September 11: Nach der zweiten Behandlung mehrere Tage schmerzfrei. Am 31. September: Schmerzfrei entlassen.

Es besteht nur noch zeitweise ein leichtes Kältegefühl auf der rechten Kopfseite.

Herr S., 41 Jahre. Seit 10 Jahren Kopfschmerzen, hauptsächlich Stirn, Schläfe und Augenhöhlen, besonders beim Blick nach oben. Schlaf gut, sonst stets gesund. Ab und zu Druck in der linken Herzgegend, nach dem linken Arm ausstrahlend. Pulskurve normal. Kopfschmerz nach einer Sitzung beseitigt.

4. bis 13. April 10: 6 Sitzungen. Seitdem rezidivfrei.

Herr M., 45 Jahre, von Kind auf nervös und periodenweise an Kopfweh leidend. 1910 nervöse Magenbeschwerden. März 11: Schwindelanfälle, beschleunigter Puls. Mai 12 traten die Kopfschmerzen besonders heftig auf und bestehen zurzeit, noch immer schlimmer werdend. Er nimmt morgens ein Cachet de Faivre, um 3 Uhr sind aber die Kopfschmerzen wieder heftig. Aspirin, Pyramidon helfen nur wenige Stunden, nachts besonders starke Schmerzen, kein Flimmern, keine Übelkeit, kein Herzklopfen, keine Beklemmungen.

3. bis 13. Juli 12: 5 Sitzungen. Danach völlig schmerzfrei. Vorstellung am 9. IX.: Keine Kopfschmerzen mehr aufgetreten.

7. Januar 13: Bis vor 14 Tagen vollkommen frei. Dann dienstlicher Ärger, seitdem wieder Kopfschmerzen der linken Kopfhälfte. Mehrfach Aspirin, half jedoch nur 5—6 Stunden. Reise ins Erzgebirge ohne Erfolg.

Nach einer Diathermiesitzung geheilt. Noch 3 weitere Sitzungen zur Sicherheit.

Cephalalgie.

Herr F., 9. Januar 09. Rechtsseitiger Kopfschmerz, parietal nach dem Nacken ausstrahlend, dauernd bestehend. Pat. erwacht nachts vor Schmerzen.

Einleitung der Diathermiebehandlung. Stirn- und Nackenelektrodenapplikation
2 Minuten. 300—500 Milliampere. Nach der ersten Sitzung sofortige Besserung.
Im Laufe von 4 Wochen sind die Schmerzen vollständig geschwunden. Nur ab
und zu noch leichte Empfindungen. Pat. wird aus der Behandlung entlassen.

Neuralgie.

26. Juni 08. Vierzigjährige, sonst anscheinend vollkommen gesunde Frau
klagt seit 3—4 Jahren über Schmerzen in der Endphalanx des rechten Mittelfingers. Jeder Druck wird äußerst schmerzhaft empfunden. Indessen bestehen
auch Schmerzen spontan, dauernd. Da keine Therapie bisher Erleichterung
brachte, wurde vor einem Jahr der Nagel gespalten. Indessen wurde auch hiermit
keine Besserung erzielt. Am 26. Juni Diathermie. Danach sofort schmerzfrei.
Bis zum nächsten Morgen traten bei starkem Druck noch leichte Schmerzemp-
findungen auf, die auf eine weitere Sitzung am 27. Juni verschwanden. Es wurden
noch einige Vorsichtsapplikationen gegeben, seitdem rezidivfrei geheilt.

Herr W. leidet seit ca. 10 Jahren an einer fast dauernd bestehenden Neuralgie
in der Gegend des linken oberen Skapularrandes, welche bis nach dem Arm
und in die Hand hinein ausstrahlt. Bei körperlichen Anstrengungen tritt erhebliche
Verschlimmerung auf, so daß zeitweise kein Hosenträger getragen werden kann.
Wenn die Schmerzen nachlassen, treten an ihre Stelle Schweregefühl im Arm und
Parästhesien sowie Gefühl der Lahmheit. Die verschiedensten therapeutischen
Maßnahmen, auch dauerndes Tragen eines Katzenfelles, haben nichts genutzt,
so daß sich Pat. mit den Schmerzen abgefunden hat.

Diathermiebehandlung November 11. Nach der ersten Sitzung einige Stunden
schmerzfrei. Nach der zweiten Sitzung nur noch lahmes Gefühl, kein eigentlicher
Schmerz mehr. Jedoch tritt 5 Tage später nach einer erheblichen Muskelanstrengung
des linken Armes der Schmerz wieder auf, aber wesentlich geringer an Intensität.
Es ist eine fünfwöchige Behandlung mit 11 Diathermiesitzungen notwendig,
um die Schmerzen zum bis jetzt dauernden Verschwinden zu bringen. Jedoch
tritt bei großen Anstrengungen immer noch ein leichtes Gefühl an der Stelle auf.
Immerhin ist aber die stark belästigende und 10 Jahre jeder Therapie hartnäckig
trotzende Affektion bis auf diese geringen Spuren nunmehr seit 4 Monaten beseitigt.

Frau F., 7. Januar 07, 38 Jahre. Seit 2 Jahren neuralgische Schmerzen
im linken Plexus-brachialis-Gebiet. Anämie, Herzklopfen, Nervosität, mitunter Schwindel, Parästhesien im Gesicht. Macht ängstlichen, bedrückten Eindruck. Cor.: unreiner, schabender erster Ton, Aktion regulär, aber leicht ver-
änderlich. Blutdruck niedrig. Romberg angedeutet, Patellarreflexe erhöht. Seit
8 Jahren verheiratet, ein Abort im 2. Monat, sonst keine Gravidität. Stuhl,
Urin o. B.

Am 7., 18., 29. Januar je eine Hochfrequenzsitzung. Danach frei von Beschwerden, fühlt sich wesentlich kräftiger und frischer.

Tarsalgie.

Pat. X. leidet seit einem Jahre an heftigen Schmerzen unter dem linken
Absatz, der ihn am Auftreten fast vollständig hindert. Das Röntgenbild ergibt
eine deutliche Spornbildung an der unteren Seite des Calcaneus. Da dem Pat.
von chirurgischer Seite Operation angeraten wird, unterzog er sich dieser. Heilung
glatt per primam. Indessen bestehen die gleichen Schmerzen weiter. Da in den
4 Wochen nach der Operation keine Besserung eingetreten ist, stellt sich Pat.
wieder vor. Die Narbe ist nicht druckempfindlich, nur wenn man senkrecht in
die Tiefe drückt, tritt heftiger anscheinender Periostschmerz auf. Gehen ist sehr
stark erschwert. Diathermiebehandlung: Pat. ist sofort schmerzfrei. Trotzdem am nächsten und übernächsten Tage keine Schmerzen aufgetreten sind,
erhält er noch je eine Sitzung. Wird geheilt entlassen.

Späterer Bericht: Beschwerden sind nicht wieder aufgetreten.

Coccygodynie.

Herr N., 1. Februar 12: Pat. hat 04 Gelenkrheumatismus gehabt, er leidet
öfter an Kreuzschmerzen, Brustschmerzen und Nesselsucht. Seit dem 8. Januar
bestehen heftige Schmerzen im unteren Teil des Kreuzes. Er kann sich kaum

bücken, ist beim Gehen behindert und hat besonders beim Sitzen heftige Schmerzen. Im übrigen fühlt er sich vollkommen gesund.

Beginn der Behandlung am 7. Februar. 2. Sitzung am 9. Februar. 3. Sitzung am 12. Februar. Nach der 3. Sitzung schmerzfrei und geheilt entlassen.

Fräulein B., 39 Jahre. 25. Juni 12. Vor 8 Tagen plötzlich mittags mit heftigen Schmerzen in der linken Schultergegend erkrankt. Vor 8 Jahren hatte Pat. schon einmal an Neuralgie an verschiedenen Körperstellen gelitten. Trotz Bettruhe, Aspirin und Pyramidon trat keine Besserung ein. Pat. ist in ihrer Beweglichkeit erheblich gehindert.

Behandlung mit Diathermie und Kondensatorelektroden. Nach der ersten Sitzung 2 Stunden schmerzfrei. Nach 4 Behandlungen beschwerdefrei entlassen.

Kommt nach 14 Tagen mit einem leichten Rezidiv wieder, welches auf 2 Bestrahlungen abheilt. Seitdem rezidivfrei.

Frau P., 23 Jahre. Pat. hat schon früher sehr viel an Kreuzschmerzen gelitten. Seit 3 Monaten bestehen jedoch heftige Schmerzen dauernd beim Stehen, Sitzen und Liegen. Im Krankenhaus ungebessert, Elektrisieren, Sitzbäder, Umschläge ohne Erfolg. Besonders beim Aufstehen und beim Gehen schmerzhaft, so daß sie nur vollständig gebückt gehen kann.

Diathermieapplikation, sakro-vaginal am 7. März. 8. März: Schmerzen danach etwas gebessert. Diathermie weiter.

Am 11. März: Wesentlich gebessert, keine eigentlichen Schmerzen mehr, nur noch unbestimmt vom Kreuzbein nach oben ausstrahlende Empfindungen.

Am 14. März: Kreuzschmerzen ganz verschwunden, nur ab und zu leichtes Ziehen, welches nur beim Sitzen auftritt, beim Gehen gar nicht. (Gravidität im 4. Monat.)

Im ganzen haben 20 Bestrahlungen stattgefunden. Geheilt entlassen.

Frau L., 66 Jahre. Am 30. April 12: Arthritis chronica et urica. Seit 16 Jahren Reißen. Voriges Jahr Dampfkastenbehandlung ohne Erfolg, jetzt hauptsächlich in den Ellbogen, Schultern, linker Hüfte, rechtem Knie Schmerzen. Pat. hat früher viel an Muskelrheumatismus gelitten. Herz, Stuhlgang o. B. Ab und zu Schwindel. Beim Gehen mitunter Atembeschwerden. Seit 2 Monaten kann sie sich nicht allein anziehen und kämmen. Bei jeder, auch geringer Bewegung, treten heftige Schmerzen auf. Pat. ist seit 4 Nächten vor Schmerzen schlaflos.

1. Mai 12: Nach der gestrigen ersten Behandlung mit Diathermie ist eine erhebliche Besserung eingetreten. Pat. hat zum ersten Male wieder gut geschlafen. Im ganzen 2 Sitzungen.

Stellt sich am 11. März 13 vollkommen geheilt wieder vor.

Herr P., Neuralgia radialis. Seit mehreren Monaten an Intensität zunehmende Schmerzen im linken Arm. Pat. muß jeden Abend ein heißes Handbad nehmen, um nachts einigermaßen schlafen zu können. Antineuralgika helfen nur wenige Stunden.

Diathermiebehandlung. Nach der ersten Sitzung vollkommen beschwerdefrei. Ohne Handbad gut geschlafen.

Nach 3 Sitzungen geheilt entlassen.

Weniger sichere Resultate habe ich bei Herpes zoster gesehen. Offenbar gelang es mit der Diathermie nicht immer, die tief gelegenen Spinalganglien, die ja vermutlich der Sitz der Affektion sind, zu erreichen. Vorübergehende Besserungen, stundenlanges absolutes Aufhören des Schmerzes und einige prompte Heilungen habe ich jedoch auch hier beobachtet.

Sehr schwierig gestaltet sich die Behandlung der Trigeminusneuralgie. Die anfänglich von mir versuchte Durchwärmung mittels Plattenelektroden hat weder am Ausbreitungsgebiet der Trigeminusäste noch von den Schläfen aus (Ganglium Gasseri) oder durch die Wangen hindurch ein therapeutisches Resultat ergeben. Ich wandte dann die Kondensatorelektroden auf der betreffenden Gesichtsseite an und habe in einer Reihe von Fällen hiermit schnelle Heilungen, in einer anderen nicht das geringste Resultat gefunden. Bei einer genaueren Prüfung ergab sich nun, daß die nicht reagierenden Fälle stets darüber klagten, daß die Schmerzanfälle durch mechanische Reizung der Mundschleimhaut ausgelöst wurden. Sprechen, mimische Bewegungen, Nahrungsaufnahme, Getränkaufnahme, Berührung einer bestimmten Stelle der Backenschleimhaut mit der Zunge wurden als auslösende Momente heftigster Schmerzanfälle von den Patienten bei näherem Ausfragen geschildert. Infolgedessen applizierte ich nun eine dünne, ohne weite Öffnung des Mundes einführbare Kondensatorelektrode aus Glas im Innern des Mundes und bestrich mit ihr, soweit ich sie erreichen konnte, die gesamte Schleimhaut der Wange, des Zahnfleisches, sowohl am Ober- wie am Unterkiefer, der Zunge, des Mundbodens, des Gaumens, nach Möglichkeit auch des Gaumensegels und die Tonsillengegend bis auf den Zungengrund. Diese Behandlung ist natürlich unangenehm, löst bei manchen Patienten Würgbewegungen, manchmal auch, besonders im Anfang, Schmerzanfälle aus, führt aber doch nach der zweiten oder dritten Sitzung bereits zur Gewöhnung des Patienten. Die Stromstärke muß so gewählt werden, daß keine heftigen Schmerzanfälle bei der Applikation ausgelöst werden. Der Patient gibt an, bis zu welcher Stromstärke kein heftiges Brennen durch die Berührung der Elektroden auftritt. Besonders vorsichtig muß man in bezug auf die Erwärmung der Elektroden sein. Die Kondensatorelektroden, besonders wenn sie dünn sind, werden schnell heiß und können im Mund, dessen Schleimhaut meist viel Hitze verträgt, leicht zu Blasenbildung führen, die ja keine bedeutende Schädigung des Patienten darstellt, aber doch vermeidbar ist. Man muß, besonders bei größerem Geräusch (Summen) der Applikation (stärkere Einstellung des Stromes) die Elektrode öfter kontrollieren und mit feuchter Watte abkühlen. Die Applikation muß längere Zeit, 10—15 Minuten, stattfinden, wobei Unterbrechungen zwecks Abkühlung der sich erhitzenden Glaselektrode wiederholt nötig sind. In einer Reihe von Fällen muß die intraorale und äußere Behandlung kombiniert werden. Mitunter wurden hiermit in 8—14 Tagen Resultate erzielt, andere Fälle erforderten eine monatelange Behandlung. Stets trat zum mindesten ein Aufhören der heftigsten Anfälle, Seltenerwerden auch der leichteren ein. Die mitunter fast völlig gehinderte Nahrungsaufnahme wurde ohne erhebliche Beschwerden ermöglicht, und nach Aussetzen der Behandlung wurden längere rezidivfreie Perioden erzielt. Auch spätere Rezidive waren oft leicht. In einzelnen Fällen wurde auch schon nach 2, 3 Sitzungen definitive Schmerzfreiheit erzielt. Ein Fall blieb gänzlich ungebessert.

Die Beeinflussung der Trigeminusneuralgie durch Diathermie läßt es nicht unwahrscheinlich erscheinen, daß für die Entstehung der Schmerzanfälle weniger eine Beeinflussung des vielleicht in großer Tiefe gelegenen Herdes der Erkrankung (Ganglion Gasseri oder intrakranielle Lokalisation) maßgebend ist, sondern daß von der Peripherie aus sowohl von der äußeren Haut wie von irgendeinem Teil der Mundschleimhaut aus durch mechanische Berührung oder durch Zerrung

und Dehnung (Sprechen, Saugen, Schlucken) der Schmerzanfall ausgelöst wird. Die Herabsetzung der Hyperästhesie durch die Kondensatorelektrodenbehandlung, die wir auch als juckstillendes und schmerz-
stillendes Mittel sonst kennen, bewirkt hier die mitunter definitive,
mitunter vorübergehende Besserung. Wird diese Hyperästhesie zentral
ausgelöst, so haben wir mit Rezidiven zu rechnen, die aber infolge
der Herabsetzung der peripheren Hyperästhesie nach der Behandlung
leichter und kürzer verlaufen und der gleichen therapeutischen Beeinflussung wiederum zugänglich sind. In schweren Fällen ist mitunter
die Berührung sowohl der Mundschleimhaut wie auch der äußeren Haut
außerordentlich schmerzhaft und löst gelegentlich einen heftigen
Anfall aus. Das kann natürlich auch eintreten, wenn man mit der Elektrode diese Berührung vornimmt. Hat man einen derartigen Fall
vor sich, so ist es zweckmäßig, den Strom erst einzuschalten und die bereits in Funktion befindliche Elektrode in Kontakt mit der Haut oder
Schleimhaut zu bringen. Immerhin muß man sich stärkeren Druckes
dabei enthalten und auch die Stromstärke so wählen, daß sie bequem
ertragen werden kann. Erst nach der Applikation während einer gewissen Zeit kann man dann die Stromstärke steigern und ungehindert
die Behandlung zu Ende führen. Es ist im allgemeinen nicht zweckmäßig, zu dünne Elektroden zu verwenden (wegen der schnellen Erhitzung). Wenn aber die Patienten, was nicht selten ist, den Mund nicht
zu öffnen wagen, so kann man auch bei fast ganz geschlossenem Munde
eine dünne Glaselektrode mit einiger Vorsicht einführen. Meistens
haben Patienten, die an so schweren Neuralgien leiden, schon eine mehr
oder weniger große Zahl von Zahnextraktionen durchgemacht, weil die
Schmerzen anfänglich häufig auf Zahnschmerzen zurückgeführt werden,
und ich kenne Fälle, denen sämtliche Zähne extrahiert worden sind,
ohne daß auch nur die geringste Besserung dadurch erzielt wurde.
Durch die eventuellen Zahnlücken hindurch läßt sich daher auch die
Zunge, der Mundboden und der Gaumen zugänglich machen. Gelegentlich, und zwar nichr selten, besteht auch eine Hyperalgesie der Nasenschleimhaut, und es können von hier aus neuralgische Anfälle ausgelöst werden (beim Niesen oder Schnauben). Man kann hier auch
mit geeigneten dünnen knieförmig abgebogenen Röhrchen einen großen
Teil der Nasenschleimhaut, besonders das Septum und den Nasenboden,
der Behandlung zugänglich machen. Ein Teil meiner Fälle kam, nachdem Alkoholinjektion, Röntgenbestrahlungen, Wurzelresektionen,
Ganglionexstirpationen, Kieferoperationen erfolglos ausgeführt worden
waren, zur Behandlung. Wirkliche Heilungen habe ich bisher nur in
leichteren frischen Fällen regelmäßig, in mittelschweren häufig,
Besserungen jedoch fast stets gesehen.

Auch in schweren Fällen (Fall 6) habe ich schnelle Heilungen erzielen können, falls sie noch nicht operiert waren. Operationsnarben
haben den Erfolg stets beeinträchtigt; meist sind diese Narben hyperalgetisch und bleiben es lange trotz der Therapie; von ihnen aus werden
häufig Anfälle ausgelöst. Durch konsequente Durchführung der Behandlung erzielt man jedoch auch hier schließlich bedeutende Besserungen.

¹) Frau W. 11. XI. 07. Seit 2¹/₂ Jahren im Anschluß an Influenza im Wochen-
bett starke Gesichts- und Kopfneuralgie. Der geringste Luftzug löst heftige
Schmerzen aus. Die Anfälle sind unregelmäßig, aber häufig. Hochfrequenzbehandlung. Nach 2 Sitzungen 14 Tage vollständig frei, dann ab und zu leichte
Beschwerden. Am 9. I. 08: Wieder der erste stärkere Anfall. Hochfrequenztherapie, seitdem dauernd geheilt.

²) Fräulein B., 68 Jahre, seit 25 Jahren fast dauernd anfallsweise Schmerzen
in der rechten Kopfhälfte. Höhenluft, Aspirin, Opium erfolglos. Pyramidon mit
Morphium helfen stundenweise. Fester Druck lindert die Beschwerden etwas.
Heiße Tücher und Kälteapplikation helfen nicht. Vor 4 Jahren hatte sie einen
sehr schweren Anfall, der 10—12 Tage dauerte und dauernd mit Aspirin und
Morphium bekämpft werden mußte. Danach trat eine Periode der Besserung ein.
Pat. war bis zum 18. Juni 11 schmerzfrei. Seitdem besteht das Reißen dauernd,
mitunter ist sie ¹/₂ Stunde oder 1 Stunde lang schmerzfrei. Wenn sie eine Morphium-
injektion erhält, bleibt sie ¹/₂ Tag frei. Pyramidon mit Morphium zusammen,
abends verabreicht, helfen bis zu Mittag des nächsten Tages.

Zur Zeit der Untersuchung am 4. Juli 11: Pat. ist augenblicklich schmerzfrei.
Bis vor 1 Stunde hatte der letzte Anfall bestanden. Die Haut ist sehr empfindlich.
Bewegung der Haare verursacht Schmerzen.

Einleitung der Hochfrequenzbehandlung. Nach der 1. Sitzung waren die
Schmerzen nicht so andauernd, Pat. war stundenlang frei, die Anfälle dauerten
nur etwa 5 Minuten. Sie nahm nachts aus Vorsicht Pyramidon und Morphium,
weil sie Ruhe haben wollte. Am nächsten Morgen war sie bis gegen Mittag vollkommen frei, dann traten wieder starke Schmerzen auf.

Am 5. Juli wurde die 2. Sitzung gegeben. Seitdem ist nur noch ab und zu
leichtes Zucken, kein heftiger Schmerz mehr aufgetreten. In der Nacht nur einmal
5 Minuten lang leichter Schmerz, sonst hat sie ohne Mittel durchgeschlafen. In
der nächsten Zeit noch ab und zu ein Muckern oder kurzes Zucken. Im übrigen
heil geblieben. Die Hochfrequenzbehandlung wurde noch 5 Wochen fortgesetzt.

³) Herr L., 56 Jahre. Seit 1 Jahre leidet Pat. an allmählich immer heftiger
werdenden Anfällen neuralgischer Schmerzen im ersten und zweiten linken Trige-
ninusast.

Am 29. April wird Ionotherapie mit Kokain versucht. Danach war er 1 Tag
schmerzfrei. Dann treten aber die Schmerzen heftiger auf.

Unter Hochfrequenzbehandlung tritt allmählich Besserung ein, so daß er
nach 6 Wochen schmerzfrei aus der Behandlung entlassen werden kann.

⁴) Frau B., 29. August 07. Seit Jahren Nervenschmerzen an verschiedenen
Körperteilen, hauptsächlich im Gesicht, im Gebiet des zweiten Trigeminusastes.
Fast nie ganz frei davon. Häufig wird sie vor Schmerzen beinahe ohnmächtig.
Aspirin, Pyramidon und ähnliche Pulver helfen nur kurze Zeit. In den letzten
5 Tagen trat regelmäßig bei Benutzung des Irrigators ein intensiver Schmerzanfall von 20 Minuten Dauer, der mit geringerer Intensität den ganzen Tag bestehen
blieb, ein. Beim Liegen wird es etwas besser.

Pat. erhielt am 29. August 07, am 31. August sowie am 2. September und
4. September je eine Sitzung, im ganzen 4. Nach der 3. Sitzung war sie beschwerdefrei.

Letzter Bericht 11: Schmerzen sind nicht wieder aufgetreten.

⁵) Fräulein A., 52 Jahre, 31. Dezember 07. Pat. gibt an, daß sie stets nervös
war und an Neuralgie und Zittern am Körper litt. Auch Weinkrämpfe traten
gelegentlich auf. Vor 11 Jahren erkrankte sie plötzlich in Meran an Trigeminusneuralgie. Sie wachte eines Morgens auf und konnte die Zähne nicht mehr auseinander bekommen. Der Mund war krampfartig geschlossen. Es bestanden furchtbare Schmerzen. Das Gesicht war verzerrt. Danach traten 30—40 mal am Tage
Anfälle auf, die eine Sekunde dauerten. Jede Bewegung löst Anfälle aus. In
absoluter Ruhe konnte sie sie eine Zeitlang unterdrücken. Schlaf war schlecht.
Nacht mitunter durch die Schmerzen auf. Die erste Anfallsperiode dauerte vier
Monate mit geringen Unterbrechungen. Danach 10 Jahre Ruhe.

Seit Oktober 06 bis Februar 07 wieder ununterbrochene Anfälle. Von Februar
bis Oktober 07 wieder Ruhe. Im Oktober traten die Anfälle wiederum ununterbrochen auf. Kochsalz-Antipyrin-Einspritzungen, Elektrisieren erfolglos. Beim

Essen furchtbare Qualen, so daß sie in ihrer Ernährung erheblich heruntergekommen ist. Schmerzen sind so heftig, daß die Pat. laut aufschreit.

1. Sitzung am 31. Dezember 07. Bis zum Abend keine Besserung, indessen war die Nacht gut. Am nächsten Morgen deutliche Erleichterung vorhanden. Auch am 2. Januar 08 bestanden nur geringe Schmerzen. Am 3. waren wieder mehr Schmerzen vorhanden. Steifheit und Lähmungsgefühl in der Backe soll geringer sein.

Nach der 4. Sitzung am 7. Januar trat noch ein leichterer Anfall am Abend auf, dann war sie bis zum 9. abends vollkommen frei. Die Spannung ist seit dem 3. Januar vollkommen verschwunden. Am 11. Januar hat sie zum ersten Male Mittag ganz ohne Beschwerden gegessen. Pat. gibt an, auf der erkrankten Seite viel an Speichelfluß zu leiden und salzigen Geschmack zu haben (auch früher bei den Anfällen). Seit der Behandlung sind diese Erscheinungen sehr viel geringer geworden und treten nur noch ab und zu auf.

Am 14. Januar treten wiederum leichte Schmerzen auf, aber ohne Steifheit. Im ganzen ist aber eine erhebliche Besserung vorhanden. Die Kur wird fortgesetzt. Im Laufe der nächsten Wochen treten noch ab und zu leichte Schmerzanfälle auf, die Krampferscheinungen sind nicht mehr beobachtet worden. Speichelfluß, salziger Geschmack ebenfalls gebessert. Anfang Mai wird sie vollständig geheilt entlassen.

Bericht Ostern 1912: Dauernd beschwerdefrei gewesen.

[6]) Frau X., 44 Jahre alt. Seit dem 15. Lebensjahr die ersten Schmerzanfälle. Seit 15 Jahren schwerere Abfälle, so daß 1906 der I. und II. Ast exzidiert wurde. 1909 Alkoholinjektion. April 1912 nochmalige Alkoholinjektion. Trotzdem seit August 1912 besonders schwere Anfälle, die sich bis März 1913 noch steigern, so daß Patientin sich nur flüssig nähren kann. Die l. Wange ist stark gerötet und etwas geschwollen. Jede mimische Bewegung wird vermieden. Sämtliche Zähne der linken Oberkieferhälfte sind vor Jahren extrahiert worden. Ab und zu ein bis zwei Tage besser: d. h. Schmerzen mäßig, heftige Anfälle nur beim Essen.

7. III. 13. Heute 8 schwere Anfälle, einige Minuten bis über eine volle Stunde dauernd. Leichte Schmerzen ununterbrochen. Morph. ohne Erfolg (regt auf und macht Erbrechen).

8. III. Wegen bevorstehender Menses heut besonders schlecht. So heftige Anfälle, daß Patientin schreien muß. 1. Sitzung. Unmittelbar danach fast schmerzfrei.

9. III. Hat ohne jedes Mittel die ganze Nacht durchgeschlafen, zum ersten Male seit vielen Monaten, da sonst Angstgefühle wegen der Schmerzanfälle den Schlaf stören. Meist löst das Aneinanderlegen der Lippen nach dem Einschlafen sofort einen Anfall aus; im wachen Zustande vermeidet Pat. dies durch willkürliches Offenhalten des Mundes.

Im Lauf der weiteren Behandlung ist kein einziger Schmerzanfall mehr aufgetreten, nur leichte, nicht schmerzhafte Zuckungen. In den ersten 10 Tagen macht sich eine erhöhte psychische Inkontinenz bemerkbar. Pat. weint leicht. Sie hat vermutlich ihre Ursache darin, daß die fortwährenden Schmerzen früher eine dauernde Spannung unterhielten.

20. III. Behandlung ausgesetzt.

25. III. In den letzten Tagen nur ab und zu Nervenzuckungen neben der Nase und leichtes Spannungsgefühl in der Wange (Ödem noch unverändert). Patientin ißt sämtliche Gerichte, bedient sich jedoch des Mastikators wegen der vielen Zahndefekte. Seit der ersten Sitzung kein Medikament oder Schlafmittel genommen. Schlaf dauernd gut. Allgemeinbefinden vorzüglich.

Die motorischen Störungen der peripheren Nervenfunktion sind ebenfalls der Hochfrequenzbehandlung in weitgehendem Maße zugänglich. Die sekundären Atrophien bei Gelenkaffektionen habe ich schon erwähnt und ihre gute Beeinflußbarkeit durch Hochfrequenzapplikation in Gestalt der indirekten Funkenreizung hervorgehoben. Die Prognose bezüglich der durch Nervenerkrankung bedingten Atrophien hängt von der Natur dieser Erkrankung ab. Ist z. B., wie bei

manchen infantilen Peroneallähmungen, vollkommene Atrophie eingetreten, so ist von einer Regeneration keine Rede mehr. Auch die Fälle
mit schwerer Entartungsreaktion scheinen eine ungünstige Prognose
zu geben, wenngleich mein diesbezügliches Untersuchungsmaterial
zur Entscheidung dieser Frage nicht ausreicht. Ich habe häufig gefunden, daß Muskeln, welche auf faradische und galvanische Ströme
nur noch minimal und bei großen Stromstärken reagieren, mittels in-
direkter Funkenreizungen (Technik siehe Seite 75) noch zu wesentlich
energischeren Kontraktionen gebracht werden konnten. Diese Hochfrequenzkondensatorentladungen sind offenbar eins der kräftigsten
Reizmittel, welche wir zur Hervorbringung von Muskelkontraktionen
besitzen. Ist die Atrophie noch nicht weit vorgeschritten, so erreichen
wir zweifellos durch derartige Muskelreizungen mittels Hochfrequenz
ganz erheblich schnellere Fortschritte als mit faradischen oder galvanischen Strömen. Ich habe auch z. B. bei frischen Fazialislähmungen
stets in den ersten Tagen des Bestehens mit den Muskelübungen begonnen mittels Elektrorhythmik (vgl. Seite 197) und komplette Wiederher-
stellung der Funktion gefunden. In manchen Fällen tritt dies auffallend
rasch ein, in anderen Fällen dauert sie ebenso Monate bis zum völligen
Ausgleich wie auch bei den anderen Stromarten. Die bei zentralen und
allgemeinen Erkrankungen (Tabes) auftretenden Veränderungen der
Muskelerregbarkeit und Funktion werden wir bei diesen besprechen.
Ich möchte hier nur erwähnen, daß ich auch einige Fälle von pro-
gressiver Muskeldystrophie behandelt habe. Entsprechend den
Vorstellungen, daß das ätiologische Moment dieser Erkrankung entweder
im Zentralorgan oder in den Muskelzellen selbst zu suchen ist, habe
ich sowohl die Muskelpartien direkt durchwärmt und durch indirekte
Funkenapplikation zur Kontraktion gebracht als auch das Rückenmark in den entsprechenden Abschnitten diathermiert. Die Resultate
einer derartigen, meist nur wenige Wochen durchgeführten Kur waren
wenig ermutigend. Allerdings ist im Verlauf von $1^1/_2$ Jahren in einem
länger in meiner Beobachtung gebliebenen Fall eine Verschlechterung
des Status gegenüber den nicht behandelten Muskelgruppen nicht eingetreten. Es schien sogar eine Zeitlang eine leichte Besserung zu bestehen. Aber ein sicherer Erfolg ist bisher nicht erzielt worden. In
einem weiteren Fall ist im Verlauf von 3 Jahren trotz fast kompletter
Atrophie des Schultergürtels und des größten Teils der Armmuskeln
durch konsequente Behandlung mit Diathermie und Elektrorhythmik
eine geringe Schreibfähigkeit bis heute erhalten geblieben. Vielleicht ist
in solchen Fällen eine sehr protrahierte und möglichst auf die Gesamt-
muskulatur des Körpers und das ganze Rückenmark auszudehnende
Behandlung notwendig. Bei dem infausten Charakter dieser Erkrankung
dürfte eine ausgiebige Erprobung der zumindest als unschädlich erwiesenen
Diathermie in größerem Maßstabe anzuraten sein. Immerhin unterliegt
es keinem Zweifel, daß die Aussichten für die Erreichung eines Stillstands
günstiger sind, je früher mit der Behandlung begonnen werden kann.

Dies gilt in noch viel höherem Maße von der Diathermiebehandlung
der Kinderlähmung. Nach neueren Vorstellungen scheinen die auf-

tretenden Lähmungserscheinungen nicht von vornherein durch degenerative zentrale Prozesse bedingt zu sein. Vielmehr spielen die im Anfang der Erkrankung auftretenden entzündlichen Ödeme der Meningen zweifellos die Hauptrolle, nicht nur für die motorischen Ausfallserscheinungen, sondern auch für die sensiblen Reizerscheinungen, vielleicht weniger der Druck der entzündlichen Infiltrationen und des Ödems des Rückenmarks selbst, sondern eher der die austretenden Nervenfasern selbst komprimierende und die Zirkulation stark behindernde Einfluß des meningealen Ödems, insbesondere seine Einwirkung auf die Ganglien, scheint hier die Hauptrolle zu spielen. Nun kennen wir aus zahlreichen Beispielen der Klinik und des Experiments die außerordentlich stark dekongestionierende und die Zirkulation normalisierende Wirkung der Diathermie, und so ist es erklärlich, daß die Frühbehandlung der spinalen Kinderlähmung nicht nur zu einem wesentlich kürzeren und milderen Verlauf der Erkrankung führt, sondern die Einleitung der Diathermie häufig mit einem Schlage das Krankheitsbild ändert. Setzt die Behandlung nach dem Entstehen irreparabler Schäden ein, so sind die Erfolge wesentlich beschränkter. So berichtet Picard über 10 Fälle, in denen er „schlagartig eintretende funktionelle Besserung schon nach wenigen Sitzungen, auffallenden Rückgang der Schmerzhaftigkeit der peripheren Nervenstämme bei zentraler Durchwärmung, und selbst in Fällen, die anfänglich nicht zweifellos frei angesprochen hatten, überraschend weitgehende Besserung und völlige Abheilung" beobachtet hat. Eine Schädigung wurde in keinem Falle erlebt.

Für die Erklärung der Heilresultate kommt aber noch ein anderer Faktor vermutlich als sehr wesentlich in Frage. Die von Picard angewandte Technik der angeblich longitudinalen Anwendungsmethode, bei der eine Elektrode am Nacken, die zweite über dem Kreuzbein angelegt wird, läßt es nämlich sehr zweifelhaft erscheinen, ob hierbei überhaupt nennenswerte Diathermieströme in den Rückgratskanal hineingelangen (siehe allgemeine Technik). Bei dieser Methode wird m. E. lediglich die Haut, das Unterhautzellgewebe und allenfalls die Muskelschicht durchwärmt. Allerdings bedeutet eine solche 15 Minuten dauernde Durchwärmung für den kleinen Körper eines Kindes eine recht große diathermische Energiezufuhr, und wenn auch ihr Eintritt in das Rückenmark mir bei dieser Technik höchst unwahrscheinlich erscheint, so wird doch der Körper des Kindes im allgemeinen einer außerordentlich kräftigen diathermischen Wirkung dabei unterworfen. Es kommt also mit großer Wahrscheinlichkeit für die Erklärung des diathermischen Erfolges der Kinderlähmung im wesentlichen eine Allgemeinwirkung der Diathermie in Frage, und zwar unter verschiedenen Gesichtspunkten. Zunächst ist bei ihrer Applikation am Thorax entsprechend der Lage des zu behandelnden Zentralorgans eine sehr intensive Beeinflussung der Zirkulation unvermeidlich durch Wirkung auf Herz und große Gefäße, sowie die Lunge, besonders bei transversaler Applikation. Dazu kommt die erhebliche Wärmezufuhr, welche als eine Art künstliches aseptisches Fieber die Kampfreaktion des Organismus gegen die Infektion wesentlich unterstützt, endlich, als der vielleicht wichtigste Faktor, die Auslösung vermehrter Alexin- resp. Antikörper-bildung, die wir bei vielen Infektionskrankheiten als Folge diather-mischer Allgemeinbehandlung auftreten sehen, und die vermutlich auf eine Stimulierung der Zellfunktion der hierfür in Frage kommenden Zellkategorien zurückzuführen ist.

Es ist eine von mir schon wiederholt aufgestellte Forderung, die Diathermie bei allen akuten Infektionskrankheiten als wesentlichste Therapie in Form kräftiger Durchstrahlungen größerer Körperabschnitte, insbesondere der Brustorgane, der Milz und der Leber, anzuwenden. Ein Beweis für ihre Wirksamkeit liegt in der sofortigen schnellen Besse-rung des Allgemeinbefindens, wie sie bei Pneumonie (S. 156), Keuch-husten und, wie eben geschildert, auch bei der spinalen Kinderlähmung bereits beobachtet worden sind. In allen Fällen, in denen die Diathermie bei Infektionskrankheiten bisher angewendet worden ist, fällt der leichtere Verlauf der Erkrankung, die Abkürzung der Krankheits-dauer und das Ausbleiben von Krankheitsresiduen auf (vgl. Diphtherie-herz S. 120).

Von den nervösen motorischen Reizerscheinungen habe ich Gelegen-heit gehabt, den Tic convulsif des Facialis in zwei Fällen ohne jeden Erfolg zu behandeln. Dagegen sind choreatische Erscheinungen der Behandlung durchaus zugänglich.

Myoklonie.

Pat. S. leidet seit Jahren an fast dauernden Zuckungen des rechten Armes und der rechten Schulter, so daß er in seinem Beruf erheblich gestört ist und psychisch leidet. Daneben schlechter Schlaf, abends Beängstigungen, Gespenster-sehen, wenig Appetit. Sprache erheblich gestört (Stottern und Stocken), während sie früher normal war.

Diathermiebehandlung im März 12 in 10 Sitzungen. Danach völlige Be-seitigung aller Beschwerden.

Nachkontrolliert am 11. März 13. Die Beschwerden waren in der Zwischen-zeit vollständig geschwunden. Die Beängstigungen sind dauernd fortgeblieben, Schlaf gut, Appetit gut, Sprache normal. Jedoch tritt nach Aufregungen noch leichte Neigung zu Muskelzuckungen ein, indessen ganz wesentlich geringer als früher. Die Bewegungen sind so gering, daß sie der Umgebung nicht mehr auf-fallen und den Pat. nicht mehr stören. Weitere Behandlung erschien unnötig.

Pat. D., 31 Jahre. Paralysis agitans. Dauernd Zuckungen im Gesicht, Nacken und Oberkörper, welche bei willkürlichen Bewegungen geringer werden, zeitweise ganz aufhören, in der Ruhe jedoch sofort wiederkehren. Beginn der Diathermie-behandlung am 9. VIII. 12. Am 16. VIII. nach 3 Behandlungen Zuckungen besser geworden. Kam am 22. X. wieder. Vom 22. X. bis 12. XI. noch 10 Sitzungen. Danach beschwerdefrei entlassen; nur noch geringe Zuckungen im Mundwinkel ab und zu.

Auch die Chorea minor bei Kindern ist ein äußerst dankbares Feld der Behandlung. Offenbar kommt hier der sedative Einfluß der allgemeinen Hochfrequenzapplikation deutlich zur Erscheinumg.

Ich schließe hier die Besprechung der zentralen Erkrankungen an. Ich habe 8 Fälle von Epilepsie mit Diathermie und Solenoidbehandlung beobachtet. Die Fälle von Jacksonscher Epilepsie haben stets in günstigster Weise reagiert. Da mitunter der Haarwuchs ein sehr kräf-tiger ist, bin ich bisher, besonders in schwereren Fällen, auf keinen Widerstand gestoßen, an der durch die Untersuchung als Ort der Auslösung bestimmten Stelle die Kopfhaut zu rasieren. Dies ist die Vorbedingung für eine wirksame und intensive Diathermierung, die schon nach wenigen Applikationen, mitunter sogar schon nach der ersten, zu einem Sistieren und wesentlichen Abschwächen der Anfälle führte. Bei der spontan zu unregelmäßigem Auftreten neigenden Erkrankung ist natürlich aus diesen wenigen Fällen nichts Definitives zu schließen. Aber die durchweg günstigen Ergebnisse bei diesen sowie den anderen Formen der Epilepsie regen doch sehr zu einer weiteren Prüfung der Frage an. Es ist nicht denkbar, daß durch eine oder wenige Diathermierungen des Schädels, wenngleich die Tiefenwirkung der Diathermie ja eine erhebliche ist (siehe Seite 95), eine Resorption von Callus oder Narbengewebe stattgefunden hat. Wohl aber kann die hochgradige Hyperämie und ödematöse Durchtränkung eine Niveaudifferenz der inneren Wand der Schädelhöhle schnell herbeiführen und so zu einer Verteilung des Druckes auf größere Flächen und mithin zu dessen Abschwächung oder einer polsterartigen Wirkung führen. Vielleicht kommt auch die dekongestionierende Wirkung auf die unter dem dauernden Druckreiz stehenden Hirnhaut- und Hirnpartien direkt in Frage. Die spasmolytische Wirkung der Diathermie läßt sich an Gefäßwänden oder im Krampfzustand befindlichen Skelettmuskeln direkt verfolgen.

Zwei Fälle von Syringomyelie habe ich bisher je 3 Wochen zu behandeln Gelegenheit gehabt, kann aber ebenfalls, da keine Nachbeobachtung möglich war, nicht über einen Erfolg oder Mißerfolg urteilen. Während der Behandlung habe ich nur ein Verschwinden der spontanen Schmerzen gesehen und die sehr interessante Beobachtung gemacht, daß die für die gewöhnlichen thermosensiblen Untersuchungsmethoden unempfindlichen Hautpartien die Diathermiewärme deutlich spüren, und zwar schon bei Hauttemperaturgraden zwischen 30 und 45°. Die Patienten unterschieden deutlich leichte Erwärmung, stärkeres Brennen und Stechen.

Bei Akroparästhesien und Hyperalgesien kommt es in hohem Maße auf eine exakte Diagnose an. Beruhen diese auf (meist arteriosklerotischen oder toxischen) Zirkulationsstörungen, so erfordern sie die Behandlung, die ich oben bei der peripheren Arteriosklerose besprochen habe. Beruhen sie dagegen auf nervöser Grundlage, so muß man eine andere Technik wählen. Die angiospastischen Formen reagieren günstig auf die direkte Diathermierung, während die auf Herabsetzung oder Lähmung der Nervenleitung beruhenden Störungen eine mehr stimulierende Behandlung mittels der Kondensatorelektrode benötigen. Die Fälle von Reynaudscher Erkrankung sind bereits als für die direkte Diathermierung geeignet besprochen worden und reagieren meist weniger auf lokale als auf allgemeine Beeinflussung der Zirkulation bzw. der Gefäßinnervation. Am zweckmäßigsten verwendet man hier das Kondensatorbett neben lokaler Diathermie. Die Hyperalgesien, welche z. B. in der bekannten bei Musikern häufigen Form des sog. Durchspielens der Fingerspitzen auftreten, beruhen wohl auf einer mechanisch erzeugten Entzündung der Nervenendapparate. Sie stellen ein äußerst dankbares Feld für die Behandlung dar. Es hat sich mir die kombinierte Behandlung einer lokalen Durchwärmung der Fingerspitzen mit Metallelektroden und minimalen diathermischen Stromstärken mit daran anschließender Applikation von Kondensatorelektroden bei Stromstärken, welche bis zur Toleranzgrenze allmählich gesteigert werden, am besten bewährt. Die Erfolge sind nach der ersten Sitzung bereits deutlich und meist nach 2 bis 3 Sitzungen definitiv.

Ganz besonders indiziert ist die Diathermie bei der Behandlung toxischer Lähmungserscheinungen, insbesondere nach Infektionen. Als Beleg führe ich einen Fall postdiphtherischer Intoxikation an, die mit Regelmäßigkeit in relativ kurzer Zeit zu beseitigen sind.

Fünf Wochen nach einer überstandenen Diphtherieinfektion erkrankt Patient an allgemeinem Lähmungserscheinungen, Akkommodationsstörung, Sprachlähmung, Herzkrämpfen, Kniegelenkerguß und hochgradiger Schwäche. Nach $5^1/_2$ Monaten, bei Beginn der Diathermiebehandlung bestehen noch leichter Kniegelenkerguß und ausgesprochene Herzkrämpfe, hochgradige Schwäche in Rumpf, Armen und Beinen, sowie Incontinentia urinae.

Patient muß während der Untersuchung sitzen, kann Messer und Gabel beim Essen nicht benutzen. Tachykardie 150. Hochgradige Anämie. Oberkörper gebeugt. — Nach vierwöchiger täglicher Diathermierung besteht noch taubes Gefühl im linken Unterschenkel. Sensibilität sonst normal. Kraft wiedergekehrt, ißt mit Messer und Gabel, sitzt gerade; Herzkrämpfe sind seit den ersten Sitzungen nicht mehr aufgetreten. Es besteht jedoch noch Schlaflosigkeit sowie am Tage Inkontinenz und Herzklopfen. In den nächsten 14 Tagen empfindet er Miktionsdrang, am Tage ca. 10 Miktionen, nachts 3—4 mal. Nach im ganzen sechswöchiger Behandlung sind alle Lähmungserscheinungen geschwunden. Geheilt entlassen.

Die leichteren Fälle von postdiphtherischer toxischer Herzneurose schwinden zumeist in wenigen Sitzungen.

<h2 style="text-align:center">7. Kapitel.</h2>

<h2 style="text-align:center">Zentrale nervöse Erkrankungen.</h2>

Wir kommen nunmehr zur Besprechung der zentralen Zirkulationserkrankungen. Die Arteriosklerose des Gehirns kann unter sorgfältiger Würdigung des Gesamtzustandes des Patienten wohl in den meisten Fällen mit großer Sicherheit diagnostiziert werden. Der bekannte Symptomenkomplex des Kopfdruckes, der Erschwerung der Konzentrationsmöglichkeit, Vergeßlichkeit, Schwindel, Benommenheit, Schlaflosigkeit, Stimmungsveränderungen, ev. Sprachstörung im Zusammenhang mit sonstigen zu entdeckenden arteriosklerotischen Veränderungen, vorgeschrittenem Alter der Patienten, Lues in der Anamnese usw. genügen zumeist zur Stellung der Diagnose. Meist zeigt die Untersuchung des Blutdruckes eine dauernde Erhöhung desselben, und wir müssen uns auch hier der früher betonten Regel erinnern, die Ursache dieses hohen Blutdruckes zu eruieren. Wir können zunächst rein symptomatisch die Arteriosklerose des Gehirns der Hochfrequenzbehandlung unterwerfen, indem wir den Kopf des Patienten im Innern des Kopfsolenoids (Abb. 30) einschließen. Sitzungen von 10—20 Minuten Dauer und 5—10 Ampere Stromstärke jeden 2. Tag genügen für leichtere Fälle. Aber damit allein wird zumeist nur ein palliativer Erfolg erzielt, und ich habe es mir daher zur Regel gemacht, stets derartige Patienten, die meist schon zur Zeit der Behandlung, immer aber früher oder später auch Zeichen anders lokalisierter Arteriosklerose aufweisen, in bezug auf ihr gesamtes Zirkulationssystem in Behandlung zu nehmen. Ich verweise diesbezüglich auf das im Kapitel der Arteriosklerose auf Seiten 116 ff. bezüglich der Technik Besprochene. Hat man den Eindruck, daß eine schnelle Entlastung der zerebralen Kongestion notwendig ist, so ist die Diathermierung der unteren Extremitäten (Zweizellenbad) oder des Splanchnicusgebietes indiziert. Handelt es sich dagegen um ischämische Zustände des Gehirns, so würde man hierdurch den Patienten eher schädigen, und es empfiehlt sich daher hier, die Diathermierung von Schläfe zu Schläfe oder von Stirn zu Nacken vorzunehmen. Man kann in vielen Fällen sofortige Besserung erzielen, die Patienten geben unmittelbar nach der Sitzung an, daß sie sich frei im Kopfe fühlen, daß Schwindel und Kopfdruck verschwunden sind. Nicht selten ist die Nacht unmittelbar nach einer solchen Sitzung die erste seit langer Zeit, in der sie ohne Schlafmittel normal durchschlafen. Auch der häufig bestehende senile oder nervöse Pruritus schwindet ohne jede Lokaltherapie.

Wendet man Schläfenelektroden an, so eignen sich die auf Seite 45 beschriebenen runden Plattenelektroden von 4 cm Durchmesser. Wenn die Behaarung bis weit auf die Schläfe herunterreicht, so muß man für sehr gute Durchfeuchtung Sorge tragen oder rasieren. Eine Stromstärke von 200—300 Milliampere ist für diese Applikation schon reichlich stark und wird nur kurze Zeit vertragen. Das hängt aber von dem Schläfendurchmesser ab. Jedenfalls muß man die Stromstärke so weit steigern, daß zwar die Schläfenhaut nicht übermäßig erwärmt wird, andererseits aber der Patient im Kopf ein eigentümliches Druckgefühl bekommt, welches regelmäßig bei einer gewissen Stromstärke angegeben wird. Es schadet auch nichts, wenn sich dieses Druckgefühl bis zum Schmerz steigert, und die Patienten sagen, sie hätten das Gefühl, als ob ihnen der Kopf platzt. Wendet man geringere Stromstärken an, so ist der therapeutische Erfolg nicht ausreichend. Indessen werden diese Sensationen ohne wesentliche Beschwerden ertragen, besonders wenn die Patienten an die Behandlung gewöhnt sind und man sie vorher darauf aufmerksam gemacht hat. Mit dem Moment, wo man den Strom unterbricht, hört der Druckschmerz auf, und die Patienten haben in wenigen Sekunden das Gefühl der Befreiung. Wenn sie vorher einen benommenen Kopf hatten und über Schmerzen klagten, geben sie zumeist an, jetzt vollkommen frei zu sein.

Wenn man die etwas größere Stirnelektrode (4 × 6,5 cm) und eine ebenso große Nackenelektrode anwendet, so muß die Stromstärke natürlich gesteigert werden. Aber wegen der Wölbung der Stirn ist eine Kontaktapplikation selbst mit dickeren Zwischenlagen sehr schwierig, so daß hierin eine Beschränkung der erreichbaren Stromintensität liegt. Kommt man nicht auf 1000 Milliampere wegen lokalen Stechens in der Stirn, besonders an den Tubera, so muß man mit niedrigeren Stromstärken entsprechend länger diathermieren. Am günstigsten ist es, wenn die Patienten eine Glatze haben, so daß man die Nackenelektrode höher oben am Hinterkopf anlegen kann. Dann sind die therapeutischen Resultate meistens besser.

In leichteren Fällen von arteriosklerotischer Insomnie kommt man mit der Behandlung des ganzen Körpers im Solenoid aus, und diese Behandlungsart ebenso wie das Kondensatorbett sind für die neurasthenischen sowie für die nervösen Formen der Insomnie die geeignetsten Methoden, soweit es sich um Patienten mit hohem Blutdruck handelt. Bei niedrigem Blutdruck leistet oft eine einmalige Duschenbehandlung des Kopfes und Rumpfes Vorzügliches, wenn man die andere Elektrode an eine Metallelektrode anschließt, auf welcher der Patient mit bloßen Füßen steht. Bei Psychose dagegen ist die lokale Kopfbehandlung mit Platten- oder Kondensatorelektroden wirksam.

Insomnie.

Herr S., 69 Jahre. Polyzythämie, Plethora, Kongestionen im Gesicht, starke Acne rosacea und beginnendes Rhinophym. 07 im Anschluß an ein heißes Bad in Kissingen vor 5 Jahren Kongestion nach dem Kopfe. Seit derselben Zeit schlaflos. Am Tage wenig Schlaf, nachts auch kaum. Eine Tablette Veronal versagte häufig. In letzter Zeit schlief er trotz Schlafmitteln in vielen Nächten gar nicht. Seit derselben Zeit Diabetes; zeitweise frei.

Am 13. August 1. Sitzung. Danach nachts Schlaf ohne Schlafmittel, allerdings nicht sehr fest. Am Nachmittag auch 1 Stunde. Er hat nachts viel geträumt und zum ersten Male seit Monaten Erektion beobachtet, fühlt sich elastischer.

14. August: 2. Sitzung. Danach ohne Schlafmittel fast durchgeschlafen.

15. August: 3. Sitzung.

16. August: 4. Sitzung. Danach so gut wie lange nicht geschlafen. Um $^1/_2 10$ zu Bett, bis $^1/_2 3$ durchgeschlafen, dann 1 Stunde wach und bis $^1/_2 7$ Uhr durchgeschlafen.

17. August: 5. Sitzung. Aus der Behandlung entlassen. Reist auf 5 Wochen ab.

Bericht am 22. Oktober: Pat. stellt sich als geheilt wieder vor. Schlaflosigkeit war nicht mehr aufgetreten.

Frau G., 4. XI. 07, 48 Jahre. Insomnie seit ca. 2 Jahren. Schläft abends leicht ein, erwacht nach 1 Stunde. Das Leiden begann im Anschluß an einen Herzschwächeanfall in Franzensbad. Vor Eintritt der Menses häufig starke Aufregung und Schlaf besonders schlecht. Am Tage kann sie gar nicht schlafen. Die letzten 3 Nächte waren so gut wie schlaflos.

Am 4. XI.: 1. Sitzung Hochfrequenz. Sie berichtet am nächsten Tage, daß sie um 12 Uhr zu Bett gegangen ist und bis $^1/_2 8$ Uhr mit zwei kurzen Unterbrechungen durchgeschlafen hat. Weitere 3 Sitzungen. Im Laufe von 8 Tagen hat sie 2 Nächte voll durchgeschlafen, die übrigen mit kurzen Unterbrechungen.

Bericht nach 3 Jahren: Heilung war von Dauer.

Herr P., 6. April 08. Schlaflosigkeit. Zeitweilig Kopfschmerzen. Hochfrequenzbehandlung vom 6. April bis 16. April. Fühlt sich im ganzen besser, schläft gut.

Arteriosklerotische Insomnie. Patient E., 47 Jahre, 15. XI. 07. Fabrikant. Seit Jahren Beschwerden. Zuerst als nervös gedeutet worden. Viel obstipiert. Jetzt Schlaflosigkeit, Depressionen, Benommenheit im Kopfe, leichtes Schwindelgefühl, Kopf- und Kreuzschmerzen. Lues negatur, verheiratet, vier gesunde Kinder. Hauptbeschwerde: Druckgefühl in der Ohrengegend, Dröhnen im Ohr, häufig Kopfschmerzen im Hinterkopf. Behandlung lokal im Ohr. Sofort danach Aufhören der Beschwerden.

Am 16. XI.: Ohrdruck nicht wiedergekommen, gestern abend bzw. heute früh beginnende Kopfschmerzen im oberen Teil des Kopfes und Übelkeit gegen Mittag. Hochfrequenzbehandlung.

Zweite Sitzung: Behandlung des Kopfes.

18. XI.: Ohrdruck gering, seit gestern abend ganz fort, Kopfschmerzen und Übelkeit seit der Sitzung am 16. verschwunden.

Dritte Sitzung.

22. XI.: Seit gestern abend wieder geringer Ohrdruck, Kopfdruck und Benommenheit.

Vierte Sitzung.

25. XI.: Unverändert, von Zeit zu Zeit leichte Beschwerden.

Patient ist fortgeblieben.

Am 10. II. 08: Ohrdruck ist seit mehreren Wochen vollständig verschwunden, nachdem er vorher nur sehr gering und selten aufgetreten war, ebenso Kopfschmerzen.

Bericht November 1910: Gut.

Arteriosclerosis cerebri. Patient W., 62 Jahre, 3. II. 11. Hochgradig senil, Gedächtnisschwund, Tremor, Ataxie, kann nur gestützt gehen, Gesicht dunkelrot gefärbt, leicht zyanotisch, Temporalarterien stark geschwollen, geschlängelt, hart, desgl. Radialis. Herzhypertrophie und Dilatation. Geräusch über der Spitze. Sprachstörung, beginnende Dementia. Heftige Kopfschmerzen.

Beginn der Diathermiebehandlung am 3. II.

Nach vier Sitzungen am 10. II. Kopfschmerzen vollkommen geschwunden. Patient fühlt sich freier.

21. II.: Zyanose beseitigt, Tremor wesentlich geringer.

Am 3. III. nach 11 Sitzungen Behandlung abgebrochen, da Patient sich subjektiv beschwerdefrei fühlt und die Sprache sich wesentlich gebessert hat. Demenz, Herzhypertrophie, Geräusch unverändert, Blutdruck um 60 mm gesunken.

Angina pectoris, Cephalea. Patient S., 45 Jahre, verheiratet. Auffallend muskulöser und kräftig gebauter Mann, der stets gesund war, klagt seit zehn Jahren über Kopfschmerzen, hauptsächlich in der Stirn, Schläfen und Augenhöhlen, besonders beim Blicken nach oben. Schlaf gut, Stuhlgang o. B. In letzter Zeit ab und zu Druck in der Herzgegend, nach dem linken Arm ausstrahlend. Leichte Atemnot. Pulskurve ergibt keine Abnormitäten, Herzdämpfung nach rechts wenig vergrößert, Töne rein, ohne Besonderheiten. Aktion regelmäßig, kehrt nach Kniebeuge in $1^1/_2$ Minuten zur normalen Zahl zurück.

Diathermiebehandlung.

Sofort nach der ersten Sitzung am 28. III. 11 Verschwinden der Kopfschmerzen. Bis zum 2. IV. frei von Kopfschmerzen, am 2. IV. leichte Schmerzen, wesentlich geringer als sonst.

Am 26.: War acht Tage frei, hat dann zwei Tage leichte Kopfschmerzen.

Am 18. V.: Patient stellt sich ohne vorhergehende Beschwerden wieder vor. Die Kurzatmigkeit, Druckschmerzen in der Herzgegend sind seit der ersten Sitzung nicht wieder aufgetreten.

Sitzungen März 1911 28., 30., 31.

Laut Bericht 1912 (Juni) beschwerdefrei geblieben.

Arteriosklerose. Patient M., 54 Jahre, 29. IX. 09. Außer Gicht stets gesund gewesen. Keine Lues. Seit zwei Jahren starke Schmerzen im linken Knie und lahmes Gefühl. Bald darauf Schwierigkeiten der Sprache, Vergeßlichkeit. Schwindelanfälle. Fühlt sich dauernd unsicher auf den Beinen. Schwankt beim Gehen stark. Puls gespannt, Arterien hart, Sprache ataktisch, Spitzenstoß in der Mmlinie. 2. Aorten- und Pulmonalton akzentuiert. Herz nach rechts etwas verbreitert, Patellarreflexe erhöht.

Pulsdruck am 4. X. von 200 auf 140 heruntergesunken.

Nach weiteren Sitzungen im Laufe des Oktober ist die Unsicherheit des Patienten wesentlich gebessert, ebenso die Sprache. Die Behandlung wird wegen Abreise des Patienten abgeschlossen.

Patient T., 70 Jahre. Hochgradige zentrale und periphere Arteriosklerose. Schmerzen in den unteren Extremitäten und im Kreuz. Patient ist fast unfähig, sich allein zu bewegen, kann nur mit kräftiger Unterstützung vom Stuhl aufstehen, und macht einen hochgradig senilen Eindruck, auch bezüglich der Sprache (hesitierend, findet Worte nicht). Starker Tremor, geht an zwei Stöcken. Hochfrequenzbehandlung.

Vier Sitzungen im April 1910, im Mai 14 Sitzungen, am 30. Juni eine Sitzung Schon nach der ersten Sitzung wesentliche Erleichterung. Kann nach 19 Sitzungen mühelos, schnell und ohne Hilfe aufstehen, geht sicher und ohne Stock. Fühlt sich wesentlich erfrischt. Sprache langsam, aber nicht mehr stockend. Sucht am 24. Juni 11 die Behandlung wieder auf. Kann seit der Behandlung gut allein aufstehen, ist aber in der letzten Zeit leicht ermüdet. Wenn er eine Stunde geht, fühlt er wie Blei in den Schenkeln. Schwach im Kreuz. Nach drei Sitzungen wesentlich gebessert, nach zwölf·Sitzungen beschwerdefrei entlassen.

Arteriosklerose. Patient T. Mittelgroßer, schmächtiger Mann von 58 Jahren, mit zyanotischer Gesichtsfarbe, stark geschlängelten Temporalgefäßen und hartem, gespanntem Radialpuls. Er klagt über Druck im Kopf, Schwindelerscheinungen, Herzklopfen und zeitweilige Benommenheit. Cor im ganzen verbreitert, Spitzenstoß außerhalb der Mmlinie. Zweiter Aortenton klappend, Blutdruck über 200.

Beginn der Behandlung am 3. VI. 09: Im Juni und Juli sieben Sitzungen, worauf der Blutdruck auf 160 mm heruntergegangen ist. Die zyanotische Gesichtsfarbe ist geschwunden, die Arterie fühlt sich nach wie vor rigide an, indessen ist der Patient seit 14 Tagen vollkommen beschwerdefrei.

Arteriosklerose. Patient S., 51 Jahre, 3. VI. 09. Gutsbesitzer. Arteriosklerotische Kopfschmerzen. Seit vielen Jahren sehr heftige Kopfschmerzen. Bei maximaler Intensität Übelkeit und Erbrechen. Kopfschmerzen bestehen andauernd ohne längere Intervalle. Freie Tage sehr selten, höchstens einmal im Monat 24 Stunden. Schlaf schlecht. Diuretin ohne Erfolg. Früher starker Alkoholist, in letzten Jahren abstinent.

Am 3. und 4. VI.: Zwei Sitzungen Diathermie.

Am 12. VII.: Vom 5. bis 29. VI. vollkommen schmerzfrei. Schlaf gut, Allgemeinbefinden gut, Appetit vorzüglich, keine Übelkeit. Dann allmählich wieder Kopfschmerz mäßigen Grades, der nach einer heftigen Aufregung stärker wurde, ferner Kongestionen nach dem Kopfe, Hitzegefühl. Dann trat Erbrechen und leichte· Besserung der Kopfschmerzen ein. Indessen bleiben die Kopfschmerzen bis heute ohne Unterbrechung, aber wesentlich schwächer als früher. Heute ebenfalls schwache Kopfschmerzen, Allgemeinbefinden gut, aber etwas matt.

Dritte Sitzung. Seitdem dauernd schmerzfrei.

Vom 12. bis 15. Juli noch drei Sitzungen, dann als vollkommen beschwerdefrei aus der Behandlung entlassen.

Am 14. II. 10, drei Monate später, kommt Patient wegen Interkostalneuralgie in Behandlung, wobei gleichzeitig auch das allgemeine Gefäßsystem mittels Hochfrequenz in Behandlung genommen wurde, obgleich keine Beschwerden von dieser Seite vorlagen. Patient hat im ganzen 10 Sitzungen erhalten und war schon nach der dritten schmerzfrei. Die Interkostalneuralgie war so heftig, daß bis zum Beginn der Hochfrequenzbehandlung mehrere Morphiuminjektionen täglich notwendig waren und der Patient fast bewegungsunfähig war. Nach der ersten Sitzung war er bis zum nächsten Morgen vollkommen schmerzfrei, dann traten leichte Schmerzen wieder auf, die nach der dritten Sitzung definitiv schwanden. Am 13. IV. 11: Leichte Kopfschmerzen; nach einer Sitzung schmerzfrei. Seitdem keine Kopfschmerzen mehr aufgetreten.

Gelegentlich kommen Fälle zur Beobachtung, bei denen die Hochfrequenzströme erregend wirken. Man muß da sehr vorsichtig sein und darf die Behandlung nicht forcieren; man versucht vielmehr, die

Patienten sehr allmählich an sie zu gewöhnen. Man erreicht damit trotz der anfänglichen Intoleranz therapeutisch gute Resultate.

So kam am 15. II. 07 ein Patient mit schwerer Schlaflosigkeit zur Behandlung. Seit mehreren Jahren leidet er an vorübergehender Schlaflosigkeit, die seit 6 Monaten dauernd ist. Meist schläft er bis zum Morgen überhaupt nicht ein. Mitunter schläft er aber auch abends ein und wacht nach kurzer Zeit auf, um nicht wieder einschlafen zu können. Auf 0,5 Veronal tritt genügender Schlaf, 4 bis 5 Stunden, ein. Während eines Aufenthaltes in Wiesbaden war der Schlaf etwas besser. Am 15. XI. wurde die erste Sitzung verabfolgt. Bericht am 16. XI.: Schlaf war gut. Um $\frac{1}{2}$11 zu Bett gegangen, in $\frac{1}{2}$ Stunde eingeschlafen, bis $\frac{1}{2}$6 nicht aufgewacht, dann wach geblieben. Zweite Sitzung am 18. XI.: Patient war nach der zweiten Sitzung sehr aufgeregt, hat zwei schlechte Nächte verbracht, infolgedessen wird die Behandlung zunächst ausgesetzt. Am 3. I. 08: Die Behandlung wird wieder aufgenommen. Patient berichtet, daß er nach der zweiten Sitzung das Gefühl der elektrischen Ladung nicht los geworden wäre und 2 Tage weiter in dauernder Erregung gewesen wäre. Dann besserte sich der Zustand. Er schlief vom 20. XI. bis 18. XII. recht gut. Plötzlich vor Weihnachten trat ein Rückfall ein, und eine Reihe von Nächten konnte er nur 2 Stunden schlafen. Unter regelmäßiger Veronalverabreichung schlief er einige Nächte gut. Am 3. I. erhielt er eine sehr schwache Hochfrequenzsitzung, nach welcher er über Zittern in der Brust- und Lendenmuskulatur klagte. Es hörte jedoch bald auf, und am 6. I. berichtet er, daß er 6—7 Stunden durchgeschlafen hätte. Das Zittern war nicht wiedergekehrt. Am 9. I.: Zwei Nächte waren sehr gut, $7\frac{1}{2}$ Stunde, letzte Nacht weniger gut. 5. Sitzung. 11. I.: Patient hatte an einem Abend Geburtstagsfeier, und am anderen ist er im Theater gewesen. In den betreffenden Nächten schlief er nur 3—4 Stunden. Bis zum 20. I. waren 3 Nächte gut (über 7 Stunden Schlaf), eine Nacht mäßig (über 5 Stunden), die übrigen Nächte weniger gut. Allgemeinbefinden ist wesentlich gebessert. Die nächsten 4 Nächte sind noch wechselnd, 4—$6\frac{1}{2}$ Stunden, dann schläft er dauernd gut. Am 3. II. fand die letzte Behandlung statt. Am 11. V. berichtet er, daß durchschnittlich zum mindesten 6 Stunden Schlaf gewesen wären, und setzt die Kur noch 14 Tage fort. Er verträgt jetzt jede Dosis Hochfrequenzströme ohne irgendwelche Erregung. Seitdem dauernd geheilt.

Bezüglich der Neurasthenie sind stets Blutdruckuntersuchungen von größter Wichtigkeit. Die hypertonischen Neurastheniker erfordern eine andere Behandlung als die hypotonischen. Bei Hypertonie bedienen wir uns stets der für die Herabsetzung des Blutdruckes mehrfach erwähnten Methoden und erzielen allein dadurch Verschwinden der mannigfachsten Beschwerden. Bei den hypotonischen dagegen müssen wir versuchen, den Blutdruck zu steigern, was durch Duschenapplikation, Kondensatorelektrodenbehandlung oder Funkenreizung entlang dem Rückgrat meist leicht erreicht wird. Etwa bestehende Vasoneurosen werden durch reine Diathermie beeinflußt, gleichgültig, ob es sich um spastische oder paralytische Zustände handelt. Fast stets genügt die lokale Behandlung am Ort des Auftretens. (Krankengeschichten siehe weiter unten.)

Eine Anzahl der im vorstehenden beschriebenen Symptome wird gelegentlich bei der Hysterie beobachtet. Da diese Erkrankung zweifellos keine einheitliche ist, da sie ferner häufig kombiniert mit anderen Affektionen auftritt und infolgedessen die Bewertung des einen oder des anderen Symptomes als Folge einer Nervenerkrankung oder einer sie überlagernden Hysterie schwierig ist, so ist es nicht verwunderlich, daß die therapeutischen Resultate eine schwankende Beurteilung erfahren haben. Manche Autoren haben aus ihren Fällen den Schluß

gezogen, daß die Hysterie sich gar nicht für die Hochfrequenz eigne, und
daß der Mißerfolg dieser Therapie gewissermaßen die Diagnose Hysterie
unterstütze. Demgegenüber ist zu betonen, daß zunächst die Forderung
der Anpassung der Hochfrequenztherapie in ihrer speziellen Ausfüh-
rungstechnik an die besonderen Eigentümlichkeiten des zu behandelnden
Patienten möglichst streng durchgeführt werden muß, was nach den
Literaturberichten nicht mit Sicherheit erfolgt ist — denn wir haben
ja mehrfach gesehen, wie verschiedene Applikationsarten geradezu entgegengesetzte Wirkungen haben können —, daß in einer Reihe von
Fällen ferner die Methode der Behandlung gar nicht angegeben wurde,
und endlich, daß ich in einer Reihe von Fällen von reiner Hysterie
durchaus prompte Erfolge erzielt habe. (Krankengeschichten.)

Hysterische Parese.

Pat. E., 28 Jahre, 19. Mai 08. Verheiratet. Vor 9 Wochen Entbindung.
Am Tage vorher kurze Bewußtlosigkeit. Seitdem Schmerzen rechts im Kopfe,
Reflexe erhöht, Schmerzen im Knie, Nachmittag Parästhesien der linken Körperhälfte. In den Beinen Sensibilitätsstörungen. Vom 19. Mai bis 5. Oktober: Behandlung mit sinusoidalen Strömen ohne Erfolg.

Befund am 20. August: Reflexe beiderseits erhöht, Plantar plus, Babinski
minus. Keine Sensibilitätsstörungen außer Kältegefühl vor dem linken Ohr und
taubes Gefühl im kleinen Finger links. Subjektiv keine Schmerzen, nur noch
etwas Schwäche, Analgesie der linken Körperhälfte: subjektiv Hypästhesie
links, Dermographismus links, keine Ataxie, Wärmegefühl objektiv normal.

Am 5. Oktober: Einleitung der Hochfrequenzbehandlung.

Nach 10 Sitzungen Gehvermögen normal; Parästhesien geringer, aber noch
vorhanden. Behandlung wegen genügender Besserung und zu großer Entfernung
abgebrochen.

Angioneurotisches Ödem.

Pat. B., 28 Jahre, 4. September 08. Hände und Füße schwellen plötzlich,
besonders in der Wärme, seit mehreren Jahren an; friert oft, kein Appetit, Stuhl
angehalten. Hämorrhoiden, öfter Blut im Stuhl und Stuhldrang ohne Erfolg,
stets Kopfschmerzen, Cor sehr wenig nach rechts und links verbreitert, 2. Aortenton
akzentuiert, leichte Irregularität, Radialis auffallend weich, Puls klein. Keine
Varicen.

Urin klar, geringes Sediment. 9. September: Hochfrequenztherapie. Nach
10 tägiger Behandlung wesentliche Besserung des Allgemeinbefindens und des
Appetits; Anschwellungen treten selten und in viel geringerem Maße auf, werden
aber noch subjektiv empfunden.

Parästhesien.

Pat. R., 47 Jahre, 8. Januar 09. Seit 1 Jahre Schmerzen im rechten Unterschenkel, Parästhesien, Kältegefühl, Fuß wird weiß, Hinken. Ebenfalls Parästhesien in den Händen. Zyanose der beiden ersten Zehen rechts, die drei letzten
blaß. Babinski negativ; Fußsohlenreflex erhöht, Fußklonus angedeutet. Patellarreflex erhöht. — Links normal, ebenso Fußsohlenreflex; Babinski fehlt. Oppenheim-
scher Reflex beiderseits vorhanden. Haut des rechten Fußes deutlich anämisch.
Unterscheidungsvermögen für Kälte und Wärme rechts aufgehoben, links erhalten.
Rechter Oberschenkel im Verlauf der Vena saphena stark schmerzhaft. Hyperästhesie, rechts Reflex im Abdomen erhöht, starke Hauthyperästhesie.

Hochfrequenztherapie im Kondensatorbett mit lokaler Diathermie kombiniert. — Im Laufe von 2 Monaten tritt allmähliches Aufhören der Beschwerden
ein. Die Färbung des Fußes ist eine vollkommen normale. Kalt und warm sowie
feine Pinselstriche werden deutlich empfunden. Reflexe nicht mehr erhöht, im
übrigen jedoch unverändert. Keine Hyperästhesie der Haut. Pat. geht, ohne zu
hinken, beliebig lange.

Pruritus.

42 Jahre, 21. Dezember 07. Seit $1^1/_4$ Jahren Gelenkrheumatismus, seit 15 Jahren Psoriasis, die jedoch nicht juckt. Wird mit Bädern behandelt. Seit Ende Oktober 07 starkes Jucken, besonders abends im Bett, am ganzen Körper. Keine Urticaria factitia. Seit September gerät er gar nicht mehr in Schweiß. Am 21. Dezember: 1. Hochfrequenzsitzung. In der auf die Bestrahlung folgenden Nacht bestand starkes Jucken, danach Schweißausbruch, und seitdem fast völlig frei von Jucken bis zum 24. Dezember.

2. Sitzung am 24. Dezember. Danach beschwerdefrei.

3. Sitzung am 30. Dezember. Die letzten 2 Tage wieder etwas Jucken am Gesäß.

Am 5. Februar: Nur noch ab und zu leichtes Jucken zwischen den Beinen. Psoriasis nicht deutlich beeinflußt. Schlaf gut.

28. Februar: Kein Jucken mehr, Psoriasis wenig gebessert. Geheilt entlassen.

Angioneurotische Ödeme.

Pat. L., 10. Januar 08, 17 Jahre. Anschwellungen des Gesichts und der Hände bei Einwirkung von Kälte oder Sonnenlicht, starkes Jucken, Hochfrequenz. 20. Januar: Geheilt entlassen.

Schwere Neurasthenie.

50 Jahre alt, 1897 Uterus entfernt wegen eines Gewächses. Seit Oktober 09 Klagen über Kopf- und Magenschmerzen, Unbehagen, Druck im Magen, als ob eine Bleikugel darin wäre. Aufstoßen, Schwindelgefühl, Angstgefühl bei Kopfbewegungen und im Kopf innerliches Knistern, so daß Pat. mit steifem Hals dasitzt, ohne eine Kopfbewegung zu wagen. Leidender Gesichtsausdruck. Dieser Zustand besteht seit 5 Monaten unverändert, trotz dauernder Spezialbehandlung durch einen Nervenarzt. Pupillen o. B. Reflexe do. Hat infolge einer strengen Diätkur stark an Gewicht abgenommen, da ärztlicherseits Fettherz festgestellt wurde. Organe o. B. Cor nicht vergrößert. Während der Untersuchung werden Kongestionen nach dem Kopf beobachtet. Einleitung der Hochfrequenzbehandlung am 16. Februar 10.

Am 19. Februar sind die vorher dauernd bestehenden Kopfschmerzen wesentlich gebessert.

Am 15. März besteht nur noch etwas Druck im Kopf.

23. April: Allgemeinbefinden gut. Pat. ist frei von Beschwerden. Zyanose, die anfänglich vorhanden war, vollkommen geschwunden.

Bis zum 15. September war Pat. vollkommen beschwerdefrei. Dann trat wieder leises Knistern im Genick ein, und sie klagte über Zusammenzucken im Schlaf beim Einschlafen, so daß sie davon jedesmal erwacht und das Gefühl hat, aus dem Bett zu fallen. Allgemeinbefinden im übrigen gut. Magenbeschwerden sind nicht wieder aufgetreten, auch das Angstgefühl nicht. Hochfrequenz weiter. Pat. hat 15 Pfund zugenommen.

Ende Februar 1913 stellt sie sich wieder vor. Sie fühlt sich vollständig wohl. Die alten Beschwerden sind nicht wieder aufgetreten. Pat. macht einen gänzlich veränderten frischen Eindruck gegenüber dem früheren Zustand.

Neurasthenie.

Pat. H., 23 Jahre, Schmerzen in Brust und Rücken. Unregelmäßig, manchmal besser, manchmal schlimmer, Lunge o. B., Cor do. Jedoch schnelle Aktion (100), niedriger Pulsdruck.

Hochfrequenzbehandlung am 12. September 10.

Am 15. Oktober: Ohne Veränderung des objektiven Befundes sind sämtliche Beschwerden geschwunden. Herzaktion noch etwas beschleunigt (88). Pat. ist vollkommen arbeitsfähig.

Wesentlich sicherere Erfolge erzielen wir bei einem großen Prozentsatz der Fälle von Tabes dorsalis. Ich habe in den Jahren 1906—1912 133 Tabesfälle mit Hochfrequenzströmen behandelt, anfänglich, als mir nur D'Arsonvalapparate zur Verfügung standen, lediglich mit diesen, späterhin teils kombiniert, teils allein mit Diathermie. Wenn wir uns ein Urteil über die Wirksamkeit einer Therapie bei der Tabes machen wollen, so müssen wir uns vor allem gegenwärtig halten, daß wir es hier mit einem Leiden vielgestaltigsten Charakters zu tun haben. Wir kennen Fälle, die in fast akuter Weise mit heftigen Symptomen einsetzen und in wenigen Jahren zum Tode führen. Wir kennen andere Fälle, die sich schnell bis zu einem gewissen Stadium entwickeln, dann lange stationär bleiben, wiederum andere, die einen äußerst schleichenden Verlauf haben, jahrelang stillstehen oder sich scheinbar bessern, kurzum, die Prognose des einzelnen Falles ist äußerst zweifelhaft. Sie wird ferner dadurch erschwert, daß wir in einzelnen Fällen paralytische Gehirnsymptome damit verbunden sehen, die die Beurteilung von vornherein ungünstiger gestalten. Der unberechenbare Verlauf erschwert die kritische Beurteilung des Erfolges jeder Therapie, und so wird man aus einzelnen Beobachtungen keinen irgendwie bindenden Schluß ziehen können. Wenn aber in einer Reihe von 133 Fällen, die zum Teil 5 Jahre lang beobachtet sind, in einem großen Prozentsatz dieser Fälle nicht nur einmal, sondern bei jedesmaligem Wiedereinsetzen der Therapie gewisse Besserungen erzielt werden, so darf man füglich den Einwand der Zufälligkeit der Resultate zurückweisen. Hierbei ist wohl zu verstehen, daß bei einer Erkrankung, bei der wir im günstigsten Falle einen Stillstand erstreben dürfen, von definitiven und Dauerheilungen keine Rede sein kann. Alles, was wir bei diesem Leiden an Besserungen, Stillstand und Verringerung von Beschwerden beschreiben wollen, ist lediglich in diesem Sinne zu beurteilen[1]).

---

[1]) Man hat in den letzten Jahren vielfach von dem Einfluß der spezifischen Therapie auf die Tabes gesprochen. Ich habe mich selbst in einer Reihe von Fällen von zweifellosen Besserungen durch Salvarsan sowie besonders durch Silbersalvarsan überzeugen können und glaube, daß die von manchen Neurologen noch heute vielfach gehegte Abneigung gegen die spezifische Therapie dadurch verursacht wird, daß die Technik dieser Behandlung in ungenügender Weise ausgeführt wird. Zumeist wird ja die spezifische Behandlung von den Neurologen nicht selbst durchgeführt, sondern Spezialärzten der Syphilidologie übertragen. So ist es erklärlich, daß, entsprechend der Neigung, der syphilitischen Infektion mit möglichst intensiven Mitteln zu Leibe zu gehen, auch in Fällen der syphilitischen Nacherkrankungen die gleiche Methodik womöglich noch intensiver durchgeführt wird. Manche Fälle von Tabes vertragen diese Behandlung. Die meisten zeigen danach eine akute Verschlimmerung, und so habe ich schon 1910 in Königsberg auf der Naturforscherversammlung darauf hingewiesen, daß man die spezifische Behandlung der Tabes gewissermaßen mit einschleichender Methodik durchführen muß, und über einige Fälle berichtet, die ich mit kleinsten, aber häufig wiederholten Dosen von Salvarsan: 0,1 und 0,15, in chronischer, aber schließlich doch intensiver Weise behandelt habe. Man sieht selbst nach kleinen Dosen mitunter akute Verschlimmerungen auftreten, die aber niemals einen so foudroyanten Charakter tragen, wie wir sie nach einer Schmierkur von normaler Dosierung oder einer Volldosis Salvarsan auftreten sehen. Diese leichten Exazerbationen oder Reizungen klingen nach wenigen Tagen oder Wochen ab und ermöglichen die Erneuerung und Fortführung der Behandlung. In dieser Weise kann man den Patienten in wenigen Monaten eine Gesamtdosis von $2^1/_2$ g beibringen, ohne sie zu schädigen, und auch stetige Besserungen des Befindens beobachten. In den letzten 12 Jahren habe ich bei all meinen Tabespatienten die spezifische Kur durchgeführt oder

Es würde zu weit führen, an dieser Stelle jeden einzelnen Fall durchzusprechen, und ich ziehe es daher vor, die Beeinflussung der einzelnen Symptome durch die Hochfrequenztherapie zu beleuchten, und zwar beschränke ich mich auf die Betrachtung der Schmerzsymptome, der Krisen, der Ataxie, der Reflexe, der Sensibilitätsstörungen, gewisser Funktionsstörungen, des Gesamtkräftezustandes und allgemeinen Befindens.

Die Schmerzsymptome zerfallen in verschiedene Gruppen, die bei den einzelnen Patienten gleichzeitig, nacheinander oder vereinzelt auftreten können. Die typischsten Schmerzen sind die sog. lanzinierenden. Sie werden zwar von den Patienten ziemlich universell im ganzen Körper geklagt, treten aber doch vorwiegend an einzelnen Prädilektionsstellen auf. Es sind dies das Peroneal- und Ulnarisgebiet. Es gibt wohl wenige Tabiker, die von diesen Schmerzlokalisationen verschont bleiben. Häufig werden Schmerzen in der Gegend der Knöchel, des Fußrückens, um die Kniescheibe herum, in der Achselhöhle, seltener in der Inguinalgegend und an einem Punkt, der ungefähr dem Tuber Ischii in der Hauptprojektion entspricht, geklagt. Für diese ganze Gruppe von lanzinierenden Schmerzen hat sich mir die Hochfrequenzdusche am meisten bewährt. Man sieht nicht selten nach der ersten kräftigen Applikation auffallende Besserungen. Die Patienten können Narkotika entbehren. In den meisten Fällen aber sind wiederholte Bestrahlungen nötig, und das Resultat ist meist das folgende:

Unmittelbar nach den Sitzungen treten während der nächsten 3—4 Stunden zwar noch mehr oder weniger heftige Attacken auf, aber die Patienten stehen diesen Attacken objektiver gegenüber. Die Schmerzen sind mitunter ebenso stark wie vorher, werden aber leichter ertragen. Nach einigen Stunden klingen sie dann ab, werden wesentlich schwächer und seltener und hören ganz auf. Nicht selten beobachtet man jedoch auch ein sofortiges Verschwinden der Schmerzen während der Sitzung oder unmittelbar darnach. In der Mehrzahl der Fälle geben die Patienten an, daß nach einer Behandlung von mehreren Wochen, die erst täglich, dann jeden zweiten oder dritten Tag stattfindet, ein dauerndes Sistieren der Schmerzen eintritt. In vielen Fällen blieben sie vollständig frei von lanzinierenden Symptomen. Manchmal geben sie an, daß die Schmerzen „muckern", aber nicht mehr zum Durchbruch kommen. Sistiert man die Behandlung, so tritt nach einigen Wochen oder Monaten ein allmähliches Zunehmen dieses „Muckerns" auf, das schließlich wieder zum lanzinierenden Schmerz anwächst. Kehren die Patienten zur Behandlung zurück, bevor ausgesprochene Schmerzen da sind, so kann man sie mit derartigen intermittierenden Kuren lange Zeit schmerzfrei erhalten. In manchen Fällen genügt eine zwei- bis dreimalige Behandlungsserie im Jahre. Andere vertragen nur wenige Wochen Intervalle, und wiederum andere müssen gewissermaßen

durchführen lassen und kann daher diese Fälle statistisch für die Bewertung der Hochfrequenztherapie nicht benutzen. — Diese von mir 1910 angegebene spezifische Behandlung mit kleinsten Dosen ist inzwischen allgemein anerkannt worden.

dauernd alle 8—14 Tage ein oder zwei Male behandelt werden, um
schmerzfrei zu bleiben. Setzen sie aber die Behandlung längere Zeit
aus, und beachten sie die prämonitorischen Symptome des Wieder-
aufflackerns nicht, so kann es wieder zu den gleichen heftigen Schmerz-
attacken kommen. Hierbei ist bemerkenswert, daß diejenigen Fälle,
die über die heftigsten Schmerzen klagen, meist am besten reagieren,
während bei Patienten mit beginnender Tabes, die die Schmerzen
noch für quasi rheumatische auffassen, die Resultate weniger frappant
sind. Erschwerend wirkt stets hierbei sowie bei den anderen Symptomen
der Tabes der Morphinismus. Ich habe mitunter geradezu den Eindruck
gehabt, daß die großen Morphiumdosen ähnliche Symptome produzieren wie die Tabes selbst. Jedenfalls aber ist die Aktion der Hochfrequenzströme bei der Komplikation mit dem Morphinismus undeut-
licher. Gelingt es, das Morphiumbedürfnis herabzusetzen, so werden
damit auch die Resultate der Hochfrequenzbehandlung besser.

Eine zweite Gruppe der Schmerzsymptome betrifft den typischen
Gürtelschmerz, der häufig eines der ersten subjektiven Symptome der
Tabes darstellt; er belästigt die noch nicht an die heftigen Schmerz-
attacken gewöhnten Patienten meist sehr erheblich. Die Lokalisierung
dieses Schmerzes ist eine sehr ungenaue. Die Patienten können keine
bestimmte Stelle angeben, und die Behandlung mit der Dusche versagt
häufiger. Indessen erzielt man durch Anwendung der Kondensatorelektrode rings um den Thorax herum öfters gute Resultate. Man muß
hierbei sehr vorsichtig sein, da durch zu intensive Hautreize nicht selten
zuerst eine Verschlimmerung der Beschwerden eintritt. Vielleicht liegt
hierin das Versagen der Hochfrequenzduschenentladungen in manchen
Fällen begründet. In anderen Fällen hilft wiederum die Dusche ausgezeichnet. Es hat sich als zweckmäßig erwiesen, besonders in Initialfällen, die Kondensatorelektrodenbehandlung möglichst schwach zu
beginnen und die Patienten gewissermaßen an den Hautreiz zu gewöhnen.
Erst wenn sie durch eine Reihe von Sitzungen eine Besserung der Hauthyperalgesie, die häufig besteht, erfahren haben, vertragen sie auch
stärkere Applikationen. In manchen Fällen jedoch muß man dauernd
bei den schwächsten Dosierungen verbleiben. Andere Fälle dagegen
reagieren schon von vornherein auf die schwachen Dosen weniger gut,
dagegen günstig auf so intensive Applikation, daß die Thoraxhaut
vollständig krebsrot wird. Das kann man im voraus nie bestimmen
und muß im einzelnen Fall probieren.

Sind mit dem Gürtelgefühl Hyperalgesien der Haut verbunden,
die wir auch häufig in etwa ovalen Herden an einzelnen Stellen der
Extremitäten wiederfinden, z. B. an der Vorderfläche der Oberschenkel,
um das Knie herum, in der Wadengegend, auf dem Fußrücken, an den
Oberarmen usw., so tritt hier vorwiegend die Diathermie in ihre Rechte.
Haben wir einen solchen hyperalgetischen Herd vor uns, so müssen wir
hier eine besondere Technik anwenden. Da die Patienten die leiseste
Berührung, z. B. die Bedeckung mit dem Hemd oder einer leichten
Schlafdecke, als heftigen Schmerz empfinden, vertragen sie häufig auch
nicht die Applikation der Plattenelektrode. Es empfiehlt sich dann,

den hyperalgetischen Herd zwischen die Elektroden zu fassen, indem man die Elektroden auf derselben Fläche der Extremität oder des Thorax in größere Entfernung voneinander aufsetzt. Hat man die Diathermierung in dieser Weise vorgenommen, ev. von verschiedenen Applikationsstellen aus, so ist die Hyperalgesie meist so weit geschwunden, daß nunmehr der direkte Kontakt der Elektroden vertragen wird. Ich habe häufig gesehen, daß Patienten, die unter den lebhaftesten spontanen Schmerzäußerungen wegen einer heftigen lokalen Hyperalgesie in die Sprechstunde kamen, nach wenigen Minuten der Applikation vollkommen schmerzfrei wurden. Die Differenzierung dieser Hyperalgesien von lanzinierenden Schmerzen ist mitunter recht schwierig; es gibt Formen, die gewissermaßen rheumatischen Charakter haben, d. h. längere Zeit in gleicher Weise bestehen, und andere Formen, bei denen die Hyperalgesien lanzinierenden Charakter tragen. Letztere reagieren häufig gut auf Duschenbestrahlungen.

Vielfach treten die lanzinierenden Schmerzen sowohl wie die Hyperalgesien und das Gürtelgefühl krisenartig auf. Die Patienten bekommen in verschieden langen Intervallen stunden- oder tagelang anhaltende Attacken und sind in der Zwischenzeit schmerzfrei. Durch die Hochfrequenzbehandlung in der oben geschilderten Form gelingt es, in einem erheblichen Prozentsatz der Fälle die Pausen zwischen den einzelnen Krisen zu verlängern, die einzelnen Anfälle kürzer und leichter zu gestalten und mitunter eine gewisse Zeit ganz zu verhindern.

Das gleiche gilt von den eigentlichen Krisen, von denen die Magenkrisen an Häufigkeit und Intensität im Vordergrund des Interesses stehen. Es ist ja bekannt, daß es bei dem wechselvollen Verlauf der Tabes nicht selten vorkommt, daß Patienten einige Jahre lang Symptome eines bestimmten Charakters aufweisen. So sind häufig die lanzinierenden Schmerzen, die anfänglich als Rheumatismus gedeutet werden, die einzigen Symptome, und in den folgenden Jahren können sie vollkommen in den Hintergrund treten und durch Magenkrisen z. B. abgelöst werden. In anderen Fällen sind wiederum zunächst leichte, mitunter gleich von vornherein schwere Magenkrisen die ersten Symptome, welche auf die wahre Natur des Leidens hindeuten, und können im späteren Verlauf wieder vollkommen verschwinden. Es wäre deshalb aus dem Aufhören von Magenkrisen in einem oder wenigen Fällen kein Rückschluß auf den Erfolg der Therapie möglich. Wenn man aber sieht, daß sowohl in demselben wie in zahlreichen verschiedenen Fällen Krisen, die einen bestimmten Charakter in bezug auf Häufigkeit des Auftretens, Intensität der Erscheinungen und Dauer derselben aufweisen, unmittelbar nach dem Einsetzen der Therapie wesentlich milder verlaufen, ja, ganz kupiert werden, sehr viel seltener auftreten oder ganz ausbleiben, und daß diese Erscheinungen in einer Reihe von Fällen sich stets im Zusammenhang mit der Therapie wiederholen, so wird man trotz des Versagens in einzelnen Fällen den therapeutischen Effekt der Hochfrequenzströme nicht leugnen dürfen. Das ergibt sich auch aus dem subjektiven Empfinden der Patienten. Denn gerade die Tabiker mit ihrer meist geringen Energie würden nicht jahrelang stets wieder die Behandlung aufsuchen, wenn sie ihnen keine Erleichterung brächte. Es ist keineswegs ein seltenes Vorkommnis, wenn ein Tabiker im Beginn einer schweren Magenkrise apathisch, mit Übelkeit und Erbrechen dauernd kämpfend, vor Schmerz weinend zur Behandlung gebracht oder getragen wird und nach wenigen Minuten der Applikation eine Facies composita annimmt und beschwerdefrei den Behandlungsraum verläßt, allein die Treppe hinuntergeht und am nächsten Tage in gutem Zustande wieder zur Behandlung kommt. (Siehe Krankengeschichten.)

In gleicher Weise reagieren Darm-, Pharynx-, Larynx-, Vulva-, Vesikalkrisen. Allerdings muß die Technik der Behandlung der jeweiligen Lokalisation angepaßt werden. Während bei Magenkrisen die Duschenbehandlung in den meisten Fällen zum Ziele führt und nur eine relativ kleine Zahl besser auf Diathermieapplikationen im Bereich des Abdomens oder auf intrastomachale Metallsondenelektrisierung reagiert, erfordern Vesikalkrisen, die wahrscheinlich in den meisten Fällen als Urethral- oder Sphinkterkrisen aufzufassen sind, eine intraurethrale Lokalbehandlung. Ich führe diese meist unter Kokainisierung mittels Einführung eines Metallkatheters bei gefüllter Blase aus, während der Patient die andere Elektrode als Metallhandgriff in den Händen hält. Die indifferente Elektrode kann auch als Metallplatte auf den Leib oder unter das Kreuz gelegt werden. Die erforderliche Stromstärke ist gering, und die Verwendung des primären Solenoids eines D'Arsonvalapparates, d. h. 50—100 Milliampere, genügt in vielen Fällen. Ich habe Fälle gesehen, in denen derartige Krisen, die seit Monaten unverändert täglich mehrere Male auftraten, schon nach der ersten Behandlung eine wesentliche Besserung aufwiesen und nach 4—5 Sitzungen bis auf geringe Sensationen beseitigt waren. Insbesondere reagiert des Gefühl des Tenesmus zuerst. Allerdings ist es wichtig, dafür zu sorgen, daß der häufig vorhandene Blasenkatarrh, eine Folgeerscheinung des von vielen Tabikern selbst geübten Katheterismus, ebenfalls behandelt und beseitigt wird. Indessen sind die eigentlichen Vesikalkrisen nicht von einem Blasenkatarrh abhängig. Es gibt Tabiker, die dauernd Inkontinenz und Zystitis haben, aber niemals Blasenkrisen, und andere, die bei klarem Urin an heftigsten Blasenkrisen leiden.

Nicht alle Krisen der Tabiker brauchen mit heftigen Schmerzanfällen einherzugehen. So treten mitunter Magenkrisen auf, die sich lediglich in Prostrationen und Erbrechen äußern, oder Abdominalkrisen, bei denen Tage und Wochen anhaltender Singultus besteht, teils mit, teils ohne Erbrechen. Die neuralgische, hypermotorische oder hypersekretorische Form dieser Krisen ist nicht für den Erfolg oder Mißerfolg der Hochfrequenztherapie maßgebend. Die Larynxkrisen können mit heftigem Stechen verbunden sein, können sich aber auch in einfachem andauerndem Hustenreiz äußern, kurzum, es ist in meinen Fällen eine Unzahl verschiedener Erscheinungsarten tabischer Beschwerden vertreten. Die Behandlung ist für alle die gleiche sowie überhaupt für die Tabes, nämlich stets bipolare Applikation der Hochfrequenzströme und möglichst lokale Applikation wenigstens von einem Pol aus. Ist die

Lokalisation unmöglich, wie z. B. beim Singultus, so sind auch die therapeutischen Resultate gering.

Es ist ratsam, bei der Tabes die Behandlung nicht nur lokal vorzunehmen, sondern ich habe es mir schon von Anfang zur Regel gemacht, im unmittelbaren Anschluß an die lokale Therapie die Allgemeinbehandlung einer möglichst großen Oberfläche des Körpers, sei es mit der Dusche oder mit der Kondensatorelektrode, auszuführen. Selbstverständlich müssen wir auch andere äußere Momente, welche erfahrungsgemäß von Einfluß auf den Verlauf der Krankheit sind, berücksichtigen. So ist es zurzeit nicht zu erklären, aber doch unverkennbar, daß Witterungseinflüsse von großer Bedeutung sind. Bei jedem Wetterumschlag sowie bei feuchtem Wetter, ganz besonders aber bei Gewitterneigung erscheinen die tabischen Patienten fast vollzählig wieder zur Behandlung, und es ist daher zweckmäßig, sobald man sie durch die Hochfrequenztherapie in einen erträglichen Zustand gebracht hat, sie in ein konstantes, möglichst warmes Klima zu bringen. Auch Kälteprozeduren, wie sie vielfach zur sog. Abhärtung empfohlen werden, insbesondere Behandlung mit kaltem Wasser und Duschen, sind dringend zu widerraten. Solche Kuren werden zumeist unangenehm empfunden und in vielen Fällen außerordentlich schlecht ertragen. Ich habe wiederholt beobachtet, daß Patienten sich zur Hochfrequenzbehandlung entschlossen, nachdem sie infolge von hydriatischen Prozeduren eine akute Verschlimmerung ihres vorher stationären Leidens erfuhren. Ebenso kann eine zufällige Durchnässung Krisen und lanzinierende Schmerzen auslösen. Ein weiterer wichtiger Grundsatz bei der Tabesbehandlung ist die Vermeidung von körperlichen und geistigen Überanstrengungen. Ich komme darauf bei der Besprechung der Übungstherapie zurück.

Ein überaus lästiges Symptom, von dem nur wenige Tabiker verschont bleiben, ist die Inkontinenz der Blase. Infolge der Sensibilitätsstörung empfinden die Tabiker keinen Urindrang, und die Innervation der Blasenmuskulatur ist ebenfalls gestört und erschwert daher die Entleerung. Infolge des fehlenden Urindranges erklären die Tabiker auf Anfrage häufig, sie hätten eine ausgezeichnete Blase und brauchten sie nur des Morgens und des Abends zu entleeren, und so beobachtet man nicht selten Überdehnungen bis zum Nabel hinauf und darüber. Die Folge dieser Überdehnung ist eine mechanische Insuffizienz des Sphinkter, der allmählich seinen Tonus verliert, und es tritt zuerst nokturne, später diurne Inkontinenz auf. Auch die Entleerung der gefüllten Blase macht dem Tabiker Schwierigkeiten. Die atonische Blasenmuskulatur genügt nicht, und auch die Zuhilfenahme der Bauchpresse ermöglicht dem Tabiker trotz großer Anstrengung oft keine vollkommene Entleerung. Am besten gelingt sie noch meist bei Gelegenheit der Defäkation. Die intravesikale Hochfrequenzbehandlung gibt hier mit wenigen Ausnahmen ausgezeichnete Resultate. Ich habe zwar in keinem Falle bisher eine Wiederkehr der Blasensensibilität bzw. Sphinktersensibilität in dem Sinne gesehen, daß die Patienten nun wieder Urindrang verspürten; aber der Tonus der Blasenmuskulatur und der des

Sphinkter wird so weit erhöht, daß eine komplette oder fast komplette Entleerung möglich ist. Nach wenigen Sitzungen beobachtet man, daß die Tabiker bei jeder Miktion eine ungefähr normale Urinmenge entleeren, während sie vorher trotz Pressens nur beim Stuhlgang eine genügende Urinentleerung erzielen konnten. Hält man sie dazu an, daß sie regelmäßig alle 3 Stunden und des Nachts, sooft sie wach werden, den Versuch der Blasenentleerung machen, so kann man dauerndes Verschwinden der Blasenüberdehnung und der Inkontinenz erzielen. Ich habe Patienten gesehen, die mit einem Residualharn von 400 ccm bei einer ad maximum überdehnten Blase und dauernder Inkontinenz zur Behandlung kamen, deren Residualharn auf 0 zurückging, und die ohne erneute Blasenbehandlung jahrelang in diesem Zustande blieben. (Siehe z. B. Krankengeschichte S. 238 f.) In manchen Fällen muß man die Blasenbehandlung auf 4—6 Wochen ausdehnen oder sie alle paar Monate einigemal wiederholen. Stets wird man aber finden, daß die Urininkontinenz dasjenige Symptom der Tabiker ist, welches durch Hochfrequenzbehandlung mit fast absoluter Sicherheit beseitigt werden kann.

Bei Frauen bessert sich die Inkontinenz weniger gut, weil der an sich schlechtere Verschlußapparat der Blase, der schon normalerweise bei älteren Frauen häufig versagt, auch bei mäßigem oder geringem Residualharn keineswegs genügend ist.

Eine ebenso lästige Erscheinung, die von den Tabikern mit großer Regelmäßigkeit geklagt wird, ist die Störung der Stuhlentleerung. Es kommt hierbei allerdings nicht häufig zur Inkontinenz oder nur erst in sehr vorgeschrittenem Stadium, zumeist bei Taboparalyse. Aber die Patienten sind nicht imstande, in normaler Weise, d. h. durch einmalige Aktion, die vierundzwanzigstündige Stuhlentleerung zu erzielen. Sobald sie morgens aufwachen, fühlen sie einen lästigen Stuhldrang, entleeren ein geringes Quantum mit oder ohne Schmerzen, und dieser Vorgang wiederholt sich während einer Reihe von Stunden mehrere Male, so daß sie den ganzen Vormittag mit dieser Beschwerde verbringen. Nicht selten besteht hierbei ein unangenehmer Tenesmus, der zu heftigen Schmerzen während der Defäkation die Veranlassung gibt. Auch hier sind die Erfolge der lokalen Hochfrequenztherapie ausgezeichnete. Die diathermische Wirkung relativ geringer Hochfrequenzintensitäten mittels einer Metallrektalelektrode (Abb. 36f.) tritt oft schon nach der ersten Sitzung ein. Die Tonisierung der Sphinktermuskulatur sowie der austreibende Darmabschnitt wird am besten nicht nur durch die einfache Diathermierung erzeugt, sondern die Erfolge werden wesentlich gesichert und unterstützt, wenn man hierbei, ebenso wie bei der Behandlung der Blase und des Urethralsphinkters, indirekte Funkenapplikation mit heranzieht. Sie wird in der bekannten Weise ausgeübt, daß der Patient eine Elektrode entweder in die Hände nimmt oder auf ihr liegt oder auf den Leib appliziert erhält, während die Urethral- oder Rektalsonde sich ohne Kontakt mit dem Hochfrequenzapparat in situ befindet und nun von dem anderen Pol Funken auf das herausragende Ende der Sonde geleitet werden. Je nach der Länge dieser Funken bzw. der Intensität werden mehr oder weniger kräftige Muskelreizungen durch diese Hochfrequenzkondensatorentladungen produziert. Das eminent tonisierende und anregende Vermögen dieser Reizungen auch auf die Skelettmuskulatur habe ich bereits erwähnt.

Die sonstigen Parästhesien, Juckkrisen, Kribbeln, taubes Gefühl und andere subjektive Erscheinungen bei Tabikern werden alle in der gleichen Weise behandelt. Hervorzuheben ist die Beseitigung des Kältegefühls in den unteren Extremitäten, das die Tabiker häufig stark belästigt, durch Diathermie. Nicht nur während der Sitzung gaben die Patienten häufig deutliche Wärmeempfindung an, sondern auch Dauererfolge treten bezüglich dieser Paraesthesie ein.

Gleiche Resultate berichtet Bordier bei den Kältesensationen bei Poliomyelitis.

Bei den Arthropathien der Tabiker müssen wir stets eine kombinierte Behandlung anwenden. Häufig sind enorme Deformierungen der Gelenke ohne jegliche subjektive Beschwerden vorhanden. In diesen Fällen wird man von einer Hochfrequenztherapie absehen und sich auf. die Verordnung von Stützapparaten, Massage, Jothioneinreibungen, ev. Druckverbänden beschränken, um eine weitere Verschlimmerung des Leidens zu verhüten. Bestehen jedoch Schmerzen, die ja durchaus nicht immer tabisch sondern gelegentlich auch rheumatisch oder gichtisch sein können, so empfiehlt sich eine energische Diathermiebehandlung, die zwar ein hochgradig deformiertes Gelenk nicht ad integrum restituiert, wohl aber eine gewisse resorbierende Wirkung und vor allem Aufhören der Schmerzhaftigkeit bewirkt. Auch hier ist stets eine orthopädische Behandlung indiziert.

Eigentümliche Resultate ergibt die Beobachtung der Sensibilitätsstörungen. Es kommen bei den Tabikern die verschiedensten Erscheinungen kompletter oder partieller Störungen der Gefühlsqualitäten vor. Abgesehen von den Geschmacks- und Geruchsparästhesien, bezüglich deren Behandlung ich keine eigenen Erfahrungen besitze, ist das Verhalten der Berührungsempfindung unter dem Einfluß der Hochfrequenzströme besonders interessant. Die Sensibilitätsstörungen, die besonders an den unteren Extremitäten bei fast allen Tabikern schon frühzeitig beobachtet werden, und die von großer Bedeutung auch für die Ataxie sind, sind meist komplett. So werden nicht nur leise Berührungen oder auch stärkerer Druck nicht oder schwach empfunden, sondern auch der Schmerz- und Temperatursinn ist erheblich gestört oder aufgehoben. Die Patienten schildern diese Empfindungsanfälle dadurch, daß sie sagen, sie gingen „wie auf Gummisohlen“. Manche haben die Gewohnheit, sich des Abends beim Auskleiden am ganzen Körper zu kratzen, und geben an, daß sie an den Beinen keine Empfindung für diese Berührung hätten, daß es wäre, als ob sie ein Stück Holz berührten. Es gehört nun zur Regel, daß nach der Hochfrequenzbehandlung eine Veränderung dieser Erscheinungen in dem Sinne stattfindet, daß Nadelstiche, Kalt und Warm weiterhin nicht empfunden oder unterschieden werden. Dagegen tritt sehr häufig eine Wiederkehr der Empfindung für die feinsten Pinselberührungen ein, und auch das

Gefühl des „Auf-Gummi-Gehens" und der Taubheit hört auf. Diese Beobachtungen werden nicht nur bei der Untersuchung festgestellt, sondern von den Patienten häufig spontan mitgeteilt.

Im Zusammenhang mit dieser Besserung der Sensibilität, wenigstens in bezug auf die Berührungsempfindung, steht auch die Besserung der Ataxie. Im Vordergrund der Ataxiebehandlung steht noch zumeist die Übungstherapie. Bezüglich dieser Behandlungsmethode, die ja zweifellos in einer Reihe von Fällen günstige Resultate ergibt, muß hervorgehoben werden, daß sie doch keine ganz indifferente ist. Die Willens- und Geisteskonzentration, die seitens der Tabiker nötig ist, um den Ausfall des Lagegefühls durch Kontrolle vermittels des Gesichtssinnes zu ersetzen und willkürliche Muskelübungen unter dieser Kontrolle auszuführen, ist so enorm, daß eine übermäßige Beanspruchung der Konzentrationskräfte hierdurch bedingt wird. Nun ist gerade bei Tabikern die Willensenergie häufig herabgesetzt, und es ist eine viel größere Anstrengung als bei einem Gesunden nötig, um motorische Leistungen zu vollbringen. Dies äußert sich in dem überaus schnellen Ermüden der Tabiker. Der Nutzen, den die Übungstherapie durch Ermöglichung vorher unmöglicher koordinierter Bewegungen bringt, wird nun in den meisten Fällen dadurch aufgehoben, daß die intensive Anpassung der Willensenergie einen unbedingt schädigenden Einfluß auf den Kräftezustand des Patienten ausübt, und es ist meist fraglich, ob das Weiterbestehen der Ataxie, die ja doch nur partiell gebessert wird, diesen Energieaufwand und die damit verbundene Schädigung des Gesamtzustandes aufwiegt. Demgegenüber bietet die Hochfrequenztherapie den außerordentlichen Vorteil, daß sie unter gänzlicher Ausschaltung der Willensenergie des Patienten nicht nur die Sensibilität in gewisser Weise bessert und restituiert, sondern auch durch die Methode der indirekten Muskelreizung eine wesentliche Verbesserung des Zustandes der Muskulatur herbeiführt. Der tonisierende, durch die Hyperämie nutritionsverbessernde Einfluß dieser Therapie überhebt den Patienten jeder eigenen Innervationsanstrengung und ersetzt hierdurch in hohem Maße die willkürliche Übungstherapie. Die fast regelmäßige Beobachtung, daß durch die Hochfrequenztherapie, besonders wenn sie sich auf lokale regelmäßige Muskelübungen in obigem Sinne der für die Fortbewegung wichtigen Muskelgruppen unter Kontrolle durch den Gesichtssinn richtet, ganz wesentliche Besserungen der Ataxie, der muskulären Leistungsfähigkeit erzielt werden, läßt es wünschenswert erscheinen, daß die Methode ihrer Anwendung in der Tabestherapie eine ganz besondere Berücksichtigung erfährt. Auch die Elektrorhytmik[1]), die ebenfalls unter Ausschaltung der Willensanstrengung Muskelkontraktionen herbeiführt, wird bei Tabes mit gutem Erfolg mit der Hochfrequenztherapie kombiniert. Sie wirkt bahnend und ist vielleicht der Übungstherapie wegen der Ausschaltung der Ermüdung überlegen.

Dazu kommt der tonisierende Einfluß auf das Nervensystem, der sich in einer subjektiven Hebung des Allgemeinbefindens,

---

¹) l. c. Anm. S. 197.

Besserung des Schlafes und erhöhter Leistungsfähigkeit äußert. Diese Erscheinungen sind ja zum Teil durch die Beseitigung oder Erleichterung der Schmerzsymptome und Krisen bedingt. Aber auch in den Fällen von Tabes, wo die subjektiven Beschwerden gegenüber dem Verfall und der Schwäche erheblich in den Hintergrund treten, oder in leichteren Fällen, wo sie ebenfalls keine besondere Rolle spielen, werden die gleichen Beobachtungen gemacht. So gibt ein Patient an, daß er vor der Hochfrequenzbehandlung nicht imstande war, am Familientische eine Mahlzeit einzunehmen, weil das Sitzen, selbst angelehnt, ihn hochgradig ermüdete. Nach dreiwöchentlicher Behandlung nahm er ohne Beschwerden an Diners und Festlichkeiten teil und konnte sich während dieser der Unterhaltung widmen, was vorher ganz unmöglich war. Es war dies ein mittelschwerer Fall von Tabes mit vier- bis sechswöchentlich wiederkehrenden Magenkrisen, die bis auf Rudimente fortblieben. Der Patient hat während der Hochfrequenzbehandlung 18 Pfund zugenommen. Vor der Hochfrequenzbehandlung befand er sich während der letzten 3 Jahre in dauernd absteigender Linie.

Bezüglich der Reflexe sind ja Beobachtungen der Wiederkehr bei sicherer Tabes in der Literatur in wenigen Fällen beschrieben worden. Ich habe unter meinen Fällen zweimal Wiederkehr des auch bei starkem Lichteinfall erloschenen Pupillen- unf Patellarreflexes gesehen, in allen anderen Fällen blieben die Reflexe, welche erloschen oder herabgesetzt waren, unverändert. Nachstehend der eine dieser Fälle:

Pat. F. R., 41 Jahre, Befund am 30. Mai 07: Lanzinierende Schmerzen, Romberg stark positiv, reflektorische Pupillenstarre, Fehlen der Patellarreflexe.

Einleitung der Hochfrequenzbehandlung.

Am 23. Dezember 07: Lanzinierende Schmerzen geschwunden, Romberg in mäßigem Grade vorhanden, Patellarreflexe erloschen, Pupillen reagieren prompt. Keine subjektiven Beschwerden außer Andeutung lanzinierender Sensationen (keine Schmerzen) bei Witterungswechsel.

Ich registriere diese Beobachtung, ohne einen Zusammenhang mit der Hochfrequenztherapie konstruieren zu wollen.

Überlegen wir uns, wie bei einem organischen Leiden, bei dem destruktive irreparable Veränderungen von Leitungsbahnen vorhanden sind, eine wenn auch nur teilweise Restitution bereits ausgefallener Funktionen (Sensibilität, motorische Lähmung, Atrophie), die in einer Reihe von Fällen in unzweifelhafter Weise beobachtet wurde, denkbar ist, und zwar durch äußere Applikation der Hochfrequenzenergie, so ist es zurzeit unmöglich, eine begründete Erklärung für diese Erscheinungen zu geben. Sind wir ja doch nicht einmal in der Lage, den tabischen Symptomenkomplex funktionell zu erklären. Es besteht ein wesentlicher Unterschied, wie wir mehrfach gesehen haben, zwischen der Wirkung der Hochfrequenzapplikation in Form der Duschen- und Kondensatorentladung und der reinen Diathermie. Ich habe oben erwähnt, daß die einzelnen Tabesfälle in vorher unberechenbarer Weise besser auf die eine oder die andere Applikationsart reagierten. Es lag natürlich nahe, diese Verschiedenheit in der Reaktion auf Unterschiede der

Zirkulationsverhältnisse zurückzuführen. So hat man bei Magenkrisen in manchen Fällen eine pralle Ausdehnung und Vorwölbung der Aorta abdominalis mit heftiger Pulsation beobachtet. Ich habe diese Erscheinung nur bei wenigen meiner Fälle gesehen. In den meisten Fällen war eher ein schlaffer Zustand sowohl der peripheren als der zentralen Zirkulation nachweisbar. Die meisten meiner Tabiker hatten niedrigen Blutdruck. Es wäre also wahrscheinlich gewesen, daß die Patienten mit niedrigem Blutdruck auf die Duschen- und Kondensatorapplikation gut reagieren, und diejenigen, bei denen, lokal wenigstens, erethische Gefäßzustände vorhanden waren, auf die reine Diathermierung Besserung zeigen würden. Dies war jedoch nicht der Fall. Ich habe ausdrücklich hierauf geachtet und konstatiert, daß auch diejenigen Fälle, die auf Duschenapplikation nicht mit Besserung reagierten, niedrigen Blutdruck aufwiesen, während die beiden Fälle mit intensiv pulsierender Bauchaorta gerade auf Duschenapplikation sich besserten. Es müssen also die Unterschiede wohl weniger auf den Erscheinungen des hohen und niedrigen Blutdrucks als auf Verschiedenheiten des Zustandes des Zentralnervensystems beruhen. Faßt man die Krisen und Reizerscheinungen bei Tabikern dahingehend auf, daß sie infolge des Ausfalls des zerebrospinalen Zentralorgans durch einen vikariierenden Eingriff des noch funktionsfähigen sympathischen Nervensystems, welches ohne die normale Kontrolle nun gelegentlich über das Ziel hinausschießt, bedingt werden, so würde man hierin vielleicht eine Erklärung für die therapeutische Wirksamkeit der Hochfrequenzströme sehen können. Wir haben ja wiederholt darauf hingewiesen, wie sehr gerade das sympathische Nervensystem durch seine Ausbreitung innerhalb der Gefäßwände und seine anatomische Struktur für die Aufnahme der Hochfrequenzenergie prädisponiert ist.

Wir wollen uns indessen nicht an dieser Stelle auf Theorien, die unbewiesen und unbeweisbar sind, einlassen, sondern rekapitulieren, daß unter 133 Fällen von Tabes manche Fälle sich refraktär gegen diese Therapie erwiesen haben, während in der weitaus größeren Mehrzahl von 117 Fällen teils vorübergehende, teils dauernde Besserungen einzelner oder mehrerer Symptome erzielt wurden. Besonders günstig reagieren die lanzinierenden Schmerzen, die Hyperalgesien, sowie vor allem die Inkontinenzerscheinungen. Durchweg besserte sich das Allgemeinbefinden, die Leistungsfähigkeit und Arbeitskraft, und das Körpergewicht stieg. In einem größeren Prozentsatz der Fälle wurden Magen- und andere Krisen günstig beeinflußt, so daß ich meine 1907 und 1910 mitgeteilten Erfahrungen an einer wesentlich größeren Anzahl von Fällen bestätigt fand. Die Hochfrequenzströme, sowohl in der Form der D'Arsonvalisation wie der Diathermie, sind das wirksamste zurzeit bekannte Mittel zur Behandlung tabischer Beschwerden.

Pat. P., 40 Jahre alt. Tabes dorsalis. 2. XI. 09. Vor 20 Jahren Lues. Mehrere Kuren. Seit 2 Jahren Schmerzen in den Armen. Hypalgesien in der Höhe des 3. bis 6. Brustwirbels. Romberg positiv. Rechte Pupille etwas größer als linke. Im letzten Jahre auch lanzinierende Schmerzen in den Beinen, keine

Ataxie. Klagt über Mattigkeit und Schwäche in den Beinen neben den Schmerzen. Seit 2 Jahren appetitlos.

Hochfrequenzbehandlung. Am 9. XI. fühlt er sich bedeutend wohler, kräftiger; lanzinierende Schmerzen vollständig geschwunden, bis auf 2 mal einen leichten Stich in der linken Ferse. Es bestehen mitunter Muskelschmerzen in der Schultergegend. Hochfrequenz weiter.

Am 8. XII.: Besserung hält an.

Am 15. XII. hat Patient zum ersten Mal wieder etwas Schmerzen im Oberschenkel gehabt.

Am 22. XII.: Keine Schmerzen, nur Ziehen im Kreuz und Müdigkeit.

Am 5. I. 10: Patient war 8 Tage ganz frei von Beschwerden. Nur gestern Mattigkeit im Rücken.

Am 19. I.: Nur gestern in den Füßen etwas Schmerzen, sonst gut.

Am 16. II.: Beschwerdefrei. Behandlung ausgesetzt.

Am 31. V. 10: Wegen geringer Beschwerden einige Wochen Hochfrequenzbehandlung.

Desgleichen vom 20. V. 11 ab.

Am 1. VII. 11: 0,3 g Salvarsan.

Am 11. IX. 11: Nach der Einspritzung war eine leichte Verschlechterung eingetreten. Patient zeigte Ataxie, erhöhte Mattigkeit und mußte die Arbeit unterbrechen. Unter Hochfrequenzbehandlung besserten sich die Erscheinungen in kurzer Zeit. Er blieb dann beschwerdefrei und kam im März 1913 wieder in Behandlung. In der ganzen Zwischenzeit war er arbeitsfähig. Allgemeinbefinden ist gut, Schlaf do., Kräftezustand wesentlich gehoben.

Patient Sch., 42 Jahre.

Anamnese: Angeblich keine Lues (vielleicht vor 20 Jahren).

Keine Aborte der Frau. Ein Kind von 11 Monaten gestorben. 2 Kinder leben.

Seit 7 Jahren Magenkrämpfe, starkes Erbrechen, zuerst alle 3 Monate, später alle 4—2 Wochen, 4—12 Stunden anhaltend. Seit 2 Jahren „stechende, blitzartige" Schmerzen in beiden Beinen bis in die Zehenspitzen; Schwächegefühl, Mattigkeit, Appetitlosigkeit, Erbrechen, Magenkrisen fast täglich; auch Flüssigkeiten, selbst Wasser wird ausgebrochen.

Seit 1 Jahr Gürtelgefühl. Fast gänzlich schlaflos.

Seit 6 Monaten Morphium; im ganzen 80 Spritzen.

Gewichtsabnahme von 132 Pfund (vor einigen Jahren) auf 107 Pfund. — In den letzten Tagen fast täglich lanzinierende Schmerzanfälle von 2—6 stündiger Dauer. Magenkrisen mit Erbrechen fast täglich. Hochgradige Obstipation (alle 4—5 Tage Stuhl). Das Sehen ist in den letzten Jahren schlechter geworden; kann abends nicht lesen. Es stören ihn schwarze Flocken, die er wegzublasen sucht. Im Dunkeln fühlt er sich unsicher. Seit mehreren Jahren völlig impotent. Urinlassen geht manchmal ganz leicht, manchmal schwer; am besten beim Stuhlgang. Ab und zu Incontinentia alvi.

Status. Bleich und kachektischer, grazil gebauter Mann.

Patellar-, Achillesreflexe nicht auslösbar.

Pupillen auf Licht starr, maximal verengt.

Romberg positiv.

Ataxie hochgradig.

Sensibilität: Analgesie beider Beine.

Hyperästhesie: Der Unterschied zwischen Kopf und Spitze einer Stecknadel wird an den Unterschenkeln sehr ungenau angegeben.

Diagnose: Tabes.

26. VIII. 08. Beginn der Hochfrequenzbehandlung. Tägliche Bestrahlung.

31. VIII. 08. Sofort nach der ersten Bestrahlung verschwanden die blitzartigen Schmerzen und sind seit der 3. Bestrahlung nicht wiedergekehrt; seit der Bestrahlung keine Magenkrise. Somit ist Patient fast vollkommen beschwerdefrei. Allgemeinbefinden gebessert. Hat nicht gebrochen; kann wieder Bier trinken. Gürtelgefühl unverändert. Kann besser Treppen steigen. Augenflimmern unverändert.

15. IX. 08. In den verflossenen 2 Wochen 2 ganz leichte Anfälle von stechenden Schmerzen in den Beinen, keine Magenkrise. Kein Morphium. Kein Aspirin.

28. IX. 08. Gewichtszunahme 13 Pfund.

2. IV. 08. Patient kommt täglich zur Bestrahlung, war in den letzten 2 Wochen beschwerdefrei, bis auf 2 leichte Anfälle von lanzinierenden Schmerzen, die unter Bestrahlung schwanden. Keine Magenkrise.

18. X. 08. Leichte Verschlimmerung. 5 Anfälle. Schmerzen aber sehr gering. Kein Morphium.

18. X. 08. 2 Tage starke Schmerzen in den Beinen.

24. X. 08. Wieder Besserung. Schmerzen bedeutend schwächer.

26. X. 08. Seit 3 Tagen vollkommen beschwerdefrei. Allgemeinbefinden, Appetit, Stimmung bedeutend gebessert.

Von nun ab nur jeden 2. Tag Hochfrequenz, bis zum 4. XII. 08. In dieser Zeit nur 3 leichte Anfälle von lanzinierenden Schmerzen, keine Magenkrise.

4. XII. 08 erklärte Patient, sich vollkommen gesund zu fühlen, und verzichtete auf weitere Behandlung. Die Magenkrisen mit ihren Begleiterscheinungen, Erbrechen, Appetitlosigkeit waren nicht wieder aufgetreten, die lanzinierenden Schmerzen sofort nach den ersten Bestrahlungen zurückgegangen und nach einigen leichten Rezidiven im Laufe der letzten 3 Wochen nicht wieder zutage getreten.

Erst am 9. I. 09 meldet sich Patient wieder mit Klagen über allgemeine Schwäche, Appetitlosigkeit, Schlaflosigkeit. Vor einigen Tagen waren auch die lanzinierenden Schmerzen wieder aufgetreten, seit 2 Tagen hat Patient wieder Magenkrämpfe, Erbrechen. Patient kommt mit starken Schmerzen in den Beinen zur Bestrahlung; er gibt an, sich sofort nach der Bestrahlung bedeutend besser zu fühlen. Täglich Hochfrequenz.

Am 12. I. 09 weder lanzinierende Schmerzen noch Magenkrise aufgetreten. Patient morphiumfrei.

16. I. 09. Allgemeinbefinden gut, keine Beschwerden.

23. II. 09. Patient hat sich im Laufe des letzten Monats durchweg gut gefühlt. Appetit, Kräftezustand, Stimmung gut. Nur sehr selten (3 mal) leichte lanzinierende Schmerzen. Keine Magenkrise. Kein Morphium.

15. III. 09. Seit heute früh lanz. Schmerzen. Patient kommt nachmittags zur Bestrahlung. Darauf sofort Besserung.

1. IV. 09. Bis heute beschwerdefrei.

6. VII. 09. Patient erscheint nach langer Pause wieder, Allgemeinzustand sehr schlecht. 4 Wochen bettlägerig wegen schwerer Magenkrise, 27 Morphiumspritzen.

17. X. 09. Seit 10 Wochen nicht hier gewesen. In dieser Zeit ab und zu Magenkrämpfe (etwa 4 mal) und gleichzeitig lanzinierende Schmerzen. Er nahm Morphium, danach sofortige Besserung. Früher Schleim im Stuhl. Jetzt gut. Er arbeitet seit 6 Wochen wieder mit Unterbrechung von wenigen Tagen. Ist im Rücken viel kräftiger. Das Sehen ist schlechter geworden, besonders im Dunkeln. — Wird weiter elektrisiert.

6. II. 10. Lange nicht hier gewesen. Wurde im Oktober 5—6 mal elektrisiert, danach Besserung. Bis Weihnachten keine Beschwerden. Konnte gut essen. 14 Tage vor Weihnachten wieder Gürtelschmerzen. Anfall dauert ein paar Stunden, tritt alle 14 Tage auf. Zuletzt vor 6 Tagen. Erbrechen ist seit Beginn der Behandlung nicht mehr aufgetreten. Auch die lanzinierenden Schmerzen so gut wie verschwunden, ab und zu ein leichtes Zucken. Appetit seit 3 Tagen schlecht. Erneute Hochfrequenzbehandlung.

Tabes.

Patientin N., 30 Jahre.

Lues vor 10 Jahren. 1 Schmierkur.

Vor einem Jahre zum ersten Male starke Magenkrämpfe, Erbrechen. Die Anfälle wiederholten sich ungefähr alle 8 Tage und dauerten 12—24 Stunden, in den letzten 2 Monaten öfter, ca. 2—3 mal in der Woche. Zurzeit starke Kopfschmerzen, leichter Schwindel.

Seit $^1/_2$ Jahre auch „blitzartige" Schmerzen in den Beinen, ca. alle 2 Wochen 1—2 Stunden anhaltend.

Ataxie +, Patellar-, Achillesreflex —, Romberg +, Pupillen starr, Sensibilität o. B.

Beginn der Hochfrequenzbehandlung am 30. X. 08.

Patientin kam sehr unregelmäßig zur Bestrahlung und hatte bis zum 24. XII. 08 nur 6 Sitzungen. Die Magenbeschwerden verschwanden vollkommen. Patientin konnte alles essen, ohne je zu erbrechen. Die lanzinierenden Schmerzen traten nicht mehr in früherer Stärke auf. Das Allgemeinbefinden war gut.

16. I. 09 kommt Patientin wieder zur Bestrahlung und gibt an, daß sie seit Anfang d. M. wieder an heftigen Magenkrämpfen, fast täglich von 6—7 Stunden Dauer, mit Erbrechen leidet. Lanzinierende Schmerzen nur selten, alle 2—3 Wochen. Wiederum Hochfrequenzbehandlung.

25. I. 09. Seit Beginn der Behandlung keine Beschwerden bis 24. I. 09, wo leichte zuckende Schmerzen im linken Bein auftraten. Heute beschwerdefrei.

Bis Anfang November beschwerdefrei.

10. XI. 09. Seit 7 Tagen täglich starke Magenbeschwerden, kein Erbrechen, lanzinierende Schmerzen besonders im linken Bein fast täglich.

Patientin kommt in den nächsten Monaten sehr unregelmäßig zur Behandlung. Infolgedessen treten zwar beschwerdefreie Perioden auf, aber es kommt nicht zu längerem ungestörten Wohlbefinden. Erst von Ende Juni 1909 ab ist sie frei von Beschwerden.

6. VII. 09. Beschwerdefrei seit 14 Tagen. Pat. bleibt weg.

Tabes.

Patientin G., 32 Jahre.

Vor 10 Jahren Infektion. 1 Spritzkur. Seit ca. 4 Jahren Unsicherheit beim Gehen, Kreuz- und Rückenschmerzen. Lanzinierende Schmerzen seit 3 Jahren in unregelmäßigen Intervallen von 3—4 Wochen bis 4—5 Monaten, tagelang anhaltend. Letzter Anfall vor 14 Tagen; zurzeit Morphium. Keine Magenkrisen. Allgemeine Mattigkeit. Seit 3 Jahren Stuhl- und Urinabgang. Parästhesien in beiden Beinen.

Gürtelgefühl sehr stark seit 4 Jahren. Schmerzen im Rücken sehr stark. Pat. verschluckt sich leicht beim Sprechen und Essen.

Status. Vor 4 Jahren begann das Leiden mit plötzlichem Versagen des linken Fußes; zugleich konnte das rechte Auge nicht ganz geöffnet werden. Nach ein paar Monaten besserte sich der Fuß, das Augenleiden blieb. Pat. hat angeblich Gebärmutter-Knickung, Senkung und Verwachsungen mit dem Mastdarm. Schlaf sehr schlecht, meist gar nicht; sehr unruhig, starkes Zusammenzucken beim Einschlafen und Gefühl des Fallens usw.

Ataxie der oberen und unteren Extremitäten.

Romberg ++.

Pupillenstarre auf Licht.

Beiderseits Ptosis, links stärker als rechts (Augenmuskeln frei).

Gesichts-, Zungenmuskulatur frei.

Reflexe: Patellar, Achilles nicht auslösbar.

Sensibilität: An Armen und Händen, rechts und links Herabsetzung der taktilen Sensibilität, Hypalgesie.

Hypästhetische Zone an beiden Mammae.

Geringe Hypästhesie an beiden Beinen bis zu den Knien.

Hypalgesie im Kreuz.

Beginn der Behandlung am 5. V.

10. V. 09. Nach 2 maliger Bestrahlung Auftreten von Parästhesien. Schmerzen geringer und seltener.

2. VI. Seit 3 Wochen vollkommen beschwerdefrei. Parästhesien verschwunden. Kein Morphium. Sonst o. Ver.

29. VI. Besserung. Ab und zu noch lanzinierende Schmerzen (aber nicht so stark wie früher). Blasenbeschwerden unbeeinflußt.

7. VII. Allgemeinbefinden gut. Keine lanzinierenden Schmerzen. Patientin bleibt weg.

13. VIII. 09. Keine Schmerzen. Kribbeln im linken Bein seit 14 Tagen wieder aufgetreten. Urin, Stuhl unverändert. Fühlt sich kräftig. Konnte vor Beginn der Behandlung wegen Schwäche nicht ohne Anlehnen sitzen. Auch konnte sie keine 5 Minuten gehen und mußte sich das Kreuz mit der Hand stützen. Kann

jetzt normal mit Maß gehen und lange auf dem Stuhl aufrecht sitzen. Fühlt sich kräftiger und frischer. Schlaf seit Behandlung mit Hochfrequenz gut, kein Zucken mehr beim Einschlafen. Morphium gar nicht mehr. Früher viel Kopfschmerzen; jetzt seit Behandlung keine Kopfschmerzen.

14. X. Kribbeln noch etwas im linken Bein, im rechten Bein gar nicht, Blase, After unverändert. Rücken vollkommen kräftig. Kann gut gehen (10 Min.). Oft Schwindel in der letzten Zeit. Sieht besser. Macht Handarbeit bei Licht. Kein Morphium mehr. Kopfschmerzen nur vorübergehend.

Herr Sch. 10. V. 11: Seit 1907 leidend. Gedächtnisschwäche, lanzinierende Schmerzen, Zittern beim Schreiben, seit 40 Jahren verheiratet, kinderlos. Frau herzleidend, früher unterleibsleidend. 5 Aborte. Zeitweise Interkostalneuralgien, letzthin, in den letzten Wochen, besonders schlimm. Schlaflos wegen Schmerzen lanzinierenden Charakters in den Beinen. Spürt sehr selten Urindrang, am ehesten noch nachts und nachmittags. Fühlt sich matt. Zuletzt 8 Wochen in Wiesbaden, seit Monaten kein Tag schmerzfrei. Nimmt dauernd Schlafmittel, Phenazetin, Aspirin, Kodein, Morphiumpulver. Jetzt dauernder Schmerz seit 14 Tagen in beiden Oberschenkeln, bis in die Inguinalgegend. Ischias.

Nach 5 Sitzungen wesentlich gebessert, Behandlung unterbrochen.

Kommt am 31. V. wieder, war bis gestern beschwerdefrei, gestern wieder geringe Beschwerden.

Bis Anfang 1913 noch 11 Behandlungen wegen leichter Beschwerden. Heftiger Schmerz ist überhaupt nicht wieder aufgetreten.

Tabes.

Patient K., 51 Jahre, 22. Januar 09. Infektion 1881. 8 Kuren. 1894 wurde Tabes diagnostiziert und Oeynhausen ohne Erfolg besucht. Dann traten Parästhesien in den Knien und lanzinierende Schmerzen auf. Seitdem haben die Schmerzen in wechselnder Intensität bestanden, es ist allmählich zunehmende Ataxie eingetreten, Gehör und Gesicht hat abgenommen, Urinentleerung ist erschwert. Patient muß stark pressen, verspürt keinen Harndrang, mitunter Inkontinenz, zeitweise imperativer Harn- und Stuhldrang. Gedächtnis hat nachgelassen, Schreiben fällt in den letzten Jahren schwer. Patient beantwortet Fragen bezüglich seines Leidens unbestimmt. Mäßiger Morphinismus, spritzt selbst. Arme schlafen leicht ein, sonst keine Parästhesien. Im Jahre 1893 häufige Magenkrisen. Schmerzanfälle dauern mitunter $^1/_2$ Stunde, mitunter auch 24 Stunden ohne Pause. Sie treten in Intervallen von 4—6 Wochen auf, mitunter auch häufiger. In der letzten Zeit sind sie wesentlich häufiger aufgetreten. Patient ist gegen Kälte empfindlich.

Am 22. Januar 09: erste Sitzung. Am selben Abend noch Schmerzen, die vor dem Elektrisieren auch vorhanden waren. Daher Veronal. Seit dem nächsten Morgen schmerzfrei.

Zweite Sitzung am 25. Januar. Bericht am 12. Juli 09: Patient hatte Ostern einen Tag und vor acht Tagen einen Tag leichte Schmerzen. Sonst vollkommen beschwerdefrei gewesen.

Patient M., Luesinfektion 1881, 1. Kur sofort nach Auftreten der sekundären Erscheinungen, im nächsten Jahre 2 Kuren, seitdem frei von Erscheinungen und keine weitere Hg-Behandlung. Heiratete 13 Jahre nach der Infektion, nach zwei Jahren Geburt eines Sohnes, der jetzt 9 Jahre alt und gut entwickelt ist. Frau gesund, kein Abort. Seit 1896 gastrische Krisen alle 6 Wochen, in den letzten Jahren jedesmal 10—12 Tage anhaltend, Gewichtsabnahme von 160 Pfund auf 103, ein Jahr später lanzinierende Schmerzen und Schmierkur, daneben Jodkali, 1897 eine weitere Schmierkur. Seitdem besserte sich der Zustand etwas, die Nervenschmerzen wurden jedoch schlimmer, die Gehstörungen waren erheblich. Seit 1898 nimmt Patient Morphium, zurzeit 10 Spritzen von 2 proz. Lösung pro die, während gastrischer Krisen jedoch bis 20 und 30 Spritzen, schläft zeitweise gut, zeitweise wochenlang schlaflos. Seit 3 Jahren bemerkt Patient keinen Urindrang mehr, gelegentlich Inkontinenz des Nachts. · Abdomen und Oberschenkel mit Narben, Infiltraten und Abszessen bedeckt.

Seit Anfang Juni 1907 Hochfrequenzbehandlung. Nach wenigen Sekunden sofortiges Aufhören der lanzinierenden Schmerzen, die besonders im Ulnarisgebiet beiderseits und in dem Peroneusgebiet sehr heftig und anhaltend auftreten. Von der 2. Sitzung ab keine Schmerzen mehr in den Extremitäten; am 10. Juni wird Patient mit einer heftigen gastrischen Krise gebracht, die seit dem vorhergehenden Tage besteht. Während der Hochfrequenzsitzung sistieren die Schmerzen sowohl wie das Erbrechen, Patient kann ohne Stütze nach Haus gehen, Krise bleibt bei täglich fortgesetzter Behandlung mit Hochfrequenz kupiert. Im Laufe der nächsten Wochen ist Patient fast schmerzfrei. Nur ab und zu tritt ein leises Gefühl auf. Einleitung einer Mergalkur, daneben Jodkali. Wegen Appetitlosigkeit wird die Mergalkur abgebrochen und Enesol weiter verabreicht. Patient unternimmt im Juni und Juli eine längere Reise nach der Nordsee. Hatte während der ersten 14 Tage überhaupt keine Beschwerden und während der zweiten 14 Tage nur 2 Tage lang Schmerzen, ist bis auf 4 Spritzen der 1 proz. Lösung ohne Abstinenzerscheinungen heruntergekommen. Doch sind an neuen Stellen lanzinierende Schmerzen aufgetreten, am Oberarm, in der Lendengegend und in der Achselgegend, die ebenso prompt auf Hochfrequenzbehandlung reagieren. Kur wird fortgesetzt, Inkontinenz tritt nicht mehr auf. Patient kommt während der nächsten 9 Monate noch regelmäßig 1—2 mal monatlich zur Behandlung mit Hochfrequenz mit oft leichten Beschwerden, die er kaum als lanzinierende Schmerzen mehr bezeichnet; während er im letzten Jahre regelmäßig alle 4—6 Wochen eine schwere gastrische Krise durchmachte, die 10—12 Tage anhielt, ist seit Einleitung der Hochfrequenzbehandlung keine einzige Krise mehr zur vollen Ausbildung gelangt. Patient kommt, sobald er das Eintreten einer Krise bemerkt, zur Behandlung, und es gelang bisher stets, die Krise sofort zu kupieren. Nur einmal vor 6 Monaten war eine intensive und wiederholte Behandlung 2 Tage lang erforderlich, ehe die besonders hartnäckigen Erscheinungen definitiv schwanden. Der Patient berichtet selbst, daß die lanzinierenden Schmerzen, die früher des Nachts am schlimmsten waren, schon seit der 6. oder 7. Behandlung vollkommen geschwunden sind. Er ist überhaupt auch am Tage jetzt schmerzfrei, nur ab und zu stellen sich an verschiedenen Stellen hin und wieder vorübergehende geringe Schmerzen ein. Die Ataxie ist etwas gebessert. Patient fühlt sich sicherer, das Allgemeinbefinden ist ganz wesentlich gehoben. Die Schmerzen beim Stuhlgang, die unerträglich waren, sind vollkommen verschwunden, desgleichen die Nachtschweiße, Flimmern vor den Augen und Überempfindlichkeit gegen helles Licht wesentlich gebessert. Die Tagesdosis Morphium beträgt jetzt 15 cg gegenüber $^1/_2$ g früher. Patient gibt selbst an, daß gegenüber dem qualvollen Zustand früher er sich jetzt wie im Paradiese vorkommt. In den letzten 6 Monaten hatte er die Behandlung fast ganz ausgesetzt und seit 3 Wochen wieder ab und zu starke lanzinierende Schmerzen im linken Bein sowie eine 4tägige Magenkrise leichter Art. Wiederaufnahme des Elektrisierens mit vollem Erfolg. Dauer der Beobachtung bis Anfang Oktober 1908: 18 Monate.

Patient L., 50 Jahre alt, verheiratete sich 1885. War gesund; im Jahre 1886 und 1887 2 Entbindungen der Frau, 1888 ein Abort. Das erste Kind starb im Alter von 18 Jahren an Krebs. Der zweite Sohn soll im Alter von 6—9 Jahren an Bauchtuberkulose gelitten haben, aber jetzt gesund und kräftig sein. Lues negatur. Seit der Verheiratung dauernd neuralgische Schmerzen im Rücken, gegen die er Narkotika, Arsenik usw., jedoch kein Morphium, nahm. Vor 1 Jahre Darmoperation (Karzinom). Puls leicht erregbar, klagt über Beklemmungen in der Brust und Gürtelgefühle. Pupillarreaktion negativ, Anästhesien am Rücken und den Extremitäten. Patellarreflexe auf beiden Seiten positiv, in der letzten Zeit erhebliche Verschlimmerung der Beschwerden, seit 3 Wochen keinen Tag schmerzfrei, vorher höchstens einen Tag schmerzfrei, keine sonstigen Sensibilitätsstörungen; Patient leidet erheblich unter den qualvollen Schmerzen.

Behandlung mit Hochfrequenz mit glänzendem Erfolg. Während der ersten Sitzung sofortiges Aufhören der Schmerzen, die nur noch selten und rudimentär während der nächsten Wochen wiederkehrten. Wegen schwerer Metastasenbildung wurde Patient bettlägerig, konnte die Kur nicht wieder aufnehmen, starb wenige Monate später unter anhaltendem Freisein von Schmerzen.

Frau K., 44 Jahre. Luesinfektion vor 13 Jahren, 11 Jahre nicht spezifisch behandelt, seit 1903 lanzinierende Schmerzen im ganzen Körper, seit 1904 Blasen- und Mastdarmstörung, beginnende Ataxie 1905. Januar bis März 1. Kur, Inunktionen 150 g und Jodnatrium. Januar 1906 2. Kur, Inunktionen 100 g und Jod. Seitdem nur Jod, seit Ende 1907 ab und zu 2 Kapseln Mergal, aber ganz unregelmäßig. Es besteht Parese der Blase, Patientin muß stark pressen, Inkontinenz nur bei Überfüllung der Blase, Stuhldrang wird seit Jahren nicht gefühlt, Patientin entleert das Rektum manuell zweimal täglich, Menses seit 1903 unregelmäßig. Sensibilität an den unteren Extremitäten und am Thorax stark herabgesetzt. Dagegen Hyperästhesie gegen Kältereize. Patellarreflex: links Spur, rechts Null. Pupillen beiderseits starr, links weiter als rechts.

Einleitung der Hochfrequenzbehandlung neben einer Hg-Kur und Joddarreichung: Sofortige Beseitigung der Schmerzen von der ersten Behandlung ab, die nur bei schlechtem Wetter zeitweise rudimentär wiederkehren. Schläft gut, Allgemeinbefinden wesentlich gebessert. Lokale Behandlung der Rektalmuskulatur mit Kondensatorströmen bewirkt, daß schon am Ende der 1. Woche spontane Defäkation möglich ist, die seitdem ununterbrochen geübt wird. Auch der Blasentonus kehrt wieder, seit der 3. Woche kein Residualharn, Miktion mühelos. Ataxie wesentlich gebessert. Bericht nach 3 Monaten: Befinden dauernd gut, nur sehr selten geringe, wenige Sekunden anhaltende Schmerzen.

Patient A. T. Tabes dorsalis, Lues sicher; seit mehreren Jahren unsicherer Gang, zeitweise so schlimm, daß Patient sich an einem Laternenpfahle heraufziehen muß, wenn er vom Fahrdamm auf den Bürgersteig treten will. Zeitweise besserte sich dieser Zustand spontan. Patient hat eine akute gonorrhöische Epididymitis, die auffallend wenig spontan sowie druckempfindlich ist, auch der andere Hoden ist nicht druckempfindlich. Es besteht eine chronische Zystitis tabischen Ursprungs, Urin riecht stark ammoniakalisch, Incontinentia urinae diurna et nocturna. Häufig lanzinierende Schmerzen und gastrische Krisen, Patellarreflexe fehlen, reflektorische Pupillenstarre, Romberg stark positiv, hochgradige Ataxie und tabischer Gang. Patient hat Schwierigkeiten, im Krankensaal zwischen beiden Reihen Betten, die über 2 Meter auseinander stehen, entlang zu gehen.

Tägliche Behandlung mit Hochfrequenzströmen, Quecksilberkur, später Jod. Die Zystitis bessert sich auf Lokalbehandlung. Unter dauernder Behandlung mit Hochfrequenzströmen während 4 Monaten bessert sich das Allgemeinbefinden erheblich. Die Incontinentia urinae diurna beseitigt, die nocturna tritt anfangs noch häufig auf, indessen kann Patient nach 4 wöchentlicher Behandlung nachts spontan den Urin entleeren. Wenn er abends nicht trinkt, kann er den Urin nachts halten, trinkt er aber, so tritt noch manchmal Incontinentia nocturna auf. Der Urin bleibt beständig klar. Der ataktische Gang ist wesentlich gebessert, aber noch vorhanden. Schmerzen sind schon nach wenigen Sitzungen vollkommen sistiert, sind vorübergehend wiedergekommen und schließlich weggeblieben. Patient will seinen Beruf (Transport von Ziegelsteinen im Schubkarren) wieder aufnehmen. Gartenarbeit hat er gut verrichten können.

Patient W. L., Lues negatur, seit 5—6 Jahren häufig Leibschmerzen und seit 3 Jahren Schmerzen in den unteren Extremitäten. Magenkrisen treten in regelmäßigen Intervallen auf. Starker Romberg, Patellarreflexe fehlen, ebenso Fußsohlenreflexe, Pupillenstarre, stumpf und spitz wird richtig unterschieden, indessen bestehen Störungen des Lagegefühls. Wärme und Kälte wird richtig empfunden, leichte Berührungen an den Zehen werden nicht gefühlt, stärkere dagegen richtig lokalisiert. Die Beobachtung einer Krise ergab, daß es sich um Magen- und Darmkrisen handelt.

Hochfrequenzbehandlung 14 Tage lang, seitdem schmerzfrei. Bericht nach 1 Jahre und nach 18 Monaten, daß Schmerzen nicht wieder aufgetreten sind, und daß das Allgemeinbefinden sich wesentlich gebessert hat.

Patient F. K., Lues vor 18 Jahren, 3 Kuren, vor 10 Jahren die erste gastrische Krise, vor 7 Jahren vorübergehend Doppelsehen, seit 6 Jahren beginnende Muskelstörungen, seit 2 Jahren völlige Unfähigkeit zu gehen wegen hochgradiger Schwäche und starker Ataxie der Beine. Patient ist sehr gut ernährt, kräftig gebaut, von blasser Gesichtsfarbe. Innere Organe ohne Befund. Pupillen eng, reflektorisch starr, Gesichtsfeld frei. Bewegungsfähigkeit der oberen Extremitäten und grobe Kraft gut erhalten. Knie- und Achillessehnenreflexe völlig erloschen. Die grobe Kraft der Beine stark herabgesetzt. Es besteht hochgradige motorische Ataxie. Patient kann, von 2 Wärtern gestützt, nicht stehen, da ihm infolge der Ataxie und der tabischen Gelenkveränderungen die Beine bald nach hinten, bald nach vorn weggleiten. Sensibilität ist stark gestört bis in die Schulterblattgegend hinauf. Feine Berührungen werden gar nicht, derbere sowie schmerzhafte Nadelstiche werden empfunden; Gürtelgefühl vorhanden, Magen- und Darmfunktion ohne Befund, Stuhldrang wird empfunden; es besteht dauerndes Harnträufeln, Blase ist überfüllt, da Patient keinen Harndrang bemerkt und trotz Pressens den Urin nicht entleeren kann; Residualharn 400 ccm.

Behandlung mit Hochfrequenzströmen, allgemein sowie lokal. Die lanzinierenden Schmerzen bessern sich zunächst vorübergehend nach jeder Sitzung. Nach 3 Wochen ist die Inkontinenz wesentlich gebessert. Patient kann den Urin halten und spontan entleeren. Bei der Entlassung nach 8 Wochen ist die Inkontinenz vollkommen beseitigt, Patient muß zwar bei der Urinentleerung stark pressen, kann jedoch die Blase bis auf geringe Reste von 90—30 ccm spontan entleeren. Nach weiteren 14 Tagen ist der Residualharn 0. Die lanzinierenden Schmerzen sind vollkommen verschwunden. Patient, welcher bei der Aufnahme seit $1^1/_2$ Jahren ca. nicht aus dem Bett und dem Liegestuhl heraus konnte, vermochte nach 6 Wochen mit Unterstützung an der Hand stehen und nach 7 Wochen 2 oder 3 Schritte gehen. Von weiteren Steh- und Gehübungen wurde einstweilen Abstand genommen, um die Schlottergelenke durch falsche Belastung nicht noch mehr zu schädigen. Es wurde ein Gelenkstützapparat bis zum Oberschenkel angefertigt, mit Hilfe dessen Patient sofort imstande war, zu gehen. Es ist hervorzuheben, daß keinerlei Übungstherapie stattgefunden hat im Sinne von Frenkel-Heiden, wohl aber systematische Behandlung der Bein- und Rumpfmuskulatur mit Hochfrequenzströmen, durch welche eine deutliche Zunahme der motorischen Kraft der Beine erzeugt wurde, welche dem Patienten das Stehen und Gehen ermöglichte. Ich hatte Gelegenheit, nach einem Jahre den Patienten wiederzusehen, welchem es seither unverändert gut ging, bis auf das Auftreten lanzinierender Schmerzen, die auf erneute Hochfrequenzbehandlung günstig reagierten. Inkontinenz ist nicht wieder eingetreten.

Patient H. K. Lues vor 17 Jahren, vor 2 Jahren zuerst lanzinierende Schmerzen im rechten Unterarm, anfänglich 10—12 mal täglich, später immer häufiger und stärker, seit einem Jahre auch in den Beinen, und Gürtelgefühl. Seitdem treten die Schmerzanfälle 3—4 wöchentlich auf und sind fast unerträglich. Während des Anfalles werden die Schmerzen schon durch die leiseste Berührung zu unerträglicher Heftigkeit gesteigert. Während Patient früher eine sichere Hand beim Schreiben hatte, schreibt er jetzt unsicher, rutscht, wenn es lange dauert, förmlich aus. Romberg nicht vorhanden. Patellarreflexe fehlen, Pupillen eng, reagieren schwach. Druck auf Testes rechts kaum empfunden, links deutlicher. Achillessehne nur auf starken Druck empfindlich. Hyperästhesie im Rücken und beiden Flanken bis zur Spina scapulae hinauf. Leichte Berührung löst intensives Juckgefühl aus. Berührung mit stumpfem Metallknopf sticht wie Nadeln; wenn Anfälle von lanzinierenden Schmerzen bestehen, steigert sich die Hyperästhesie ad maximum. Berührung mit einem Stabe macht intensivste Schmerzen, in der Gegend der Spinae scapulae besteht Hypästhesie, desgleichen in der Magengegend, unter dem Processus xiphoideus.

Unter Hochfrequenzbehandlung bessern sich die subjektiven Beschwerden augenblicklich, nach den ersten Sitzungen auf kurze Zeit, 20 Minuten bis Stunden, späterhin auf längere Dauer. Nach 3 Monaten ist Patient so weit gebessert, daß er sich für gesund hält und die Behandlung unterbricht. Ca. 4 Monate später stellte er sich wieder vor und gibt an, daß er über 3 Monate lang von Schmerzanfällen vollkommen befreit war. Er hatte nur zeitweise leichte Kopfschmerzen, seit 14 Tagen wieder zunehmende Beschwerden unbestimmter Art, bis vor 8 Tagen nachts wieder Schmerzen im Knie auftraten. Die Ataxie, die am Schluß der Behandlung wesentlich gebessert war, ist wieder hochgradig geworden. Pollutionen in letzter Zeit häufig. Pupillen etwa doppelt so weit wie früher, reagieren deutlich, wenn auch schwach, reflektorisch. Etwa 14 tägige Behandlung mit Hochfrequenzströmen beseitigt die Beschwerden wiederum, so daß sich Patient weitere 5 Monate nicht hat sehen lassen. Seit ca. 14 Tagen wieder mäßige Schmerzen, die auf Hochfrequenzbehandlung prompt schwinden. Es wird dem Patienten geraten, die Hochfrequenzbehandlung fortzusetzen, trotz schneller Besserung.

Patient L. S. Lues 1882. 10 Jahre später rheumatische Schmerzen, die sich allmählich verschlimmerten. Seit 10 Jahren Magenkrisen und allmählich zunehmende Ataxie. Im letzten halben Jahr deutliche Verschlimmerung. Besonders Empfindlichkeit gegen kühles Wasser (26—27° C äußerste Toleranzgrenze nach unten). Druckanästhesie der Testes und der Achillessehnen, Hyp- und Anästhesien vom Rücken abwärts, lanzinierende Schmerzen zurzeit besonders im Unterarm und dem Oberschenkel, beiderseits symmetrisch. Blase oft gestört, Wechsel zwischen Inkontinenz und Unmöglichkeit, trotz stärksten Drängens, die Blase zu entleeren. Incontinentia nocturna dauernd. Residualharn 75—150 ccm. Pupillen starr, eng, Patellarreflexe fehlen, Romberg positiv.

Auf Hochfrequenzbehandlung schwinden die lanzinierenden Schmerzen augenblicklich. Sie kehren nach den ersten Sitzungen wieder, jedoch mehr und mehr schwächer und kürzer anhaltend, und bleiben nach 6 Wochen ganz fort. Patient kann die Blase spontan entleeren, kein Residualharn; bleibt aus der Behandlung fort.

Patient W. S. Lues zugegeben. 1898 zuerst unverhältnismäßig schnelle Ermüdbarkeit und „Reißen" in den Beinen. Dann vorübergehende, später öfter wieder auftretende Augenmuskellähmung. 1899 die erste Magenkrise, in den ersten Jahren 1—2 mal, seit 3 Jahren alle 6—8 Wochen. Leichte Urinbeschwerden, keine Inkontinenz. Starke Hyperästhesie am Rumpf und lanzinierende Schmerzen in Armen und Beinen. Stumpfes Gefühl in dem rechten Unterarm und den Fingern der rechten Hand. Patient ist außerordentlich leicht ermüdbar. Starke Arteriosklerose der peripheren Arterien. Wassermannsche Luesreaktion stark positiv. Pupillen maximal verengt (Patient ist Morphinist), Romberg sehr stark, sowie allgemeine Ataxie. Patellarreflexe fehlen, Dermographismus sehr ausgeprägt. Vasomotorische Übererregbarkeit, Ernährungszustand elend, starke Anämie; fortgeschrittene Sehnervenatrophie.

April 1908: 14 tägige Behandlung mit Hochfrequenz beseitigt die lanzinierenden Schmerzen vollkommen. Patient unterbricht die Behandlung, um ins Bad zu reisen. Bei der Rückkehr erheblich angegriffen. (14 Bäder in Oeynhausen.) Gang deutlich verschlechtert, Taubheitsgefühl in Beinen und Händen. Druckgefühl im Leib. Es tritt allmählich zunehmende Sehnervenatrophie ein, die den Gang erschwert. Schmerzen sind seit der Hochfrequenzbehandlung dauernd fortgeblieben; nur in Oeynhausen traten sie zeitweise auf. Beginn der Behandlung am 11. Juni. Schmerzfrei laut letzter Nachricht noch am 1. Oktober 1908.

Frau St., 48 Jahre alt. Tabes dorsalis. Pupillenstarre beiderseits, Romberg deutlich. Arthropathie des rechten Kniegelenks; das Gelenk knickt bei Belastung nach außen um, so daß Patientin stark hinkt und nur wenig am Stock gehen kann. Luetische Narben am linken Knie. Magen empfindlich, jedoch keine eigentlichen Krisen. Starke lanzinierende Schmerzen in beiden Beinen und Armen.

Beginn der Hochfrequenzbehandlung am 2. X. 06 mit sofortigem Erfolg. Anbringung einer Kniestütze. Behandlung der Muskulatur mit Hochfrequenz; danach erhebliche Kräftigung: Patient geht (mit Apparat), ohne sichtbar zu hinken. Nach 6 Wochen bleibt Patient aus der Behandlung fort.

14. VI. 07. Bis jetzt frei von Schmerzen. Kniegelenk fast normal, geht ohne Schiene fast ohne Hinken. Seit 3 Tagen leichte stechende Schmerzen in der linken Hand, die prompt auf Hochfrequenz reagieren und nach wenigen Sitzungen dauernd fortbleiben. Nach dem letzten Bericht (Januar 1908) frei von Beschwerden. Allgemeinbefinden wesentlich gebessert.

Tabes.

Patient O., 12. VII. 09. Lues 1891, drei Kuren. Heirat 1895. Fünf gesunde Kinder, 2—12 Jahre alt, kein Abort. Frau gesund. 1903 Beginn mit Schmerzen in den kleinen Zehen, Ziehen im Rücken, vorübergehend lanzinierende Schmerzen, seit Februar 1907 Magenkrisen und Darmkrisen, damals unregelmäßig und selten, später häufiger. Jetzt, im letzten Jahre, alle 4—6 Wochen. Die letzte Krise vor 5 Tagen beendet. Dauer der Krisen im letzten Jahre je 5 Tage mit Erbrechen und Schmerzen. Der Verlauf der letzten Krise war folgender: Während eines Aufenthaltes von 9 Wochen in Meran trat gar keine Krise auf, nach der Rückkehr jedoch Mitte April, die nächste Mitte Mai, dann Anfang Juni. Dauer 5 bis

6 Tage, Erbrechen. 3 Tage waren zur Erholung außerdem nötig. Dann Pause von 6 Wochen. Dann Krise mit Erbrechen und Schmerzen, welche 5 Tage dauerte. Während es in Meran nicht zu einer Krise kam, traten trotzdem Rückenreizungen auf. Patient hatte eine hochgradige Überempfindlichkeit in der ganzen Rückenhaut, jedes Hemd oder Kleidungsstück belästigt ihn erheblich, damit ist Schwäche verbunden, so daß er unfähig ist, bei Tische eine Mahlzeit einzunehmen. Ataxie ist gering, indessen hat er ein großes Bedürfnis nach Ruhe und ist arbeitsunfähig. Darmkrisen sind in den letzten 6 Monaten nicht aufgetreten. Innere Organe o. B. Kein Gürtelgefühl. Lanzinierende Schmerzen unregelmäßig. Am meisten belästigt den Patienten die Überempfindlichkeit der Haut, jede Berührung, Kitzel wird als heftiger Schmerz empfunden. Da er seine Bureautätigkeit nicht mehr ausführen kann, werden ihm nur Schriftstücke zur Unterschrift vorgelegt, die er jedoch nur im Liegen leisten kann. Schlaf ist wegen der Hauthyperalgesie erheblich gestört, Appetit schlecht, Urindrang wird nicht empfunden und nur zweimal gewohnheitsmäßig die Blase entleert.

Erste Sitzung am 12. Juli 09.

Am 14. berichtet Patient, daß er nach der Sitzung keinerlei unangenehme Hautempfindung mehr gehabt hätte. Abends trat wieder eine leichte Empfindlichkeit des Rückens ein. Jedoch wurde leichte Berührung und Kitzel nicht mehr schmerzhaft empfunden. Der Schlaf war mäßig, indessen fühlt er sich frisch, wie seit 6 Monaten nicht. Er nahm an den Unterhaltungen bei Tische teil, interessierte sich lebhaft, nahm häusliche schriftliche Arbeiten wieder auf, die er im Sitzen erledigen konnte. Appetit hob sich plötzlich, und der Urin geht nicht mehr wie bisher zweimal am Tage ab, sondern wird in häufigen Quantitäten entleert. Bis zum 8. September fühlte er sich dauernd wohl. Am 8. trat ein leichter Anfall von Übelkeit auf. Es wurden beim Essen einige Bissen wieder herausgebracht ohne Würgen, jedoch kam der Anfall nicht zur völligen Ausbildung unter 24 Stunden durchgeführter Milchdiät. Schmerzen traten nicht auf. Am 13. stellt sich Patient wieder vor bei vollkommen gutem Allgemeinbefinden. Zunge nicht belegt. Gewichtszunahme 4 Pfund. Patient hatte den Tag vorher viel gearbeitet, war etwa $1^1/_2$ Stunde Wagen gefahren und hatte weiße Bohnen und Speck gegessen, ohne die geringsten Beschwerden danach zu haben. Außerdem hat er sich einen Schnupfen geholt. Er hat keine lanzinierenden Schmerzen gehabt, trotzdem er sonst bei Erkältungen besonders darunter zu leiden hatte. Die Behandlung wurde intermittierend bis Anfang 1912 durchgeführt. In mehrmonatlichen Pausen traten rudimentäre Anfälle auf, die in wenigen Stunden unter leichter Übelkeit ohne Erbrechen abliefen. Die lanzinierenden Schmerzen sind verschwunden. Gewichtszunahme 18 Pfund. Allgemeinbefinden vorzüglich. Patient ist voll arbeitsfähig. Dieser Zustand ist ohne weitere Behandlung bis Februar 1913 (letzter Bericht) anhaltend gewesen.

In Tabesfällen, in denen die Hochfrequenzströme sich als wirksam erweisen, geschieht dies meistens wie mit einem Schlage von der ersten Sitzung an. Daß es dabei aber auch auf die Methodik im wesentlichen ankommt, geht z. B. aus folgendem Fall hervor:

H. W., 9. August 09. Infektion vor 25 Jahren, Rückenschmerzen seit zehn Jahren, keine Magenkrisen. Lanzinierende Schmerzen nur in der linken Skapulargegend. Gürtelgefühl angedeutet. Urin oft schwer zu entleeren. Keine Inkontinenz, Augen gut, starke Miosis, Gehen im Dunklen etwas unsicher. Seit den letzten 4 Jahren niemals schmerzfrei, Schlaf schlecht.

Am 9. VIII. Behandlung mit der D'Arsonvalschen Dusche.

Bericht am 10.: Keine Veränderung, Schmerzen im Rücken neben der Skapula genau wie früher und ebenso andauernd. Daher Diathermieapplikation lokal.

Am 11. VIII.: Nach der Diathermiesitzung deutlich weniger Schmerzen. Den ganzen gestrigen Tag und die Nacht vollständig schmerzfrei. Am Morgen, wo die Schmerzen sonst am stärksten sind, nur sehr geringe Schmerzen.

Im weiteren Verlauf besserte sich das Leiden wesentlich.

In anderen Fällen ist erst eine gewisse Quantität von Hochfrequenzströmen notwendig, um deutliche therapeutische Wirkungen zu erzielen. In wochenlanger regelmäßiger Behandlung bessern sich ganz allmählich die Beschwerden, eine nach der anderen, und erst in Monaten erzielt man lange Besserungsperioden. Viefach tritt auch eine recht ausgesprochene Wirkung erst nach Abschluß der Behandlung, wenn der Reiz der Applikationen selbst fortfällt, ein. Stets muß man sich aber gegenwärtig halten, daß die Hochfrequenztherapie keine ätiologische ist, und ich habe den Eindruck in den letzten Jahren gewonnen, daß die Kombination von Hochfrequenztherapie mit Neosalvarsan oder besser Silbersalvarsan in einschleichender Methode die besten Endresultate ergibt, soweit man bei einem so schleichenden Leiden in wenigen Jahren von definitiven Resultaten sprechen kann.

Die günstige Beeinflussung tabischer Magenkrisen durch Hochfrequenzströme veranlaßte mich, einige Versuche bei Hyperemesis gravidarum anzustellen. Ich habe in einem derartigen Falle, bei dem dauerndes Erbrechen mit erheblicher Prostration im dritten Monat bestand, unmittelbar nach der ersten Sitzung Sistieren dieses quälenden Zustandes gesehen. Die Behandlung wurde in 9 Wochen 4 mal durchgeführt.

Frau W., 24 Jahre. Im 3. Monat gravide. Seit 4 Wochen heftiges Erbrechen jeden Tag, so daß sie fast unfähig ist, irgendwelche Nahrung bei sich zu behalten. Auch nüchtern hat sie Brechanfälle von ca. einer Viertelstunde Dauer, sobald sie sich aufrichtet; bringt jedoch nur Schleim heraus.

Am 6. Oktober 09: Einmalige Hochfrequenzbestrahlung.

Danach Besserung, die bis zum 20. November anhält.

Am 25. November: 2. Sitzung.

Bis zum 28. November kein Erbrechen gehabt.

Am 1. Dezember: 3. Sitzung.

Am 12. Dezember: 4. Sitzung.

Im ganzen 4 Sitzungen, kein Erbrechen mehr, nur noch ab und zu ein leichtes Gefühl, daß ihr das Wasser im Munde zusammenläuft, sonst vollkommen beschwerdefrei. Appetit gut, verträgt alles, nur nichts Saures. Danach angeblich Kopfschmerzen.

Stellt sich am 19. Januar wieder vor, kein Erbrechen mehr gehabt.

Am 2. Mai wurde sie von einem gesunden Knaben entbunden, den sie selbst nährte.

In einem anderen Falle ist nach zweimaliger Behandlung eine Besserung nicht eingetreten. Ich erwähne diese beiden Fälle, da ich kein genügendes klinisches Material habe, um die Frage weiter zu prüfen, und vielleicht dadurch zu diesbezüglichen Untersuchungen anregen kann.

Es liegt natürlich nahe, das Verfahren auch bei der Seekrankheit zu prüfen. Indessen sind Hochfrequenzapparate auf transatlantischen Dampfern bisher nicht üblich gewesen. Ich hatte vor dem Weltkriege Gelegenheit, einen Kollegen, der diesen Versuch als Schiffsarzt vorzunehmen bereit war, in die Methodik einzuarbeiten, habe aber über die Resultate bisher nichts erfahren können.

Ich habe auf Seite 95 beschrieben, daß es möglich ist, erhebliche Tiefendurchwärmungen des Gehirns zu erzielen. Die physiologischen Wirkungen der Temperaturerhöhung des Gehirns sind ja vom Fieber her zur Genüge bekannt. Daß so hohe Temperatursteigerungen, wie sie in dem Leichenversuch erzielt wurden, einen enorm gefährlichen Eingriff darstellen würden, ist ja unzweifelhaft. Ich habe auch wiederholt darauf hingewiesen, daß bei verschiedenen Erkrankungen schon minimale kaum nachweisbare Temperatursteigerungen zur Erzielung therapeutischer Effekte deutlicher Art ausreichend sein können. Es ist also keineswegs notwendig, zur Behandlung des nervösen Zentralorgans so starke Ströme anzuwenden, daß Zerstörungen an der Eintrittsstelle des Stromes in die Haut und meßbare Temperaturerhöhungen im Gehirn auftreten. Der Vergleich mit dem Fieber liegt zwar nahe; indessen decken sich ja überhaupt beide Arten der Temperaturerhöhungen keineswegs. Denn beim Fieber haben wir Steigerung auf toxischem Wege oder durch Beschleunigung und Erhöhung des Zerfalls und somit außer der Wärmewirkung noch andere Komponenten, welche die Erscheinungen und die Gefahren des Fiebers bedingen. Bei der diathermischen Durchwärmung des Gehirns unterliegt dieses jedoch der Einwirkung der reinen von außen eingeführten, gänzlich indifferenten und lediglich als Wärme in die Erscheinung tretenden elektrischen Energie. Hierbei brauchen wir keineswegs sämtliche Erscheinungen zu erwarten, welche wir vom Fieber her kennen. So werden die toxischen Symptome, die Symptome des übermäßigen Eiweißzerfalles und des inneren gesteigerten Energieverbrauchs fortfallen. Wir werden somit zunächst die Wirkungen der reinen Temperaturerhöhung der Gehirnsubstanz, sodann die sekundären Wirkungen der arteriellen Hyperämie, der vermehrten Lymphzirkulation, der Stimulierung des Zellchemismus, der Tonisierung, mithin der erhöhten Vitalität und Funktionsfähigkeit, gänzlich losgelöst vom primären, erhöhten Stoffverbrauch, also ohne Erschöpfung der normalen Zellenenergie, sehen. Es wäre dringend wünschenswert, daß die Psychiatrie, die zur Zeit immer noch eine fast rein exspektative Tendenz in bezug auf die Therapie befolgt, sich dieser Methode, welche zum ersten Male eine direkte Einwirkung eines nicht toxischen physikalischen Agens ermöglicht, in ausgedehntem Maße bediente. Es würde zweifellos die Lösung einer Reihe physiologischer Fragen, auch unter Zuhilfenahme der koagulierenden Wirkung der Diathermie im Tierexperiment zwecks Ausschaltung von Gehirnpartien, vielleicht auch die Erzielung therapeutischer Resultate, möglich sein. Ich habe kein eigentlich psychiatrisches Material bisher zur Verfügung gehabt, indessen habe ich doch eine Reihe von Fällen leichter Psychosen, Melancholie, Neurasthenie behandelt und dabei recht bemerkenswerte therapeutische Resultate erzielt.

8. Kapitel.

Haut-, Ohren-, Augenleiden; Kosmetik.

Bei der Besprechung der nervösen Leiden will ich gleich die pruriginösen Affektionen der Haut erwähnen. Der Prurigo Hebrae, d. h. diejenige schwere Affektion, welche, in den ersten Jahren der Kindheit beginnend, die von ihr befallenen Individuen häufig bis über die Pubertät hinaus, mitunter ihr ganzes Leben lang, aufs intensivste peinigt, ist in ihrer Ätiologie nicht aufgeklärt. Manche therapeutischen

Methoden, z. B. Licht-, Röntgenbestrahlung, Salbenbehandlung, Pinselungen, Dampfapplikationen usw., helfen vorübergehend, versagen aber nach einigen Malen, so daß die Patienten schließlich jede neue Methode versuchen. Die diathermische Behandlung des intensiven Juckreizes, der zumeist am ganzen Körper besteht, hat sich mir in Form der Kondensatorapplikation in manchen Fällen vorzüglich bewährt. Es ist nicht selten, daß Patienten nach der ersten Sitzung angeben, daß sie seit Monaten zum erstenmal eine Nacht durchgeschlafen hätten. Mitunter erzielt man auf einige Wochen hinaus gute Resultate nach einigen Sitzungen, in anderen Fällen aber ist die Besserung kurzdauernd. Sie hält nur wenige Stunden an, und bald nach Aufhören der Behandlung kehren die Juckanfälle in alter Weise wieder. Nur die sekundären Erscheinungen des Ekzems pflegen sich längere Zeit zu bessern. Manche Patienten, denen die Methode hilft, lernen sie sehr bald selbst ausführen und behandeln sich selbst damit. Es ist also geraten, in jedem Falle einen Versuch hiermit zu machen. In einem Teile des Fälle wird man den Patienten wenigstens vorübergehend zu helfen in der Lage sein.

Wesentlich günstiger steht es in den Fällen von Pruritus der Anal- und Genitalsphäre. Es genügt zumeist nicht, die äußere Haut dieser Gebiete der Behandlung zu unterwerfen, wenngleich auch hiermit (Methode der Kondensatorelektroden) vorübergehende Erfolge erzielt werden. Schnelle Dauererfolge erreicht man oft durch Applikation sowohl auf der äußeren Haut wie durch Einführung in den Anus und die Vagina. Selbstverständlich sind Ekzeme, Hämorrhoiden, Diabetes, Zervikalkatarrh und sonstige ursächliche und auslösende Momente einer Spezialbehandlung zu unterwerfen. In schweren Fällen, wo die Kondensatorbehandlung mitunter versagt, leistet die Duschenbehandlung Gutes, und in den Fällen, in denen Neigung zu Rezidiven besteht, wird man mit der Methodik wechseln und vor allem Röntgenbestrahlung anwenden.

Im übrigen bietet die Dermatologie wenig Indikationen für die Diathermiebehandlung. Hautneuralgien, Parästhesien erfordern ebenfalls die Kondensatorbehandlung, und die kosmetischen Applikationen finden weiter unten ihre Besprechung. Lupus und tuberkulöse Erkrankungen der Haut werden im 5. Kapitel zusammenfassend abgehandelt.

In der Ohrenheilkunde scheint die Diathermie in den Kreisen der Spezialärzte noch keinen festen Fuß gefaßt zu haben; wenigstens sind mir keine größeren oder zusammenfassenden Arbeiten darüber bisher bekannt geworden.

Technisch ist sowohl das äußere, wie mittlere und innere Ohr der diathermischen Behandlung in mannigfacher Weise zugänglich. Die Ohrmuschel kann in einfacher Weise durch Auflegen einer flachen passenden Elektrode mit feuchter Zwischenlage gegen eine größere indifferente Elektrode auf dem anderen Ohr resp. der anderen Wange unter leichtem Andrücken an die Schädelwand genügend durchwärmt werden.

Der Gehörgang ist mittels einer passenden stabförmigen Metallelektrode der Behandlung zugänglich; es ist dabei zweckmäßig, die

Gehörgangwände durch vorheriges Einlegen eines mit Glyzerin-Wasser durchtränkten Tampons zu benetzen und die Elektrode selbst vor der Einführung ins Ohr in die gleiche Lösung zu tauchen resp. nach dem Vorgange von Gerlach mit verschieden dicken Wildlederumwicklungen, die mit konzentrierter Kochsalzlösung gründlich durchfeuchtet sind, zu versehen. Allerdings ist bei dieser Methode ein gleichmäßiges Anliegen des Stabes an alle Teile des äußeren Gehörganges nicht angängig wegen der verschiedenen Lichtung und Krümmung des Kanals. Ein solches Anliegen ist auch nicht erforderlich, da diese Applikation nur dazu dient, um das Mittelohr der diathermischen Behandlung zu unterwerfen. Gerlach hat zur Fixierung des Elektrodenstäbchens eine Haltevorrichtung angegeben (vgl. Münch. med. Wochenschr. 1913, Nr. 45). Die von Mendel (Dtsche. med. Wochenschr. 1914, Nr. 1) befürchtete Funken- oder Büschelentladung bei nicht komplettem Anliegen der Elektrode tritt bei genügender Durchfeuchtung des Gehörgangs und nicht übermäßig großer Stromstärke (bis 300 MA) nicht auf. Die weitere von Mendel vorgeschlagene Methode, den Gehörgang bis an das Trommelfell mit nasser Watte zu tamponieren, erscheint nach dem auf Seite 109 Gesagten nicht unbedenklich wegen der Erhitzung der Watte.

Mit irgendeiner der genannten Methoden ist es möglich, die Temperatur der Paukenhöhle diathermisch zu erhöhen. Therapeutische Erwärmungen um 1° C wurden von Gerlach am Lebenden gemessen.

Ich ziehe zur Erwärmung der Paukenhöhle, die von mir schon in der 1. Auflage dieses Lehrbuches (1913) beschriebene Anlegung einer etwa halbmond- oder bohnenförmigen kleinen Blechelektrode dicht hinter dem Ohr auf den Warzenfortsatz gegen eine größere indifferente Elektrode auf der entgegengesetzten Wange vor, welche letztere der Patient selbst hält. Mäßige Stromstärke (200—300 MA), 5—15 Minuten lang, führt zu kräftiger Erwärmung der Paukenhöhle.

Ich habe an der Leiche Versuche angestellt, indem ich ein Thermometer durch den Gehörgang in die Paukenhöhle einführte. Diathermierung in der eben beschriebenen Form, allerdings mit stärkerer Dosis, ließ das Thermometer in 1 Minute um 5° steigen.

Mit der gleichen Methode läßt sich auch das innere Ohr diathermisch erwärmen. Man muß daher bei der Behandlung der Paukenhöhle stets auf Nystagmus, Schwindel usw. achten; denn bei der Kleinheit des ganzen Gehörapparates ist ein Weitergreifen der Erwärmung auf das Labyrinth beim diathermischen Eingriff schwer zu vermeiden. Allerdings gehören zur Hervorrufung von Labyrintherscheinungen lange, kräftige Durchwärmungen, wie sie zur Therapie der Paukenhöhle nicht benötigt werden.

Für besonders intensive Erwärmungen käme noch die Applikation einer etwa talergroßen Flächenelektrode oder der in Abb. 38h gezeigten Elektrode hinter dem Gaumensegel auf die seitliche Rachenwand (Tubengegend) in Frage an Stelle der indifferenten Wangenelektrode.

Die therapeutischen Resultate waren bei chronischen Mittelohrkatarrhen seröser Natur recht günstige. Das scheint auch aus den Arbeiten von Mendel (l. c.) und Gerlach hervorzugehen. Auch bei Mittelohrexsudaten habe ich recht günstige Resultate gesehen. Die Fälle, die ich in Behandlung nahm, waren stets solche, die schon zum Teil monatelang ohrenärztliche Behandlung erfahren hatten und ohne jede Besserung stationär blieben. Es trat fast stets nach der ersten Sitzung eine leichte Vergrößerung des Exsudats ein, das aber mitunter schon nach 3, im längsten Fall nach 10 Sitzungen resorbiert war. In einem Fall war ein sehr zähes Exsudat nach 4 Sitzungen verflüssigt und resorbiert worden.

Auch die Wirkung auf Narben bedarf noch einer ohrspezialistischen Bearbeitung. Ich habe in einem Fall von vollkommener Adhäsion des Trommelfells an die Paukenhöhlenwand, welches mit der Luftpumpe sich als völlig unbeweglich erwies, durch Diathermiebehandlung Loslösung und deutliche Beweglichkeit erzielt, allerdings ohne Besserung des Hörvermögens.

Bei der Behandlung der Otosklerose habe ich von der Durchwärmung des Ohres keine Erfolge gesehen. Jedoch hat sich mir hier eine andere Applikationsart in vielen Fällen nützlich erwiesen. Wenn man die in Abb. 34c als erste abgebildete Kondensatorelektrode in den Gehörgang einführt und die Stromstärke so wählt, daß ein leichtes Aufleuchten der Elektrode und deutliches Summen entsteht, so kann man mehrere Minuten die Wände des Gehörganges und das Trommelfell der Wirkung der Kondensatorentladungen aussetzen, ohne daß ein zu starkes Hitzegefühl entsteht. Ich habe nun in einigen Fällen von Ohrsklerose zweifellose Besserungen der Hörfähigkeit, in einer größeren Zahl von Fällen teils vorübergehende, teils definitive Beseitigung der subjektiven Ohrgeräusche beobachtet. Inwieweit es sich in all diesen Fällen um Beeinflussung einer nervösen Komponente des Grundleidens oder um eine wirkliche Beeinflussung der Otosklerose handelt, muß erst durch zahlreiche spezialistische Beobachtungen geklärt werden. Unter meinen Fällen waren mehrere mir von Spezialisten zugewiesene Fälle sicher arteriosklerotischer Natur, bei denen einwandfreie Besserungen auftraten, während manche Fälle rein nervöser Geräusche nicht gebessert wurden. Im allgemeinen habe ich den Eindruck, daß die Fälle, die sich bessern, sowohl was Hörfähigkeit als auch Schwinden subjektiver Geräusche anbelangt, in 6—10 Sitzungen längstens den Beginn eines Erfolges zeigen; ist nach 10 Sitzungen keine Besserung eingetreten, so pflege ich die Behandlung als aussichtslos abzubrechen. Außer der Kondensatorbehandlung des Gehörganges dehne ich die gleiche Applikation auf die Ohrmuschel und besonders den Warzenfortsatz aus, woselbst die Stromstärke erheblich gesteigert werden kann (bis zur Grenze der Schmerzhaftigkeit), weil manche Patienten angeben, daß ihnen gerade die Behandlung am Warzenfortsatz besondere Erleichterung verursache.

Auch der Juckreiz im Gehörgang und im Innern der Ohrmuschel reagiert besonders günstig auf diese Kondensatorbehandlung, und zwar hierbei mit schwacher Dosierung. Komplizierendes Ekzem und Gehörgangsfurunkulose erfordert jedoch Röntgenbehandlung.

Bei Erfrierungen der Ohrmuschel hat sich die Plattendurchwärmung von außen, kombiniert mit Quarzlampenbestrahlung, als eine ausgezeichnet wirksame Behandlungsmethode erwiesen.

Bei akuteitrigen Affektionen ist die Diathermiebehandlung wie stets kontraindiziert, außer bei chronisch eitrigen Prozessen, bei denen Abflußmöglichkeit vorhanden ist.

Lupus resp. Tuberkulose des äußeren Ohres und des Gehörganges ist eine strikte Indikation der chirurgischen Diathermie. Ich verweise diesbezüglich auf das in dem betreffenden Kapitel (S. 277 ff.) Gesagte.

Es wäre dringend erwünscht, wenn die Diathermie in der Ohrenheilkunde endlich Gegenstand einer eingehenden spezialistischen klinischen Bearbeitung würde.

Bezüglich der Anwendung der Diathermie auf dem Gebiete der Ophthalmologie liegen bereits eine Reihe von Erfahrungen vor. So habe ich im Jahre 1908 ein Sarkom, welches die Sklera an der temporalen Seite vorwölbte, diathermisch zerstört unter Erhaltung des Augapfels. Tonometrische Versuche am Kaninchenauge gaben wechselnde Resultate. Im allgemeinen konnte ich eine geringe primäre Erhöhung des intraokularen Druckes am normalen Auge konstatieren.

Telemann (Deutsche Medizinische Wochenschrift 1911) konnte fast alle Organe, auch die Augen, von Versuchstieren bei intakter Haut ohne Schaden weit über 40° erwärmen.

Krückmann (37. Versammlung der ophthalmologischen Gesellschaft zu Heidelberg, 1911) wandte die Diathermie bei rheumatischen Erkrankungen des Auges an und erzielte gute Resultate.

Zahn (Klinische Monatsblätter für Augenheilkunde 1912, S. 371) konnte am enukleierten Schweinsauge den Glaskörper bei 39—40° ohne Schädigung der Kornea erwärmen. Er konstatierte am lebenden Kaninchenauge beliebige Regulierbarkeit des zu erreichenden Temperaturgrades. Wiederholte Erwärmung des Konjunktivalsackes auf 42° Wärme wurde ohne jede Schädigung des Auges vertragen.

Erwärmung auf 45° machte entzündliche Schwellung der Lider, diffuse Trübung der Kornea. (Kleinzellige Infiltrationen.) Die tieferen Teile des Auges blieben unverändert.

Bei gleicher Erwärmungstemperatur des Konjunktivalsackes war die Glaskörpererwärmung bei Diathermie größer als bei Umschlägen. Es erwärmte sich auch die Orbita.

Während es beim Menschen mit Umschlägen nur gelingt, den Konjunktivalsack um 1,6° gegenüber der Norm zu erwärmen, gelingt es leicht, mittels der Diathermie eine Erwärmung auf 40—42° zu erzielen.

Sattler (Ophthalmologische Versammlung 1912, Heidelberg) gelang es, schmerzlos mit Diathermie eine starke Hyperämie der Ziliargefäße sowie Eiweiß- und Antikörpervermehrung des Kammerwassers zu erzielen.

Claussnitzer (Klinische Monatsblätter für Augenheilkunde, Juni 1912) fand einen auffallenden Einfluß der Diathermierung auf den intraokularen Druck. Die vorübergehende Erhöhung durch Diathermie bei entzündlichen Prozessen fehlt häufig bei entzündungsfreien Zuständen. Bei solchen beobachtete er eher eine Verminderung des Druckes, ebenso wie in allen normalen Fällen. Er behandelte chronische Iridozyklitiden und Iritiden sowie tiefe Keratitiden im entzündlichen Stadium. Mit einer Ausnahme fand er Steigerung bis zum doppelten Druck gegenüber vorher, z. B. bei einer tuberkulösen Erkrankung des Uvealtrakts. Ich zitiere eine seiner Beobachtungen: Vor der Behandlung fand er an

4 Tagen einen Druck von $13^1/_2$ bis 18 mm. Bei der diathermischen Erwärmung des
Konjunktivalsackes um 4,9° stieg der Druck ohne unangenehme Sensationen von

18   bis 33
18   ,,   28
16,5 ,,   26
13,5 ,,   22.

Bei derselben Patientin ergab die Diathermie am gesunden Auge keine Drucksteigerung.

Bezüglich des Glaukoms verfügt er noch nicht über genügende Beobachtungen.
Als Nebenerscheinung beobachtet er nach Diathermierung Erweiterung und
Entrundung der Pupille mit trägerer Reaktion als vorher, gelegentlich geringe
Pupillendifferenz, ferner vermehrte Injektion des Bulbus auf einige Zeit, Hyper-
ämie der Iris, deren Farbe mehr grün und gelblich wird.

Bei Diathermierung eines mit Steigerung intraokularen Druckes reagierenden
Auges ergab die Beobachtung unmittelbar danach 18—28 mm Druck, eine Stunde
später 25—27, 2 Stunden später 22, 3 Stunden später 17,5, nach 4 Stunden 16,5,
nach weiteren drei Stunden (also nach 7 Stunden) 19,5, am nächsten Morgen
15 mm.

Ich selbst habe nicht viel Gelegenheit gehabt, die Diathermie am
Auge zu verwenden. Abgesehen von Teleangiektasien an den Lidern,
Xanthelasma (S. 243f.), Epitheliomen, Lupus der Lider und
der Konjunktiva, wobei die chirurgische Diathermie zur Anwendung kam, habe ich mit der medizinischen (also nicht koagulierenden) Diathermie vorwiegend Orbital-, Ciliarneuralgien, Tic
convulsiv und douloureux mit gutem Erfolg behandelt. Überraschend waren die Resultate, die ich in sechs Fällen von Ulcus
serpens corneae erzielte. Ich führe zwei Fälle kurz an:

Pat. J. Leidet seit ca. 6 Monaten an Hornhautentzündung. Am 10. I. 18
Rezidiv: Lidränder und Bindehaut gerötet, starke Lichtscheu. Reichliche Absonderung. Hornhaut beiderseits entzündet: Rechts mehrere kleine, links ein
stecknadelkopfgroßer Entzündungsherd. Iris beiderseits reizlos.

19. I. Geringe Besserung objektiv und subjektiv. Einleitung der Diathermiebehandlung am 22. I.

24. I. Nur noch geringes Brennen und Tränen der Augen: Lichtscheu gebessert. 26. I. Lider und Bindehaut ein wenig gerötet; geringe Absonderung.
Entzündungsherde der Hornhaut beiderseits gereinigt. 30. I. Weiter gebessert.
5. II. Lidränder und Bindehaut noch immer etwas gerötet. 6. II. Gebessert;
morgens noch etwas Tränen. 11. II. Tränen fast geschwunden, keine Beschwerden
mehr. 15. II. Augen reizlos. Bis 23. II. beobachtet. Geheilt entlassen.

Pat. B. Seit 4. VIII. 17 Keratitis links (bereits 1913 vier Monate lang Hornhautgeschwüre gehabt). Links mäßige pericorneale Injektion, zahlreiche Epithel-
defekte in der Mitte der Kornea. Iris reizlos. Nach vorübergehender geringer
Besserung treten dauernd neue Reizperioden auf, so daß am 15. IX. Diathermiebehandlung nach erneuter Reizung am 14. IX. eingeleitet wurde. Zwei Sitzungen
am 15. IX. und 19. IX. Seitdem beschwerdefrei. Beobachtet bis 25. IX. Geheilt
entlassen.

In gleich schneller und günstiger Weise verliefen die anderen Fälle, so
daß ich die Diathermiebehandlung des Ulcus serpens als Methode
der Wahl bezeichnen muß. Denn sie beseitigt schnell und sicher die
subjektiven Erscheinungen und bringt das Ulcus in kürzester Zeit
definitiv zur Abheilung. Die Behandlung findet durch das geschlossene
Lid hindurch mit einer konkav gebogenen kleinen Elektrode und feuchter
Gazezwischenlage gegen eine indifferente Nackenelektrode statt. Dauer
3—5 Minuten, Dosis 200—300 MA. Wiederholung täglich.

Eine in bezug auf Genauigkeit und Universalität ausgezeichnete Broschüre über die Diathermie des Auges ist 1919 von Leonhard Koeppe[1]) erschienen, welche die gesamte bis dahin erschienene Literatur berücksichtigt und durch eine große Anzahl eigener exakt durchgeführter Versuche am Tier und Menschen reiches Material liefert. Die Schrift ist für jeden, der sich mit Augentherapie beschäftigt, unentbehrlich, und ich verweise bezüglich näherer Details auf sie. Nach Koeppe können wir den augenblicklichen Stand der Augendiathermie etwa in folgendem kurz zusammenfassend präzisieren:

Die kritische Hornhauttemperatur, welche nicht überschritten werden darf, beträgt 44—45° C (Anm.). Kontraindiziert ist die Diathermie für die septischen Formen der Hornhautgeschwüre und des Hypopions, der Iritis, Iridozyklitis, der Hintergrunds- und Glaskörpererkrankungen (vor allem nach perforierenden Verletzungen). — Ferner die purulent-infektiösen Entzündungsformen des Orbitalgewebes außerhalb des Bulbus sowie die Panophthalmie. — Bei Glaukom, außer bei angedeuteter Drucksteigerung, bei plastischer Iritis. — Bei Basedow. — Bei septischen und furunkulösen Entzündungen der Augenumgebung. — Bei Sensibilitätsstörungen an Lidern und Hornhaut.

Diesen Kontraindikationen von Koeppe möchten wir noch die tuberkulösen Affektionen sämtlicher Augenabschnitte zufügen, soweit sie nicht durch diathermische Koagulation radikal zu beseitigen sind, und in demselben Sinne alle Tumoren.

Demgegenüber steht eine große Reihe von Affektionen, bei denen die Diathermiebehandlung indiziert ist. Zuvor einige Worte über die Technik der Anwendung, die Stromverlaufslinien und die physiologischen Wirkungen der Diathermie.

Die für die Augenbehandlung nötigen Diathermieapparate müssen nicht sehr große Energiemengen liefern: 200—300 MA sind für die meisten Zwecke ausreichend. Sie müssen aber andererseits für sehr geringe Leistungen einstellbar sein. Es können demnach auch kräftige Diathermieapparate verwandt werden, wofern sie nur dieser letzteren Bedingung genügen.

Als Elektroden kommen zunächst einfache Plattenelektroden in Frage, die für die vorderen Augenpartien als leichtkonkav gebogene, markstückgroße biegsame Platte mit dünner Gazezwischenlage gegen eine größere, indifferente Nackenelektrode angewandt werden. Mit dieser Elektrode kommt man für alle Zwecke aus; nur muß man gelegentlich den Strom unterbrechen, die Zwischenlage verschiedentlich mit kaltem Wasser oder Kochsalzlösung durchfeuchten und so die Lidhaut und Kornea kühlen, um eine stärkere Tiefenwirkung nach Augapfel und

---

[1]) Koeppe, Die Diathermie- und Lichtbehandlung des Auges, Verlag F. C. W. Vogel, Leipzig 1919.

Anmerkung. Es ist hierbei zu bemerken, daß Temperaturmessungen mittels Quecksilberthermometers an stromdurchflossenen Gewebsteilen ungenau sind, da das Thermometer als Kondensatorelektrode wirkt und sich stärker erhitzt als der Gewebstemperatur entspricht, mithin falsche Werte gibt. Maßgebend sind vielmehr nur Messungen mit der thermoelektrischen Nadel, solange Diathermie das Gewebe durchfließt.

Kornea hin zu erzielen. Für tiefere Bulbusabschnitte und retrobulbäre Behandlung ersetzt man zweckmäßig die sagittale Behandlung durch transversale von den Schläfen aus. Will man auf beide Augen gleichzeitig wirken, so wählt man beide Schläfenelektroden gleich groß, etwa von Talergröße (4 cm Durchmesser), sonst setzt man an der einen Schläfe einer talergroßen eine größere an der anderen Schläfe resp. Wange gegenüber. Es ist zweckmäßig, die indifferente Elektrode auf dem Nacken oder der Schläfe durch eine Binde zu fixieren, damit man nur die differente auf dem Auge zu halten braucht. Bei nicht erwünschter tieferer Wirkung kann man auch die indifferente Elektrode als Hand-

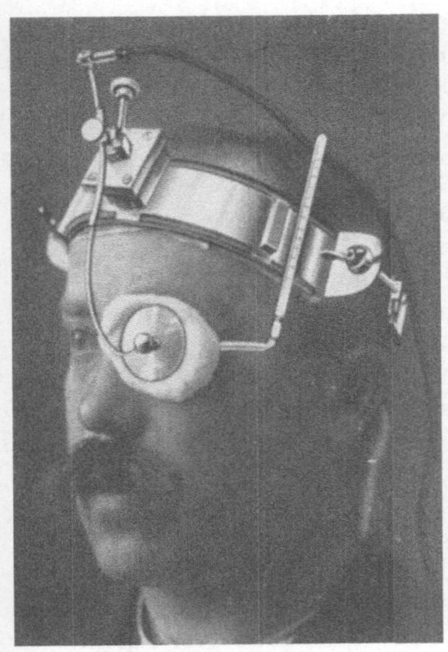

Abb. 104.

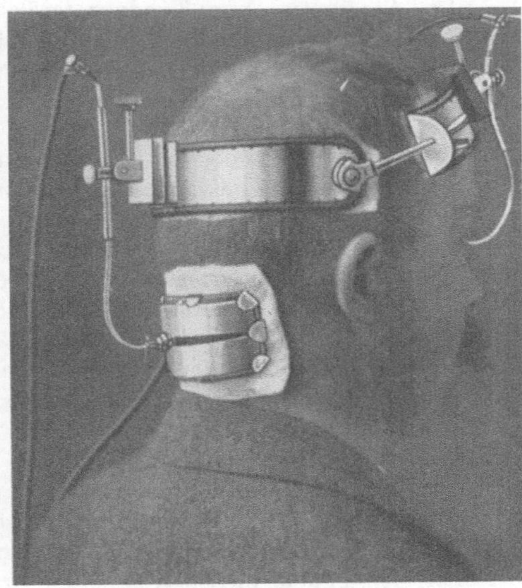

Abb. 105.

elektrode oder Rückenelektrode, auf welcher der Patient liegt, applizieren. Zu beachten ist, daß die differente Elektrode durch ihre Biegung der Bulbusform angepaßt sein muß, damit nicht durch eine dicke, elastische Zwischenlage die Adaptation ermöglicht werden muß. Denn dicke Zwischenlagen sind durchaus bei allen Diathermieapplikationen zu vermeiden, da sie großen Widerstand besitzen, sich stark erhitzen und zu Verbrennungen Anlaß geben können. Gegen Verwendung gar keiner Zwischenlage ist die schwierige Anpassung und das leicht auftretende Kribbeln einzuwenden, da man die Elektrode meist nicht sehr stark andrücken darf. Es hat sich am besten bei geeigneter Biegung die Verwendung dünner, gut nasser Gazezwischenlagen bewährt.

Eine ganz gute Konstruktion stellt die Quirinsche Augenelektrode dar, welche aus den Abb. 104, 105 verständlich ist; nur hat sie den Fehler, daß die Wattekissen, wie vorstehend geschildert, leicht wärmespeichernd wirken.

Eine weitere Augenelektrode ist von Bucky angegeben worden. Es ist die gewöhnliche für Galvanisation, Faradisation bekannte Becherelektrode aus Glas für Füllung mit Flüssigkeit als Kontaktmaterial; nur ist ein Thermometer eingefügt, um die Temperatur der Flüssigkeit zu kontrollieren. Der freie Glasrand der Becherelektrode wird mit Vaseline eingefettet und das Gefäß nach Aufsetzen auf das Auge, woselbst es vom Patienten selbst in Lage erhalten wird, mit Kochsalzlösung gefüllt. Diese Elektrode ermöglicht die Diathermieanwendung bei geöffneten Lidern direkt auf die Kornea, wofür Krückmann eine Kochsalzkonzentration von 12,5% als gleichen elektrischen Widerstand wie die Kornea bietend empfiehlt.

Die Applikation von Kondensatorelektroden am Auge ist ebenfalls statthaft. Man verwendet entweder die üblichen Formen, wie sie Abb. 32c darstellt, oder eine spezielle Kondensatoraugenelektrode (Abb. 32f, g).

Für chirurgische Zwecke eignet sich vollkommen ausreichend das in Abb. 36k gezeigte Besteck.

Die Erwärmungsmöglichkeit des Bulbus resp. seiner Abschnitte ist noch nicht völlig geklärt. Der hohe Widerstand der Sklera, die verschiedene Vaskularisation und Gewebsart der einzelnen Teile des Auges, seiner Hüllen, seiner Einbettung und der Knochenwand haben Anlaß zu zahlreichen Kontroversen und Experimenten gegeben, um diese Frage aufzuhellen, ohne daß eine Einigung erzielt worden wäre. — Ich glaube, daß jede physikalisch exakte Lösung hier, wie so oft, an der Kompliziertheit des physiologischen Objekts scheitert. Praktisch liegen die Verhältnisse ja viel einfacher. Eine Vermeidung der Lidhaut erscheint mir unnötig; durch sie hindurch und unter Auswechselung und Kühlung der Zwischenlage gelingt eine ausreichende Durchwärmung des Bulbus. Man erinnere sich nur der allgemeinen Regel: Für große Tiefenwirkung — langsame allmähliche Diathermierung; für oberflächliche Durchwärmung größere Stromstärke, kurze Applikation. Nur in den Fällen, in denen gar kein Druck auf den Bulbus vertragen wird oder zulässig ist, empfiehlt sich die Anwendung der Buckyschen Elektrode; indessen war ich bisher nie in dieser Notlage. Eventuell hilft man sich mit etwas Kokain.

Wenn auch durch die schlecht leitende Sklera der Eintritt der Diathermie in den Bulbus wirklich erheblich erschwert sein sollte, so kann man auch diese Schwierigkeit in einfacher Weise beheben, indem man als differente Elektrode eine möglichst kleine Form wählt, die unterhalb des Durchmessers des Augenäquators liegt. Aber es unterliegt gar keinem Zweifel, daß auch bei größerer Elektrode, welche die vordere Öffnung der Orbita annähernd ausfüllt, eine genügende Durchwärmung des Bulbus erzielbar ist. Für therapeutische Zwecke kommt es ja, wie wiederholt betont, gar nicht auf die Erzielung absolut hoher Gewebstemperaturen an. Für weitaus die meisten Zwecke genügen ganz geringe Temperaturerhöhungen[1]). Auch bezüglich des Austritts der Dia-

---

[1]) Was die Erwärmungsmöglichkeit des Bulbus durch die Sklera hindurch in Gestalt einer Kondensatorwirkung anbetrifft, so ist daran zu erinnern, daß die ganze physiologische Wirkung ja in dieser Weise aufzufassen ist (S. 54).

thermieströme aus der Orbita nach dem Schädel hin, liegen die Verhältnisse keineswegs so, daß die Ströme gerade durch die Fissuren resp. Foramina hindurchgehen; sondern sie durchdringen zweifellos auch den Knochen. Dies ist deshalb wichtig, weil man aus dem Zusammendrängen der Stromlinien an diesen Stellen auf die Wirkung resp. Unwirksamkeit der Diathermie auf die einzelnen Abschnitte der Augenhöhleninhaltsschichten geschlossen hat. Es liegen vielmehr die Verhältnisse so, daß bei sagittaler Richtung der Diathermieapplikation eine theoretisch zwar ungleichmäßige, praktisch aber genügende Durchwärmung des Bulbus und der gesamten Augenhöhle erzielt werden kann, und zwar ohne komplizierte Elektroden[1]). Bei temporaler Durchwärmung liegen die Verhältnisse ungünstiger, weil die Entfernung des Bulbus von der Haut hierbei wesentlich größer ist als bei der Durchstrahlung vom Lid aus, wobei die Elektrode gewissermaßen direkt dem Bulbus aufliegt. Indessen können wir von beiden Methoden unmittelbar hintereinander oder mehrmals abwechselnd Gebrauch machen, um so eine erhöhte Tiefenwirkung nach Art des Kreuzfeuers (S. 61) zu erzielen. Bei der abwechselnden Applikation haben wir den Vorteil, daß die oberflächlichen Gewebsschichten sich in den Zwischenpausen immer wieder abkühlen, während die tiefen Abschnitte die Wärme länger festhalten. — Was die klinischen Resultate und Indikationen betrifft, so ist zunächst die Beobachtung des intraokularen Druckes von großer Bedeutung. Versuche am Menschen- sowie am Kaninchenauge ergaben mir wechselnde Resultate, im allgemeinen jedoch eine leichte Erhöhung des tonometrischen Wertes (Sjötzsches Tonometer). Hiermit stimmen die Beobachtungen von Quirin, z. T. auch die von Clausnitzer überein. Damit ist aber keineswegs entschieden, daß die Anwendung der Diathermie bei bestehender Druckerhöhung durchaus kontraindiziert ist. Vielmehr kann auch hier der dekongestionierende Einfluß der Diathermie in die Erscheinung treten. Nur fehlt diesbezüglich noch die genaue Indikationsstellung von augenspezialistischer Seite.

Trotzdem man nach Diathermiebehandlung am Auge stets Ziliarinjektion vorübergehend beobachtet, wird Ziliarinjektion mit Diathermie zweckmäßig behandelt. — Vermehrung von Eiweiß und Antikörpergehalt im Kammerwasser wird ebenfalls berichtet.

Einige vorsichtige Versuche bei Altersglaukom habe ich angestellt und bisher keine Verschlechterung des intraokularen Druckes beobachtet. Die Resultate waren im allgemeinen wechselnd; auch verfüge ich über keine reinen Diathermieversuche. Ich habe nicht gewagt, die Pilokarpineinträufelungen fortzulassen. Immerhin habe ich Drucksenkungen von über 40 auf dauernd 25—27 gesehen, die jahrelang konstant blieben, bei chronisch intermittierender Behandlung. Vor allem aber ist mit Regelmäßigkeit von den ersten Sitzungen ab das Schmerzgefühl im Auge resp. der Augenhöhle geschwunden und dauernd fortgeblieben.

---

[1]) Nur empfiehlt es sich, die differente Elektrode möglichst hoch an den Supraorbitalrand zu drängen, weil die Nackenelektrode den Strom nach unten zieht.

Bezüglich der einzelnen Indikationen und Resultate verweise ich auf die erwähnte Koeppesche Monographie. Ich möchte nur die wichtigeren augentherapeutischen Indikationen hervorheben. Für Neuralgien verweise ich auf das über Neuralgien im allgemeinen (S. 199ff.) Gesagte. Lidödem bessert sich schnell infolge besserer Durchströmung und Zirkulation. Für Warzen, Naevi, kleine Tumoren, Epilation schlechtstehender Zilien, Teleangiektasien, Xanthelasma, Epitheliome, Lupus kommt die chirurgische Diathermie hier genau wie an anderen Körperstellen (s. d.) in Betracht. Von Konjunktivitiden eignen sich besonders die gichtischen, rheumatischen und gonorrhoischen Formen. Bei letzterer Affektion verschwindet die Chemose schon wenige Stunden nach der Behandlung und ebenso schnell die Gonokokken. Voraussetzung für den Erfolg ist Erreichung hoher Temperatur, 42° C. Gute Erfolge werden auch bei Frühjahrskatarrh und Trachom berichtet sowie bei Episkleritis; desgleichen bei Keratitis und Skleritis. Die Keratitis parenchymatosa eignet sich besser für Röntgentherapie. Blutungen in die verschiedenen Augengewebe werden unter Diathermiebehandlung weitaus schneller resorbiert als sonst; nur darf man nicht unmittelbar nach dem Auftreten diathermieren, sondern muß 3—4 Tage abwarten, wegen der Gefahr der Nachblutung.

Ebenso günstig sind die Resultate bei Iritis, Iridozyklitis und entzündlicher Kammerwassertrübung. Nicht geeignet sind auch hier die luetischen und tuberkulösen Formen, für welche die Röntgentherapie (neben der spezifischen) in Frage kommt. — Gute Erfolge werden bei frischeren und älteren Glaskörpertrübungen sowie bei über 8 Tage zurückliegenden Glaskörperblutungen berichtet. Besonders geeignet sind die Fälle mit noch feinen Fibrinausscheidungen. Die fortgeschrittenen Fälle mit massiven Ausschwitzungen sind bedeutend refraktärer gegen die Diathermie.

Chirurgische Diathermieapplikationen am Auge und seiner Umgebung sind vielfach indiziert. Teleangiektasien an den Lidern und auf der Konjunktiva, sowie Pigmentflecke auf der Sklera werden unter Kokainanästhesie leicht mit der Diathermienadel in einer Sitzung entfernt. Größere Angiome sowie Kavernome benötigen bei kleinen Kindern stets Narkose.

Kind B. kam, 5 Monate alt, am 11. Oktober 1923 zur Diathermieoperation wegen eines schnell wachsenden Kavernoms im rechten, inneren Augenwinkel. Es war schon 2mal operiert worden, wuchs aber immer schneller wieder, wölbte jetzt den Augenwinkel, blaurot gefärbt vor, reichte bis auf den freien Lidrand unmittelbar an den Tränenkanal heran. Ein namhafter Chirurg lehnte die nochmalige Operation ab. Die diathermische Koagulation in Narkose wurde, da es sich um ein Mädchen handelte, aus kosmetischen Gründen nur vorsichtig durchgeführt. Aber nach 14 Tagen reaktionslosen Verlaufs zeigte sich aus der Tiefe emporsteigend ein Rezidiv. Nunmehr wurde, wiederum in Narkose, am 29. Oktober 1923 die gründliche Zerstörung mittels Diathermie bis auf das Nasenbein, den Kanthuswinkel und in das Fettpolster der Augenhöhle hinein, soweit Angiomgewebe erkennbar war, vorgenommen mit dem Erfolg definitiver Heilung. Nachkontrolliert im März 1924. Bericht und Photographie Sommer 1925: Rezidivfrei. Das kosmetische Resultat ist trotz des umfangreichen Eingriffs ein vorzügliches (Abb. 187).

Bei rezidivierenden Hordeola und Chalazien ist die diathermische Verödung mit der Diathermienadel das einfachste Verfahren. Synechien der Konjunktiva werden mit medizinischer Diathermie erweicht und gelöst. Die danach auftretende Ziliarinjektion ist, wie erwähnt, belanglos und schwindet bald. — Gelbe Flecke an der Augenumgebung (Xanthelasma) gehen mit der Diathermienadelbehandlung, ohne Lokalanästhesie, narbenlos fort; hierbei tritt meist Ödem des Lides auf, worauf man die Patienten zweckmäßig vorher hinweist; es kann 2—3 Tage bestehen bleiben.

Frl. L., 27 Jahre alt. Leidet seit 4 Jahren an einem Papillom des linken äußeren Augenwinkels. Vor 4 Jahren zum erstenmal exzidiert; es wuchs wieder und wurde vor 3 Jahren zum zweiten Male herausgeschnitten. Nach $1/_2$ Jahr war es wieder da. Dritte Operation. Wiederum Rezidiv und 4. Exstirpation. Es wuchs bald wieder, nahm an Größe zu und ist jetzt bohnengroß, sezerniert und verursacht dauernden Supraorbitalschmerz. Mikroskopisch wird nunmehr Karzinom festgestellt (Abb. 106). Am 12. Februar Diathermieoperation unter Lokalanästhesie. Glatte Heilung in 3 Wochen. Bisher 10 Monate rezidivfrei. Keine Narbenretraktion. Der kosmetische Effekt ist vorzüglich (vgl. Photographie Abb. 107).

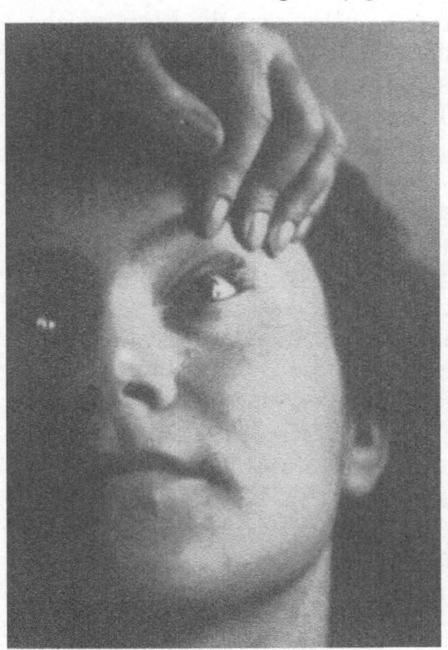

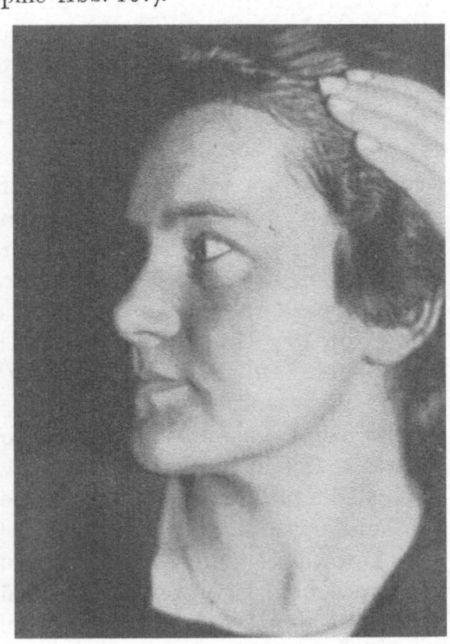

<table>
<tr><td align="center">Abb. 106.</td><td align="center">Abb. 107.</td></tr>
</table>

Frl. L., 26 Jahre alt. Seit 2 Jahren Epithelioma im inneren Augenwinkel auf der Innenseite des Oberlides, den Lidschluß hindernd, von der Größe einer kleinen Bohne. Dreimal chirurgisch entfernt, stets wieder gewachsen, zum Teil größer als je. Chirurgische Entfernung ohne Lidplastik unmöglich. Diathermieoperation am 12. Februar 25 unter Lokalanästhesie (Injektion). Am 9. März 25 voll epithelisiert. Histologisch: Epitheliom, ziemlich viele Mitosen. Erfahrungsgemäß maligne (Prof. Pick).

Dieselbe am 24. März 25 mit minimalem Liddefekt. Bis heut rezidivfrei.

Kontraindiziert hierbei wie bei allen Augendiathermien sind die Fälle, die zu Hintergrundsblutungen neigen, besonders also Fälle mit periphlebitischen Prozessen. Dagegen sind Kontusionsblutungen (z. B. Kriegsverletzung) eine besondere Domäne der Diathermiebehandlung, allerdings nicht die ganz frischen Fälle. Dies gilt auch für retrobulbäre (und überhaupt) Orbitalblutungen, die unter Diathermiebehandlung sich rasch resorbieren. (Mindestens 4 Tage warten wegen Nachblutungsgefahr!) Aber auch hier geben nur die Fälle ohne stärkere Glaskörperdestruktion wirklich gute Resultate. Bei der Retinitis albuminurica bietet die Behandlung der Nieren die besten Aussichten. — Bei Neuritis optica, Stauungspapille und Embolie der Zentralarterie erscheint ein Versuch mit der Augendiathermie gelegentlich Erfolg versprechend. Bei Atrophie des Nervus opticus sind Besserungen der Sehschärfe und Erweiterung des Gesichtsfeldes berichtet worden. Bezüglich der Augenmuskellähmungen sind keine großen Hoffnungen auf die Diathermie zu setzen. Hier kommt mit gutem Erfolg die Elektrorhythmik in Frage.

Die kosmetischen Applikationen der Diathermie lassen sich unter zwei Gesichtspunkte gruppieren: Ein Teil der Anwendung basiert auf der stimulierenden, nutritiven und erweichenden Wirkung der Diathermie, der andere auf der koagulierenden. Alles, was die kosmetische Massage bezweckt, ist eine Hyperämisierung und infolgedessen bessere Ernährung der Gewebe sowie mechanische Fortschaffung von Sekreten und Stoffwechselprodukten. In viel höherem Maße genügt die Diathermie dieser Forderung, indem sie den Hautgebilden fremde Energie von außen als vitale Energie zuführt, indem sie eine bessere Vaskularisierung und eine Erhöhung des Stoffwechsels herbeiführt. So sehen wir die Turgeszenz der Haut sich bessern und hierdurch Runzeln verschwinden, atrophische, hyperkeratotische Gebiete sich normalisieren. Die Hyperkeratose ist durchaus nicht stets ein Ausdruck der Hyperfunktion des Hautorgans; vielmehr sehen wir gerade bei Ernährungsstörungen infolge mangelhafter Zirkulation kolossale Hornhautmassen mit Rhagadenbildung auftreten. Blasse Haut mit schlechter Kapillarzirkulation vaskularisiert sich besser, ebenso wie man zyanotische Partien sich dekongestionieren und normale Färbung annehmen sieht. Selbst ödematose Schwellungen der Gesichtshaut (z. B. Säcke unter den Augenlidern) sieht man durch lokale Behandlung verschwinden.

Die tiefgehende Durchwärmung führt zu einer Verflüssigung stagnierender Sekrete der Talgdrüsen, so daß eine Entleerung der Ausführungsgänge unter ihrer Einwirkung erfolgt.

Diese Wirkungen sind relativ geringfügig und unwichtig. Aber die Verwendbarkeit der Diathermie in der Kosmetik eröffnet ihr doch ein großes Gebiet und erhöht ihren Wert. Man kann im allgemeinen sagen, daß überall, wo die Elektrolyse und die Galvanokaustik ein Anwendungsgebiet finden, die Diathermie schneller, sicherer, schmerzloser und besser dosierbar wirkt. Wenn man mittels der Elektrolyse und einer Stromstärke von 1—2 Milliampere, die meist äußerst schmerzhaft empfunden wird, eine Minute gebraucht, um ein Haar zu epilieren, so erreicht man mittels der Diathermie in der Stromstärke von wenigen Milliampere in einer Sekunde dasselbe Resultat. Man kann bequem in einer Sitzung 200 Haare epilieren. Die Schmerzen sind hierbei wesentlich geringer als bei der Elektrolyse. Allerdings besteht hierbei dieselbe Schwierigkeit bezüglich des Erreichens des Haarbulbus. Denn je nach seiner anatomischen Verlaufsart wird es nicht immer gelingen, den Bulbus mit der Nadelspitze zu erreichen, zumal wenn er stark gewunden ist oder in der Tiefe in anderer Richtung verläuft als auf der Oberfläche. Man muß also auch bei der diathermischen Epilation mit ca. 10% Rezidiven rechnen. Nur ist die Behandlungsdauer für jedes einzelne Haar so viel kürzer als mittels der Elektrolyse, daß der Endeffekt sich doch wesentlich günstiger gestaltet.

Ich bediene mich zur Epilation in üblicher Weise eines feinen, nicht zugespitzten, 1 cm von seinem Ende stumpfwinklig nach unten umgebogenen Platiniridiumdrahtes, der möglichst in der Richtung des Wurzelkanals in den Haarbalg eingeführt wird. Der Diathermieapparat wird auf schwächste Leistung eingestellt. Der ganze primäre Widerstand bleibt eingeschaltet. Der zur Koppelung der sekundären mit der primären Spule dienende Hebel wird auf 0 gestellt. Eine Handelektrode wird an der Polklemme 0 befestigt, die Epilationsnadel an der Polklemme 1 und, zur Epilation im Gesicht, die Handelektrode vom Patienten in eine Hand genommen. Ist die Epilationsnadel eingeführt, so genügt das Schließen des Stromes für die Dauer einer Sekunde mittels des Fußschalters nebst sofortigem Wiederausschalten, um bei richtiger Einführung der Nadel den Haarbalg zu zerstören. Mit einer bereitgehaltenen Pinzette entfernt man das nunmehr lose dem leichten Zug folgende Haar. Hat man die Richtung nicht gut getroffen, ist der Haarbalg gekrümmt, oder hat man die Nadel zu tief oder nicht tief genug eingestochen, so wird das Haar nicht gelockert, und man muß die Prozedur später wiederholen. Manche Diathermieapparate können nicht ohne weiteres auf so schwache Ströme eingestellt werden, daß die Epilation in kosmetisch einwandfreier Weise gelingt, vielmehr tritt selbst bei kürzest möglicher Einschaltung nicht nur eine Spitzenwirkung am Ende der Epilationsnadel, sondern auch eine Wirkung um den ganzen in der Haut befindlichen Schaft herum ein, und man sieht sofort Koagulationsbildung, eventuell mit leichter Funkenbildung, auftreten. In diesem Falle muß man sich damit helfen, daß man z. B. einen Wasserwiderstand noch einschaltet und so den Gesamtwiderstand vergrößert bzw. die Stromstärke verringert. Indessen ist die diathermische Epilation durch die heutzutage sichere und ungefährliche Anwendung der stark gefilterten Röntgentiefentherapie völlig in den Hintergrund gedrängt.

Dieselbe Nadel läßt sich auch zur Beseitigung von Akne verwenden, indem man sie in das Zentrum der Pustel oder des Knötchens einsenkt und nun eine etwas kräftigere Diathermierung vornimmt. Dieses Verfahren kommt jedoch nur für chronische und häufig an derselben Stelle rezidivierende Knötchen und Pusteln in Frage, da ja die Akne im allgemeinen durch Röntgenbestrahlung (und Salbenbehandlung) in genügender Weise zur Heilung geführt werden kann. Das Siemenssche Elektrodenetui enthält auch eine von mir angegebene Nadel, welche für die gleichen Zwecke Verwendung finden kann. Diese Nadel ist bis dicht an die Spitze durch Emaillelack isoliert, so daß nur am äußersten Ende eine Diathermiewirkung auftritt. Allerdings schützt der Lack nur bei sehr geringen Stromstärken und Spannungen. Bei größerer

Belastung wirkt auch der isolierte Schaft der Nadel aktiv. Die Nadel ist für Epilation in den meisten Fällen zu dick, eignet sich jedoch gut für die Aknebehandlung sowie besonders zur Beseitigung von Warzen und Teleangiektasien; sie gestattet, in die Haut eingeführt, gewissermaßen eine subkutane Koagulierung.

Die Beseitigung von Warzen geschieht stets ohne Lokalanästhesie, da die Koagulation der Epithelwucherung vollkommen schmerzlos ist, und nur, wenn die Erwärmung so weit geht, daß die Warze selbst von den unterliegenden Schichten durch eine seröse Exsudation abgehoben wird, tritt ein leichtes Brennen auf, welches jedoch selbst Kinder ohne weiteres ertragen. Ich habe wiederholt bis 30 Warzen und mehr in einer Sitzung beseitigt. Bei der Behandlung der Warzen treten meist minimale Fünkchenentladungen auf, welche unbeabsichtigt sind, aber die Diathermiewirkung nur wenig beeinträchtigen. Man kann sie vermeiden, indem man die Elektrode so weit in die Warze hineinsteckt, daß sie

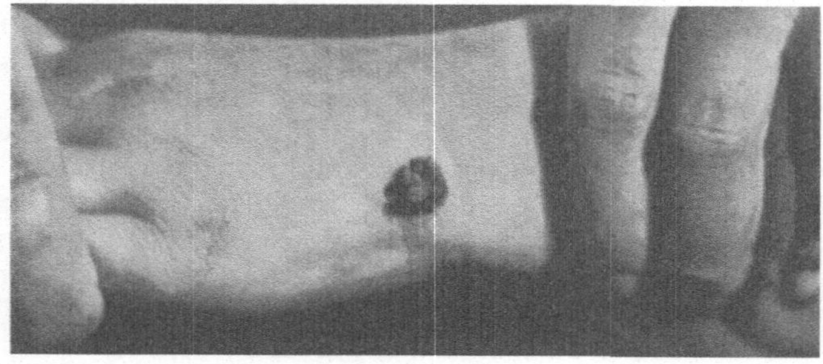

Abb. 108.

die sukkulenteren Grundschichten erreicht. Allerdings ist die Applikation dann schmerzhafter. Unter der Diathermieeinwirkung werden die meist bräunlich aussehenden Warzen gelblich oder weißlich wie Kreide oder Mörtel. Hat man sie in ihrer ganzen Ausdehnung koaguliert, was man daran erkennt, daß sie beim Einstechen der Nadel und im Versuch, die Warze mit der Nadel zu verschieben, auf ihrer ganzen Grundfläche beweglich geworden ist, so kann man nunmehr mit einer spitzen Schere die Grenzlinien ringsherum inzidieren und die koagulierten gewucherten Epithelschichten, welche infolge der Verbrennung zweiten Grades durch die erwähnte seröse Exsudation von der Unterlage abgehoben sind, ohne Blutung abtragen. Treten punktförmige Blutungen an einigen Stellen auf, oder haften die Warzen dort tiefer, so muß man diese Stellen noch einmal koagulieren, (was ebenfalls meist etwas schmerzhaft ist), weil sonst Rezidive auftreten können. Abb. 108—110. Bei den kleinen multiplen weichen Warzen ist die Abtragung nicht nötig. Man erlangt sehr bald die nötige Übung, um die gewünschte Tiefenwirkung und die genügende Koagulation zu taxieren, und überläßt die Warzen bzw. die Schorfe der spontanen Abstoßung.

In gleicher Weise werden kleine Papillome, Fibrome, Atherome, Zysten exstirpiert, wobei man darauf zu achten hat, daß man die

Tiefenwirkung so bemißt, daß die nach Abstoßung der Nekrose entstehende Narbe möglichst in das Hautniveau zu liegen kommt. Keinesfalls darf es vorkommen, wie mir das berichtet worden ist, daß die diathermische Entfernung einer Warze zur Entstehung eines Ulcus geführt hat, welches mehrere Wochen zur Heilung brauchte und mit eingezogener tiefer Narbe abheilte. Es gehört eben hierzu eine gewisse

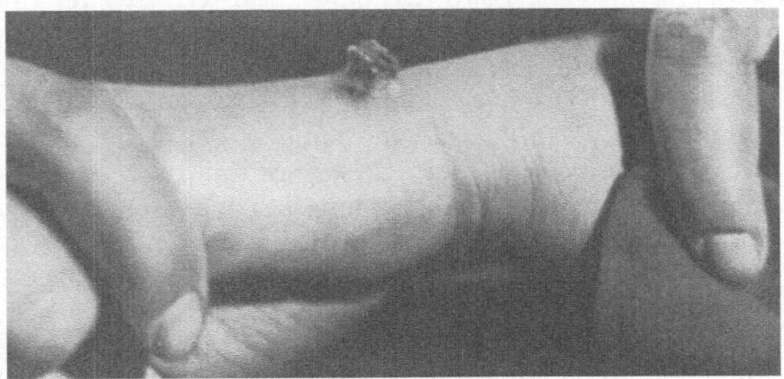

Abb. 109.

Abb. 108 u. 109. Schnell wachsende Warze bei 7 jährigem Kind.

Erfahrung, und etwas mehr Vorsicht ist angebracht, selbst auf die Gefahr hin, den Eingriff nach 14 Tagen wegen nicht genügender Beseitigung des Hautgebildes wiederholen zu müssen.

Für die Beseitigung von Teleangiektasien, kleinen sternförmigen Naevi, auch von kleineren flächenförmigen Naevi leistet die Diathermie Vorzügliches. Bei ebenfalls schwächster Einstellung des Apparates setzt man die stumpfe emaillierte Nadelelektrode auf das zu koagulierende kleine erweiterte Gefäß auf, ohne sie einzustechen, jedoch mit einem gewissen Druck. Kürzeste, momentane Einschaltung genügt, um die

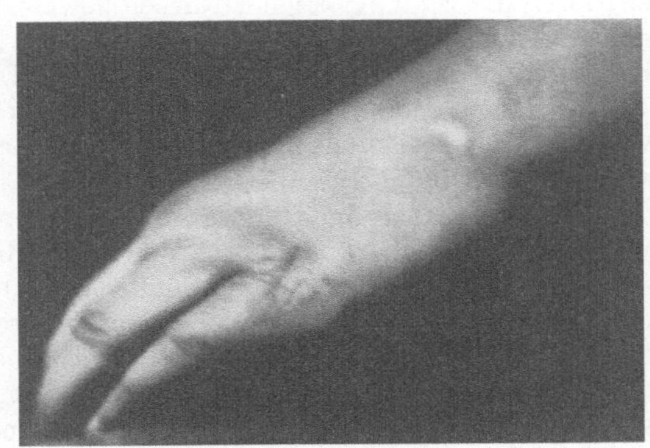

Abb. 110. Nach einmaliger Diathermieabtragung mit weicher Narbe geheilt.

bekannten oberflächlichen Teleangiektasien bei chronischer Akne auf der Nase (Residuen einer Röntgendermatitis usw.) zu beseitigen. Man wiederholt den Eingriff, indem man Koagulationspunkt neben Koagulationspunkt im Verlauf der zu zerstörenden Gefäße anbringt, jedoch $^1/_2$ mm Zwischenraum jedesmal läßt, damit die Schorfe nicht konfluieren und zu stark werden. Bei sternförmigen Naevi, wie sie unterhalb des Auges auf dem Jochbein häufig sind, kann man den zentralen

Teleangiektasieknopf durch eine Applikation von etwa einer Sekunde
Dauer zumeist momentan durch einen einzigen Eingriff beseitigen.
Indessen ist es doch oft notwendig, auch die kleinen, von ihnen ausstrahlenden Gefäße wenigstens je durch einen einzigen Koagulationspunkt
zum Verschluß zu bringen, da sie später doch diese Behandlung erfordern, wenn sie auch meist im Moment der Diathermierung des zentralen
Punktes sofort unsichtbar geworden sind. Für diffuse Naevi ist die
Röntgentiefenbehandlung von kosmetisch besserem Erfolg,
schmerzlos, indessen erfordert sie sehr lange Zeit, und so kommt auch gelegentlich, besonders für sehr große Fälle, die kosmetische Diathermiebehandlung in Frage. Man koaguliert auch hier Punkt für Punkt nebeneinander, ähnlich wie bei der Elektrolyse, nur daß man die Nadel nicht
einsticht, daß die einzelne Applikation nur eine Sekunde dauert, und daß
sie viel weniger schmerzhaft ist als bei der Galvanolyse. Gelegentlich
kann es auch zweckmäßig sein, die Nadel mehr oder weniger tief einzu-
zustechen, je nach der Tiefenlage des Naevus. Es ist jedoch hierbei
Vorsicht am Platze, weil bei der Koagulation tieferer Hautschichten
Keloidbildung auftreten kann; indessen ist man, um gründliche Zerstörung der Naevi zu erzielen, gelegentlich gezwungen, tiefe Gewebsschichten mit zu koagulieren. Es ist dann häufig zweckmäßig, nicht
die ganze Fläche gleichmäßig zu zerstören, sondern Zwischenräume
zwischen den einzelnen kleinen Koagulationszylindern zu lassen. Man
vermeidet hierdurch Narbenverziehungen. Im übrigen ist hierbei das
auf S. 309f. Gesagte bezüglich der Nachbehandlung zu beachten, da
hierdurch die Bildung weicher Narben gewährleistet wird. — Man kann
sich auch der bekannten mit zahlreichen Nadeln besetzten elektrolytischen
Elektrode bedienen. Für pigmentierte Nävi kommt die diathermische Koagulation viel eher in Frage als das Radium, weil hierbei die
Wirkung des letzteren unsicher ist und meist lange Applikationen
erfordert. Kleine Nävi überläßt man ohne jegliche Nachbehandlung
der spontanen Abstoßung und gibt den Patienten nur auf, daß sie den
sich bildenden Schorf nicht abkratzen und beim Waschen vorsichtig
sind. Größere Nävi (Angiome) müssen ähnlich wie die Lupusnach-
behandlung mit Salbenverbänden versorgt werden (siehe Abb. 104, 105).
Die Radiumbehandlung bietet für die Nävusbehandlung gewisse Nachteile. Sie ist langwierig, die aneinandergrenzenden Reaktionsfelder
sind schwer exakt anzupassen, und die Tiefenwirkung ist schwierig zu
taxieren, besonders bei größeren Nävi, die verschiedene Färbung aufweisen und verschieden tief greifen. Infolgedessen treten mitunter als
Endresultat der Radiumbehandlung zu weiße Stellen (Narben) auf, die
ebenso kosmetisch stören wie der Nävus selbst. Ich beschränke daher
in den letzten Jahren die Radiumbehandlung nur auf diejenigen Stellen,
die für die Diathermie besonders schmerzhaft sind (Ränder der Augenlider, Nasenspitze usw.), und behandle die Nävi im übrigen vorwiegend
mit der Diathermienadel in Kombination mit Doramad[1]) und Quarz-
lampenbehandlung. Die diathermische Behandlung ist zwar bei großen
Flächennävi ziemlich schmerzhaft und langwierig, gestattet aber eine

---

[1]) Nagelschmidt, Deutsche Med. Woch. 1916, Nr. 7.

allmählich in die Tiefe fortschreitende vorsichtige Koagulation, welche
bei genügender Sorgfalt kosmetisch vorzügliche Narben liefert und
bei allmählichem Fortschreiten der Behandlung in die Tiefe (mehrere
Sitzungen mit 3—8 wöchentlichen Pausen) jede gewünschte Tiefenwirkung und mithin auch Farbennuance zu erzielen gestattet. Besonders vorteilhaft ist die leichte Anpassungsmöglichkeit an jede noch
so bizarre Grenzlinie (einzelne Spritzer).

Ich verfahre im allgemeinen so, daß ich kleine und mittlere Nävi
mit der diathermischen Nadel in einer Sitzung koaguliere und eventuell
nach 2—4 Wochen noch einmal nachputze; größere Nävi werden mit
Quarzbestrahlung und Doramad vorbehandelt und dann in gleicher
Weise diathermiert. Angiome werden sofort diathermisch koaguliert.
Hierbei spielt die Lokalisation und das Alter des Patienten keine Rolle.
Auch bei kleinen Kindern habe ich ohne nachteilige Folgen selbst
über den Fontanellen große Kavernome in Narkose in einer Sitzung
rezidivfrei beseitigt.

Eine sehr wichtige Indikation in der Kosmetik bildet das Xanthelasma. Diese äußerst entstellende, fast nur an den Augenlidern vor-
kommende Affektion war bisher zumeist das Gebiet chirurgischer Exzision. Ich habe mit der Diathermie eine Reihe von Xanthelasma-
fällen in gleicher Weise wie die Warzen durch einmaliges oberflächliches
Koagulieren mittels der Nadelelektrode mit kosmetisch ausgezeich-
neter, nur bei allernächster Betrachtung erkennbarer Narbe abheilen
sehen. Man muß nur die Patienten darauf aufmerksam machen, daß
nach dem Eingriff sich meist ein Ödem des Augenlides einstellt. Nachschmerz tritt nicht auf. Die minimalen Xanthelasmaschorfe stoßen
sich in 10 bis 14 Tagen ab, und die zunächst etwas rosig gefärbte Basis
macht bald einer normalen Hautfärbung Platz, so daß man eigentlich
von einer Narbenbildung kaum sprechen kann. Es ist jedoch nötig, das
Xanthelasma gründlich zu beseitigen, d. h. ein klein wenig über den
erkennbaren Rand hinaus, weil sonst Rezidive auftreten. Es ist genügend
zerstört, wenn die gelbe Farbe verschwunden ist und einer weißgrauen
Platz gemacht hat. Die notwendige Stromstärke ist minimal.

Die Behandlung der Furunkulose mittels Diathermie ist außerordentlich schwierig. Im allgemeinen habe ich mit kombinierter Behandlung durch Röntgenstrahlen und Aphlogol stets genügende Resultate erzielt. Mitunter jedoch ist diese stets einige Wochen dauernde
Behandlung nicht durchführbar, und sehr häufig an bestimmten Stellen
rezidivierende Furunkel lassen mitunter eine schneller wirkende Behandlung wünschenswert erscheinen. Wenn man bei einem hochgradig
entzündeten, sehr schmerzhaften Furunkel, der bereits einen nekrotischen
Schorf zeigt, die diathermierende Nadel in die Nekrose hineinsenkt,
nachdem man durch Aufpinseln von Golo eine leichte Anästhesie
erzeugt hat, und nun die Nekrose koaguliert, so kann man, bei richtiger
Bemessung der Stromstärke und der Dauer der Applikation, auch
der Tiefe des Nadeleinstiches, den Furunkel im Moment zum Ablauf
bringen; trifft man nämlich die Applikationsdosis so, daß das ganze
nekrotische Gebiet koaguliert wird, so ist damit der Furunkel sterilisiert,

die entzündlichen Erscheinungen schwinden im Laufe von wenigen Stunden, Patient ist meist sofort schmerzfrei, und die zentrale Nekrose resorbiert sich. Trifft man aber die Dosis nicht richtig, d. h. tritt keine komplette Koagulation und Sterilisierung ein, so tritt exzessive Schmerzhaftigkeit im Laufe der nächsten Stunden auf, die Entzündung nimmt zu, und der Ablauf des Furunkels wird nicht verkürzt. Da es nun reiner Zufall ist, ob man die richtige Dosis trifft oder nicht, habe ich von dieser Applikation Abstand genommen. Immerhin ist sie noch erheblich besser als die Inzisionsmethode, die ja bekanntlich den Ablauf der Furunkulose verlängert und in den entstehenden Narben häufig zu Rezidiven führt.

Besonders hervorzuheben ist die diathermische Behandlung von Narbengewebe. Die Narbe stellt ein wenig oder gar nicht vaskularisiertes Gewebe dar, das, hart und unelastisch, kosmetische und funktionelle Störungen bedingt. Die Diathermie führt in wenigen Sitzungen, mitunter von der ersten Behandlung an, zu einer allmählichen und völligen Erweichung. Die in der Umgebung sofort einsetzende Hyperämie und Hyperlymphie stellt den primären Heilfaktor dar. Es kommt neben der Erweichung zu einer kapillaren Vaskularisierung von den Seiten und vom Grunde aus. So sieht man bei Narbenkeloiden nicht nur außen auf der Haut ein Abflachen und Weicherwerden des Keloids, sondern schneller noch tritt eine Verschmälerung des sich unter der gesunden Nachbarhaut oft weiter erstreckenden Narbengewebes ein, das bald nicht mehr palpabel ist. Hat die Narbe zu Kontrakturen geführt, so geht mit der Erweichung die Beweglichkeit des betreffenden Gliedes von Tag zu Tag weiter (siehe Kapitel: Diathermie im Kriege, Fall 1 bis 41).

Dies gilt nicht nur für freie Hautnarben, sondern auch für solche, die auf der Unterlage adhärent geheilt sind, also Verwachsungen mit Faszien, Periost, Gelenkteilen, Muskulatur, Sehnen usw.

Sind insbesondere Sensibilitätsstörungen vorhanden, so kombinieren wir die erweichende Diathermiebehandlung mittels Plattenelektroden mit Kondensatorbehandlung: Schmerzen, Jucken, Kribbeln, Parästhesien jeder Art, taubes Gefühl schwinden sehr bald. Besonders wenn Nerven von der Narbe umwachsen und komprimiert werden, sehen wir vorzügliche Resultate: Die heftigsten neuralgischen Schmerzen werden durch Diathermie hierbei beseitigt und ebenso die motorischen Störungen, falls nicht durch Inaktivitätsatrophie völliger Muskelschwund bereits eingetreten war.

Nun gibt es Narben, Keloide und diffuse narbige Infiltrationen, besonders wenn sie flächenhaft stark ausgedehnt sind und in schlecht vaskularisierter Umgebung liegen, bei denen man mit den geschilderten Methoden nicht zum Ziele kommt. Das ist besonders bei Narben nach ausgedehnter Röntgenverbrennung und überhaupt bei großen Brand- und Ätzwunden der Fall. Bei Röntgenverbrennungen sind häufig gerade die tiefliegenden Gewebe durch Gefäßobliteration ischämisch und die ganzen Gewebselemente biologisch stark geschädigt. Hier muß man energischer vorgehen und zunächst vom Rande her nach und nach in zirka markstückgroßen Bezirken mit der chirurgischen Diathermie mittels der Nadelelektrode ganz oberflächliche Verschorfungen machen. Am besten geht man etappenweise vor und behandelt nicht angrenzende, sondern etwas auseinanderliegende Bezirke nacheinander mit Intervallen von 8—14 Tagen. Hierdurch gibt man dem behandelten Gewebe Zeit, sich zu vaskularisieren. Würde man dagegen große Flächen auf einmal behandeln, so würden die Randpartien zwar erweichen und heilen, aber zentral würde ein ischämisches Ulcus entstehen, das seinem Charakter nach als neues Röntgenulcus anzusprechen wäre. Geht man aber vorsichtig, wie geschildert, in Etappen vor, so erholen sich zunächst die Randpartien, und von diesen aus kann das Zentrum erfolgreich in die Behandlung nach einiger Zeit einbezogen werden. Ja, mitunter sieht man nach guter Randbehandlung das Zentrum von selbst abheilen; d. h. die Schuppung, das Jucken hört auf, das Gewebe wird weich, rötet sich, die Rhagadenbildung sistiert, und es entsteht eine normale, weiche, gute Narbe. (Urethral-. Ösophagus-, Darmstrikturen siehe a. a. O.)

Es empfiehlt sich, diese sozusagen halb-chirurgische Diathermiebehandlung mit der medizinischen Diathermiebehandlung zu kombinieren. Man legt eine kleine (etwa fünfmarkstückgroße) Plattenelektrode auf das röntgengeschädigte Gewebe auf — auch wenn es ulzeriert ist —, und zwar mit nasser Gazezwischenlage, und diathermiert senkrecht in die Tiefe. Es genügt die Erzeugung einer leichten Erwärmung und Applikation von 10 Minuten pro Feld. Hierdurch wird eine Tiefenhyperämisierung und Vitalisierung des Bodens der Röntgenschädigung erzielt. Man beobachtet in wenigen Wochen Erweichung der derben Gewebe, Abflachung der Geschwüre, besonders der Ränder, Auffüllung des Geschwürbodens, Abstoßung der zähen, gelben Beläge, Entstehung frischer, blutender Granulationen und weiche Epithelisierung. — Jahre alte Röntgengeschwüre habe ich in 1—2 Monaten hierbei heilen sehen.

Das Gesagte gilt aber nicht nur für Röntgenschädigungen, die bereits ausgebildet sind, sondern, was vielleicht noch wichtiger ist, für erst entstehende. Allerdings darf die Diathermiebehandlung nicht im entzündlichen Stadium der Röntgenverbrennung einsetzen. Man muß vielmehr abwarten, bis die Erythemwellen abgeklungen sind, also 3—6 Wochen etwa. Man kann dann das Auftreten von tiefergreifenden Zerstörungen sowie wahrscheinlich von Spätschädigungen — wir wissen ja nicht, wann wir eine Spätschädigung zu erwarten hätten — verhindern.

Den Röntgenschädigungen gleichzusetzen sind die auf Zirkulationsbehinderungen beruhenden ischämischen Störungen, wie wir sie bei Reynaud, Erfrierungen, diabetischer Gangrän, traumatischer Gangrän usw. sehen. Auch hier tritt unter dem Einfluß der medizinischen Diathermierung, die wir lokal durch leichte, oberflächliche chirurgische diathermische Reizung verstärken können, die sofortige Ausbildung einer Hyperämie arteriellen Charakters, einer Hyperlymphie und im Anschluß daran einer ausgesprochenen Kapillarzirkulation, eine mitunter überraschend schnelle Erholung der betroffenen Gewebe ein. So zeigt z. B. Abb. 122 und 123 eine schwere Erfrierung 3. Grades an der Spitze der großen Zehe, die durch bald einsetzende Diathermiebehandlung vor größerem Substanzverlust bewahrt wurde. Die Demarkation erfolgte prompt und schon nach 5 Wochen war völlige Abheilung mit minimalem Defekt erzielt. Auch bei diabetischer Gangrän tritt auffallend schnelle Demarkierung, Übergang in die trockene Form — und was fast das Wichtigste ist — sofortiges Aufhören der Schmerzen ein. Dies ist ja nicht verwunderlich; denn die prompte Beseitigung ischämischer Schmerzen haben wir ja schon bei der arteriosklerotischen Dysbasie kennengelernt (siehe Seite 143 ff.).

Ausgezeichnet eignet sich die Diathermie zur Entfernung von Tätowierungen. Es liegt in der Natur der Sache, d. h. in der Tiefe der Farbstoffeinlagerungen, daß ihre Entfernung nur unter Narbenbildung möglich ist. Aber bei sorgfältigem Vorgehen können diese Narben kosmetisch sehr gut gestaltet werden. Man darf sich natürlich nicht an das Nachziehen der Tätowierungsstriche halten, da die Narben sonst dieselben Formen darstellen würden, sondern man zerstört die Haut an den tätowierten Stellen mittels der Nadelelektrode zu undefinierbaren Formen, die flach und weißlich abheilen. Die tieferen Schichten der Kutis können fast stets erhalten bleiben. Um keine Berufsstörung zu verursachen, geht man am besten in Etappen vor und koaguliert in mehreren Sitzungen Stelle für Stelle und läßt unter dem dünnen Schorf epithelisieren. Alle paar Tage wiederholte Pinselungen mit Sanol verhindern nachträgliche Infektionen. Die Resultate sind kosmetisch einwandfrei; Lokalanästhesie ist niemals erforderlich.

B. Chirurgische Diathermie.

1. Kapitel.

Allgemeine Technik.

Die chirurgische Anwendung der Diathermie beruht auf der Steigerung der lokalen Gewebstemperatur zum Grade der Zerstörung des Gewebes. Die Temperatur, bis zu welcher wir ein Gewebe erwärmen können, hängt einerseits von der zugeführten elektrischen Energie und seinem spezifischen Widerstande, andererseits von der dauernd stattfindenden Abkühlung durch Leitung und Zirkulation ab. Bei den intensiveren Applikationsweisen spielt die Abkühlung durch Leitung oder durch Strahlung eine relativ geringe Rolle. Wohl aber ist die Wirkung der Blutzirkulation hierbei zu berücksichtigen. Da die Gewebe zumeist unter dem Einfluß dieser Zirkulation stehen (abgesehen von einigen nichtvaskularisierten Geweben) und durch den Reiz der Diathermie eine sofortige Hyperämie einsetzt, bildet im lebenden Gewebe die Blutzirkulation einen in der Tat in Rechnung zu setzenden Faktor. Wir können daher nicht ohne weiteres die Resultate von Versuchen an ausgeschnittenem Fleisch oder an Leichnamen auf die Anwendung in der Chirurgie übertragen. Zur Erzielung chirurgischer Effekte, d. h. zur Zerstörung von Geweben, müssen wir also so intensive Ströme verwenden, daß die Stromdichte pro Quadratzentimeter oder pro Quadrat-

millimeter Elektrode eine so hohe wird, daß die Zirkulation, welche wie
eine kühlende Wasserleitung wirkt, nicht schnell genug die gebildete
Wärme wegführen kann und somit sich das Gewebe bis zum Grade der
Eiweißgerinnung und darüber hinaus erhitzt.

Aus diesem Grunde sind kräftige, leistungsfähige Diathermieapparate für die Chirurgie unentbehrlich. 3—4 Ampere bei einer Spannung
von 200 Volt an den Klemmen müssen zur Verfügung stehen. Diese
Stromstärken reichen für alle Applikationen aus und werden zumeist
nicht einmal ausgenutzt. Größere Stromstärken sind überflüssig und
gefährlich.

Wir können zwecks diathermischer Gewebszerstörung zwei Methoden
anwenden. Die eine beruht darauf, daß wir das zu zerstörende Gewebe
zwischen zwei gleich große Elektroden fassen und nun die Stromzuführung so regulieren, daß sich ein Koagulationszylinder zwischen den
beiden Elektroden bildet. Rufen wir uns das Schema, welches auf S. 60
abgebildet ist, ins Gedächtnis zurück, so erinnern wir uns, daß eine
solche Koagulationsmöglichkeit von Elektrode zu Elektrode schon im
nicht in der Zirkulation befindlichen Fleischstück praktisch nur bei
relativ wenigen Zentimetern Dicke möglich ist. Ich habe auf Seite 59 f.
ausgeführt, daß trotz des eminent richtenden Einflusses der einen Elektrode auf die andere bezüglich des Stromverlaufs doch eine gewisse
Streuung oder Divergenz der Stromlinien bei einiger Entfernung von
der Elektrode im Gewebe stattfindet. An gewöhnlichen Fleischstücken
ist diese Streuung eine so erhebliche, daß sie sich schon bei einer Ge-
websdicke von 5 cm deutlich erkennbar macht. Nämlich in 2—3 cm
Entfernung von jeder Elektrode verjüngt sich das Koagulationsprisma
ein wenig. Wir erinnern uns aber auch, daß die Stromstärke hierbei von
Einfluß ist. Wählen wir nämlich die Stromdichte, d. h. also die Stromstärke pro Quadratzentimeter Elektrode, sehr stark, so tritt eine so
schnelle Gerinnung an den Elektroden bzw. unter den Elektroden, ein,
daß das in der Nähe der Elektroden befindliche Gewebe außerordentlich
intensiv koaguliert und sehr schnell verkohlt. Wenn es verkohlt ist, ist
es für die Hochfrequenzströme nicht mehr leitend, und es treten die oben
beschriebenen Funkenentladungen, welche die diathermische Erwärmung erheblich abschwächen, ja sie sogar ganz aufheben können, ein.
Wir müssen dann wegen der oberflächlichen Verbrennung die Applikation
unterbrechen. So kann es kommen, daß wir oberflächlich das Fleischstück koaguliert haben und in der Tiefe eine kaum merkbare Erwärmung
finden. Wenn wir dagegen ein gleiches Fleischstück mittels derselben
Elektroden, z. B. von 2 cm Durchmesser, mit einer wesentlich geringeren
Stromstärke, etwa von einem Ampere, diathermieren, so findet die Erwärmung in viel gleichmäßigerer Weise durch die ganze die Elektroden
trennende Schicht hindurch statt, und es kommt zur Ausbildung eines
annähernd gleichmäßigen Koagulationszylinders. 'Aber auch hier tritt
die Koagulation in der Tiefe erst erheblich später ein als an der Oberfläche. Wir sind nur in der Lage, die Diathermie wesentlich länger fortzusetzen, weil die direkt unter der Elektrode befindliche früher zur Koagulation kommende Schicht sich nicht so schnell karbonisiert, daß eine

Tiefenleitung der elektrischen Wellen unmöglich wird, mithin tatsächlich
die Diathermie so lange stattfinden kann, daß auch die tieferen Schichten
genügend erwärmt werden, um zur Koagulation gebracht zu werden.
Wenn also theoretisch die Tiefendurchwärmung mittels der Diathermie
eine überall gleichmäßige und gleichzeitige sein soll, abgesehen von den
Unterschieden, die auf den verschiedenen Widerständen verschiedener
Gewebe beruhen (siehe S. 56), so ist doch praktisch die Erwärmung unterhalb der Elektroden stets eine intensivere als in weiterer Entfernung von
diesen, d. h. praktisch müssen wir doch mit der Streuung rechnen.
Wenden wir aber den Kunstgriff an, daß wir die Stromdichte so weit abschwächen, daß sie gerade noch genügend koaguliert, d. h. die Abkühlung durch Leitung, Strahlung und durch die Zirkulation übertrifft,

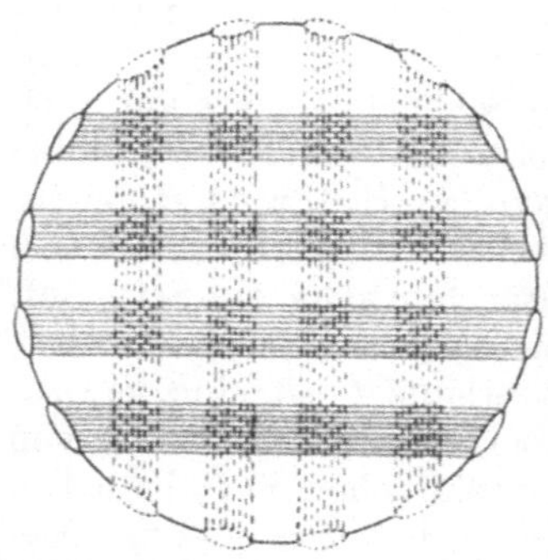

Abb. 111. Kreuzweise Durchstrahlung eines größeren Tumors
zwecks Koagulation in 8 verschiedenen Richtungen nacheinander.

so bekommen wir gleichmäßige Wirkungen.
Für den Fall, daß wir größere Tumoren
durch und durch koagulieren wollen,
kommen wir nun im allgemeinen mit
Stromstärken bzw. Stromdichten, wie sie
für die chirurgische Applikation üblich
sind, mit einem einmaligen Eingriff nicht
aus. Vielmehr müssen wir dann die auf
dem Schema Seite 61 beschriebene kreuzweise Durchstrahlung von verschiedenen
Hautstellen aus vornehmen oder eine Anzahl von koagulierten Zylindern nebeneinander durch den Tumor legen und diese
dann von der anderen Seite aus kreuzen.
(Siehe Schema 111.) Erst durch diese Kreu-
zung erreichen wir eine so intensive Durchwärmung auch der tieferen Teile, daß
eine gleichmäßige Koagulation zustandekommt. Allerdings beobachten
wir auch hier meist, sobald der Tumor eine relativ größere Masse
repräsentiert, daß die Koagulation in der Tiefe zwar eintritt, aber keinen
so hohen Grad erreicht, wie in der meist sich stärker erwärmenden Haut.

Praktisch spielt diese Differenz keine Rolle, da wir ja eine solche
Massenkoagulation nur da vornehmen, wo auch die Haut mitzerstört
werden soll oder bereits ulzerierte Haut vorliegt wie z. B. beim Oberkieferkarzinom mit Infiltration der Wange.

Abgesehen von dieser technischen Schwierigkeit, größere Massen
gleichmäßig chirurgisch zu koagulieren, tauchen jedoch auch aus
anderen Gründen Bedenken auf, eine solche Massenkoagulation klinisch
anzuwenden. Ich will an dieser Stelle bemerken, daß Doyen in Paris,
dem ich 1909 in Budapest die Diathermie demonstrierte, und der sie
daraufhin einige Monate später in Paris unter dem Namen Elektrokoagulation einführte, unter Mißverstehen der eben geschilderten
Verhältnisse einen chirurgischen Diathermieapparat von der Firma
Gaiffe konstruieren ließ, der sehr große Stromstärken, 7—8 Amp., zu
verwenden gestattete. Ich habe den Apparat in Paris gesehen und
auch einige Experimente mit ihm angestellt. Abgesehen davon, daß

er einen sehr erheblichen Umfang hat und mit sehr lautem Geräusch arbeitet, halte ich die Verwendung von mehr als $2^1/_2$—4 Ampere für chirurgische Zwecke für geradezu gefährlich: bei kleineren Aktionsgebieten tritt die Wirkung bei diesen Intensitäten mit so großer Vehemenz und Schnelligkeit ein, daß ein sicherer Schutz nicht zu koagulierender Teile gegenüber denjenigen, welche zerstört werden sollen, schwer möglich ist. Ein solcher Apparat hat eigentlich nur Bedeutung für die Zerstörung riesenhafter Sarkome, während man auch mit wesentlich schwächeren Apparaten sehr große Tumoren, allerdings in etwas längerer Zeit, aber in viel exakterer und subtilerer Weise, zu zerstören vermag. Es scheint mir, daß ein so mächtiger Apparat wohl eher in der Veterinärpraxis Verwendung finden sollte, wo es in vielen Fällen mehr auf Massenwirkung und weniger auf subtiles Arbeiten ankommt. Ich halte Stromstärken von 2—3 Ampere für vollkommen ausreichend und habe in einer großen Zahl von Operationen, selbst bei sehr massigen Tumoren, niemals das Bedürfnis nach einer größeren Stromstärke gehabt. Das Hauptbedenken, das ich jedoch gegen Verwendung sehr intensiver Strommengen sowohl als auch überhaupt gegen die Methode der Massenkoagulation durch das Gewebe hindurch habe, liegt darin, daß man nur in einer relativ kleinen Anzahl von Fällen ganz sicher sein kann, daß in der Masse, die man durch und durch koagulieren will, wirklich nur zerstörenswertes Gewebe liegt. In vielen Fällen, ja in den meisten, wird man damit rechnen müssen, daß irgendein normal verlaufendes oder verlagertes Organ (ein Nerv, ein Blutgefäß, ein Ureter, eine Darmschlinge), kurzum, ein zu schonender Teil eingelagert oder hineinverlagert sein könnte. Aus diesem Grunde wesentlich kommt die chirurgische Massendurchstrahlung mittels Diathermie nur für vereinzelte Fälle in Betracht.

Eine weitere Schwierigkeit bei der Verwendung der Massenkoagulation liegt darin, daß es schwer mit Sicherheit zu taxieren ist, wann in der Tat eine gleichmäßige Tiefenkoagulation eingetreten ist. Nun kann man ja von Zeit zu Zeit Inzisionen machen und sich durch den Augenschein von der Tiefenwirkung überzeugen. Aber, wenn man die Inzision zu früh macht, bevor die Koagulation vollendet ist, so gibt man gerade den wesentlichen Vorteil der Koagulationsoperation auf, der, wie wir weiter unten sehen werden, darin liegt, daß keinerlei wegsame Blut- oder Lymphbahnen eröffnet werden. Man kann sich nun hier mit den oben (Abb. 65) beschriebenen Thermonadeln helfen, indem man sie an verschiedenen Stellen der Strombahn in das zu koagulierende Gewebe einsticht und nun am Instrument abliest, ob der Koagulationstemperaturgrad bereits erreicht ist. Aber dies Verfahren ist umständlich und wird kaum in der Praxis Verwendung finden, sondern wohl im wesentlichen für wissenschaftliche Zwecke. Es hat eigentlich praktisch nur dann Wert, wenn man es bei größeren, länger dauernden Operationen, bei denen große Strommengen zur Anwendung gelangen, in die Gewebsgrenze einsticht, die man schonen will, und auf diese Weise kontrolliert, ob die Erwärmung in die Umgebung nicht zu weit ausstrahlt und keinen zu hohen Grad an unerwünschter Stelle erreicht. Das kann man aber meist durch Abtasten mit dem Finger genügend kontrollieren; z. B. bei Vaginaloperation durch Kontrolle vom Rektum aus usw.

Dagegen ist es oft zweckmäßig, mit größeren Stromstärken zwei dicht nebeneinander befindliche kleine, gleiche Elektroden (z. B. 3—5 cm Distanz) zu verwenden und damit einen breiten Koagulationsstrich von etwa 1—2 cm Tiefe zu erzielen. Größere Tiefenwirkungen durch geschlossene Gewebe hindurch, also nicht unter Leitung des Auges, habe ich bisher fast stets anzuwenden vermieden.

Dadurch, daß man relativ oberflächliche Schichten mittels relativ kleinerer Stromstärken, 1—2 Ampere, und zwei differenter, d. h. koagulierend wirkender Elektroden zerstört und diese nach erfolgter Koagulation entfernt, nunmehr von der neuen Oberfläche aus wieder in dünner Schicht weiter koaguliert und so weiter schichtweise vorgeht, stets unter Leitung des Auges oder auch mit dem Finger den jeweiligen Operationsgrund untersuchend, vermeidet man zunächst, besonders wenn man in der Nähe lebenswichtiger Organe arbeitet, eine unge-wünschte, allzu große Tiefenwirkung und ist eher in der Lage, zu er-kennen, ob man eine genügend tiefgehende Zerstörung vorgenommen hat, d. h. ob man sich an der Grenze des gesunden bzw. zu erhaltenden Gewebes befindet. Für weniger große Tumoren, besonders wenn sie in schwierigen operativen Gegenden liegen (Halsdrüsen, Nachbarschaft des Facialis, Darmtumoren, Blasentumoren usw.), empfiehlt es sich daher mehr, an einer etwas entfernteren Stelle eine indifferente Elektrode zu applizieren — welche selbst bei maximaler Stromstärke, die man zu ver-wenden beabsichtigt, höchstens eine geringgradige Erwärmung pro-duziert — und den Tumor oder das zu zerstörende Gewebe selbst mit einer kleinen, stark differenten Elektrode in Angriff zu nehmen. Bei diesem Verfahren hat man außerdem noch den Vorteil, daß man, je nach Wahl der Stromstärke, auch bei der differenten Elektrode verschiedene Tiefenwirkungen erzielen kann. Ein relativ stärkerer Strom wird hier zu einer schnellen oberflächlichen Koagulation führen und ein relativ schwacher Strom zu einer tiefergehenden gleichmäßigen Koagulation. Natürlich würde auch der stärkere Strom bei längerer Applikation eine tiefergehende Koagulation machen, indessen dürfte sehr bald die Oberfläche ihre Leitfähigkeit verlieren, und die Folge wäre Funken-bildung und heftige Muskelkontraktion infolge dieser letzteren. Be-findet man sich in der Nähe besonders zu schonender Organe, so ver-wendet man noch kleinere Elektroden, z. B. die kugelförmige Lupus-elektrode oder die Nadelelektrode, und kann nun bei weitgehender Reduktion der Stromstärke kleine und kleinste Koagulationsbildung erzeugen. Für solche subtilen Wirkungen kann man nun auch noch vorteilhaft die richtende Wirkung der zweiten Elektrode verwerten, indem man etwa bei Verwendung geringerer Stromstärke die indifferente Elektrode auch relativ klein wählt, z. B. 4 cm Durchmesser, und sie nun so aufsetzt, daß sie die Stromwirkung der differenten von dem gefährdeten Organ oder Organteil hinweg zu sich hinzieht. Von dieser Applikations-methode habe ich z. B. bei Gelegenheit einer Sarkomoperation des Auges Gebrauch gemacht. Es gelang, die Sklera im Gebiet der sarkomatösen Erkrankung vollständig zu koagulieren, ohne die 2 mm weiter gelegene Kornea zu schädigen. Dadurch, daß die differente Elektrode auf die gleichseitige Schläfe aufgesetzt wurde und sich somit das Sarkom zwischen Kornea und Elektrode befand, wurde die wesentliche Wirkung der differenten Elektrode von der Kornea abgeleitet und nach der Schläfe hingezogen. Hierbei ist jedoch auch die Wirkung der Wärmeleitung im Gewebe zu berücksichtigen, da der Kontakt des bis zur Koagulation erhitzten Gewebes die Nachbarschaft stets mit erwärmt, allerdings nur auf wenige Millimeter hin.

Bei der chirurgischen Applikation ist noch weniger als bei der inneren Diathermie eine exakte Dosierungsregel für jeden einzelnen Fall zu geben. Es kommt hierbei sehr viel auf den Zustand des Gewebes an, z. B. koaguliert ein blutreiches, etwa tuberkulöses Gewebe anders als ein Chondrom und ein sarkomatöser Knochen anders als ein Karzinom. Da man indessen die Koagulationswirkung, falls man nicht massenweise koaguliert, stets vor Augen hat und den Übergang in die Koagulation durch die Veränderung der Farbe erkennt, ist es verhältnismäßig leicht, wenn man oft mit denselben Elektroden arbeitet und stets auf die Stromstärke achtet, sich über die Schnelligkeit, mit der eine Tiefenwirkung bestimmten Grades erzielt wird, eine genügende Erfahrung anzueignen.

2. Kapitel.

Nachbehandlung.

Hat man ein pathologisches Gewebe koaguliert, so kann man die Abstoßung des Schorfes den eliminatorischen Kräften des Organismus überlassen oder den Schorf entfernen und die Wundfläche nach allgemein chirurgischen Prinzipien versorgen.

Ich muß nun an dieser Stelle einen Punkt hervorheben, der der Diathermieoperation eine gewisse Besonderheit vor der chirurgischen verleiht. Erzeugt man in irgendeinem Gewebe eine Koagulation, so tritt zwischen der Grenze des vollkommen koagulierten Gewebes und dem vollkommen kalt gebliebenen Gewebe eine Schicht mehr oder weniger intensiv diathermierten Gewebes auf, welche alle die Wirkungen, die der nicht koagulierenden Diathermie physiologisch zu eigen sind, aufweisen wird. Diese Grenzschicht ist arteriell hyperämisch und wird von einem intensiven Lymphstrom durchflossen. Die Zellen sind wesentlich vitalisiert und zur Proliferation geneigt. Belassen wir den Koagulationsschorf im Operationsgebiet, so sorgt diese Schicht für eine schnelle Demarkation des artifiziell nekrotisierten Gewebes. Klinisch beobachteten wir eine relativ schnelle Abstoßung der nekrotischen Masse im Verlauf weniger Tage. Diese Schicht mit ihrer eminent eliminatorischen Tendenz verhindert ferner die Resorption von der Oberfläche her und führt zur Bildung kräftiger gesunder Granulationen. Die starke Lymphausschwemmung entfernt zudem auch unterhalb des tatsächlich nekrotisierten Gewebes eventuell zurückgebliebene Bakterien, Zellen, Toxine und vervollständigt in gewisser Weise die Wirkung der diathermischen Operation. So kommt es, daß wir bei jauchenden, hochgradig infizierten Gewebsmassen, die durch Resorption von Zersetzungsprodukten und Toxinen zu kachektischen Zuständen führten, mit dem Moment der Operation infolge des plötzlichen Aufhörens der Resorption und der Ausschwemmung bereits im Zerfall begriffener Substanzen ein Aufhören der Kachexie und eine schnelle Besserung des Allgemeinbefindens sehen. Diese Vorgänge sind jedoch nur möglich, weil ein intensiver Lymphstrom im Anschluß an die arterielle Hyperämie des die Koagulation begrenzenden Gewebes nach der Außenfläche zu entsteht. Die hiermit verbundenen starken Lymphverluste führen nicht selten zu einer hochgradigen Wasser- und Salzentziehung des Organismus. So kommt es, daß nach großen Operationen, wo aus einer großen Wundfläche heraus riesige Lymphmassen den Verband schon wenige Stunden nach der Operation durchtränken, infolgedessen mehrmals täglich Verbandwechsel stattfinden müssen, die Patienten unter diesem Verlust erheblich leiden können. Dauert die Nachwirkung der Narkose lange, so kann dieser Wasserverlust zu Herzschwäche und Kollaps führen. Es empfiehlt sich daher, schon wenige Stunden nach der Operation den Patienten, welche, wenn sie bei Bewußtsein sind, über heftigen Durst klagen, rektale Kochsalzeingießungen in großen Mengen zu verabreichen; je nach der Durchtränkung der Verbände oder nach den Klagen der Patienten über Durst muß man diese Eingießungen mehrmals wiederholen, bis die Darreichung per os statthaft ist. Gebraucht man diese Vorsichtsmaßregel, so kann man den Zustand der Patienten wesentlich verbessern und gefahrdrohende Schwächezustände vollkommen vermeiden. Diese Grenzreaktion mit ihrer eliminatorischen und entgiftenden Tendenz bietet einen der größten Vorteile der Diathermieoperation, der sie vor der Messeroperation auszeichnet.

Ein weiterer. in vielen Fällen bedeutsamer Vorteil liegt darin, daß wir Gewebsabschnitte beliebiger Ausdehnung diathermisch zerstören können, ohne irgendeine Blut- oder Lymphgefäßbahn zu eröffnen. So können wir bei Verletzungen irgendwelcher Art zu schwer stillbaren Blutungen neigende Gewebe diathermieren, ohne daß der Patient auch nur den geringsten Blutverlust erleidet. Dies spielt eine Rolle z. B. bei Patienten mit leicht blutenden Karzinomen (Vulvakarzinom), die bereits erheblich ausgeblutet sind, und die man den Gefahren einer Messeroperation mit den hierbei unvermeidlichen Blutverlusten nicht mehr aussetzen kann. Ich habe solche Vulvatumoroperationen bei erheblich ausgebluteten kachektischen Greisinnen ausgeführt. Ein derartiger Tumor z. B., der bei jedem Verbandwechsel intensiv blutete, und der etwa drei Männerfäuste groß war, wurde mittels Diathermie in einer einzigen Sitzung in Narkose etwa in $1/_2$ Stunde ohne jeden Blutverlust koaguliert und entfernt. Eine Radikaloperation war unmöglich, da der Tumor das Beckenbindegewebe und das Rektum bereits ergriffen hatte. Indessen hörten nach der Operation infolge der Entfernung der leicht blutenden Massen die Blutverluste vollständig auf. Die Resorption putrider Substanzen fiel fort, die Kachexie der

Patientin besserte sich, und sie kam auf Monate hinaus in relativ gute Existenzverhältnisse.

Die größte Bedeutung unter dem Gesichtspunkte der Hämostase besitzt jedoch die unblutige Diathermie-Chirurgie bei Hämophilie. Die mangelnde spontane Gerinnungsfähigkeit ist gänzlich ohne Einfluß auf die Hitzekoagulation des Blutes. Nur läßt die Gefahr der Nachblutung später bei Abstoßung der Nekrosen es ratsam erscheinen, diathermische Operationsdefekte bei Blutern stets durch die Naht zu schließen. Indessen habe ich auch bei Blutern gesehen, daß Wundgranulationen keine größere Neigung als bei Normalen zum Bluten zeigten.

Da die Zellstimulierung des diathermischen Grenzgebietes eine erhebliche und nachhaltige ist, so ist es nicht verwunderlich, daß nach Elimination der koagulierten Teile nicht nur die Neigung zur Granulationsbildung eine erhebliche ist, sondern daß die Epithelzellen des Wundrandes und des Operationsgrundes eine gesteigerte Proliferationsneigung zeigen. So kommt es, daß im weiteren Verlauf der Wundheilung, falls wir diese durch Granulation stattfinden lassen, sich schnell ein weißer Epithelsaum von den Rändern her vorschiebt und auf dem Operationsgebiet allenthalben Epithelinseln emporschießen. Überläßt man eine solche Wunde der Spontanheilung, indem man sie steril oder mit Salben, z. B. Borvaselin oder Argentum-Perusalbe, verbindet, so sieht man nicht selten Neigung zur Keloidbildung. Diese entspricht der bekannten Keloidbildung nach gewöhnlichen thermischen Verbrennungen. Die schnelle Epithelisierungsneigung ist ja nun einerseits ein Vorteil, andererseits aber ist, besonders an kosmetisch wichtigen Stellen, die Neigung zu Keloidbildung ein Nachteil. Lange bevor es Diathermieapparate gab, pflegte ich schon mit D'Arsonvalapparaten unter Verwendung des primären Solenoids (siehe S. 58) Diathermieoperationen vorzunehmen und beobachtete, da ich anfangs ein vorwiegend dermatologisches Operationsmaterial (Lupus, Kankroid) hatte, diese störende Keloidneigung. Um nun die intensive Epithelproliferation in Schranken zu halten, kam ich auf den Gedanken, Pyrogallussalbe verschiedener Konzentration zu verwenden. Es stellte sich im Laufe der Zeit heraus, daß diejenigen Narben nach Diathermieoperationen am schönsten und weichsten wurden, bei denen die vollständige Epithelisation möglichst lange hinausgeschoben wurde. Es bildete sich auf diese Weise für diathermische Heilung per secundam das Verfahren heraus, die granulierenden Wundflächen 8, 10, ja 12 Wochen vor dem vollständigen Epithelisierungsverschluß zu bewahren. Es genügte für diese Zwecke, die Wunde jeden zweiten Tag mit einer $1/_2$ proz. Pyrogallusvaseline zu verbinden. Zeigten sich an irgendeiner Stelle dickere Epithelherde, so wurde auf einige Tage die Pyrogalluskonzentration auf 2% bis 5% erhöht. Schmerzhaftigkeit dieser Salbe wurde, wenn sie geklagt wurde, durch Aufstreuen von Anästhesin, Propäsin oder irgendeinem anderen anästhesierenden Pulver vor Auflegen der Pyrogallussalbe wirksam bekämpft. Indessen vertrugen die meisten Patienten auch gelegentlich eine 5 proz. Salbe, falls sich einmal infolge des Nichteinhaltens der Verbandwechsel eine dickere Epithelinsel gebildet hatte. Regelmäßige Urinuntersuchung schützt vor dem Übersehen einer Pyrogallusreizung der Nieren. Eine Intoleranz oder Idiosynkrasie gegen Pyrogallus, auch in schwächster Konzentration, kommt gelegentlich vor, ist aber sehr selten. Indessen zeigen nicht alle Diathermiewunden die Neigung zur Bildung von Keloiden. Vielmehr ist diese von der Lokalisation und von der Technik der Operation abhängig. Wunden am Rumpf und an den Extremitäten zeigen weniger Neigung zu Keloidbildung als Gesichtswunden, ferner tritt besonders starke Keloidneigung auf, wenn z. B. bei Lupusoperationen infolge oberflächlichen Sitzes des Knötchens keine vollkommene Zerstörung der Haut in ihrer ganzen Dicke vorgenommen wird. Koaguliert man die Haut bis in die tiefsten Schichten der Kutis hinein, so ist die Keloidbildung eine geringe. Zerstört man aber nur die oberflächlichen Schichten, so ist sie wesentlich stärker. In jedem Falle kann sie aber durch systematische Nachbehandlung mit Pyrogallussalbe vollkommen in Schranken gehalten werden, so daß kosmetisch durchaus einwandfreie Narben entstehen. Ich habe auf der Lupuskonferenz in Berlin 1910 einige Fälle vorgestellt, welche trotz sehr ausgedehnter Fläche des Lupus kosmetisch ausgezeichnete Resultate zeigten, die denen der Finsenbehandlung vollkommen gleichwertig sind. Ein Teil von ihnen ist in den Abb. 167—190 reproduziert.

Die andere Methode der Wundversorgung besteht darin, daß man den koagulierten Schorf entfernt. Hat man nur die Haut koaguliert, so zeigt diese, wie schon erwähnt, eine sehr zähe, lederartige Beschaffenheit, und man muß sie scharf mit Messer oder Schere umschneiden und abpräparieren. Andere Gewebe pflegen einen sehr weichen Schorf zu bilden, den man leicht mit einem Tupfer, in jedem Fall aber mit dem scharfen Löffel entfernen kann. Nur Faszien und Sehnen sowie natürlich Knochen machen hiervon eine Ausnahme. Der koagulierte Knochen ist leicht von der nicht koagulierten Umgebung zu unterscheiden. Hat man ihn koaguliert und meißelt nun vorsichtig Schicht für Schicht ab, so sieht man, sobald man in das nichtkoagulierte Gewebe hineinkommt, Substanz von graurötlicher Beschaffenheit und rote Punkte auftreten, während der koagulierte Knochen mehr graugelblich aussieht, auch mitunter eine weißliche Verfärbung annehmen kann; falls er verkohlt wird, was gerade beim Knochen leicht vorkommen kann, sieht er schwarz oder braun aus. Hat man die koagulierte Masse mechanisch entfernt, so steht einer Wundrandvereinigung durch Naht oder einer sofortigen Plastik nichts im Wege. Die Plastik haftet auf dem infolge der Diathermierung stark vitalisierten Operationsboden sehr leicht, und bei der Naht schadet das Stehenbleiben kleiner Koagulationsreste nichts. Da nicht nur das Gewebe vollständig koaguliert wird, sondern auch alle in ihm enthalten gewesenen Bakterien und Toxine unschädlich gemacht werden, haben wir es in ihm mit einem vollständig aseptischen Schorf zu tun, der vollkommen resorbiert wird, falls er nicht zur Abstoßung gelangt. Wenn er also in dünner Schicht mit in die Nahtlinie hineingenommen wird, so verklebt er mit ihr vollständig, ohne die Narbenbildung zu beeinträchtigen.

Ich werde bei der Besprechung einzelner Krankengeschichten auf gewisse Punkte der speziellen Technik, insbesondere die Blutstillung, eingehen und hier zunächst die Stellung der Diathermie zur chirurgischen Operation und Thermokaustik berücksichtigen.

3. Kapitel.
Stellung der Diathermie in der Chirurgie.

Es wird von chirurgischer Seite der Diathermieoperation ein erheblicher Widerstand entgegengebracht. Einer der Haupteinwände ist, daß die Entfernung pathologischer Gewebe ja auch mit dem Messer möglich wäre, und daß für Zerstörung durch Hitze der viel einfachere Thermokauter da wäre.

Was den ersten Einwand angeht, so ist schon aus dem Vorstehenden ersichtlich, daß die diathermische Elimination pathologischer Gewebe ganz wesentliche Unterschiede gegenüber der Messeroperation darbietet. Zunächst fließt kein Blut. In vielen Fällen ist ja auch die Blutstillung bei Messeroperationen eine so exakte und prompte, daß Blutverluste erheblicher Art vermieden werden. Aber es gibt doch eine große Anzahl von Operationen, bei denen größere Blutverluste unvermeidlich oder schwer vermeidlich sind, und wo die Versorgung der Blutgefäße eine erhebliche Verlängerung der Operationsdauer bedingt, sei es, daß länger dauernde Kompression oder zahlreiche Unterbindungen nötig werden. Hier bietet die Diathermieoperation den Vorteil, daß die beabsichtigte Schnittlinie koaguliert werden kann, daß sodann in dem koagulierten Strich die Durchtrennung des Gewebes, soweit es sich um Haut handelt, scharf stattfinden kann, während andere Gewebe sich ohne weiteres stumpf im Schorf trennen lassen. Kombiniert man chirurgische und diathermische Operation, so läßt sich, wenn das Diathermie-Instrumentarium gebrauchsfertig zur Hand ist, nach Anlegung des Hautschnittes sofort jede Blutung in einer oder wenigen Sekunden stillen, sodaß Unterbindungen überflüssig werden. Es hängt nicht eine größere Anzahl von Klemmen in das Operationsgebiet hinein, und das spätere eventuelle Herauseitern von Unterbindungsfäden fällt fort. Wichtiger sind aber diejenigen Fälle, in denen wegen der Blutungsgefahr Operationen unmöglich oder sehr gefährlich sind, so z. B. der nachstehend geschilderte Fall von Zungenangiom oder von Pharynxtuberkulose oder der oben beschriebene Fall von Vulvakarzinom. Dieses Moment spielt ferner bei parenchymatös blutenden Organen eine wichtige Rolle. So ist es z. B. leicht möglich, Leber-, Lungenexzisionen, Operationen an der Kopfschwarte ohne Blutung vorzunehmen oder schwer stillbare Knochenblutungen im Moment zu beherrschen. Auch größere Gefäße (siehe unten Zungenoperation) können leicht diathermisch vor oder nach ihrer Durchtrennung koaguliert werden. Nur bei sehr großen Gefäßen, Karotis, Femoralis usw., verdient die Unterbindung den Vorzug. Haben wir es nun zudem mit einem infizierten Gewebe zu tun, in welchem bei scharfer Durchtrennung nicht nur die Gefahr, sondern sogar die Wahrscheinlichkeit der Ver-

sprengung von Keimen besteht, so liegt der Vorteil der Diathermieoperation auf der Hand.

Ich hatte Gelegenheit, einen Fall von ausgedehntem Zungenkavernom zu
behandeln, bei dem chirurgischerseits wegen der Blutungsgefahr die Operation
abgelehnt wurde, während andererseits eine Operation dringend notwendig war,
da das Kavernom deutlich wuchs. Die Zunge eines 21jährigen jungen Mannes
zeigte sowohl auf der Oberfläche, am Zungengrund, wie auf der Seite und unterhalb der Spitze unregelmäßige Vorwölbungen, welche sich blauschwarz von der
normalen Zungenfarbe abhoben. Die Palpation zeigte deutliche Fluktuation,
und es wäre zur chirurgischen Beseitigung des Leidens die Radikalamputation
der Zunge notwendig gewesen. Die Veranlassung zum Aufsuchen der Klinik

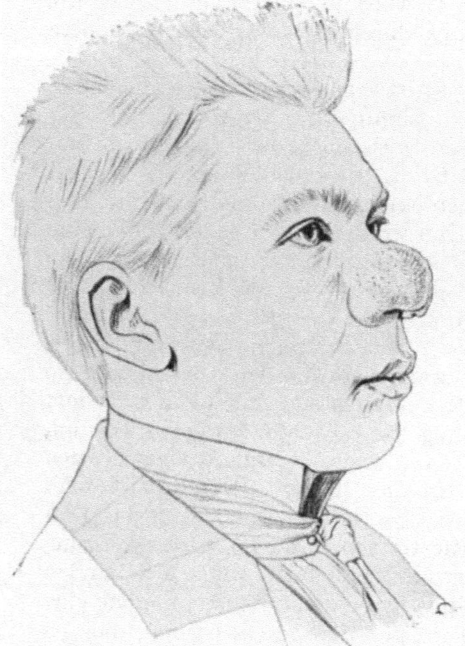

Abb. 112. Nach Messeroperation
rezidiviertes Kavernom der Nase.

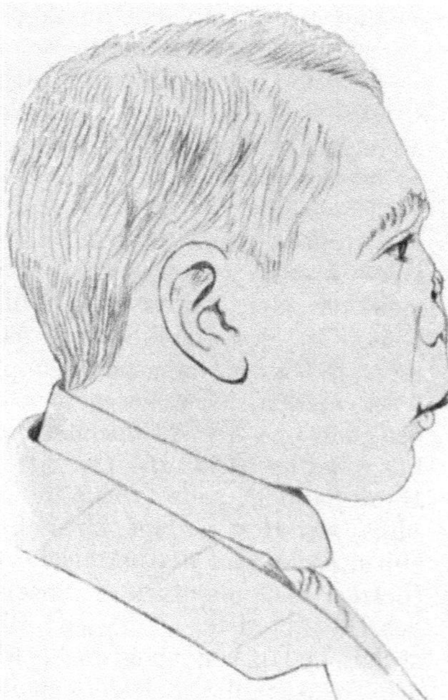

Abb. 113. Vollendete Epithelisierung
nach erfolgter Diathermieoperation.

war eine heftige Blutung, die sich der Patient beim Essen durch einen Biß auf
die Zunge zugezogen hatte. Die Zunge wurde durch Lokalanästhesie (Andolin-
injektion) anästhesiert und im Verlauf von etwa 3 Minuten sämtliche an der
Oberfläche erkennbaren Kavernomteile durch Auflegen der kleinen Metallelektrode
(siehe Abb. 36i) bei einer Stromstärke von 800 Milliampere langsam koaguliert.
Ich führte die Koagulation so weit durch, bis an den betreffenden Stellen ein
harter Schorf entstand, der der Konsistenz eines hartgekochten Hühnereiweißes
entsprach, und keine Fluktuation mehr erkennbar war. Eine Entfernung der
Schorfe wurde nicht vorgenommen. Unter regelmäßigen Wasserstoffsuperoxyd-
spülungen stießen sich innerhalb 14 Tagen sämtliche Schorfe ab, ohne daß weder
bei der Operation noch während der Nachbehandlung der Patient auch nur einen
Tropfen Blut verlor. Es bildeten sich retrahierte Narben, die jedoch keinerlei
Beeinträchtigung der Sprache verursachten. Ein Rezidiv trat nicht auf. Nur
war die rechte Hälfte der Zunge nach 6 Monaten gegenüber der linken durch
Narbenzug etwas geschrumpft.

Progredientes Kavernom der Nase. Ein 11 Jahre alter Knabe erkrankte an einem Kavernom der Nase, welches allmählich an Ausdehnung zunahm und zu erheblicher Entstellung führte. Das Kavernom wurde im Februar 1910 in einer chirurgischen Universitätsklinik vom Chefarzt operiert. Es rezidivierte nach wenigen Monaten und zeigte im September 1911 das beistehende viel schlimmere Aussehen als vor der Operation. Abb. 112. Der Patient wünschte nunmehr, durch eine Nasenplastik von seinem Leiden befreit zu werden, indessen wurde die Operation wegen der Blutungsgefahr und wegen der Unmöglichkeit radikaler Operation mit dem Messer von seiten des Chirurgen abgelehnt. Der Befund vor der Diathermieoperation war folgender: Die vordere Hälfte der Nase zeigte eine kavernomatöse Entartung, welche zu erheblicher Volumenzunahme führte. Eine scharfe Abgrenzung des Kavernoms nach der Nasenwurzel zu ist

unmöglich. Es geht vielmehr undeutlich in anscheinend normales Gebiet über. Die Haut zeigt stellenweise dicke Gefäße, an anderen Stellen bläulich durchschimmerndes Kavernomgewebe. Die Oberfläche ist mäßig zerklüftet. Nach innen zu erstreckt sich das Kavernom an den Nasenwänden bis auf die Muscheln, an der Scheidewand beiderseits bis über die Krista hinauf. Es geht nach unten in die Oberlippe über, welche es in ihrer ganzen Dicke durchsetzt.

Wegen der offenbaren Neigung zum Rezidiv wird die Diathermieoperation in ausgiebiger Weise im September 1911 durchgeführt. In Narkose wird der vordere Teil der Nase diathermisch koaguliert, soweit er kavernomatös erkrankt ist, desgleichen auf der Innenseite, soweit die Schleimhaut affiziert erscheint. Die Schonung des knöchernen Teils des vorderen Septums wird versucht. Eine gleichzeitige Diathermieoperation der Oberlippe wurde einstweilen abgelehnt.

In der üblichen Weise stoßen sich unter Salbenbehandlung die nekrotischen Partien ab, und ohne

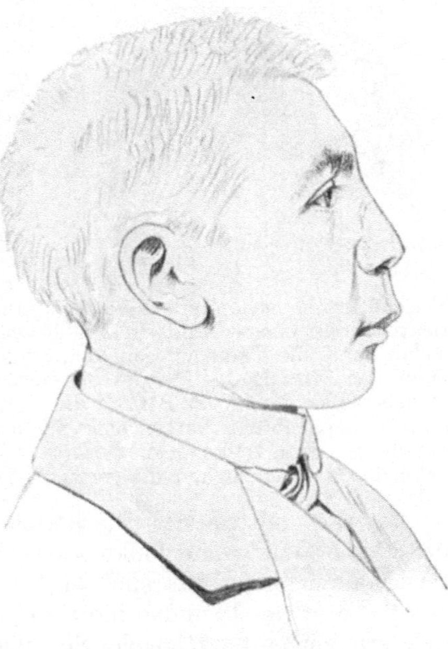

Abb. 114. Aussehen des Patienten nach erfolgter Nasenplastik

jede Nachblutung epithelisiert sich der Defekt. (Abb. 113.) Danach wird die Nasenplastik vorgenommen, deren augenblickliches Resultat die Abb. 114 zeigt. Ein Rezidiv des Kavernoms ist bis jetzt nicht aufgetreten und wohl nun auch nicht mehr zu erwarten.

Fall Frl. D., 23 Jahre. Patientin stammt aus gesunder Familie, hat nie gehustet, leidet seit Kindheit fast alle Monate an Halsentzündung. Seit Juni 1910 ist sie heiser und steht seitdem in spezialärztlicher Behandlung. Da keine Besserung eintritt, wird sie Ende November 1910 zur Diathermiebehandlung überwiesen. Es besteht eine ausgedehnte Pharynxtuberkulose. Der ganze weiche Gaumen sowie die Schleimhaut über der hinteren Partie des harten Gaumens bis etwa zur Mitte der Wölbung nach vorn zu ist gleichmäßig mit teils blaßgelben, teils rötlichen Granulationen bedeckt. Die Uvula ist hochrot, stark verdickt. Die tuberkulöse Granulation erstreckt sich zusammenhängend weiter auf den vorderen und hinteren Gaumenbogen bis an die Zungenwurzel hinunter. Auch die Hinterseite des Velums zeigt neben der Uvula beiderseits einige Knötchen. Auf der hinteren Pharynxwand sind ebenfalls zahlreiche Knötchen (siehe Abb. 115). Ulzerationen bestehen nirgends. Patientin klagt über Schmerzen und Schluckbeschwerden. Es besteht ein skrofulöses Ekzem des Naseneinganges. Die Nase ist gedunsen, Schleimhaut jedoch frei. Sonstige Anzeichen von Tuberkulose bestehen nicht. Zeitweise sind subfebrile Temperaturen vorhanden, die jedoch von einer gonorrhöischen Adnexerkrankung ausgehen. Patientin schwitzt viel, hat aber keine ausgesprochenen Nachtschweiße. Lungen sind frei. Eine fünfmonatige spezialistische Behandlung mit den üblichen Milchsäure-Ätzungen hat keinerlei Erfolg gezeitigt, vielmehr schreitet die Affektion fort. Unter Lokalanästhesie mit 20% Kokainlösung wird mittels der auf Abb. 361 dargestellten Elektrode ein linsengroßer Koagulationsschorf neben dem anderen auf der erkennbar erkrankten Schleimhautpartie hervorgerufen. Zur Erhaltung des Velums findet die Koagulation relativ oberflächlich statt, und auch die Uvula wird zunächst nur auf der Vorderseite koaguliert. Nach 3 Wochen sind alle Schorfe abgestoßen, aber es zeigt sich, daß die Uvula noch krank ist und einige Knötchen an den Gaumenbögen noch erkennbar sind. Es wird wiederum nur das deutlich als tuberkulös erkennbare Gebiet ebenfalls unter Lokalanästhesie beseitigt und die komplette Amputation der Uvula vorgenommen. Im späteren

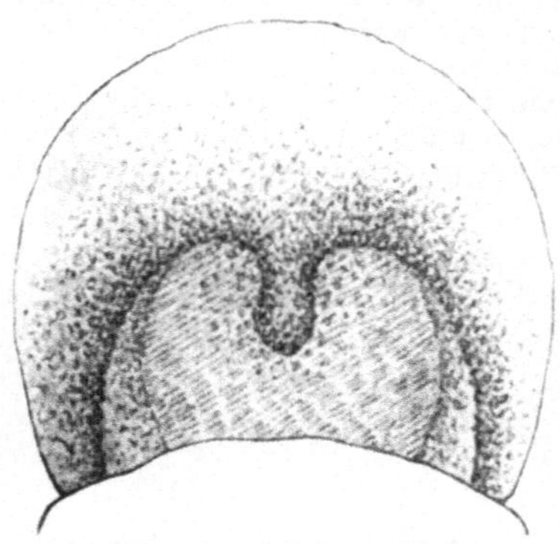

Abb. 115. Ausgedehnte Pharynxtuberkulose vor Diathermierung.

Verlauf traten noch dreimal vereinzelt Knötchen auf, und seitdem ist die Patientin vollkommen rezidivfrei geblieben. Die Uvula ging verloren, aber das Velum und die Gaumenbögen konnten vollkommen erhalten werden. Man erkennt bei Öffnung des Mundes die erkrankt gewesenen Partien an der glatten, rötlich-weißen Narbe im Bereich des Velums und des harten Gaumens, während an den Gaumenbögen Narben nicht erkennbar sind. Die Funktion der Rachenorgane ist eine vollkommen normale. Weder bezüglich der Sprache noch des Schluckaktes ist auch nur die geringste Störung bemerkbar.

Es wäre mittels der Diathermie ein leichtes gewesen, gleich bei der ersten Sitzung eine vollkommene Zerstörung der erkrankten Gewebsteile vorzunehmen, während bei der Messeroperation eine radikale Zerstörung weit im Gesunden indiziert gewesen wäre und hierdurch sicherlich erhebliche funktionelle Störungen herbeigeführt worden wären, falls die Heilung gelungen wäre. Die Diathermiemethode bietet den großen Vorteil, nicht gleich von vornherein radikal operieren zu müssen. Die einfache und beliebig tiefe Wirkung des Eingriffs erlaubt es, unter möglichster Schonung der Gewebe bewußt nicht radikal zu operieren, um bei einem späteren Eingriff die dann evtl. noch krank erscheinenden Gebiete in der gleichen Weise zu zerstören. Während ich zuerst versuchte, die Uvula zu erhalten, zeigte sich jedoch, daß die tuberkulöse Erkrankung an ihr zu sehr in die Tiefe vorgeschritten war, so daß die Elimination derselben durch Koagulation nötig wurde. Im übrigen ist alles, was nicht zur Zeit der Behandlung tuberkulös erkrankt war, erhalten worden und das Resultat in jeder Beziehung zufriedenstellend und zweifellos den ursprünglichen natürlichen Verhältnissen mehr entsprechend, als es bei der geschicktesten Messeroperation selbst bei Verwendung von Plastik möglich gewesen wäre. Es ist in diesem Falle noch besonders interessant, daß nach dem ersten Eingriff auch ein Weiterschreiten der Erkrankung auf die Tonsille beobachtet wurde.

Die drei dort erkennbaren Herde wurden, da die Patientin regelmäßig in Beobachtung stand, frühzeitig entdeckt und heilten auf einen einmaligen diathermischen Eingriff aus. Wie erwähnt, ist auf keinem Teil des Rachengebiets mehr bis jetzt ein Rezidiv eingetreten. Gerade dieser Fall zeigt deutlich die Überlegenheit der diathermischen Operation vor der Messeroperation im speziellen Fall.

Patient erkrankte 1911 an einer schweren Streptokokkenangina, welche zu kolossaler Schwellung der linken Tonsille führte. Es bestand eine enorme Schmerzhaftigkeit. Die Tonsille war mit schmierigen grauen Belägen bedeckt. Aus den Lakunen entleerten sich dicker Eiter und nekrotische Massen. Die Schwellung war außen am Halse sichtbar, die bimanuelle Palpation erwies die Tonsille als reichlich pflaumengroß. Unter Lokalanästhesie mittels Injektion wurde im Verlauf von etwa 3 Minuten die Tonsille durch und durch koaguliert. Die ganze putride Masse wurde hierdurch mit einem Schlage unschädlich gemacht und der größte Teil der koagulierten Tonsille durch Abstreifen mit der Elektrode während der Operation entfernt. Eine Blutung fand nicht statt. Es blieb vielmehr während der ganzen Dauer der Operation das Operationsfeld vollkommen übersichtlich, so daß die Operation unter Leitung des Auges vollkommen willkürlich begrenzbar war. Ein Teil des Tonsillengewebes wurde in der Tiefe belassen. Die Nachbehandlung verlief glatt. Patient klagte allerdings während der nächsten 2 Tage über heftige Schmerzen, was im allgemeinen nach Diathermieoperationen eine Seltenheit ist. Indessen stießen sich die Schorfe glatt ab, und der Verlauf war bis zur vollkommenen Heilung fieberfrei.

Wer jemals eine Tonsillenoperation mit Diathermie mit angesehen hat, wird es unbegreiflich finden, daß überhaupt noch die blutige Operation vorgenommen wird. Der Umstand, daß bei ersterer kein Tropfen Blut fließt, daß man vollkommen die Übersicht über das Operationsgebiet behält, daß man jederzeit während der Operation durch Palpation kontrollieren kann, wie weit man exstirpiert hat, und wieviel noch zu exstirpieren übrig ist, daß man nicht nur normales hypertrophisches Tonsillengewebe zerstören kann, sondern auch gleichzeitig alle in den Lakunen, Krypten und im Gewebe selbst befindlichen Bakterien, Toxine, Nekrosen im selben Moment mit koaguliert, zerstört und unschädlich macht, das alles sind so eminente Vorteile, daß es fast unbegreiflich erscheint, daß von spezialistischer Seite die Methode nicht geradezu mit Enthusiasmus begrüßt wird. Dazu kommt der in den meisten Fällen vollkommen glatte Verlauf der Nachbehandlung. Der Diathermieschorf, der an sich, auf der äußeren Haut z. B., sehr wenig Neigung zeigt, sich sekundär zu infizieren, verhält sich auf der Mund- und Rachenschleimhaut in gleicher Weise. (Man denke an die häufigen Rachenanginen nach Tonsillenexstirpation mit dem Messer.) Selbst bei jauchigen Kieferkarzinomoperationen infiziert er sich nicht, und die Reinigung der Schleimhautwunde vollzieht sich in 10—12 Tagen. Die aufschießenden Granulationen sind gesund und rot, und die Epithelisierung geht schnell vonstatten. Die einzige Nachbehandlung, die ich im Mund anwende, ist Spülung mit Wasserstoffsuperoxyd oder übermangansaurem Kali und gelegentliche Pinselung mit Golo letzteres, sobald die Patienten über Schmerzhaftigkeit klagen oder die Ränder entzündet sind. Für die Beseitigung einzelner Lakunarpfröpfe ist die diathermische Koagulation eine ausgezeichnete Methode. Ebenso wie die Tonsillen läßt sich auch die Nasenmandel sowie der ganze pharyngeale Drüsenring, Schleimhautpolypen des Rachens und der Nase durch Diathermierung in beliebiger Ausdehnung ohne jede Blutung zerstören. So habe ich z. B. einen kirschgroßen, mit einem 4 mm im Durchmesser haltenden Stiel der hinteren Velumwand aufsitzenden Polypen von himbeerartigem Aussehen mit Diathermie entfernt. Am hängenden Kopf wurde das Velum mit einem Spatel nach oben gezogen, der Polyp mit einer Pinzette gefaßt und der Stiel mittels der Elektrode unter Kokainanästhesie in wenigen Sekunden koaguliert, sodann mit der Schere die Koagulationszone durchschnitten. Der Polyp selbst blieb (bis auf den Stiel) unkoaguliert. Es floß weder bei der Operation noch während der Nachbehandlung auch nur ein Tropfen Blut.

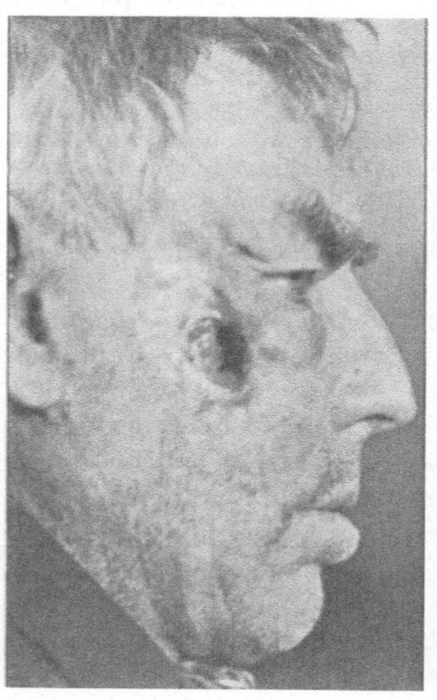 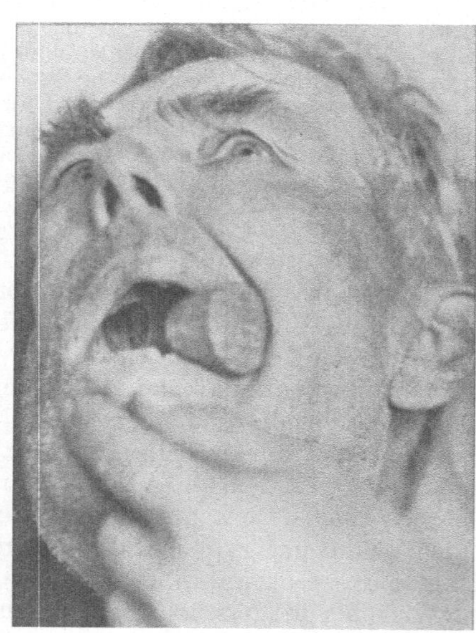

Abb. 116.   Abb. 117.

Oberkieferkarzinom, durch Diathermie operiert, Epithelisierung fast vollendet. Man erkennt die Perforation nach der Operation innen und außen. Letzter Bericht nach 3 Jahren: rezidivfrei.

Die **diathermische Schleimhautoperation** zeigt die Neigung zu einer schnellen Epithelisierung und weichen Narbenbildung. Ich habe bisher in keinem Falle auf der Schleimhaut weder bei oberflächlichen, noch bei tiefgehenden Eingriffen, z. B. Wangenkankroid oder Zungenamputation, auch nur die geringste Neigung zur Keloidbildung gesehen.

Daß auch größere Mundoperationen mit Diathermie unter Lokalanästhesie ausgeführt werden können, zeigen die Abb. 116, 117, wonach ein Oberkieferkarzinom eine Perforation der Wange und erhebliche Ulzeration in der Mundhöhle verursacht hatte. Die diathermische Zerstörung der ganzen Tumormasse verlief ebenso wie die Nachbehandlung ohne jede Blutung. Die Epithelisierung des ganzen, erheblichen Defektes erfolgte in drei Wochen.

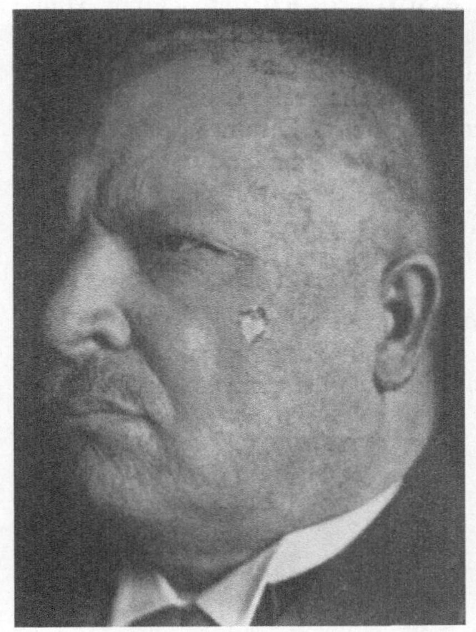

Abb. 118.

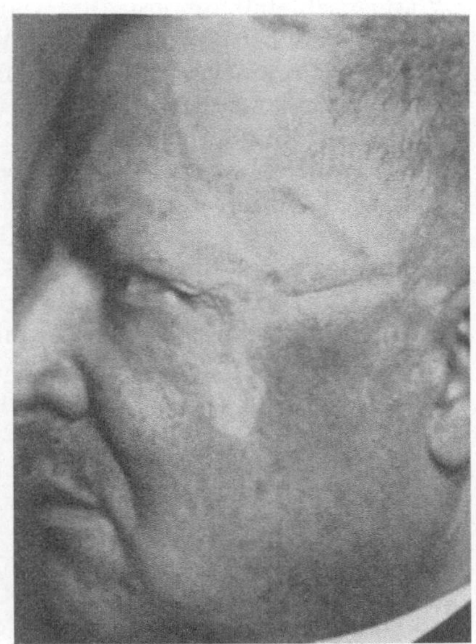

Abb. 119.

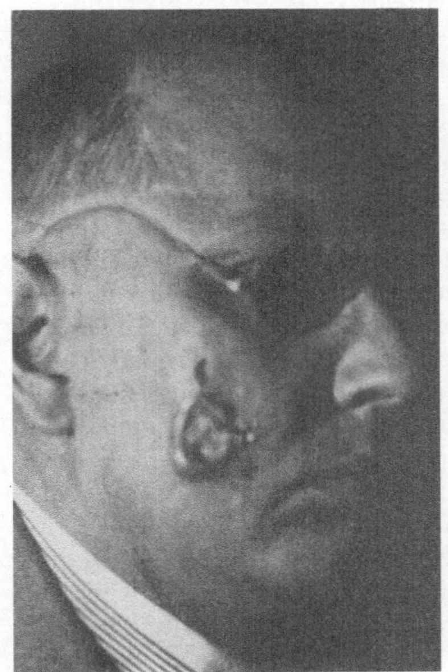

Abb. 120.

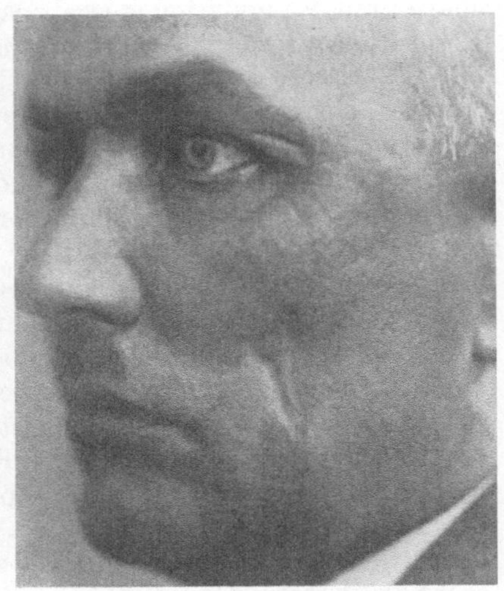

Abb. 121. (Seitenverkehrt!)

In einem anderen Karzinomfall, bei dem Zunge, Mundboden und
Wangenschleimhaut ergriffen waren, exstirpierte ich den Tumor vom
Mundboden her. Während des Weitergehens von Schicht zu Schicht
geriet ich in eine Zerfallshöhle, und plötzlich lag eine ca. 2 mm dicke,
etwa 2 cm lange Strecke der Art. sublingualis frei pulsierend zutage.
Es gelang durch Diathermie, die Arterie in einer Sekunde vollkommen
zu koagulieren, ohne jeden Blutverlust, ohne Unterbindung und ohne
spätere Nachblutung.

Ein weiteres Moment betrifft die Eröffnung von Lymphbahnen.
Auch hier spielt die Keimverschleppung sowie die Versprengung z. B.
von Karzinomzellen eine Rolle, und es ist keineswegs für den Verlauf
der Heilung gleichgültig, ob wir eine mit dem Messer geschaffene Wundfläche mit unzähligen feineren und gröberen Eingangspforten haben
oder im Gegensatz hierzu bei der Diathermieoperation gewissermaßen

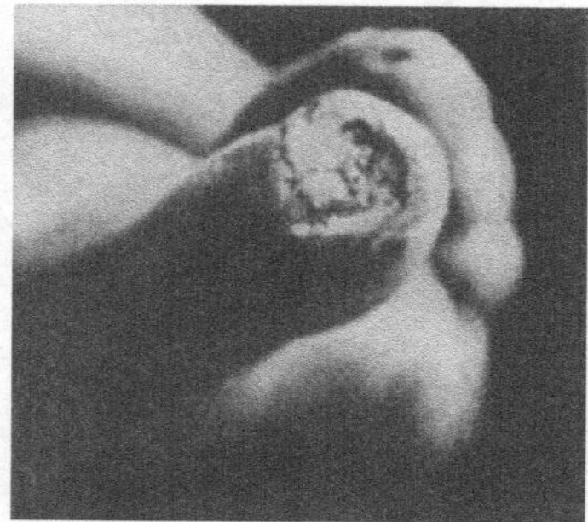

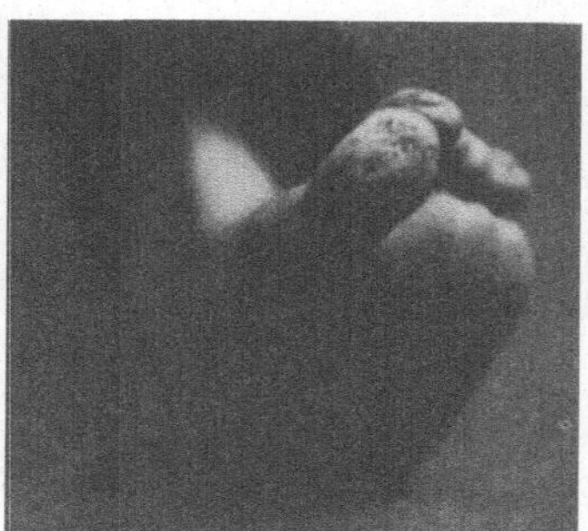

Abb. 122. Abb. 123.

eine durch Koagulation ausgebackene Höhle, welche nicht nur keine
Resorptionsneigung, sondern vielmehr eine eliminatorische Tendenz
besitzt. Hierzu kommt die äußerst geringe Fähigkeit des Diathermie-
schorfes, sich sekundär zu infizieren. Bei den sehr zahlreichen Lupusoperationen z. B., die ich vorgenommen habe, und bei denen zum Teil
außerordentlich ausgedehnte Wundflächen eine wochen- und monatelange Nachbehandlung erfuhren, ist bisher nicht ein einziges Mal eine
sekundäre Infektion der Wunde bei regelmäßigem Verbandwechsel
eingetreten. Die Wichtigkeit dieser Gewebesterilisation durch die Diathermie erhellt aus den teils beschriebenen, teils nachstehenden Krankengeschichten (Lupus, Tuberkulose, Portiokarzinom, Streptokokkenangina, Ovarialabszeß, Drüsentuberkulose).

Die Behandlung von Fisteln ist in vielen Fällen ein äußerst dankbares Gebiet der Diathermie. Das Endresultat der rezidivfreien Heilung
hängt im wesentlichen davon ab, ob die Fistel als einfacher Kanal bei
der Einführung der Sonde bis zu ihrem Ende erreicht werden kann,
oder ob sie stark gewunden oder gar verzweigt ist, so daß die Sonde
nicht bis zu ihrem Ende, sondern nur bis zur Verzweigungsstelle gelangen
kann. Hat man im ersten Fall die Sonde bis zum Fistelgrund ein-

geführt, so kommt es auch noch darauf an, ob der Kanal eng ist oder buchtige Ausweitungen besitzt. Wenn alle Verhältnisse günstig liegen, so kann man nach der Einführung der Elektrode den Strom mit einer nicht zu kleinen Stromstärke (je nach der Länge des eingeführten Stückes der Sonde) einige Sekunden einschalten, und zwar so lange, bis koagulierter Fistelinhalt aus der Fistelöffnung herauskocht und man an der Fistelöffnung selbst koagulierende Wirkung auftreten sieht. Hat man in dieser Weise den Fistelinhalt sowie die Fistelwände bis zum Grunde koaguliert, so ist die ganze Therapie damit erledigt; denn der Kanal ist nunmehr aseptisch, verklebt und wird resorbiert, ohne daß irgendeine Sekretion noch zu erfolgen braucht. Leider aber bieten nur wenige Fisteln so günstige Bedingungen. Sind zunächst buchtige Erweiterungen vorhanden, so wird an diesen die Diathermiewirkung keine genügende sein, und es kann aus der Fistelöffnung nach einigen Tagen oder schon am nächsten wieder Eiter herauskommen, oder aber der Inhalt der Buchten sucht sich einen neuen Weg. Hat man es in einem anderen Falle mit einem verzweigten Gange zu tun, so wird nur der bis zum Ende sondierte Kanal durch die Diathermie geheilt. Vom anderen Zweige aus kann in gelicher Weise Rezidiv oder neue Fistel auftreten. Geht eine Fistel von Drüsen oder Knochenherden oder sonst einem tief gelegenen Krankheitsprozeß aus, so wird natürlich auch hier die Heilung keine radikale sein, wenn nicht der Herd mit beseitigt werden kann. Anders liegen die Verhältnisse, wenn man es mit einer nicht sehr tief gelegenen Höhle und einem kurzen Fistelgang zu tun hat. So habe ich z. B. einen Fall von Coccygealfistel behandelt. Ein junges Mädchen leidet seit Jahren an einer stark sezernierenden Fistel über dem Steißbeinende. Mehrmonatliche Behandlung mit Auskratzung, desinfizierenden Einspritzungen, Salben hat keine Heilung herbeigeführt. Die die Patientin erheblich belästigende starke Sekretion veranlaßt sie nunmehr, sich dem Diathermieeingriff zu unterziehen. Unter Lokalanästhesie (Injektion) wurde die Knopfelektrode (Abb. 36e) in die ca. 5 mm tiefe und etwa 1 cm im Durchmesser haltende flache Höhle eingeführt. An einer Stelle in der Tiefe fühlte man rauhen Knochen. Bei einer Stromstärke von 250 Milliampere wurde in wenigen Sekunden die Höhle vollkommen koaguliert, was man an jeder einzelnen Stelle an dem Auftreten des zischenden und knisternden Geräusches erkannte. Auch der Durchtritt der Fistel durch die Haut wurde koaguliert. Am nächsten Tage war die Fistel verklebt. Eine Sekretion erfolgte nicht mehr, und noch Monate später war die Heilung rezidivfrei.

Das gleiche gilt für paraurethrale Gänge bei Gonorrhöe. Es gelingt in wenigen Sekunden, unter Lokalanästhesie diese Gänge mit einer feinen Nadel, die bis auf den Grund resp. bis auf die Einmündung in die Harnröhre eingeführt wird (Sondenelektrode des chirurgischen Bestecks S. 47, oder bei sehr feinen Gängen ein dünner Kanülenmandrin, der direkt mit dem Zuleitungskabel verbunden wird), zu koagulieren und damit mit einem Schlage diese lästige Komplikation der Gonorrhöe definitiv zu beseitigen. In den seltenen Fällen, wo ein solcher Gang in der Tiefe gegabelt ist, was mir bei etwa 30 diathermierten Gängen nicht einmal vorgekommen ist, müßte man evtl. mit einem Rezidiv oder Durchbruch rechnen, der einen erneuten Eingriff bedingen würde. Diese Gabelung scheint aber bei paraurethralen Gängen gar nicht vorzukommen. Unmittelbar nach dem Eingriff ist der ganze Kanal verlötet und sterilisiert. Nachschmerzen treten nicht auf, und damit ist diese Komplikation in kürzester und sicherster Weise erledigt.

Tuberkulöse sonst so schwer zu behandelnde Drüsenfisteln sind ein dankbares Feld der Diathermiebehandlung. Zumeist sind die Fistelränder lupös oder tuberkulös infiltriert, und es ist daher ratsam, eine nicht zu beschränkte diathermische Zerstörung vorzunehmen. Hat man eine Zerstörung der Haut im Durchmesser von etwa 5 mm vorgenommen, so kann man meist von dieser aus zunächst den Fistelkanal, soweit man mit der Sonde in schwammiges Gewebe hineinkommt, nach allen Richtungen koagulieren und das gleiche mit der subkutangelegenen Drüse vornehmen. Liegt die Drüse jedoch tief, so empfiehlt sich die chirurgische Freilegung, allerdings möglichst nach Diathermierung des Hautherdes und des äußeren Fistelteils. Man vermeidet durch Sterilisierung dieser Partien die Keimverschleppung bei der chirurgischen Freilegung, wenigstens wenn man im koagulierten Gebiet schneidet. Wenn man den Eingriff ausgiebig genug ausführt, d. h. die Drüsen genügend koaguliert, so erhält man rezidivfreie Heilung. (Siehe Abb. 124.) Verkäste Drüsen bei intakter Haut werden chirurgisch freigelegt, dann koaguliert und als aseptischer Körper eliminiert.

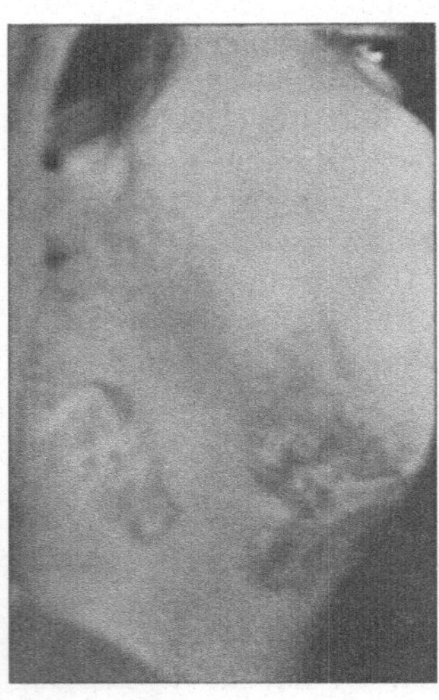

Abb. 124. Tuberkulöse Halsdrüsen (Abszesse und Fisteln), durch einmaligen diathermischen Eingriff definitiv geheilt (4 Jahre nach Operation).

Handelt es sich um tuberkulöse, Staphylokokken-, Streptokokken-, Tumordrüsen usw., so haben wir hier ein spezielles Gebiet für die Diathermiebehandlung. Sind die Drüsen chirurgisch leicht isolierbar und ihre Kapseln intakt, so bietet die scharfe oder stumpfe Loslösung meist keine Schwierigkeit. Sind sie aber mit der Umgebung stark verwachsen, so besteht, besonders wenn der Inhalt erheblich vereitert oder die Kapsel verletzt ist, die Gefahr bei mechanischer Loslösung, den Zusammenhang der Drüsen zu zerstören und Infektionsmaterial zu versprengen. Hier tritt der Vorteil der Diathermieoperation hervor, indem man die Drüsen, bevor man ihre Entfernung in Angriff nimmt, zunächst durch und durch koaguliert. Ist dies geschehen, so hat man einen aseptischen Körper vor sich, und es ist gleichgültig, ob man ihn in toto oder zerstückelt exstirpiert. Dies ist von besonderer Wichtigkeit z. B. in der Peritonealhöhle.

Die Vorteile der Diathermieoperation erhellen z. B. aus dem Verlaufe einer Totalexstirpation, welche ich auf der Naturforscherversammlung in Königsberg 1910 beschrieben habe. Nach Ausführung der Laparotomie und Vollendung des intraabdominalen Teils der Operation bis zur Eröffnung des Scheidengewölbes umfaßt ein Assistent in der Bauchhöhle den Uteruskörper mit der Hand. Die Patientin liegt auf der indifferenten Plattenelektrode, und unter Leitung des Auges wird ein Portiokarzinom (Blumenkohlgewächs, vollkommen zerklüftet, mit putriden Massen durchsetzt, leicht blutend und in keiner Weise desinfizierbar) im Verlaufe von etwa 2 Minuten von der Vagina aus vollkommen koaguliert ohne jede Blutung. Die Koagulationsmassen werden mit der Elektrode selbst ohne Anwendung von Gewalt stumpf entfernt, und die Koagulation schreitet bis zum Ansatz des Scheidengewölbes fort. Die Hand des Assistenten hat die Erwärmung des Uterus kontrolliert, welche indessen keinen so hohen Grad erreichte, daß die Koagulation des Cervix vorzeitig hätte unterbrochen werden müssen. Nach stattgefundener Koagulation wird die Scheide gründlich gespült und ausgetupft. Nun erst erfolgt die Eröffnung des Scheidengewölbes, und der Uterus mit dem koagulierten Cervixrest konnte als steriler Körper durch die Bauchhöhle entfernt werden. Naht; Heilung per primam.

Die außerordentlichen Vorteile, welche ein solches Verfahren bietet, liegen vor allem in der absoluten Asepsis, denn es gibt kein anderes Verfahren, welches so schnell und gründlich nicht nur die Karzinommassen am Cervix zerstört, sondern auch die in ihr enthaltenen Staphylo- und Streptokokken und sonstigen Bakterien und die putriden Zerfallsmassen unschädlich macht. Dazu kommt, daß der Patientin jeder Blutverlust erspart bleibt, und vor allen Dingen, daß die Gefahr der Infektion der Bauchhöhle praktisch auf ein Minimum reduziert ist, von der Gefahr der Keimversprengung, deren Bedeutung ja nicht absolut feststeht, ganz abgesehen.

Wir können somit als wesentliche Vorteile der Diathermieoperation vor der üblichen blutigen Operation die Vermeidung von Blutverlusten und somit die Ermöglichung gewisser sonst schwer oder gar nicht ausführbarer Operationen (Nasenkavernom) sowie Sterilisation des zu operierenden Gewebes und Vermeidung von Verschleppung durch eröffnete Lymph- oder Blutbahnen bezeichnen. Ferner das Fehlen des Operationsschoks selbst bei sehr großen Eingriffen; den auffallend guten und leichten Verlauf jeder Narkose, besonders wenn wir dafür sorgen, daß wenigstens zeitweise der Strom durch das Herz hindurchgeht; das Fehlen von Nausea nach der Narkose und die auffallend geringen Nachwirkungen auf das Allgemeinbefinden; den schnellen Fieberabfall infolge der Gewebssterilisation und der lymphatischen Ausschwemmungstendenz; die sofortige Bildung des koagulierten Grenzwalls im Operationsgrunde; die gute und schnelle Heilungstendenz; die geringe Neigung zu sekundärer Infektion; die Vitalisierung des stehengebliebenen, das Operationsfeld umgebenden Gewebes; die Möglichkeit,

weitgehend elektiv zu operieren und gesundes Gewebe inmitten des
Operationsfeldes zu erhalten; und endlich wird an der Operationsgrenze
ein fester, breiter Bindegewebswall mit vorzüglicher Vaskularisation geschaffen, der einen bedeutenden Schutz gegen Metastasenbildung und Lokalrezidive bildet, im Gegensatz zur Messeroperation.

Diese günstige Heilungstendenz führt uns endlich zu dem Punkt, der
uns die Bevorzugung der chirurgischen Diathermie vor der
Messeroperation in ganzen Kategorien von Fällen zu begründen
scheint. Exstirpieren wir z. B. einen malignen Tumor mit dem Messer
und sehen wir von der Möglichkeit der Keimversprengung beim Durchschneiden von Blut- und Lymphspalten, sowie von der Möglichkeit
einer allgemeinen Infizierung durch von der Oberfläche, Geweben oder
von Drüsen aus mittransportierte Bakterien ab, so zeigt zunächst die
Schnittfläche keinerlei Veränderungen. Erst nach 1—2 Tagen bildet
sich infolge des mechanischen Eingriffs und der Kontinuitätstrennung
eine reaktive aseptische Entzündung aus, welche die normalen Wund-
regenerationsverhältnisse einleitet. Bei der diathermischen Operation dagegen liegen die Verhältnisse prinzipiell ganz anders, wie

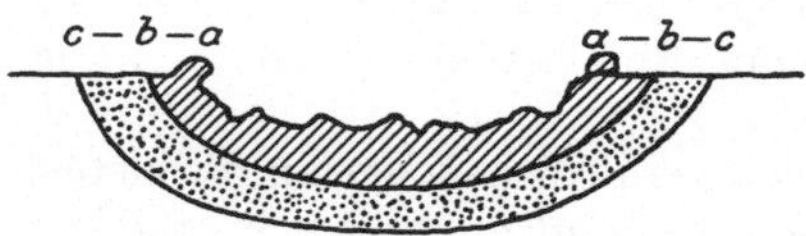

Abb. 125. Schema der diathermischen
Koagulationswirkung im Gewebe.

an Hand der nebenstehenden Skizze
deutlich wird (Abb. 125). Die Zone
a—b stellt ein ulzeriertes Karzinom
oder ein tuberkulöses Geschwür dar.
Diese Zone wird bei der diathermischen Operation vollkommen durch-
koaguliert. Die hieran anschließende
Zone b—c, welche also nicht mehr
der Koagulation anheimfällt, ist jedoch ebenfalls einer sehr starken diathermischen Einwirkung ausgesetzt worden; zwar hat die in ihr erzeugte
Temperatursteigerung nicht zum Koagulieren, d.h. Zerstören des Gewebes,
hingereicht, dagegen beobachten wir aber in ihr eine intensive Einwirkung der medizinischen Diathermie, wie wir sie oben
theoretisch kennengelernt haben. Dieses Gewebe tritt sofort, schon
während der Operation im Gegensatz zur Messeroperation, in den
Zustand einer hochgradigen arteriellen und kapillararteriellen
Hyperämie. Hieran schließt sich eine intensive Hyperlymphie.
Infolgedessen besteht von dem Wundkrater aus nicht nur keine Resorp-
tionstendenz, sondern der arterielle und Lymphdruck ruft eine intensive
Neigung zur Ausschwemmung hervor, so daß etwa in den angrenzenden
Gebieten befindliche Toxine, Bakterien, bewegliche maligne Zellen usw.
mit Vehemenz ausgeschwemmt werden. Dieser Umstand erklärt z. B.,
wie wir später sehen werden, bei hochfiebernden Patienten mit infizierten Tonsillen den sofortigen Fieberabfall innerhalb weniger Stunden
nach dem diathermischen Eingriff. Weiterhin unterliegen in dieser
Zone b die Gewebszellen einer bis an die Grenze der Koagulationstemperatur reichenden intensiven Durchwärmung. Infolgedessen tritt,
wie wir sahen, eine erhebliche Beschleunigung des Zellstoffwechsels
und eine Stimulierung des Zellebens, d. h. eine beschleunigte Zellteilung,
ein. Es kommt somit zu einer Vitalisierung und Verjüngung der be-

troffenen Zellen, die nunmehr eine erhöhte Widerstandskraft erlangen, wodurch der Kampf dieses normalen, aber durch die Diathermie gekräftigten Gewebes gegenüber Ausläufern pathologischen Tumorgewebes, welches etwa in diese Zone hineinreicht, günstiger gestaltet wird. Dies gilt ebenso gegenüber anderen pathologischen Geweben, z. B. tuberkulösen Erkrankungen der Weichteile oder der Knochen, der Milzbrandpustel, dem Tetanusinfektionsherde usw. Ich sehe in dieser soeben geschilderten Zone ein wesentliches Charakteristikum der diathermischen Operationsmethode, durch welches die Indikationsstellung wesentlich beeinflußt wird.

Diese sofort hyperämisierende und die ganze Begrenzung des Wundkraters bis weit ins Gesunde hinein vitalisierende Wirkung der chirurgischen Diathermie ist von weittragendster Bedeutung für das fernere Schicksal des Kranken und vielleicht der entscheidendste Gesichtspunkt für die Beurteilung der Stellung der Diathermie in der Chirurgie.

Karzinom des Oberkiefers.

Pat. B., 70 Jahre. Verheiratet, 3 erwachsene Kinder. Vor 30 Jahren kleines Geschwür auf der Haut des rechten Jochbeins, allmählich gewachsen, wiederholt operiert. Letzte Operation vor 3 Jahren, mit Entfernung eines Teils des rechten Jochbeins. Man sieht (Abb. 116, 117) eine große Hautnarbe an der Schläfe, deren unterer Teil von einer pfenniggroßen Ulzeration eingenommen ist, welche trichterförmig in die Tiefe führt, nach der Mundhöhle durchbricht und dort in einen walnußgroßen Defekt mit harten, wenig geröteten Rändern mündet. Der Defekt umfaßt den Alveolarteil des Oberkiefers in der Gegend des ersten Prämolars bis zur vorderen Rachenwand, greift auf die Übergangsfalte nach der Wangenschleimhaut über (siehe Photographie). Der rechte Fazialis ist im oberen Teil gelähmt, das Ulcus sowohl der äußeren Haut wie der Mundhöhle zeigt zum Teil schmierige Beläge, mäßigen Fötor; es soll seit 2 Jahren in diesem jauchenden Zustand bestehen.

Koagulation der den Trichter ausfüllenden Tumormassen, der Trichterwände, der Umgebung des Tumors bis weit ins Gesunde hinein; auch die Reste des Jochbeins und der Oberkieferfortsatz (rauher Knochen) werden diathermiert. Die Abbildungen zeigen die gereinigte Operationswunde nach der Abstoßung der Nekrosen, 14 Tage nach der Operation. Eine Blutung fand weder bei der Operation noch nachher statt. Nachschmerzen waren nicht vorhanden. Bericht nach 1 Jahr: Die Wunde ist glatt verheilt. In den letzten Wochen hat sich in der Mundhöhle vor dem früheren Sitz der Geschwulst am Zahnfleischrand eine neue kleine Geschwulst gebildet. Die früher erkrankt gewesenen Stellen sind rezidivfrei geblieben. Allgemeinbefinden gut. Diathermierung der kleinen neuen Stelle angeraten.

Pat. V., ausgedehnter Lupus des rechten Ohres und der rechten Gesichts- und Halsseite bis unter das Kinn. Einmaliger Diathermieeingriff 1910. Heilung rezidivfrei am 2. März 13. Abb. 126.

Pat. G., 37 Jahre. Seit 7 Jahren kleine Fistel auf der Brust, die vorübergehend geschlossen war. Ursprünglich soll dort ein Blutgeschwür gewesen sein. Die Fistel führt in ein leicht sezernierendes Dermoid, etwa $1^1/_2$ cm tief, hinein. Mit Diathermie wird die Dermoidwand ohne Erweiterung der Fistelöffnung mit der Sondenelektrode unter Lokalanästhesie koaguliert. Es entleert sich 12 Tage lang spärliches Sekret in abnehmender Menge. Seitdem ist die Fistel geschlossen. Eine Einziehung der Haut ist nicht erkennbar. Man sieht lediglich eine stecknadelkopfgroße Narbe, welche der Fistelöffnung entspricht.

Fibroma pendulum recti.

Pat. H., 35 Jahre, 12. März 12. Vor 5 Jahren war er in der Finsenklinik wegen einer aus einer Striktur entstandenen Harnröhrenfistel von mir plastisch operiert

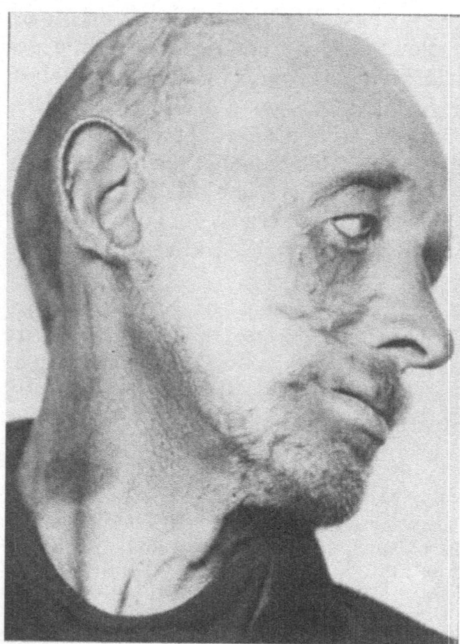

Abb. 126. Ausgedehnter Lupus der Wange, des Ohres und des Kinnes, mit guter weicher Narbe geheilt (3 Jahre nach Operation).

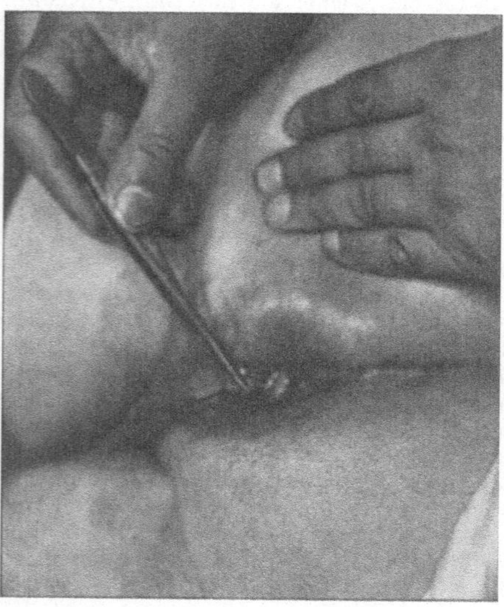

Abb. 127. Fibroma pendulum recti, durch Diathermie mit Lokalanästhesie ohne Unterbindung und Naht entfernt.

worden. Heilung. Seit kurzer Zeit besteht Jucken am Darm, aus dem sich etwas Eiter, manchmal auch Blut entleert. Beim Stuhlgang und auch spontan stülpt sich mitunter ein daumendicker Tumor von 6 cm Länge hervor. Es ist ein walzenförmiger, knolliger, harter Körper, der an der Basis mit einem weichen, leicht blutenden breiten Stil auf der Schleimhaut aufsitzt. Abb. 127. Am 13. März 12: Exstirpation mit Lokalanästhesie. Die Koagulation des Stieles am Ansatz auf der Rektalwand gestattet die blutlose Durchtrennung mit der Schere im Koagulationsschorf. Heilung erfolgt glatt ohne Blutung und Schmerzen. Die Inspektion im Spekulum am 25. März zeigt vollkommene Epithelisation des kleinen Defektes.

Drüsenkarzinom an der linken Halsseite und am Kiefer.

Pat. M. Seit 9 Jahren leidet sie an Drüsenanschwellung am Halse. Wiederholt operiert und mit Röntgenstrahlen behandelt, ohne Erfolg. Zur Zeit bestehen große Drüsenpakete unter dem linken Ohr, bis auf die Schulter herabreichend. Diathermieoperation am 22. September 11. Dauer dreiviertel Stunden. Anlegung eines Hautschnittes, Freilegung der Drüsen und Koagulation des Tumors bis an die großen Halsgefäße. Steriler Verband. Glatter Verlauf der Wundheilung. Die Operation war inkomplett, Pat. ist am Tumor später zugrunde gegangen.

Schläfenkankroid, intensiv und lange mit Röntgenstrahlen erfolglos behandelt. In einer Sitzung mit Diathermie geheilt. 21. Dezember 09.

Kleines Rezidiv am oberen Rande außerhalb der vorher diathermierten Stelle.

Am 16. September 10 mit Diathermie operiert. Seitdem rezidivfrei. Abb. 128, 129.

Angiom.

Pat. K., 4 Monate. 14. November 10.

Am linken Oberschenkel auf der Mitte befindet sich ein Angiom von 4 cm Länge und 3 cm

Breite. Es ist scharf umgrenzt, blaurot, zeigt eine leichte Lappenbildung und steigt fast senkrecht aus der Fläche der Haut in die Höhe, ca. $1^1/_2$ cm hoch. Man fühlt keine Pulsation. Es scheint Adhärenz an der Fascie zu bestehen. Auf Druck blaßt der Tumor nicht ab. Abb. 130.

Diathermie am 18. November 10. Kontrolliert Februar 13: Rezidivfrei, farblose Narbe (siehe Abb. 131).

Pat. M., Lippenkarzinom, seit 2 Jahren Geschwür an der Unterlippe links, allmählich gewachsen. Amputation der Unterlippe chirurgischerseits angeraten.

Am 18. Mai 09 Diathermieoperation mit Lokalanästhesie in 2 Minuten ohne jede Blutung und ohne Naht.

21. Juli 09: Vernarbt, Narbe noch etwas eingezogen.

22. April 10: Weiche, kaum erkennbare Narbe.

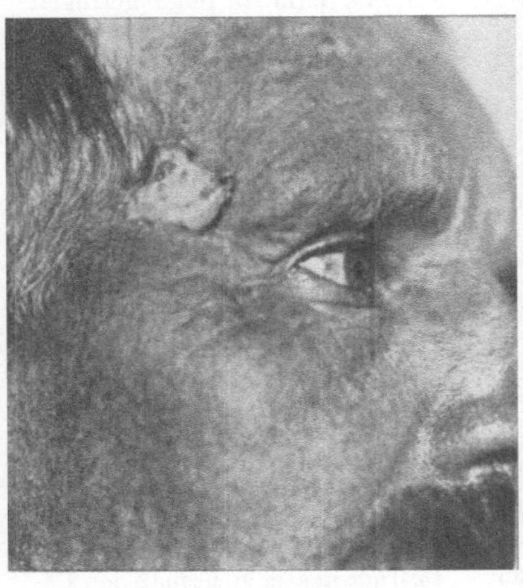

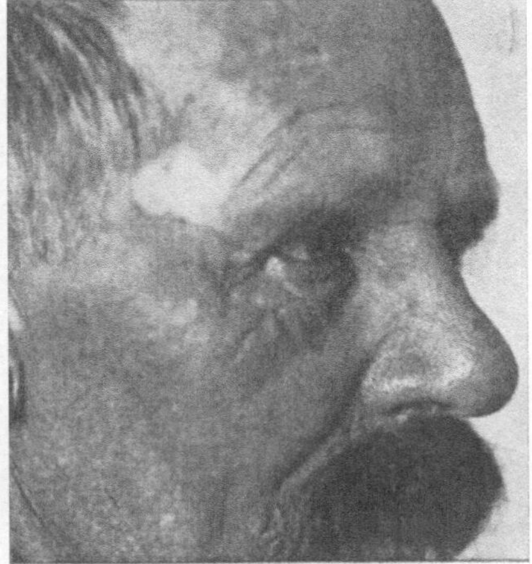

Abb. 128. Schläfenkankroid, trotz Röntgenbestrahlung weiter wachsend.

Abb. 129. Derselbe Patient, $2^1/_2$ Jahre nach der Diathermieoperation.

Kontrolliert Februar 13, kein Rezidiv. Stelle in natura kaum erkennbar (siehe Abb. 132, 133).

Pat. I., 50 Jahre alt, Lippenkankroid. Operation mit Diathermie am 11. Januar 11, Lokalanästhesie.

22. September 11: Vollkommen geheilt. Narbe nur mit Mühe erkennbar, weich.

1. März 13: Rezidivfrei. Kosmetisch vorzüglicher Effekt. Abb. 134, 135.

Herr S., Kankroid, 31. Oktober 12: Diathermieoperation mit Lokalanästhesie. Bis zum 2. März 13 kein Rezidiv.

Pat. M. Nasenkankroid. 15. Juli 08: Diathermieoperation.

13. März 10: Rezidivfrei mit glatter weicher Narbe geheilt. Abb. 136, 137.

Pat. A., Rhinophym. Unter Lokalanästhesie wird auf Wunsch des Pat. nur die Geschwulst auf der rechten Nasenseite mit Diathermie entfernt.

Am 10. Oktober 11: Glatte Vernarbung erfolgt. Abb. 138, 139.

Kind H., tuberkulöse Drüsenabszesse am Halse. Durch einmaligen Diathermieeingriff in Narkose definitiv beseitigt. Die Operation fand am 11. April 1910 statt. Die vorstehende Photographie Abb. 101 am 11. März 13 aufgenommen.

Tuberkulöse Knochenabszesse mit Perforation der Haut, Fistelbildung, ausgedehntes Skrofuloderma, Bildung eines enormen Abszesses in der Wade, der bei der Operation etwa $^1/_4$ Liter Eiter entleert und von der Kniekehle bis 10 cm über dem Hacken sich nach unten erstreckt. Einmalige Diathermieoperation unter Koagulierung des in der Fistel zutage liegenden rauhen Knochens. Heilung ohne Sequesterabstoßung. Besteht jetzt 2 Jahre 11 Monate rezidivfrei. Abb. 140.

Pat. K., 57 Jahre alt. Hautkarzinom vor dem linken Ohr, am Tragus nach dem Jochbein zu 2 cm im Durchmesser, mit Granulationen bedeckt. Ränder hart, Zentrum blutet leicht. Es erstreckt sich nach außen etwa $^1/_2$ cm in die Vorderfläche des Gehörganges hinein.

Diathermieoperation am 9. September 10.

Am 11. September leichtes Ödem. Kaum Schmerzen gehabt, seit gestern früh ganz schmerzfrei.

Am 17. September traten plötzlich stärkere Schmerzen auf. Es kam zu einer geringen Blutung. Danach war Patientin schmerzfrei.

Am 26. Oktober vollständig epithelisiert.

Am 3. September 12: Nachkontrolliert, rezidivfrei. Abb. 141, 142.

Pat. F., Zungenkarzinom. Infiltration und Vergrößerung der vorderen Zungenpartie, an der Spitze ulzeriert und hart. Die Infiltration erstreckt sich bis zur Mitte der Zunge. Es besteht ein harter, zum Teil ulzerierter Tumor. Diathermieoperation Anfang 1912 unter Lokalanästhesie ohne jede Blutung. Weder Naht noch Unterbindung. Keine Nachschmerzen. 14 Tage später sieht man den Defekt in Epithelisation begriffen.

Am 10. Mai 12: Die Zunge geheilt, Narbe weich, Pat. spricht so wie früher. Allgemeinbefinden wesentlich gebessert, Gewichtszunahme: Gewicht vor der Operation 120 Pfund. Am 10. Juni 12: 136 Pfund 200 g.

Allgemeinbefinden vorzüglich. Die gesamte Behandlung hat ambulant stattgefunden.

Zur Zeit rezidivfrei (siehe Abb. 143, 144).

Fistel.

Pat. L., 33 Jahre. 6. April 11.

Seit 3—4 Wochen kleiner Abszeß am Halse links mit prominenter, knopfförmig verdickter Fistelöffnung von Linsengröße. Diathermieoperation unter Lokalanästhesie durch die Fistelöffnung hindurch ohne Erweiterung derselben. Unter sofortiger Verklebung heilt die Fistel, ohne daß Sekretion zutage tritt, und ohne Abszeßbildung.

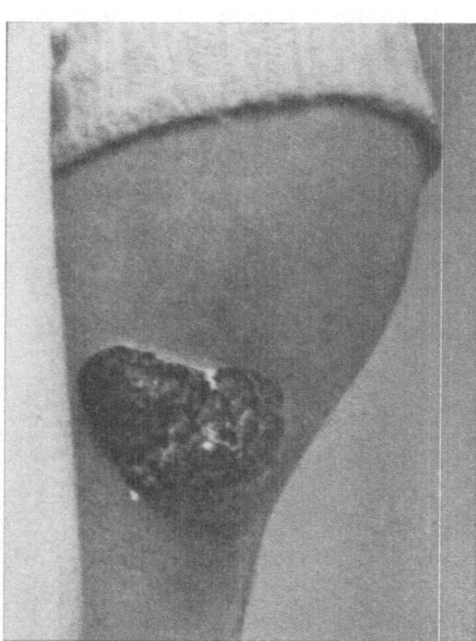

Abb. 130. Großes Kavernom am Oberschenkel eines 4 Monate alten Kindes. Mit Diathermie vollkommen blutlos koaguliert.

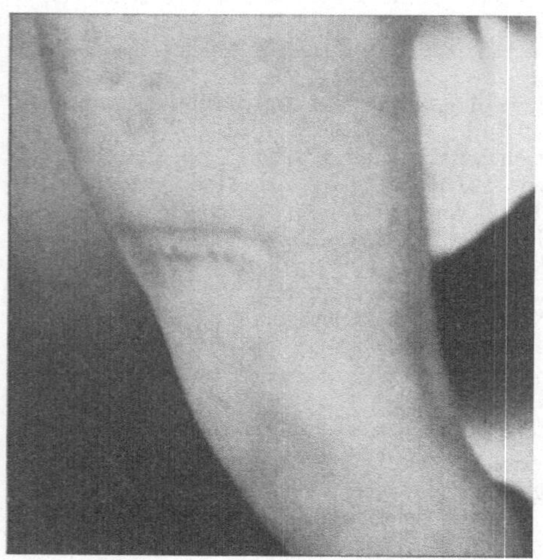

Abb. 131.   Dasselbe Kind, $2^1/_2$ Jahre später.

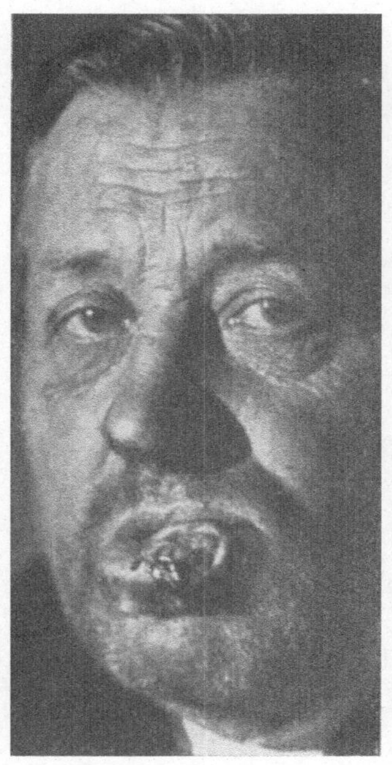 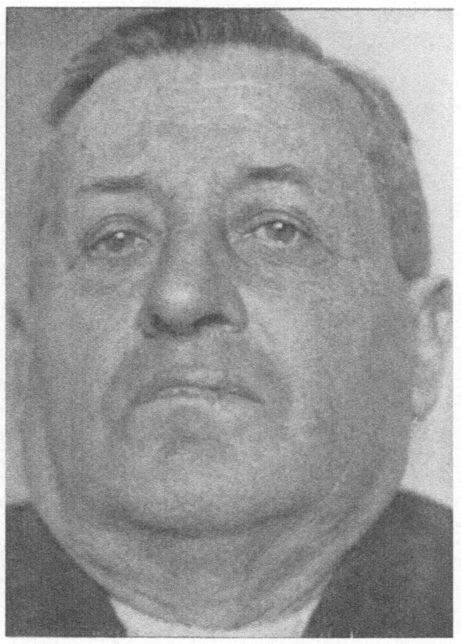

Abb. 132. Lippenkarzinom, mit Diathermie unter Lokalanästhesie in der Sprechstunde koaguliert. Patient kachektisch.

Abb. 133. Derselbe, mit kaum erkennbarer Narbe, 4 Jahre später rezidivfrei, die geschwollenen Submentaldrüsen haben sich spontan zurückgebildet. Kachexie geschwunden.

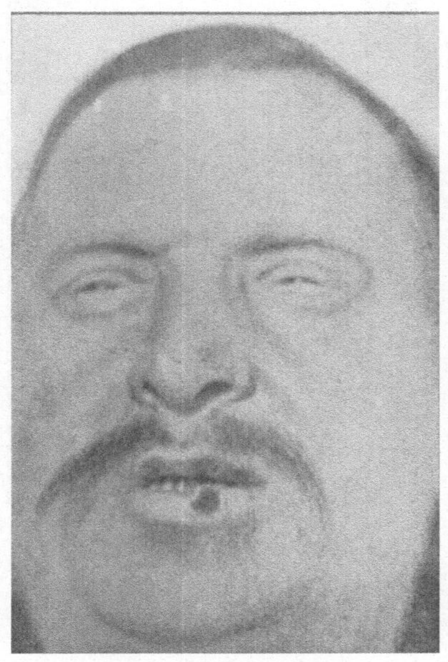 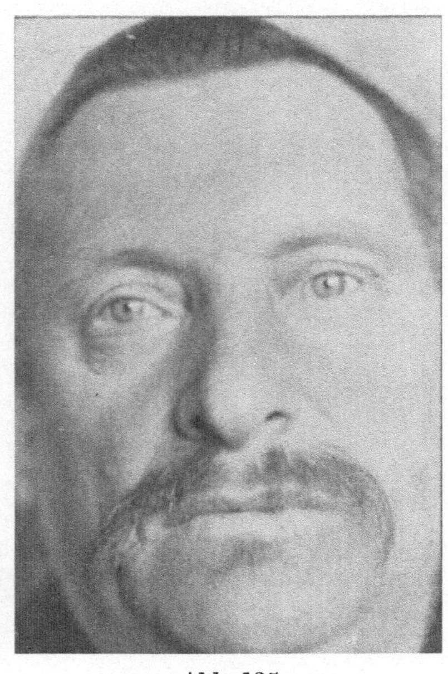

Abb. 134. Lippenkankroid, mit Diathermie operiert.

Abb. 135. Derselbe, $2^1/_2$ Jahre später.

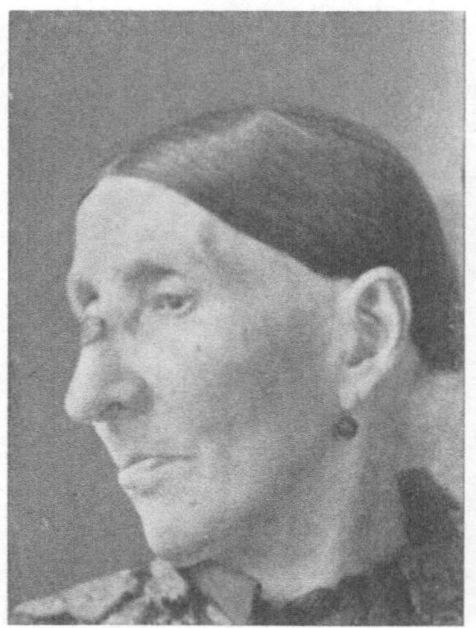

Abb. 136. Nasenkankroid,
Diathermie, in wenigen Sekunden
unter Lokalanästhesie koaguliert.

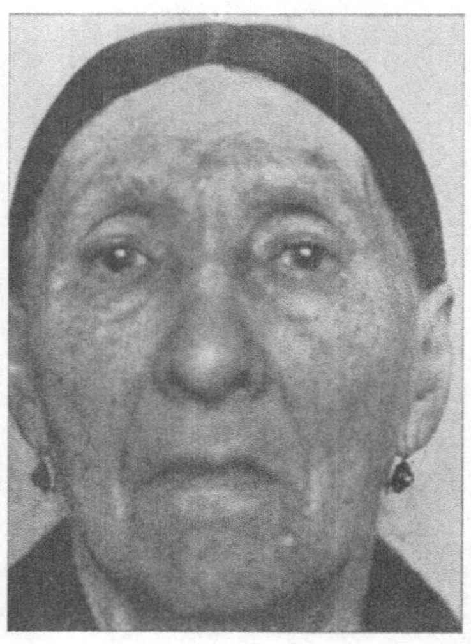

Abb. 137. 2 Jahre später, rezidivfrei. Weiche, glatte Narbe.

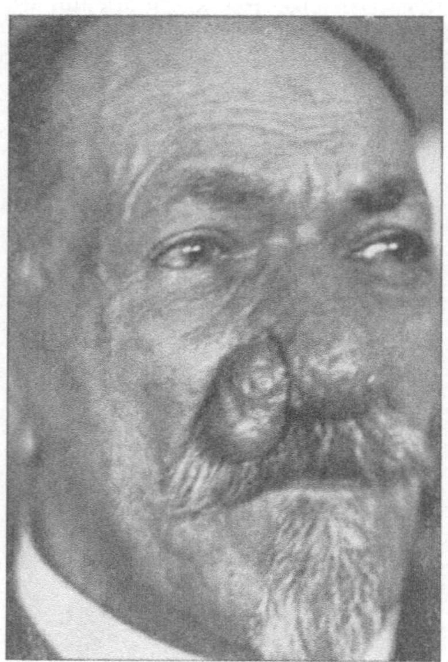

Abb. 138. Rhinophym. Auf Wunsch
des Patienten wird nur die Geschwulst
des rechten Nasenflügels mit Diathermie unter Lokalanästhesie zerstört.

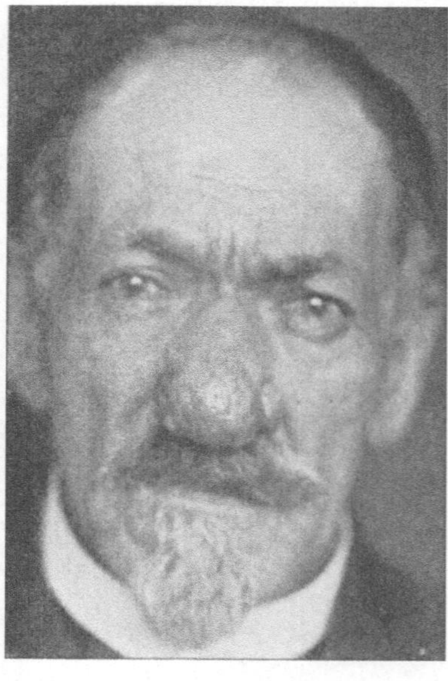

Abb. 139. Glatte Verheilung.

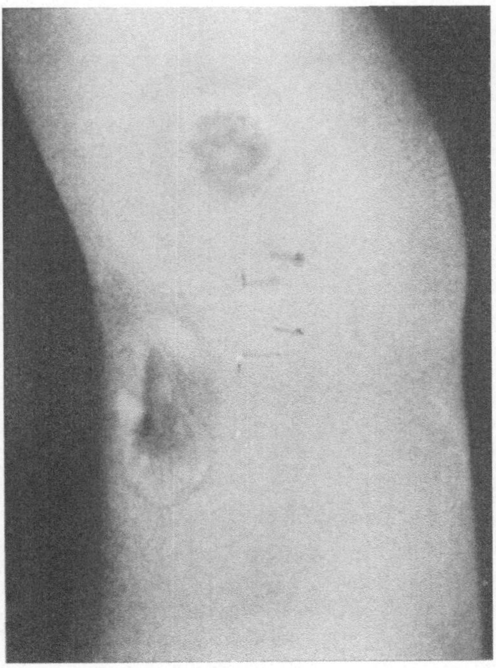

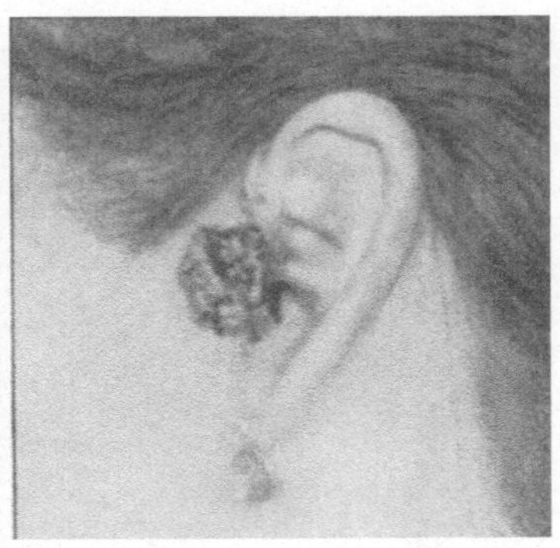

Abb. 141. Ohrkarzinom, durch
Diathermie operiert.

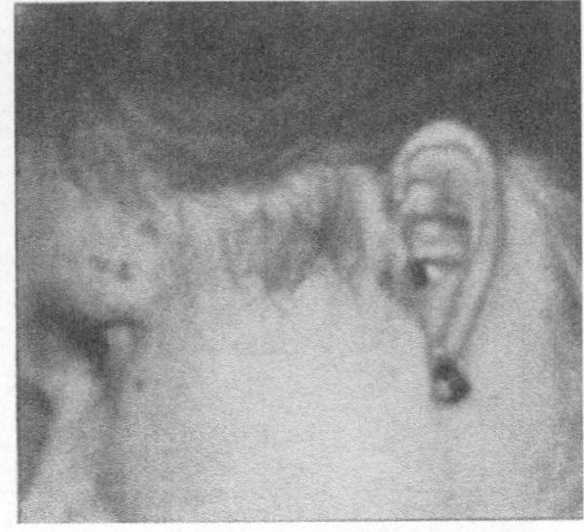

b. 140. Tuberkulöse Knochenabszesse mit Skrofu-
erma der Haut, Fistelbildung und enormem
.denabszeß, durch einmaligen Diathermieeingriff
.eilt. Bis jetzt (Februar 1913), nach 2 Jahren
11 Monaten, rezidivfrei.

Abb. 142. Dieselbe, 2 Jahre rezidivfrei.

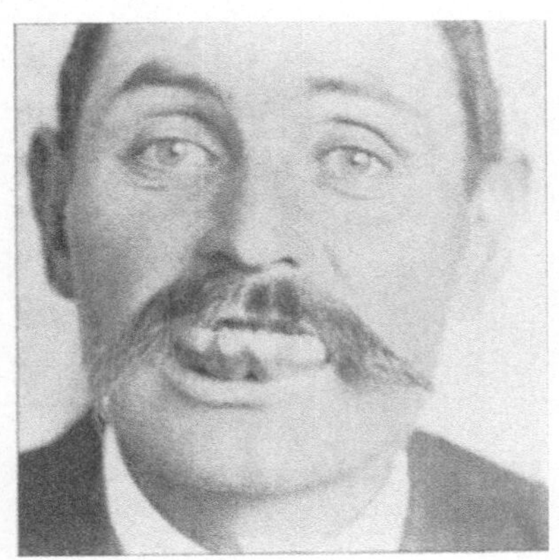

Abb. 143. Zungenkarzinom, ulzerierter
harter Tumor der vorderen Zungen-
hälfte, mit Diathermie unter Lokalanästhesie in der Sprechstunde in wenigen
Minuten koaguliert ohne Unterbindung
oder Naht. Glatte Verheilung.

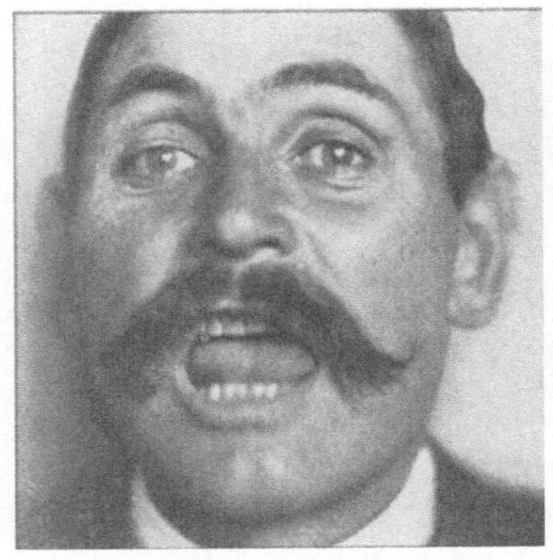

Abb. 144. Derselbe, 13 Monate
später, rezidivfrei mit erheblicher
Gewichtszunahme.

19*

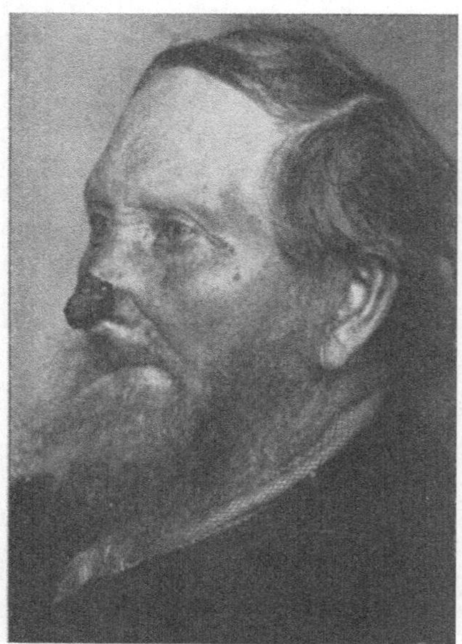

Abb. 145. Nasenkankroid, mit Diathermie operiert.

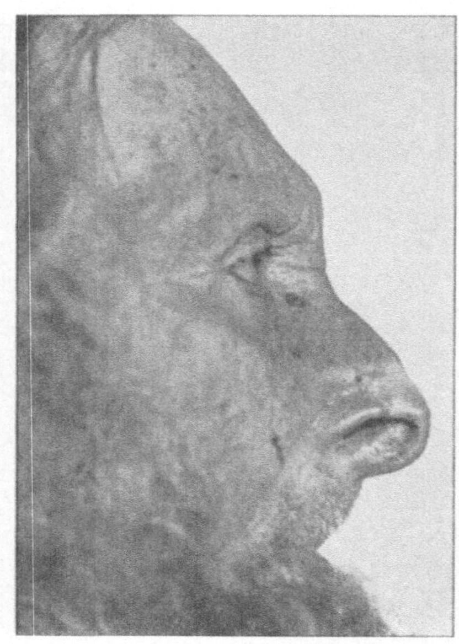

Abb. 146. Derselbe nach erfolgter Epithelisation.

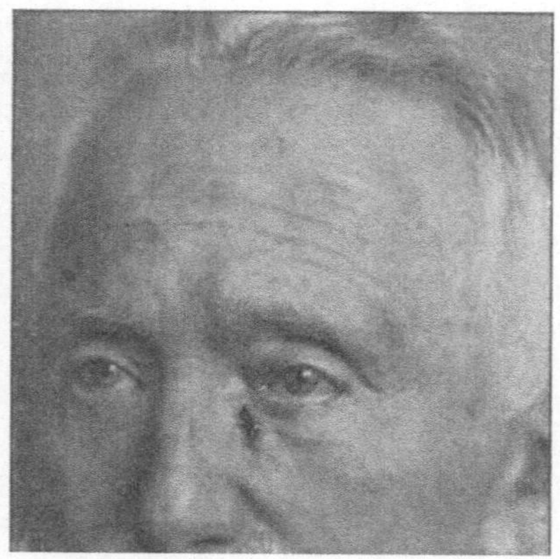

Abb. 147. Kankroid am linken Augenwinkel, mit dem Knochen verwachsen. Bei der Sondierung fühlt man rauhen Knochen. Diathermieoperation mit Lokalanästhesie.

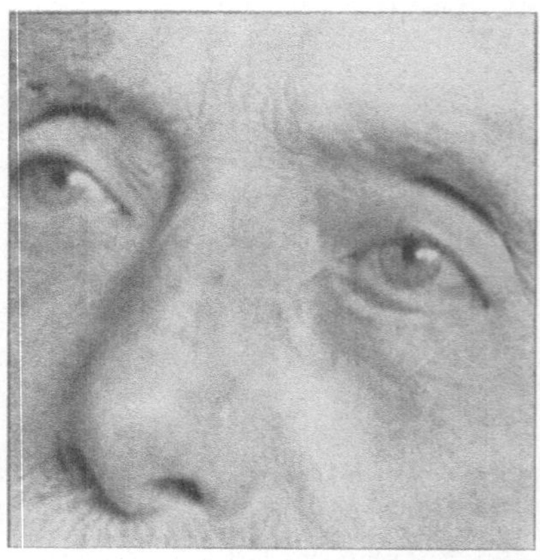

Abb. 148. Derselbe 9 Monate später, rezidivfrei, geringes Ektropium.

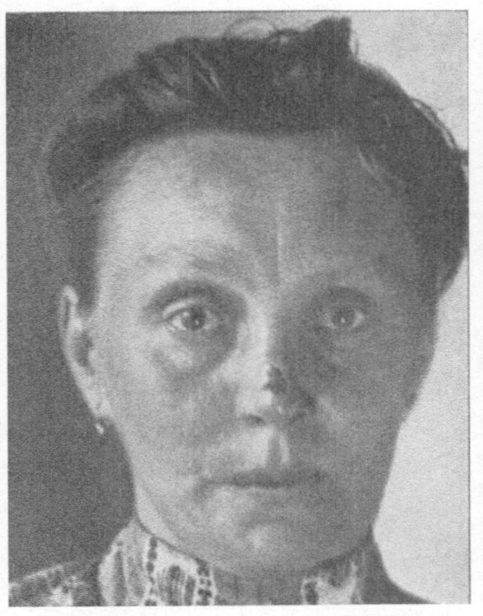

Abb. 149. Nasenkankroid, gegen Röntgenstrahlen refraktär.

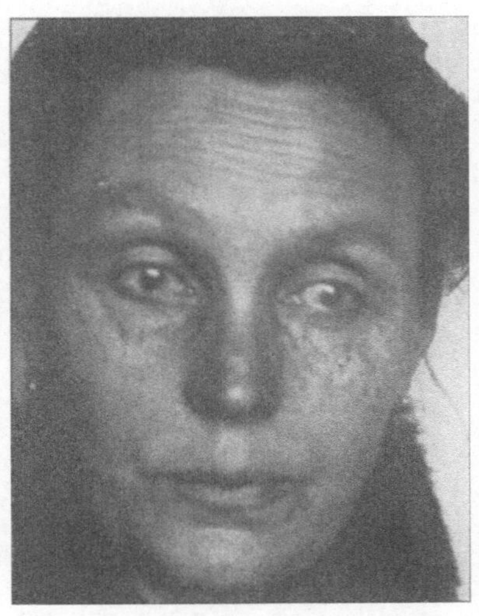

Abb. 150. Nach Diathermieoperation rezidivfrei geheilt.

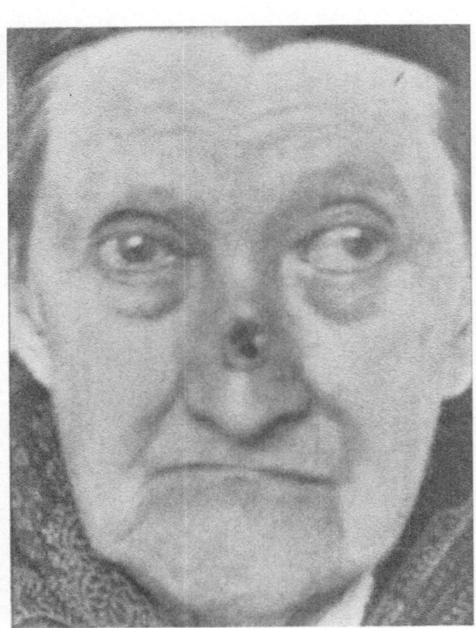

Abb. 151. Markschwammsarkom der Nase.

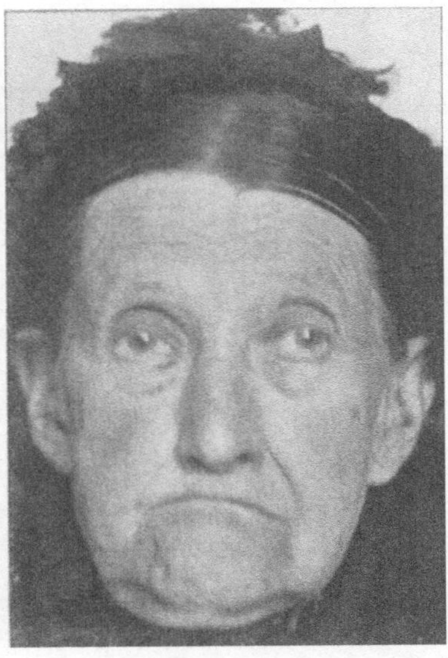

Abb. 152. Kosmetisch gute Heilung nach Diathermieoperation.

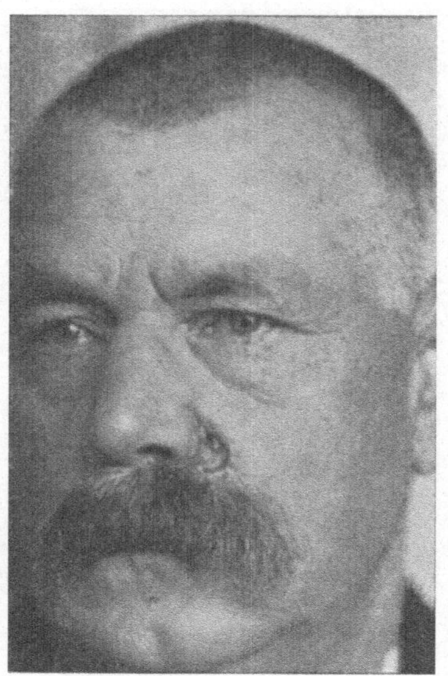

Abb. 153. Kankroid am Nasen-
winkel. Diathermieoperation.

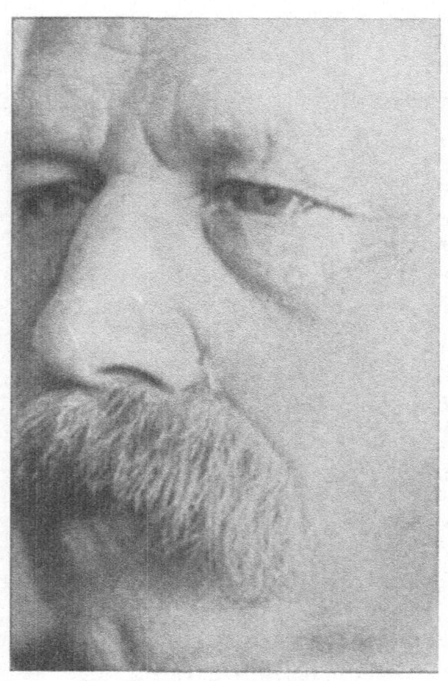

Abb. 154. Nach einmaligem
Eingriff geheilt.

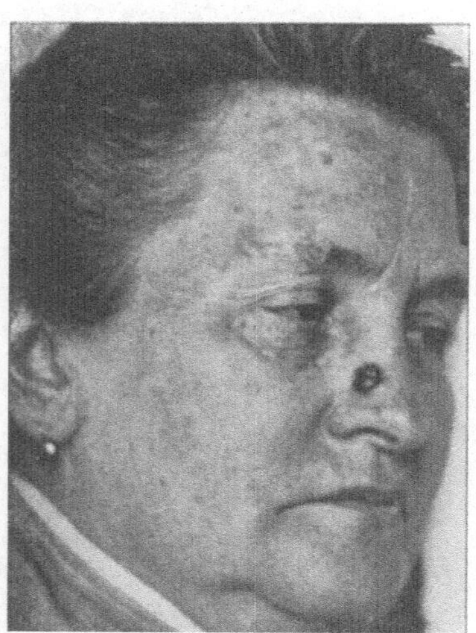

Abb. 155.
Kankroid vor Diathermierung.

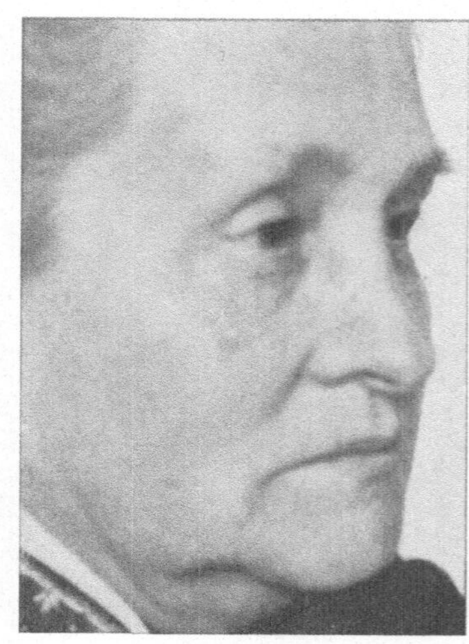

Abb. 156.
Dieselbe nach erfolgter Heilung.

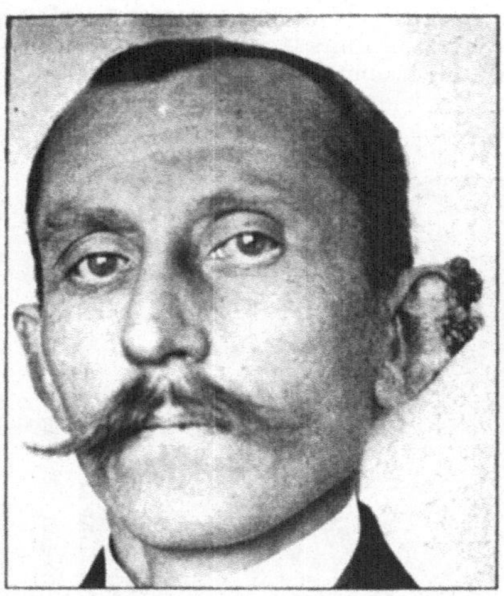

Abb. 157. Malignes Ohrpapillom, gegen Röntgenstrahlen refraktär.

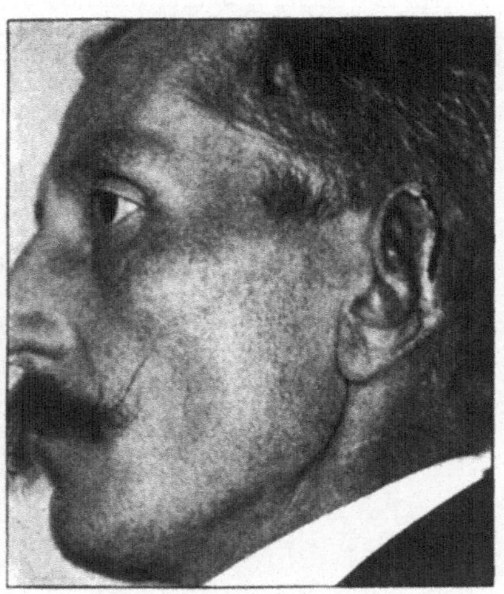

Abb. 158. Derselbe, durch Diathermieoperation geheilt. Ohrplastik abgelehnt.

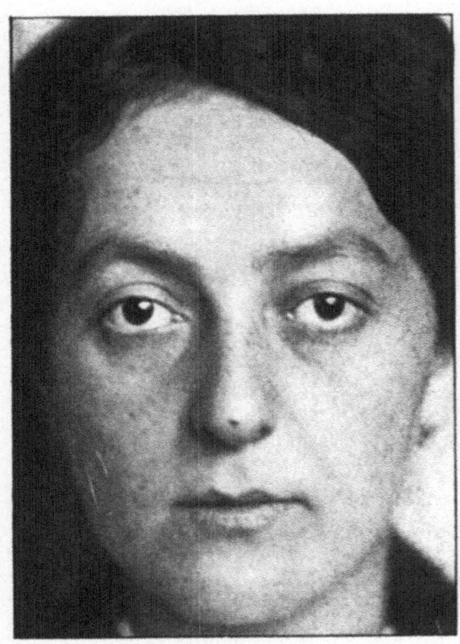

Abb. 159. Kleines Angiom auf der Nasenspitze, mit Diathermienadel ohne Lokalanästhesie in einer Sekunde entfernt.

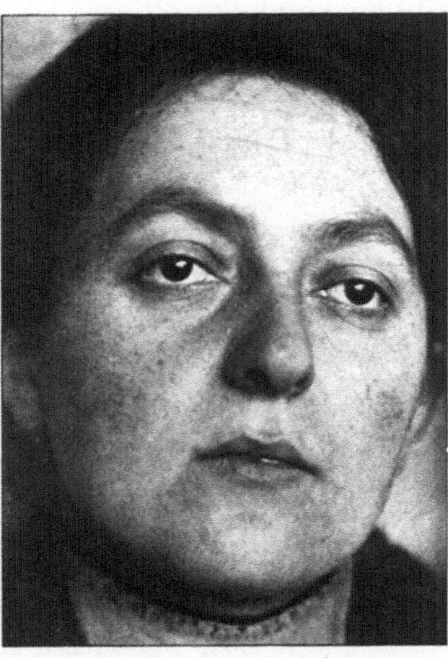

Abb. 160. Dieselbe, 1 Jahr später. Keine erkennbare Narbe (das Angiom saß unterhalb des in der Abbildung erkennbaren Lichtes an der Nasenspitze).

Frau S. Seit $^3/_4$ Jahren Kankroid. In letzter Zeit stark gewachsen, hat den Augenlidrand erreicht (Abb. 163), zum Teil ulzeriert. Diathermieoperation unter Lokalanästhesie am 28. Juli 1922. Ein kleiner Teil des Lidrandes mußte mitkoaguliert werden. Glatte Heilung in 6 Wochen. Kaum erkennbarer Liddefekt. Narbe weich, nicht adhärent; minimale Retraktion. Bis heut rezidivfrei (vgl. Abb. 164).

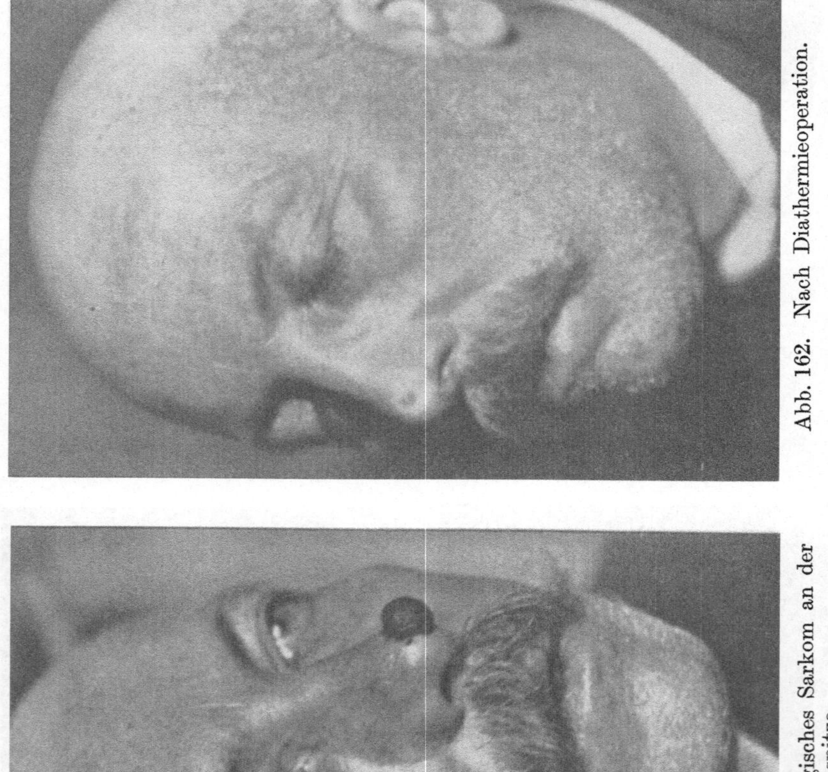

Abb. 162. Nach Diathermieoperation.

Abb. 161. Hämorrhagisches Sarkom an der Nasenspitze.

Patient X., 1910. Dickdarmkarzinom, welches die Bauchwände perforiert hat und als zweifaustgroßer Tumor zutage liegt. Die Oberfläche ist zerklüftet, blutet leicht, sezerniert stark. Abb. 165. Um die Blutungen und die Sekretion zu beseitigen, wird die Diathermieoperation in Narkose vorgenommen. Die gesamte in der Durchbruchsstelle der Darmwand erreichbare Tumormasse wird diathermiert ohne Blutung, Unterbindung und Naht. Die Abb. 166 zeigt die überall von anscheinend normalem Gewebe begrenzte große Wundhöhle. Man sieht eine glänzende

Darmschlinge im Grunde hervorleuchten. Der auf ca. 1 m hin karzinomatös erkrankte Darm wurde unberührt gelassen. Der Wundverlauf war glatt, die Epithelisation erfolgte in normaler Weise. Der Allgemeinzustand besserte sich in den nächsten Monaten. Das weitere Schicksal des Patienten konnte ich leider nicht

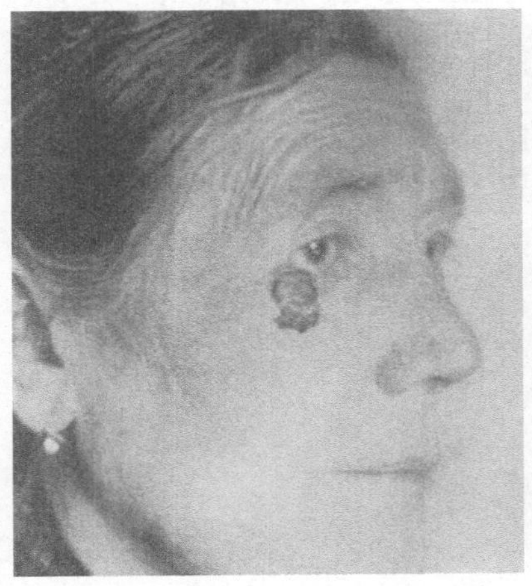

Abb. 163. Frau S., 69 Jahre. Karzinom unter dem rechten Augenwinkel bis an den Lidrand reichend. Diathermieoperation am 28. Juli 1922.

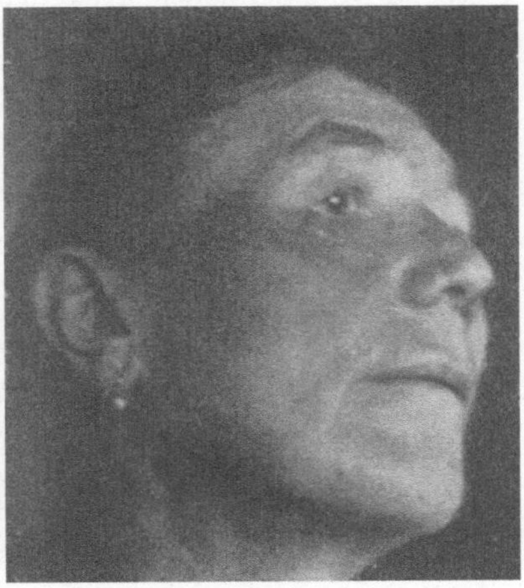

Abb. 164. Dieselbe geheilt. $3^1/_4$ Jahre rezidivfrei. Weiche, glatte, kaum sichtbare Narbe, fast ohne Retraktion des Augenlides.

verfolgen. — Technisch ist bemerkenswert, daß die Exstirpation des jauchenden und blutenden Tumors, der mehrere Darmschlingen umwachsen hatte, ohne Schädigung des Patienten und ohne nachträgliche Temperatursteigerung ausgeführt werden konnte. Eine Nachblutung hat nicht stattgefunden.

4. Kapitel.

Vergleich der Diathermie mit Kaustik.

Nicht nur vor dem chirurgischen Eingriff, sondern auch vor dem Thermokauter bietet die Diathermie ganz bedeutsame Vorteile. Zunächst besteht ein wesentlicher Unterschied zwischen dem Schorf der beiden Methoden. Der Thermokauter mit seiner Temperatur von ca. 1500 Grad karbonisiert die Gewebe. Der Diathermieschorf entsteht bei 70—80° und ist weich. Verkohltes Gewebe ist ein sehr schlechter Wärmeleiter, und so verwehrt der karbonisierte Gewebsschorf der Paquelinwirkung das Vordringen in die Tiefe. Da der Paquelin lediglich durch Konduktionswärme, die an sich im normalen Gewebe schon kaum fortschreitet, wirkt (Leydenfrostsches Phänomen), so ist die ohnehin sehr begrenzte Tiefenwirkung durch die Bildung des Oberflächenschorfs bereits weiter wesentlich gehemmt. Die Folge ist, daß wir, wenn wir größere Gewebsmengen mit dem Paquelin zerstören wollen, zunächst dazu eine lange Zeit benötigen, und daß wir bei der

Untersuchung derartiger Schorfe stets in dem zum Teil hochgradig
verkohlten Gewebe noch feuchte unkoagulierte Gewebsreste finden.
Die weitere Folge hiervon ist, daß der Schorf des Paquelin infolge
dieser unvollkommenen Koagulationswirkung die Neigung zu pu-
tridem Zerfall und somit zur sekundären Infektion zeigt. Der
Diathermieschorf dagegen, der, falls er in richtiger Weise erzeugt
wird, weich und leitend ist, gestattet eine unvergleichlich größere
Tiefenwirkung, so daß es ein leichtes ist, in wenigen Sekunden eine
Tiefenwirkung von 1—2 cm zu erzielen. Die Wirkung ist zudem, schicht-

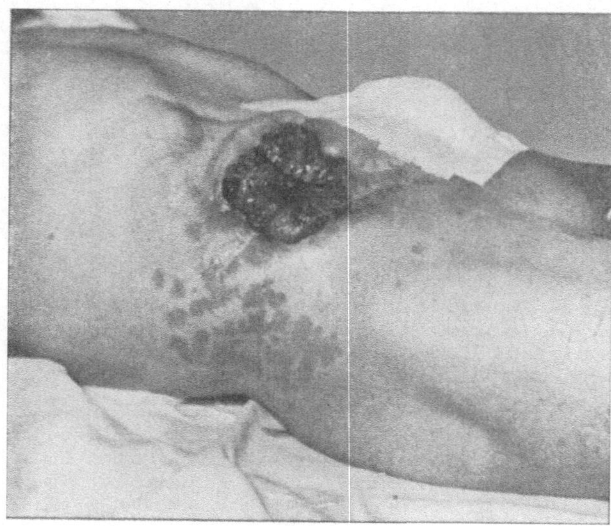

Abb. 165.

weise betrachtet, eine vollkommen gleichmäßige, und es ist bei richtiger
Technik gar keine Schwierigkeit, das in die diathermische Operation
bezogene Gebiet in sehr kurzer Zeit vollständig durchzukoagulieren
oder durchzusterilisieren. Die geringe Tiefenwirkung des Paquelin —
und das ist ein sehr wesentlicher Unterschied — hört fast lineär auf
und erzeugt nur in allergeringstem Maße eine stimulierende Unter-
schicht, während wir bei Diathermieoperationen stets die wesentlichen
eliminatorischen Zwischenschichten zwischen Koagulations-
gewebe und normalem Gewebe gewinnen.

Ein weiterer bedeutsamer Vorteil liegt in der Apparatur. Der
Paquelin ist ein recht unbequemes Instrument. Er muß minutenlang
vorbereitet werden, und beim Zureichen des glühende Hitze ausstrahlenden Platinkörpers ist große Vorsicht vonnöten, damit nicht durch eine
ungeschickte Bewegung unbeabsichtigte Verbrennung des Patienten,
der Assistenten oder des Operateurs selbst stattfindet. Im Gegensatz
hierzu ist die an das Zuleitungskabel angeschlossene Diathermieelektrode bis zum Moment der Einschaltung durch den Fußkontakt

des Operateurs ein vollkommen kaltes und indifferentes Instrument, dessen Berührung vollkommen bedeutungslos ist. Der Paquelin muß in glühendem Zustand dem Operationsgebiet genähert und auf die zu operierende Stelle aufgesetzt werden. Infolge der starken Hitzeausstrahlung ist ein langer Handgriff notwendig, und das Zielen und schnelle Aufsetzen ist manchmal nicht so ganz einfach. Die Diathermieelektroden dagegen können uneingeschaltet mit einem langen oder mit einem kurzen Griff mit aller Ruhe auf die zu behandelnde Körperstelle aufgesetzt werden und beginnen ihre Wirkung erst im Mo-

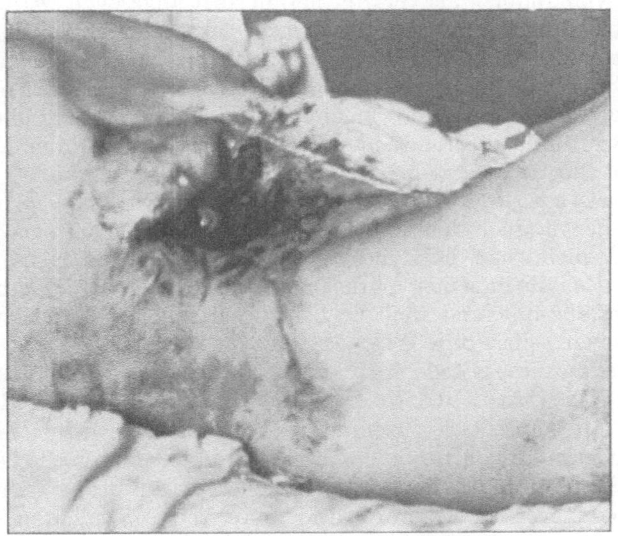

Abb. 166.

ment des Einschaltens. Der Paquelin erfordert wegen der dauernden intensiven Hitzeausstrahlung eine sehr sorgfältige Abdeckung der vor der Koagulation zu schützenden Umgebung des Operationsgebietes mit nasser Watte oder Gaze, und es müssen besondere Instrumente zu Hilfe genommen werden, um eine genügende Wirkung zu erzielen und Nachblutungen zu vermeiden (z. B. Hämorrhoidenklemme). Die Diathermieelektrode dagegen ist kalt, und nur, wo sie mit dem Gewebe in Kontakt ist, tritt die Erwärmung erst im Gewebe auf, während die Elektrode selbst kalt bleibt und nur nach und nach sich etwas durch den Kontakt mit dem heißen Gewebe anwärmt.

In Körperhöhlen, Rektum, Vagina, Mund, Nase, Ohr ist die Einführung des glühenden Paquelin-Instrumentes teils äußerst schwierig, teils ganz unmöglich. Die Einführung der kalten Diathermieelektrode ist vollkommen ungefährlich und einfach. Der Paquelin in glühendem Zustande wirkt nach allen Seiten. In einer engen Höhle ist es unmöglich, die dem Operationsfeld gegenüberliegende Wand vor der Hitzewirkung zu schützen. Die für Operationen in engen Höhlen konstruierten Diathermieelektroden sind auf einer Seite isoliert, auf der anderen aktiv. Nur auf der aktiven Seite tritt im engsten Gang die Wirkung ein. Sie tritt aber erst ein, nachdem in aller Ruhe das Instrument auf seinen Platz gebracht ist, in dem Moment, in dem der Operateur den Fußkontakt einschaltet. Unter Belassung des Instrumentes kann in jedem Moment die Stromzufuhr unterbrochen und die Wirkung inhibiert werden, was beim Paquelin nicht möglich ist. Kurzum, das Diathermieverfahren bietet so zahlreiche und wichtige Vorteile vor dem Paquelin, daß dieser vollkommen als veraltet und obsolet angesehen werden kann. Wesentliche Punkte sind: Die Diathermieelektroden sind kalt, so groß oder so klein wie man will, ihre Tiefenwirkung ist eine beliebig große. Ihre aktive Fläche kann beliebig durch Isolation gerichtet oder verkleinert werden. Ihre Tiefenwirkung ist durch Regulierung der Stromstärke sowie durch die richtende Wirkung der indifferenten Elektrode beliebig zu variieren.

Die galvanokaustische Schlinge oder der Galvanokauter, der ja auch den Vorteil der Einführung in kaltem Zustande vor dem Paquelin hat, hat eine viel zu geringe Tiefenwirkung und ist besonders deshalb in seiner Wirksamkeit begrenzt, weil er sich im Gewebe sofort abkühlt, und weil die Leitungswärme sich durch die ersten Koagulationen selbst den Weg versperrt.

Ich muß an dieser Stelle noch auf die Bewertung der Kaltkaustik gegenüber der Diathermie kurz eingehen. Wie oben erwähnt, benutzt die Kaltkaustik Hochfrequenzfunken einer gewissen Spannung zur Durchtrennung von Geweben. Diese Durchtrennung soll theoretisch eine blutlose sein, und in der Tat findet auch eine Blutung während des Kaltkaustikeingriffs nur dann statt, wenn keine Kapillaren, sondern kleinere Gefäße durchtrennt werden. Größere Gefäße spritzen indessen, wenn sie von den Funken durchtrennt werden, erheblich. Aber auch die relative Blutlosigkeit der Kaltkaustikoperation ist nur eine scheinbare. Denn der minimale durch dieses Verfahren entstehende Verbrennungsschorf an den Trennungsflächen, der nur den Bruchteil eines Millimeters dick ist, hält der Reaktionshyperämie nicht stand, und die Kaltkaustik ist deswegen fast überall wieder verlassen worden, weil sie fast stets zu Nachblutungen führte. Sie entbehrt zudem die Vorteile der Diathermie, nämlich: der Funken ist nicht genau lokalisierbar; der Verschluß der Blut- und Lymphgefäße an der erfolgten Trennungsfläche ist ein höchst oberflächlicher; die Gewebesterilisation findet nur in einer feinen Schicht an der Oberfläche statt. Die Kaltkaustik findet ihre Grenze am Knochengewebe und ist in Körperhöhlen schwer oder gar nicht anwendbar. Sie bietet allerdings gegenüber dem Paquelin gewisse Vorteile und stellt sozusagen einen Übergang zur Diathermie dar. Sie ist als eine ihrer unwichtigsten Applikationsmethoden zu bezeichnen.

5. Kapitel.
Anwendung der Diathermie bei Lupus, chirurgischer Tuberkulose und Tumoren.

Die vorstehenden Abbildungen und Krankengeschichten beleuchten einige Indikationsgebiete der chirurgischen Applikation der Diathermie.

Es erübrigt, noch auf einige spezielle Gebiete etwas näher einzugehen. Es sind dies zunächst die tuberkulösen Erkrankungen. Beginnen wir mit dem Lupus der Haut.

Das Dogma von der Unheilbarkeit des Lupus ist seit den Arbeiten Finsens und dem Aufschwung der physikalischen Heilmethoden, der sich in den letzten Jahrzehnten vollzogen hat, zwar als überwunden zu betrachten, indessen ist eine genügende Klärung der Ansichten über den Wert der einzelnen Methoden und der speziellen Indikationsstellung noch keineswegs erzielt. Dies zeigte sich außerordentlich deutlich auf der Lupuskonferenz[1]) in Berlin, auf welcher zwar die hauptsächlichsten Lupusheilmittel zur Besprechung durch ihre berufenen Vertreter gelangten, jedoch eine Einigung über die im Einzelfalle einzuschlagende Behandlungsmethode nicht erzielt werden konnte. Vielmehr klang aus der sich entwickelnden Diskussion die Tendenz heraus, daß zwar mehrere Methoden Gutes leisteten, aber zurzeit wohl die Kombination dieser Verfahren am ehesten Erfolg verspreche.

Betrachten wir zunächst kurz, was die bisherigen Methoden an sich leisten, wo sie versagen, und was eine ideale Methode leisten müßte.

Der Exzisionsmethode, die früher wegen ihrer Unzulänglichkeit wesentlich dazu beigetragen hat, andere, bessere Methoden zu erstreben, wird durch Lang (Wien), der sie gewissermaßen spezialistisch betrieb, eine, augenblicklich im wesentlichen durch die Autorität Langs bedingte, allgemeine Anerkennung gezollt. Er hat ein relativ großes und zweifellos günstiges (wenig Schleimhautkomplikationen!) Lupusmaterial operiert, und seine Statistik ist relativ günstig. Die Vorteile des chirurgischen Eingriffes (mit eventuell nachfolgender Plastik) liegen lediglich in der relativen Kürze und möglichen Vollständigkeit des einmaligen Eingriffs. Dem stehen jedoch eine große Reihe von Nachteilen gegenüber. Zunächst sind die Resultate Langs von anderen Chirurgen nicht annähernd erreicht worden, so daß man eine besondere Kunstfertigkeit Langs neben einem günstigen Material annehmen muß. Sodann eignet sich ein nur relativ kleiner Prozentsatz der Fälle für die operativ-plastische Methode. Lang selbst gibt zu, daß für diese Methode geeignete Fälle noch weniger zahlreich sind als die für die Finsenbehandlung, daß sich der Größe nach kleinste, kleine und größere Fälle (bis ca. 11,4 qcm im Gesicht) eignen, und daß bei Schleimhautbeteiligung seine Anwendbarkeit eine äußerst beschränkte ist. Die Kontraindikationen des chirurgischen Eingriffs sind im wesentlichen folgende: Die Exzision ist an vielen Prädilektionsstellen des Lupus technisch

---

unmöglich (Naseneingang, Augenlider, Glans penis, Schleimhaut) oder kosmetisch unzulässig. Sie bietet stets Ungewißheit, ob man nach der Fläche und der Tiefe hin im Gesunden operiert hat. Der Dauererfolg der Exzision ist aus diesem Grunde bei dem geschicktesten Operateur nur ein glücklicher Zufall, da wir bei der Neigung des Lupus, Keime in die Umgebung und Tiefe auszusenden, über die wahren Grenzen niemals in Gewißheit sein können. Es besteht stets die Gefahr, daß wir, scheinbar im Gesunden operierend, mikroskopische tuberkulöse Herde durchschneiden und Krankheitsmaterial in frisch eröffnete Lymph- und Blutwege implantieren, so zu Metastasen Veranlassung gebend. Es sind jedem Dermatologen die Fälle bekannt, in denen nach einer Nasenplastik die neue Nase ebenfalls lupös erkrankte. Kosmetisch kann die Exzision in keinem Falle mit der Finsenbehandlung konkurrieren. Als inoperabel sind alle diejenigen Fälle anzusehen, bei denen neben dem Hautlupus auch ein Schleimhautlupus besteht, sowie die ganz großen Fälle. Wenig Aussicht wird der operative Eingriff auch in den Fällen bieten, bei denen der Lupus endogen entstanden ist und somit die Reinfektionsgefahr dauernd bestehen bleibt. Ein weiterer Nachteil ist der, daß zur Erzielung glatter und abgerundeter Schnittflächen bei disseminierten Lupusknötchen große Hautpartien, die an sich gesund sind, entfernt werden müssen, so daß in manchen Fällen ein Vielfaches derjenigen Fläche, die lupös erkrankt ist, verloren geht.

Vollkommen abzuraten ist von den übrigen chirurgischen Maßnahmen, insbesondere Exkochleation, Auskratzung mit oder ohne Verbindung von nachträglichen Ätzungen, Desinfektionen usw. Die Rezidive pflegen sehr bald aufzutreten, und tuberkulöse Metastasen, ja Todesfälle infolge von Meningitis sind danach beobachtet worden. Denn man hat es in der Tat gar nicht in der Hand, bei der Eröffnung von Blut- und Lymphbahnen im Lupusgewebe Tuberkelbazillen nicht zu verschleppen, gleichgültig, ob man oberflächlich oder tief exkochleiert.

Die Anwendung des Paquelin, des Galvanokauter, der Elektrolyse, der Heißluftmethode von Holländer hat bei weitem nicht die genügende Tiefenwirkung, und selbst bei langdauernder und zahlreicher Wiederholung der schmerzhaften Eingriffe gelingt es nur in den seltensten Fällen, die Erkrankung zum Stehen zu bringen, und noch seltener, sie zu heilen. Bei der Behandlung des Schleimhautlupus bedient man sich in Ermangelung besserer noch heute vielfach dieser Methoden, rechnet aber auch hier nur mit außerordentlich langsamer und unsicherer Heilung.

Die Finsenbehandlung bietet den Vorteil kosmetisch idealer Resultate. Indessen ist sie so langwierig, daß in Lupusfällen, die progredient sind, die Behandlung nicht schnell genug einwirken kann, um auf den der Behandlung noch harrenden Stellen ein Weiterschreiten nach der Fläche und nach der Tiefe zu verhindern. Dazu kommt der außerordentlich kostspielige und umständliche Apparat, insbesondere der unumgängliche Aufwand an gut ausgebildetem Pflegepersonal. Die Indikationsstellung für die Finsenbehandlung ist daher im wesentlichen von äußeren Bedingungen abhängig, insofern größere Herde eine monate- oder jahrelange Behandlung notwendig machen, ohne mit Sicherheit Rezidive auszuschließen.

Die Radiumbehandlung ist eine Modesache und wird vermutlich nach Abklingen der psychischen Infektion, die augenblicklich Ärzte und Patienten gefangen hält, von selbst aus der ernsthaften Diskussion verschwinden, wenn man sich allgemein von der minimalen Wirksamkeit und räumlichen Aktionsfähigkeit im Zusammenhang mit der außerordentlich langen Bestrahlungsdauer bei vollkommen unzureichendem Erfolge überzeugt haben wird.

Die Behandlung mit der Quarzlampe ist nur als ein Vorbereitungsmittel für die radikale Beseitigung anzusehen. Definitive Heilungen mit der Quarzlampe allein sind ebensowenig möglich wie mit der Röntgenbehandlung.

Die Röntgenbehandlung bietet zwar den Vorteil der Beeinflussung großer Flächen in relativ kurzer Zeit, demgegenüber steht aber der Nachteil, nur Besserungen, keine definitiven Heilungen zu erzielen, und der weitere Nachteil, daß die Röntgentherapeuten sich mitunter verleiten lassen, den Lupus mittels Röntgenstrahlen wirklich zerstören zu wollen, wobei es stets zu dauernden Schädigungen der Haut kommt, so daß in diesem labilen Gewebe mit Regelmäßigkeit auftretende Rezidive stets die Behandlung mit anderen Methoden die größten Schwierigkeiten bereiten.

Die Salbenmethoden, Pyrogallus, Resorcin, führen zu recht erfreulichen Besserungen, in den seltensten Fällen zu Heilungen, gestatten auch, die Schleimhaut einigermaßen in den Bereich der Behandlung zu ziehen, sind aber stets außerordentlich langwierig und unsicher im Erfolg.

Wir sehen also, daß eine Methode schnell wirkend und in zwar relativ seltenen Fällen radikal ist, daß die andere Methode kosmetisch gute Resultate gibt, und daß wieder eine andere zwar langwierig, aber sowohl kosmetisch gut wirkend als auch mit einer gewissen Wahrscheinlichkeit Heilresultate ergebend ist, und daß alle Methoden beim Schleimhautlupus versagen. Wenn wir demnach das Ideal einer Lupusheilmethode aufstellen wollen, so müßten wir folgendes von ihr verlangen:

Sie muß möglichst elektiv wirken, d. h. nur das tuberkulöse Gewebe, soweit man es als solches erkennen kann, zerstören, sie muß eine große Tiefenwirkung besitzen. Sie muß schnell, möglichst mit einem einmaligen Eingriff, das erkrankte Gewebe beseitigen, sie muß nicht nur die Hauttuberkulose, sondern auch die Schleimhauttuberkulose beherrschen und schließlich gute kosmetische Resultate geben oder solche durch Nachbehandlung ermöglichen. Sie darf nicht an der Größe des Falles scheitern und muß Metastasenbildung infolge des Eingriffs ausschließen.

Bezüglich der Dauerheilung füge ich als Beispiel die Abb. 179, 180 an. Sie zeigen einen ausgedehnten Lupus am Ohr und den Armen, der vor 17 Jahren (1908) durch einen einmaligen Eingriff mittels Diather-

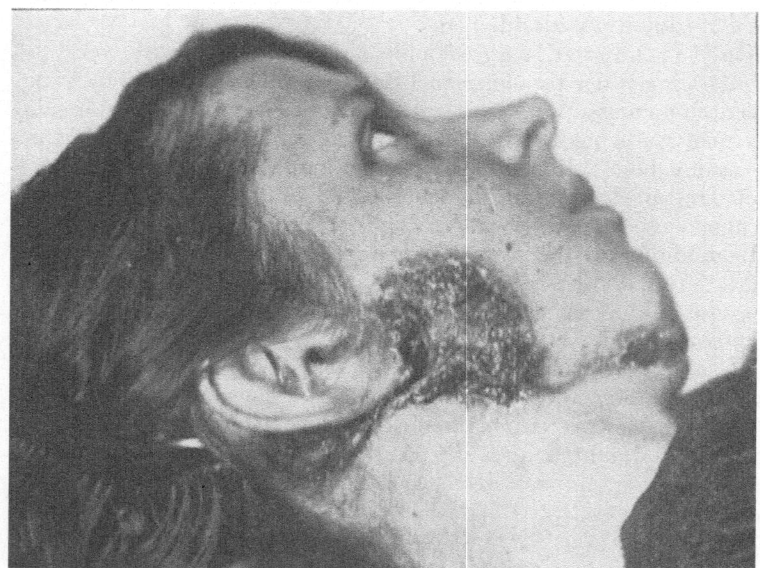

Abb. 168.

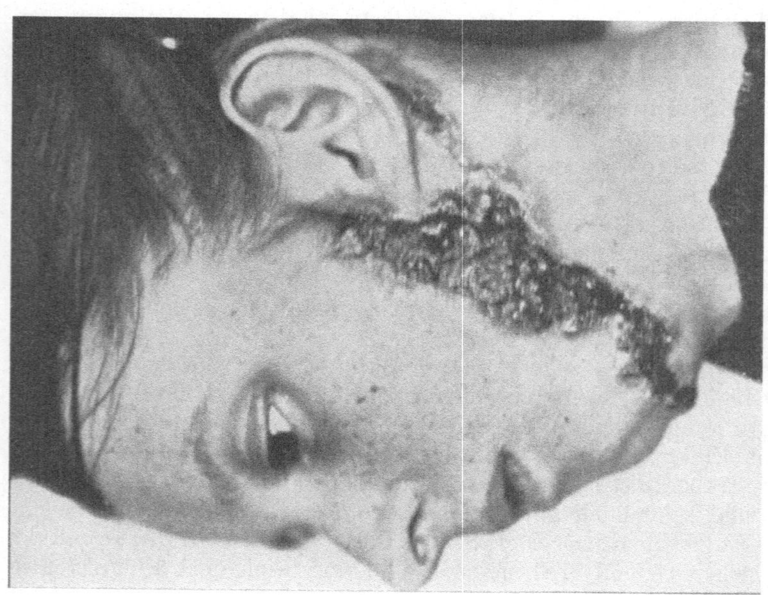

Abb. 167.

Tumidöses Lupusskrofuloderma beider Wangen, hinter den Ohren und unter dem Kinn. Einmaliger Diathermieeingriff in Narkose. Geheilt vorgestellt!

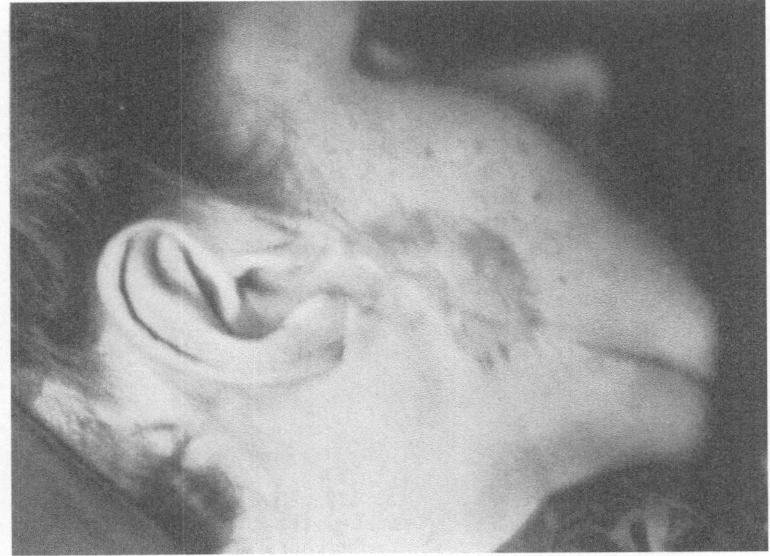

Abb. 170.

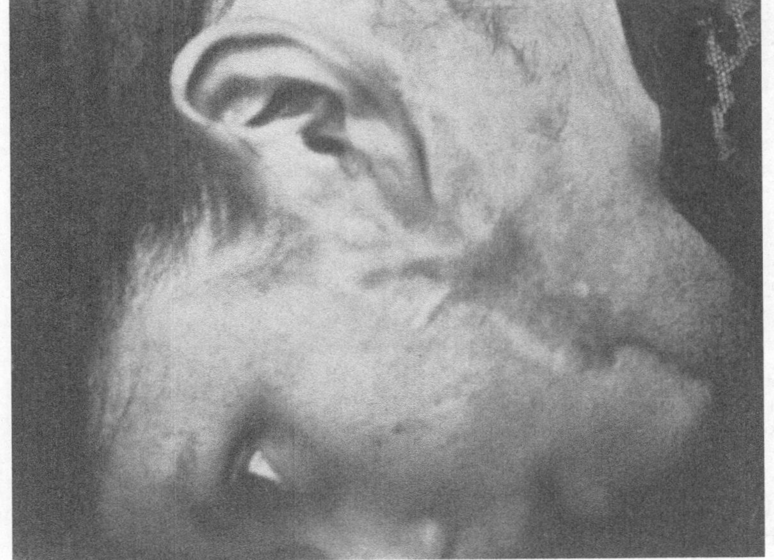

Abb. 169.

Dieselbe, rezidivfrei März 1913. Laut Bericht rezidivfrei im März 1920. Mai 1921 völlig geheilt geblieben, Narbe weich und glatt. Die auf den Abbildungen aus 1913 erkennbaren Keloide sind abgeflacht.

mie operiert wurde und seitdem rezidivfrei mit ganz weicher, nicht adhärenter, weißer Narbe geheilt ist. Photographie vom 14. Sept. 1925. (Die Patientin ist auf der Lupuskonferenz Berlin 1910 schon einmal von mir geheilt demonstriert worden.)

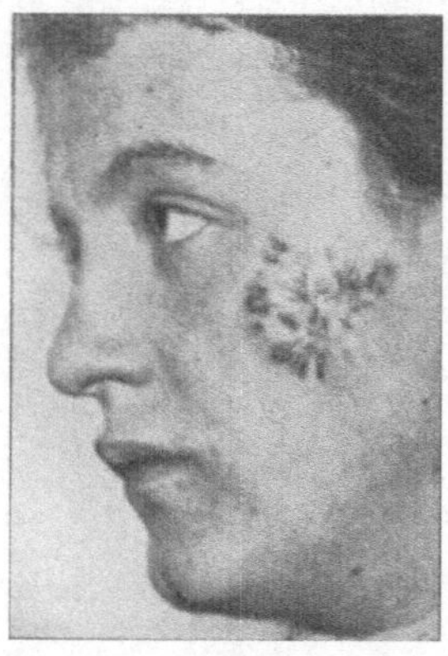

Abb. 171. Lupus der Wange, mit Diathermie unter Lokalanästhesie operiert.

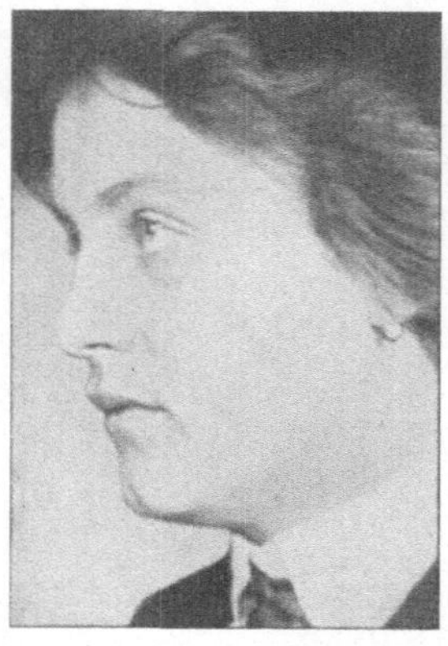

Abb. 172. Kosmetisch ausgezeichnetes Resultat. Kontrolliert im März 1920.

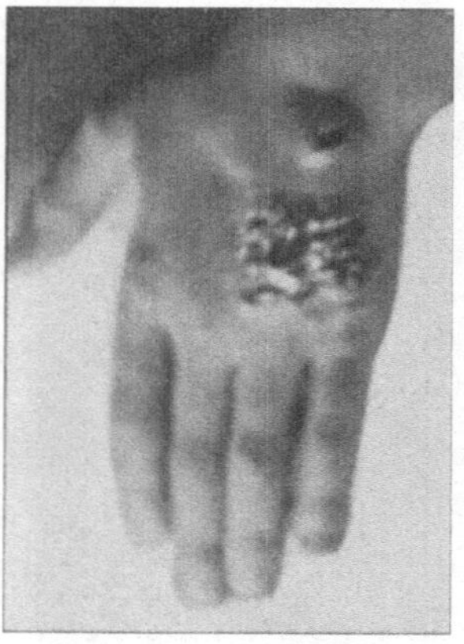

Abb. 173. Tuberkulose der Mittelhand- und Handwurzelknochen mit Skrofuloderma.

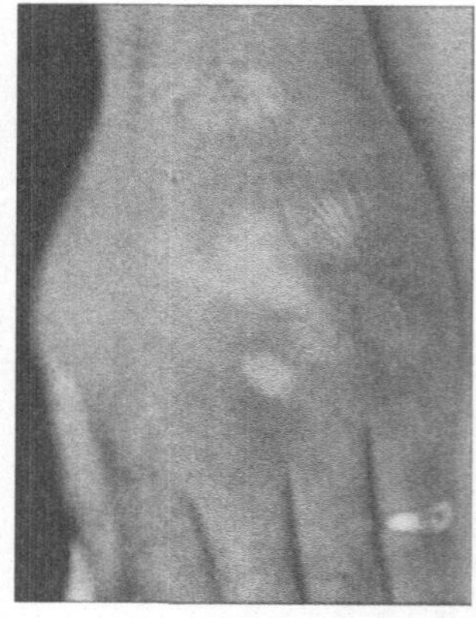

Abb. 174. Nach einmaligem Diathermieeingriff 4 Jahre rezidivfrei, mit kosmetisch vorzüglicher Narbe geheilt.

Daß keine der bisher üblichen Methoden auch nur annähernd diese Postulate erfüllt, ist bekannt. Indessen besitzen wir in der Diathermie dasjenige Verfahren, welches diesem Ideal nicht nur nahekommt, sondern es vielleicht erreicht. Da die diathermische Koagulation fast momentan bzw. in wenigen Sekunden eintritt, gleichgültig, ob es sich um Haut, Schleimhaut, Bindegewebe,

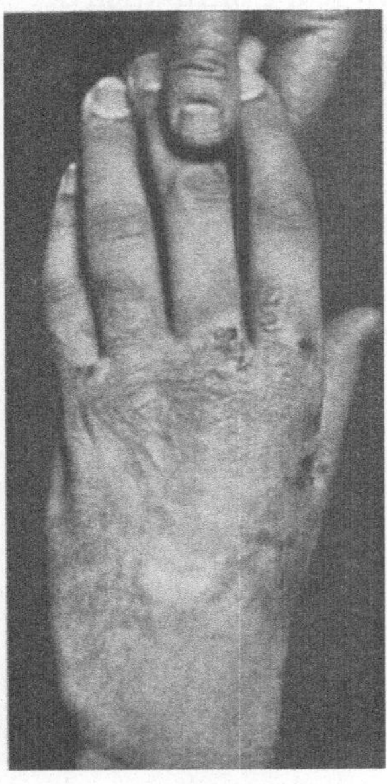

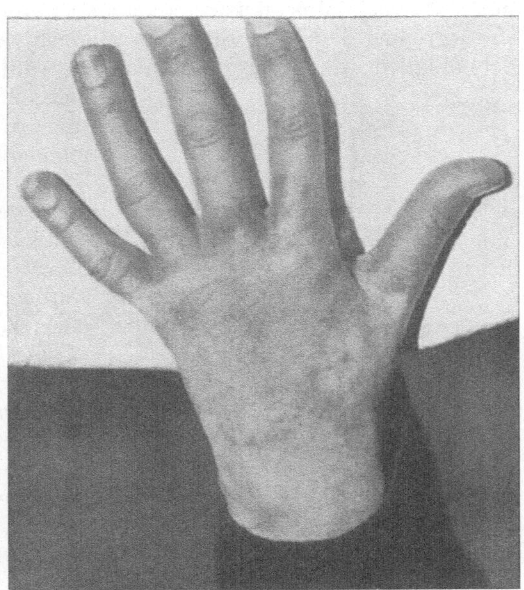

Abb. 175. Lupus der Hand mit ausgedehnter Narbenbildung, von früherer Behandlung herrührend.

Abb. 176. Durch Diathermie kosmetisch einwandfrei geheilt.

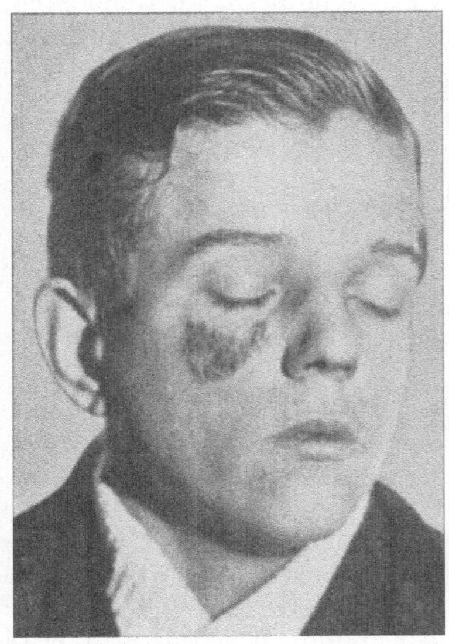

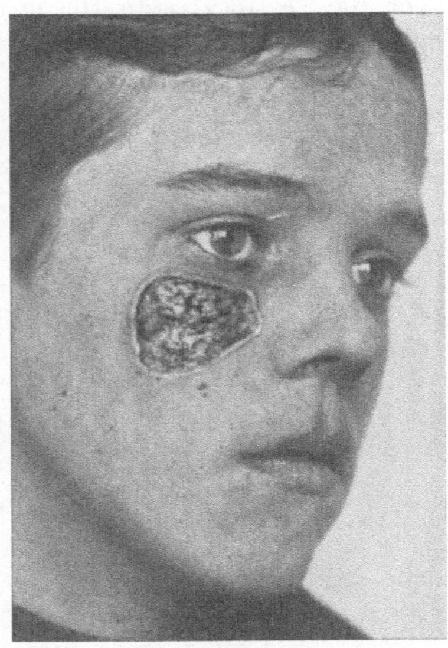

Abb. 177. Lupus der Wange vor Zerstörung mit Diathermie.

Abb. 178. Beginn der Epithelisierung vom Rande her mit Ausbildung gesunder, kräftiger Granulationen.

Fett, Knochen, Muskel usw. handelt, so können wir jede Lokalisation der chirurgischen Tuberkulose in das Bereich der Wirkungen ziehen. Die Schnelligkeit, die in den meisten Fällen wohl die des chirurgischen Eingriffs übertrifft, macht auch große und größte Fälle der Behandlung zugänglich. Komplikationen von Skrofuloderma, tuberkulösen Fisteln, vereiterten Drüsen, erkrankten Knochen, z. B. der Mittelhand, des Nasengerüstes, der Stirn usw., werden ebenso schnell und in gleicher Weise durch Koagulation sterilisiert. Auch die Erkrankung des Ohrknorpels, die den sonstigen Methoden so außerordentlichen Widerstand entgegensetzt, ist leicht beherrschbar. Da wir uns zur Behandlung des Lupus zumeist kleiner, knopfförmiger Elektroden bedienen, welche den einzelnen Lupusknoten unter Schonung des umgebenden, eventuell gesunden Gewebes zerstören, und da diese Elektroden vollkommen kalt bleiben, vielmehr die Wärme lediglich im Gewebe erzeugt wird, so sind auch die verstecktesten Herde im engen Naseninnern, im Gehörgang, im Rachen, im Kehlkopf usw., soweit wir sie überhaupt dem Auge direkt

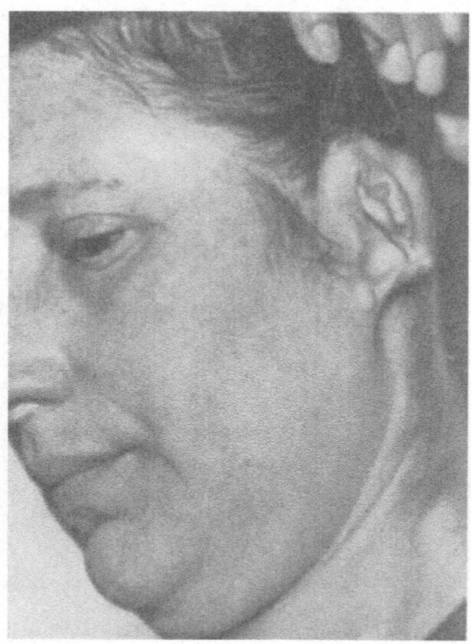

Abb. 179. Ohrlupus, im Jahre 1908 diathermisch koaguliert. 17 Jahre rezidivfrei, geheilt.

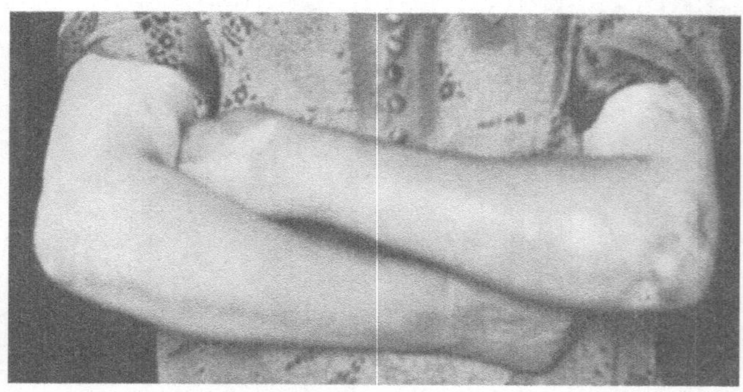

Abb. 180. Derselbe Fall, siehe Seite 303, 304.

oder mittels Spiegel sichtbar machen können, der gewissermaßen elektiven Koagulation erreichbar.

Zur Zerstörung eines fünfmarkgroßen Lupus benötigt man etwa 5 Minuten, während einzelne disseminierte Knötchen in wenigen Sekunden genügend koaguliert werden. Kleinere disseminierte oder größere zusammenhängende Herde diathermieren wir unter Lokalanästhesie, soweit solche ausführbar ist. Bei multiplen und sehr ausgebreiteten Fällen sowie bei Kindern ist mitunter eine kurzdauernde Narkose erforderlich. Sehr ausgedehnte Fälle werden zweckmäßig in mehreren (2—3) Sitzungen diathermiert. Nach vollzogener Koagulation kann man entweder die entstandenen Nekrosen mittels scharfen Löffels oder der Exzision entfernen und die Wundflächen durch Naht schließen oder verkleinern oder die Abstoßung des Schorfes der eliminierenden Tätigkeit des Organismus überlassen. In diesem Falle hängt das kosmetische Endresultat lediglich von der Technik der Nachbehandlung ab. Wurde das Hautgewebe bis in die subkutanen Schichten hinein vollkommen zerstört, so entstehen, wie erwähnt, glatte, weiche, anfänglich pigmentierte, schnell epithelisierende Narben, die nicht eingezogen zu sein pflegen und sich im

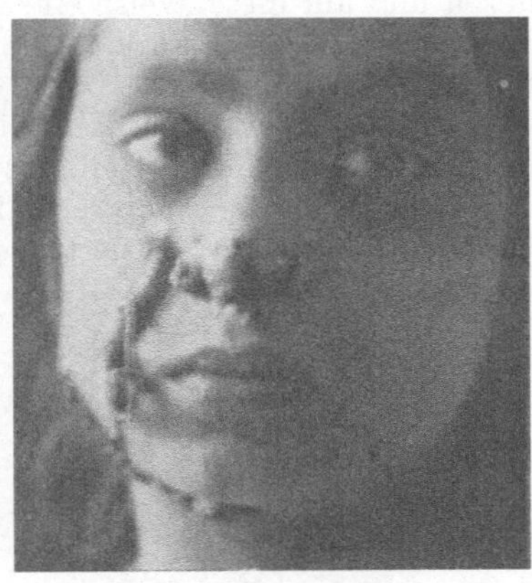

Abb. 181.   Schwerer Lupus der inneren und äußeren Nase, Skrofuloderma der Wange, Fisteln, Abszesse am Kieferrand.

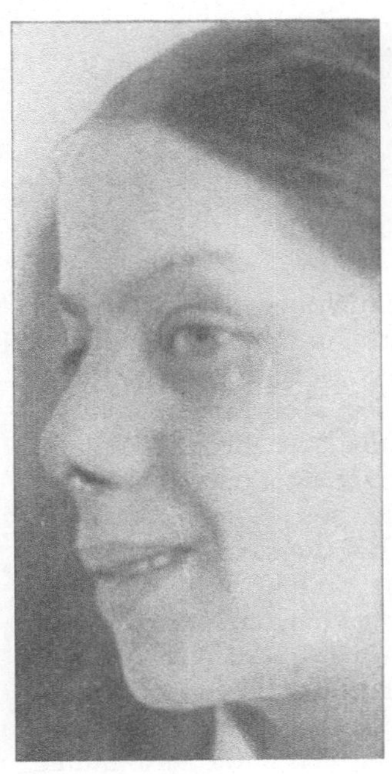

Abb. 182.

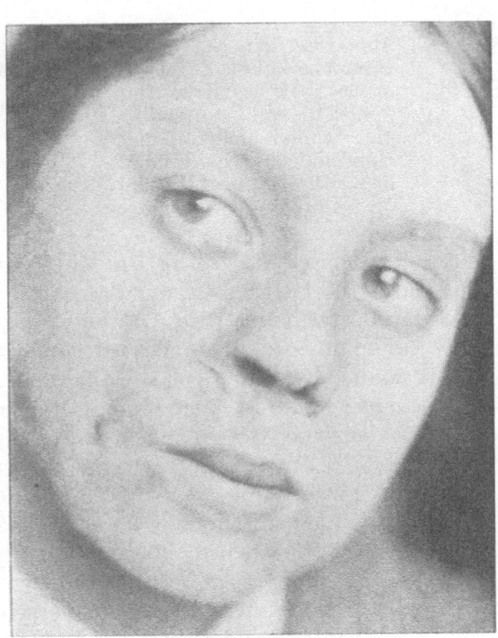

Abb. 183.

Dieselbe Patientin, 4 Jahre später.

Laufe von mehreren Monaten allmählich depigmentieren. Sind jedoch nur die oberen Schichten bis in die Cutis hinein zerstört, so tritt leicht Keloidbildung auf. Diese können wir verhindern, indem wir die Nachbehandlung in Form der erwähnten Pyrogallussalbenverbände durchführen und auf diese Weise eine zarte, schöne, farblose Narbe erzielen. Hierbei ist es ein Vorteil, die Epithelisierung möglichst langsam entstehen zu lassen, weil dadurch die ·Zartheit der Narbe erhöht wird. Allerdings erstreckt sich dann die Nachbehandlung auf 6—10 Wochen. Man kann aber auch die Heilungsdauer wesentlich abkürzen, wenn man nach Abstoßung der Nekrose, d. h. nach etwa 10—14 Tagen, Thierschsche Läppchen transplantiert oder Epithelpfropfungen macht.

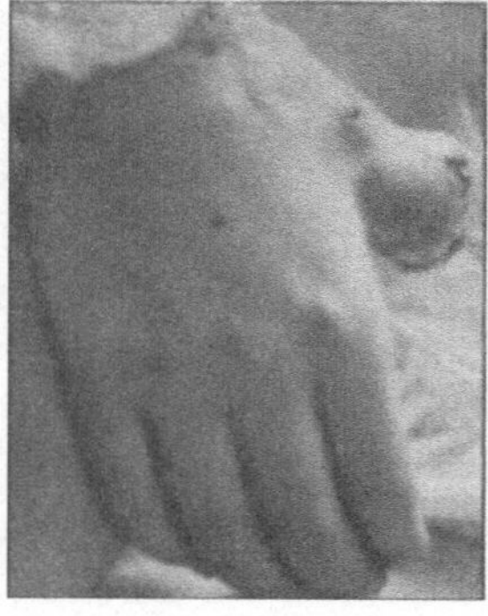

Abb. 184. Knochen- und Hauttuberkulose des Daumens. Trotz erfolgter Amputation waren Rezidive am Stumpf und an der Hand aufgetreten. Einmalige Diathermieoperation, rezidivfreie Heilung.

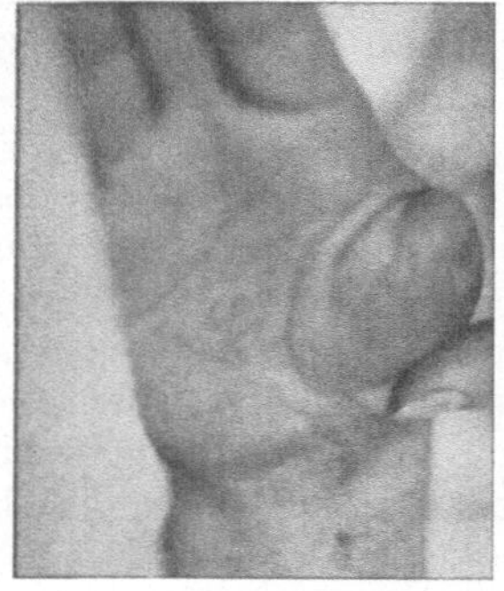

Abb. 185. Derselbe Fall. 4 Jahre später, rezidivfrei geblieben.

Einer der wesentlichsten Vorteile der Methode besteht darin, daß durch die Diathermierung das ganze tuberkulöse Gewebe koaguliert und damit sterilisiert wird, so daß es gegen das gesunde Gewebe durch eine vollkommen sterile Wand gewissermaßen abgegrenzt wird. Da somit weder Lymph- noch Blutbahnen eröffnet und diese im ganzen Operationsgebiet bis nach seinen Grenzen hin vollkommen obliteriert werden, ist jede Gefahr einer Verschleppung von Keimen während oder nach der Operation ausgeschlossen. Bei lupösen oder tuberkulösen Affektionen der Schleimhaut ist der Verlauf noch wesentlich einfacher, da wir jede Nachbehandlung außer Mundspülungen, Nasenduschen oder ähnlichem entbehren können und innerhalb von 2—3 Wochen nicht nur die Abstoßung der Nekrose, sondern auch vollständige Epithelisierung der Defekte, wenn diese nicht sehr ausgedehnt sind, erzielt ist.

Die Schleimhautkomplikationen lassen sich unter Anwendung einer 20 proz. Kokainlösung vollkommen schmerzlos behandeln. Während auf der äußeren Haut, besonders im Gesicht, 2—3 Tage nach der

Behandlung manchmal erhebliche Ödeme auftreten, werden diese auf Schleimhäuten fast vollständig vermißt. Zuerst habe ich Kehlkopftuberkulose nur klinisch diathermiert und alles zur Tracheotomie in Bereitschaft gehalten. Da sich aber herausgestellt hat, daß weder Glottisödem noch tiefere Ödeme auftreten, habe ich in den letzten 8 Jahren die Larynxtuberkulose ohne weitere Vorsichtsmaßregeln in der Sprechstunde mit Lokalanästhesie operiert und habe die Patienten nach einer Viertelstunde Ruhens entlassen, ohne daß jemals eine Störung vorgekommen wäre. Es tritt weder Atemnot noch Nachblutung auf. Nicht einmal Schmerzen sind bis jetzt geklagt worden. Im Gegenteil ist die sofortige Beseitigung der Schmerzen, besonders der Dysphagie und des Hustenreizes im unmittelbaren Anschluß an die diathermische Operation ein unschätzbarer Vorzug der Methode.

Ebenso einfach gestaltet sich die Behandlung bei der Rachen-, Tonsillen- und Nasentuberkulose. Auch hier genügt stets die Kokainanästhesie. Nur an den Übergangsstellen zur äußeren Haut muß Infiltrationsanästhesie angewandt werden. Besonders in der Nase, wo es auf kosmetische und funktionelle Rücksichten weniger ankommt, empfiehlt es sich, recht gründlich vorzugehen und immer einige Millimeter im scheinbar Gesunden noch mit zu diathermieren. Speziell bei Septumerkrankungen habe ich es in der letzten Zeit stets zur Perforation gebracht, weil es sich herausgestellt hat, daß bei oberflächlichen Diathermierungen vom Periost her Rezidive auftraten. In der Nase ist es mitunter notwendig, nach einigen Tagen die Abstoßung der nekrotisierten Partien mechanisch zu unterstützen, da die stagnierenden Nekrosen in Verbindung mit den Nasensekreten zu üblen Gerüchen Veranlassung geben. Bei Diathermieoperationen im vorderen oberen Naseneingang muß man dafür Sorge tragen, daß Gazestreifchen mit Salbe sorgfältig eingelegt werden, um Verklebung der Nasenscheidewand mit den Nasenflügeln zu vermeiden. Eine Infektion des Schorfes auf der Haut kommt nur bei grober Vernachlässigung vor, da der Diathermieschorf der Natur der Sache nach vollkommen steril und trocken ist und sehr wenig Neigung zu sekundärer Infektion zeigt. Auch der Umstand, daß weder bei der Operation selbst noch bei der Nachbehandlung — falls man nicht die Schorfe unvorsichtig abreißt — Blutungen eintreten, ist ein nicht zu unterschätzender Vorteil der Methode. Nur ein einziges Mal habe ich eine venöse Nachblutung am Ende der 2. Woche auftreten sehen, als in einem Falle von Lupusrezidiven in der Nähe des Ellbogens bei einer durch die frühere Behandlung stark narbig atrophischen, sehr dünnen Haut ein Lupusknötchen, das über einer Hautvene lag, diathermiert wurde. Offenbar war trotz der kurzen Einwirkung die Wand der Vene mit diathermiert worden und bei der Abstoßung der Nekrose vielleicht durch eine mechanische Verletzung perforiert. Es wäre natürlich ein leichtes gewesen, bei Gelegenheit des Eingriffs die Vene durch Koagulation mit zu thrombosieren, da wir ja auch erhebliche arterielle Blutungen (z. B. bei Karzinomoperationen) mit Leichtigkeit durch Diathermie momentan zum Stehen bringen können, ohne daß spätere Nachblutungen auftreten.

Die vorstehenden Abbildungen zeigen einige mit Diathermie behandelte Lupusfälle.

Die Abbildungen 177, 178 zeigen den Verlauf der Heilung.

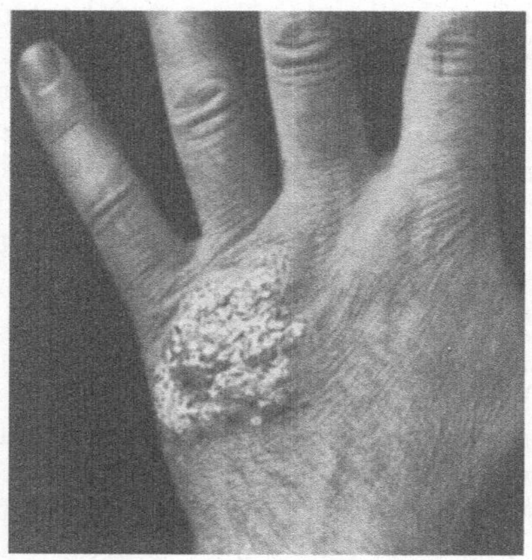

Abb. 186.

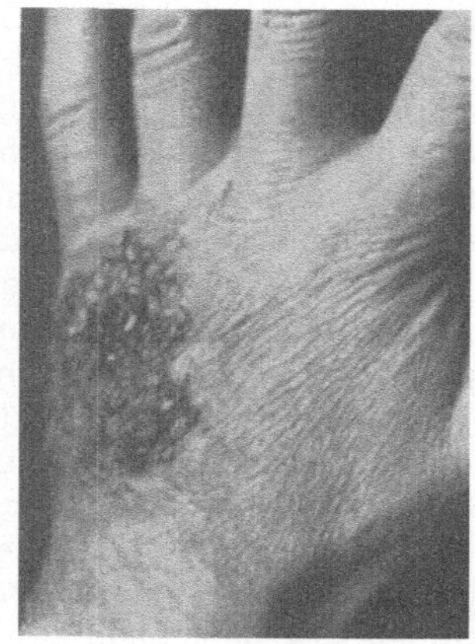

Abb. 187.

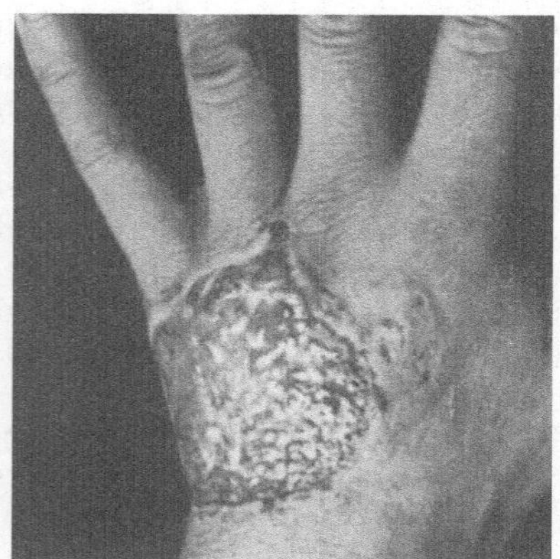

Abb. 188.

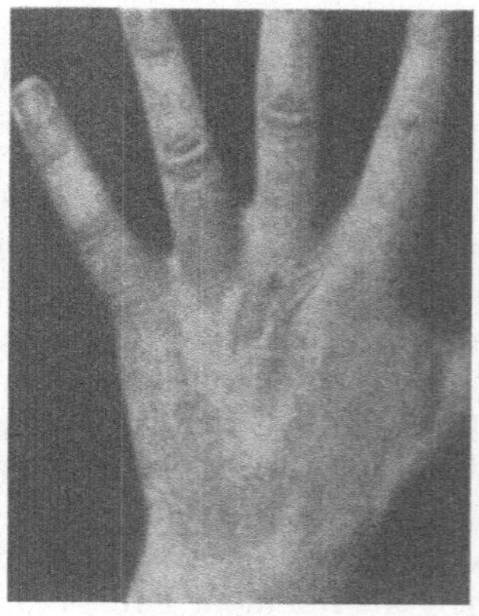

Abb. 189.

Interessant ist die Überlegenheit der Diathermie über andere Behandlungsmethoden, z. B. mit dem Friedmannschen Tuberkulosemittel.

Herr Dr. med. P.[1]) erkrankte nach der Sektion einer tuberkulösen Leiche an einem Leichentuberkel auf dem linken Handrücken. Von chirurgischer Seite wurde

---

[1]) Poelchau, Heilung einer mit dem Friedmannschen Mittel erfolglos behandelten Tuberculosis cutis verrucosa durch Diathermie. Dtsch. med. Wochenschrift 1921, Nr. 13.

Anfang 1919 die Exzision des inzwischen zweimarkstückgroß gewordenen Herdes von Tuberculosis cutis verrucosa abgelehnt, wegen der Schwierigkeit der Deckung eines so großen Hautdefektes auf dem Handrücken ohne erhebliche Funktionsstörung. Es wurde vielmehr am 19. Februar 19 die Friedmann-Injektion begonnen. Da keine Besserung in 10 Monaten (!) eintrat, wurde am 3. Dezember 19 eine zweite Injektion vorgenommen. Nach 6 Wochen war eine deutliche Verschlechterung und schnelles Wachstum des Herdes zu konstatieren (vgl. Abb. 186, 187).

Am 3. IV. 20 trat Dr. P. in meine Behandlung. Es war eine erhebliche Ausbreitung des Prozesses eingetreten (vgl. Abb. 188) sowohl in die Fläche als auch in die Tiefe. Insbesondere schritt die Erkrankung nach der Interdigitalfalte III/IV und über den Kleinfingerballen zu fort und bedrohte die Hohlhand. Ich nahm zunächst eine leichte Röntgenbehandlung vor, um die entzündlichen Erscheinungen und die Ulzerationen zu bessern. Als dieser Erfolg in 14 Tagen mir genügend erreicht schien, koagulierte ich am 17. März 1920 in einer Sitzung mit Lokalanästhesie den gesamten Herd. Die Epithelisation wurde durch Pyrogallussalben so reguliert, daß, als im August 1920 die Wunde geschlossen war, die Narbe ganz weich und wenig auffallend war. Abb. 189 zeigt die schöne, weiche, die Funktion der Hand und der Finger nicht im geringsten beeinträchtigende Narbe nach 1 Jahr. Bis heute ist kein Rezidiv aufgetreten und das kosmetische sowie funktionelle Resultat ein einwandfrei gutes (Abb. 190, 16. September 1925).

Von Wichtigkeit an diesem Falle ist also zunächst die schädliche Wirkung der Friedmannschen Einspritzungsbehandlung, die übrigens auch noch zu lokalen Störungen an der Injektionsstelle geführt hatte, ferner das Versagen des chirurgischen Eingriffs wegen der Größe des zu deckenden Hautdefektes — es wäre zumindest eine Transplantation nötig gewesen — und im Gegensatz dazu der einmalige, schnelle, einfach auszuführende Eingriff mittels chirurgischer Diathermie, der die Affektion zu einer bis jetzt $5^3/_4$ Jahre bestehenden rezidivfreien Heilung von idealer Vollkommenheit gebracht hat.

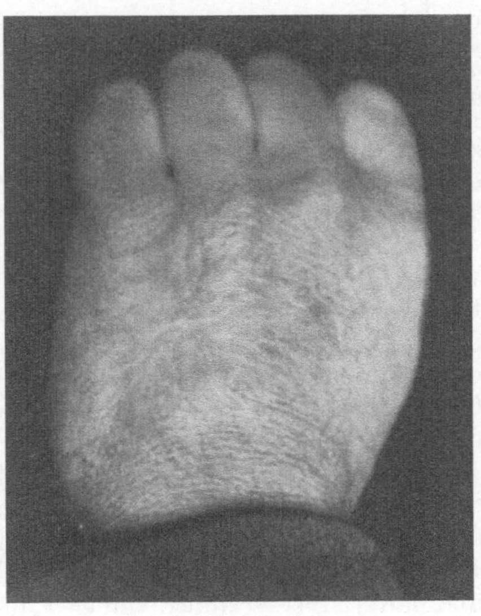

Abb. 190.

Zusammenfassend kann ich über den Wert der Diathermie zur Behandlung des Lupus bzw. der Haut- und Schleimhauttuberkulose folgendes sagen:

Sowohl der disseminierte Lupus wie sämtliche anderen Formen der Hauttuberkulose einschließlich der Gommes scrophuleux, Skrofuloderma sowie der tieferen Komplikationen bzw. primären Herde (Knochen, Knorpel, Muskelgewebe), ferner insbesondere sämtliche erreichbaren Schleimhautkomplikationen sind in gleicher Weise der Diathermie zugänglich. Die Operation erfordert weder Asepsis noch sonstige Vorbereitungen. Selbst ein Jodanstrich ist überflüssig. Kleine und mittelgroße Herde sowie sämtliche Schleimhaut-komplikationen lassen sich in einer bzw. mehreren Sitzungen, in der Sprechstunde und ambulant diathermieren.

Der Vorteil der Schnelligkeit der chirurgischen Exzision wird in mindestens derselben Weise bei der Diathermie erreicht, wobei noch die Sicherheit der Asepsis, die Unmöglichkeit der Keimverschleppung, die Vermeidung auch der kleinsten Blutung zugunsten der Diathermie spricht. Das Verfahren erfordert eine gewisse Übung und Erfahrung, um die Tiefenwirkung richtig abschätzen zu können. Indessen ist selbst eine unvollkommene Operation nicht von den mitunter deletären Folgen begleitet, die der unvollkommene chirurgische Eingriff bedingt, da ich Exazerbation stehen gebliebener Herde niemals beobachtet habe, und die Reste jederzeit der gleichen einfachen Behandlung zugänglich bleiben.

Die kosmetischen Resultate entsprechen, wie die Abbildungen zeigen, durchaus denjenigen, wie sie durch irgendeine andere Methode erzielt werden können, und werden höchstens bei ganz kleinen frischen Fällen durch die Finsenbehandlung übertroffen.

Das Verfahren bietet den Vorteil außerordentlicher Billigkeit wegen der Kürze und Einfachheit des meist einmaligen Eingriffs. Es bietet den weiteren Vorteil der ambulanten Durchführbarkeit sowie den wichtigsten Vorzug, die Schleimhautkomplikationen in definitiver Weise mit zu beherrschen und in diesem Punkte bei weitem alle bisher bekannten Verfahren zu übertreffen. Da auch die Größe der Herde für die Anwendbarkeit der Diathermie kein Hindernis abgibt, so kann ich wohl behaupten, daß es keine aussichtslosen Fälle von Lupus mehr gibt. Ich betrachte daher das Verfahren der Diathermie als einen wesentlichen Fortschritt in der Bekämpfung des Lupus sowie der Haut- und Schleimhauttuberkulose überhaupt, das vermöge seiner Einfachheit, Schnelligkeit und Gründlichkeit die Möglichkeit der Ausrottung des Lupus nahelegt.

Sowohl bezüglich der Beurteilung des Wertes der Diathermiebehandlung des Lupus, als auch bezüglich der Technik und der Nachbehandlung befinde ich mich in fast völliger Übereinstimmung mit dem leider verstorbenen Prof. Jacobi (Halle), der seine diesbezüglichen Erfahrungen in seiner ausführlichen Arbeit in der „Strahlentherapie 1914, Bd. IV, Heft 1, Seite 244ff." niedergelegt hat.

Nach oder während der Epithelisierung von Lupusoperationsflächen mit Diathermie sieht man mitunter (ebenso wie nach anderen Behandlungsmethoden) kleine, flache, bräunliche, warzenähnliche Erhebungen auftreten. Diese zeigen im mikroskopischen Bilde atypische Epithelwucherungen und könnten den Verdacht auf ein beginnendes Karzinom auftreten lassen. Sie sind aber absolut gutartig, reagieren schnell und gut auf wenige Verbände mit 5% Pyrogallusvaselin und haben bisher niemals zum Lupuskarzinom geführt. — Es ist notwendig, diese Erscheinung zu kennen.

Ebenso ist die Tuberkulose des Rachens, des Kehlkopfes, der Blase, der Knochen den Diathermieoperationen zugänglich. Zumeist können tuberkulöse Herde, wenn sie abgrenzbar sind, durch einen einmaligen Eingriff definitiv sterilisiert werden. Selbst bei großen Abszessen gelingt es, indem man die Höhlen mittels der Diathermie gewissermaßen oberflächlich ausbäckt, den größten Teil der Abszeßwand zu sterilisieren. Sorgt man für genügenden Abfluß nach allen Seiten, so wird in einer Anzahl von Fällen die Elimination eventuell übriggebliebener Reste durch die ausgelöste Hyperämie vollendet. Bleiben irgendwo Residuen, so kann man diese späterhin durch einen nochmaligen Eingriff, der nunmehr bei den lokalisierten Restpartien energisch und ausgiebig erfolgen kann, beseitigen. Hier tritt besonders die Kombination der Diathermie mit Röntgenstrahlen (siehe weiter unten) in ihre Rechte. Wir verwenden für chirurgische Zwecke spezielle Elektroden, deren Besonderheit darin liegt, daß sie eine relativ kleine Aktionsfläche haben. Mithin ist die Stromdichte an ihnen eine sehr große, und dieselbe Strommenge, die bei großen Diathermieelektroden (10 × 20 cm) nur zu einer leichten, kaum merklichen Erwärmung der darunter liegenden Flächen führt, erhitzt, auf der kleinen Elektrodenfläche zusammengedrängt, das unter dieser befindliche Gewebe bis zur Koagulationstemperatur.

Bei der Behandlung des Zahnfleischlupus, die in derselben Weise erfolgt wie die des Schleimhautlupus überhaupt, ist noch eine Schwierigkeit zu überwinden. Man muß bei der Koagulation der an die Zahnsubstanz stoßenden Randpartien größte Vorsicht walten lassen, um den Zahn selbst nicht erheblich mit zu erwärmen. Denn wie jeder Knochen läßt sich auch die Zahnsubstanz leicht diathermieren. Jedoch erhält der Schmelz sehr schnell Sprünge, und diese Sprünge können später zur Karies und zum Verlust des Zahnes führen. Man muß deshalb die Randpartien des Zahnfleisches sowie die zwischen den Zähnen belegenen Stellen mit relativ kleinen Stromstärken unter Verwendung von Nadelelektroden möglichst schnell koagulieren. Aus denselben Gründen dürfte die Desinfektion der Pulpahöhle mittels Diathermie nur mit größter Vorsicht ausführbar sein. Dagegen erweist sich die medizinische nicht chirurgische Diathermierung der Mundpartien zur Beseitigung von Zahnneuralgien und Periostitiden als ein hervorragendes Mittel; auch Kondensatorapplikationen wirken vermöge ihrer derivierenden Wirkung häufig sofort schmerzstillend.

Aus dem Vorstehenden sehen wir, daß die Diathermie für die Chirurgie eine große Errungenschaft bedeutet. Sie ersetzt nicht den chirurgischen Eingriff, sondern sie stellt ein neues chirurgisches Instrument dar. Aber dieses Instrument bietet Möglichkeiten der Anwendung, die die Chirurgie vorher nicht besaß. Wenn von manchen Seiten die Diathermie als ein spezifisches Krebsheilmittel empfohlen wird, so mnß dem energisch widersprochen werden. Die Diathermie besitzt absolut keine anderen spezifischen Vermögen als das einer reinen Wärmewirkung. Nur hat diese Wärmewirkung eine besonders tiefe Ausdehnung. Es mag sein, daß Karzinomgewebe, wenn es reichlich vaskularisiert ist, ein etwas besseres Leitungsvermögen für den elektrischen Strom besitzt als umgebendes Bindegewebe oder anderes Gewebe. Aber daraus eine spezifische Beeinflußbarkeit

für die Diathermie gegenüber den gewöhnlichen Gewebszellen konstruieren zu wollen, ist nicht genügend begründet. Nur wäre es denkbar, daß die arterielle Hyperämisierung vielleicht das normale Gewebe
im Kampf mit dem malignen stärkt und begünstigt und somit die
Diathermie zur Nachbehandlung von Karzinomnarben wertvoll ist.
Wenn aber die Diathermie auch kein spezifisches Krebsheilmittel ist,
so macht sie doch manche Krebs- oder Sarkomfälle operabel, die für
Messeroperationen aus technischen Gründen unzugänglich sind, z. B.
wegen der Blutungsgefahr bei bestehender Kachexie und Anämie oder
wegen der mangelnden Abgrenzbarkeit. Im allgemeinen aber bleiben
inoperable Tumoren auch für die Diathermie im Sinne einer Dauerheilung
inoperabel. So wird ein Karzinom, welches die Axillargefäße umwuchert
hat, ebensowenig der Diathermie wie einer Messeroperation zugänglich
sein. Dagegen werden wir einen cancer en cuirasse, der 100—200 auf
die Brustwand zerstreute Knötchen hat, ohne jede Schwierigkeit mit
Diathermie zerstören können, während die Messeroperation in diesem
Falle vollkommen versagt. Sind jedoch bereits Metastasen vorhanden,
so wird der Dauererfolg ebenso gering sein wie bei jeder anderen chirurgischen Methode.

Auch für eine ganze Anzahl anderer Operationsgebiete eröffnet
die Diathermie neue Perspektiven. Insbesondere gibt die chirurgische
Tuberkulose eine ausgedehnte Anwendungsmöglichkeit. Durch den
Umstand, daß die Diathermierung das tuberkulöse Gewebe, gleichgültig
wo es sich befindet, falls es nur dem Auge oder dem tastenden Finger
irgendwie zugänglich gemacht werden kann, zerstört, sterilisiert und
die Weiterverschleppung unmöglich macht, sind wir mit einem Schlage
in die Lage versetzt, unter Erhaltung des anscheinend Gesunden sehr
große, ja fast beliebig große Teile der Haut, der Schleimhaut, der
Drüsen, der Knochen, des subkutanen Gewebes, der Leber,
der Nieren, der Hoden usw. zu eliminieren. Auch die chirurgisch-
diathermische Inangriffnahme lokalisierter Lungentuberkulose, so
wie sie Lenhartz mit der gewöhnlichen chirurgischen Methode durchgeführt hat, ist zumindest des Versuchs wert. Wenn die diathermische Chirurgie nichts weiter leisten würde, als daß sie
die Schleimhauttuberkulose und die Hauttuberkulose, wie
aus den obigen Krankengeschichten hervorgeht, einer
schnellen und relativ sicheren Heilung zugänglich macht,
so würde schon damit ihr dauernder Wert in der Chirurgie
gesichert sein.

Sie leistet aber sehr viel mehr, wie aus den angeführten Krankengeschichten hervorgeht, die ich um hunderte von Fällen vermehren
könnte, wenn der Raum es gestattete. Ich referiere nur kurz aus den
Arbeiten verschiedener Autoren: Le Fur (Bull. méd. Jg. 36, Nr. 1,
S. 5—9, 1922) sagt: . . . Papillome der äußeren Geschlechtsteile verschwinden sicherer nach Diathermieapplikation, als mit irgendeinem
anderen Verfahren. . . . Besonders wirksam bei phagedänischem Schanker
. . . Polypen und Papillome sind Glanzfälle für die Diathermie . . . Die
Blasenpapillome sind der Triumph der Diathermie . . . Bei Neoplasmen

wird gründliche diathermische Koagulation im Zystoskop nur vorgenommen, wo keine Zystitis, Blutung noch Retention besteht; in allen anderen Fällen wird bei eröffneter Blase operiert. Die Erfolge waren vorzüglich. — George A. Wyeth (New York med. journ. Bd. 114, Nr. 12, S. 685—87, 1921) beschreibt einen Fall von großem karzinomatösem Geschwür auf der Rückenfläche des proximalen Zeigefingergliedes der linken Hand. In Narkose wurde die ganze Ulceration koaguliert und die koagulierten Massen kurettiert. Am 2. Tage wurde Patient entlassen und ambulant weiterbehandelt. Nach der Operation hat der Patient zum erstenmal seit vielen Wochen ohne Schmerzen die Nacht durchgeschlafen. — Die bekannten Vorzüge der diathermischen Operation (intensive Wirksamkeit, Schnelligkeit, Einfachheit, Vermeidung von Blutung, Schock, Keimversprengung; sofortiges Sistieren der Schmerzen, günstiger Heilungsverlauf, meist weiche Narbenbildung) sichern dieser Methode den Vorrang unter den Behandlungsmethoden des Carcinoms.

Phélip, Louis. Bei einem Fall von chronischer Urethritis wurde im Endoskop dicht hinter dem Bulbushals ein Strang festgestellt, welcher quer von einer Seite der Urethralwand zur anderen reicht und an der oberen Wand adhäriert. Verf. nimmt eine angeborene Verengerung an. Mittels Hochfrequenzfunken wird im Endoskop das Hindernis beseitigt. Der Eingriff war schmerzlos, blutlos und unmittelbar danach gelang die Einführung von Nr. 28. Heilung ohne sichtbare Narbe und ohne spätere Wiederverengerung. Der Vorteil der Methode ist die Kontrolle des Auges, Schmerz- und Blutlosigkeit; es entsteht keine Narbe.

Die Methode ist für mäßig enge und begrenzte Verengerungen geeignet und verdient wegen ihrer leichten Anwendbarkeit weitere Verbreitung.

Pfahler, George E. (New York med. journ. a. med. record Bd. 116, Nr. 10, S. 553—555, 1922). Für präanceröse Affektionen, wie Warzen, Keratosen, Fissuren ist die diathermische Koagulation zu empfehlen; hierdurch kann der Krebserkrankung in vielen Fällen vorgebeugt werden. — Jeder Fall von ausgebildetem Epitheliom erfordert gründliche Zerstörung oder Entfernung. Die partielle Zerstörung in mehreren Etappen ist ein Kunstfehler.

Wyeth, George A. Verf. bespricht die chirurgische Anwendung der Diathermie bei zutage liegenden Krebserkrankungen. Auch die zum Krebs disponierenden Dermatosen, die Keratosis, Acanthoma, gutartige und bösartige Warzen, chronische Geschwüre, Papillome, Lupus vulgaris und erythematodes, Röntgendermatitis und andere Hautveränderungen können durch diathermische Koagulation geheilt werden. Verf. führt mit Abbildungen einige Fälle von Nasen- und Ohrkarzinom vor. Er betont die ideale Wirkung der Methode bei der Entfernung kleiner Tumoren der Augenlider, wobei das umgebende Gewebe in weitgehendem Maße erhalten bleibt. Er faßt die Vorteile der diathermischen Operation dahin zusammen, daß die Gefahr und die Wahrscheinlichkeit der Metastasen herabgesetzt wird, sofortige Schmerzstillung eintritt, keine Blutung, kein Operationschock vorhanden ist, daß man die Dosis genau einhalten kann, daß vollkommene Sterilisierung der Wundfläche herbeigeführt wird, und daß der Allgemeinzustand sich schnell nach der Operation hebt und die Resultate kosmetisch gut sind.

Wulff, Paul. Verf. hat 25 Fälle gutartiger Blasentumoren mit Diathermie behandelt. Eine Bauchelektrode außen und im Zystoskop eine spitze Kupfersonde, welche mehrmals in den Rand des Tumors sowie in seine Basis resp. Stiel eingestochen wird. Stromdauer 4—10 Sekunden für jede einzelne Koagulation. 22 von diesen Fällen wurden geheilt, zum Teil nach mehrmalig wiederholter Kur. Ein Fall wurde karzinös, einer starb an Pneumonie, ein weiterer entzog sich der Beobachtung. Lokale Rezidive wurden nicht beobachtet, an anderen Stellen der Blase häufig. Die Behandlung findet ohne Anästhesie statt; stationäre Beobachtung nicht in allen Fällen erforderlich. Resultate demnach wohl unübertrefflich.

Matagne. Verf. wendet die chirurgische Diathermie bei oberflächlichen Krebsen an und erneuert den früher von Doyen propagierten Irrtum der höheren, d. h. elektiven Empfindlichkeit der Krebszellen gegenüber der normalen. Indiziert ist die Koagulation bei Hautkrebs, welcher für Radiumanwendung zu vorgeschritten ist oder das subkutane Gewebe ergriffen hat, sowie bei Radioresistenz. Die Methode ist voll lokalisierbar und dosierbar. Die chirurgische Diathermie ist eine schnelle, blutlose Operation. Die Narkose wird dabei besonders gut vertragen. Er beschreibt 5 Fälle (ein Schläfenkarzinom, eins in der Mundhöhle am Gaumen rechts, zwei der Zunge und eins der Glans und des Praeputiums), die gut heilten.

Bordier, H. Nach jahrelanger chronischer Einwirkung von Röntgenstrahlen bei Durchleuchtungen bildete sich eine Röntgenschädigung der Fingerrücken an Daumen, Zeige- und Mittelfinger beider Hände aus, in Gestalt papillomatöser Wucherungen. Die Krusten wurden allmählich nach ca. 2 jährigem Bestehen durch kleine diathermische Koagulationen zerstört und geheilt. Nur eine große Stelle am Metakarpophallangealgelenk des rechten Zeigefingers war bis zur Größe eines 18 mm im Durchmesser haltenden Krebsgeschwüres mit verhärteten Rändern, schmerzhafter Infiltration der Umgebung ulzeriert bei intaktem Gelenk. Wegen der Ausdehnung hatte Verf. gegen die Anwendung der Diathermie Bedenken gehabt. Da aber der chirurgische Eingriff Amputation des ganzen Fingers und des distalen Drittels des Metakarpus bedeutet hätte, entfernte er durch Koagulation in Lokalanästhesie das Ulcus. Von diesem Augenblick an hörten die Schmerzen vollkommen auf. Nach 10 Tagen wurde der Schorf abgestoßen; nach 2 Monaten war alles epithelisiert. Vom Dezember 1921 bis 9. V. 1922 weder objektiv noch subjektiv an der Stelle etwas Pathologisches zu bemerken. Auf eine Diskussionsbemerkung Béclères, daß durch Röntgen- oder Radiumbestrahlung auch Heilung eingetreten wäre, wird auf die Schnelligkeit der Wirkung ohne Latenzzeit, auf das sofortige Aufhören der Schmerzen, und das Vermeiden von Zellrestresorption hingewiesen und damit die Vorzüge der Diathermie vor den Bestrahlungen betont.

Martin, J. Intravesikal wird bei wassergefüllter Blase entweder die Fernapplikation mit Funken zwecks oberflächlicher teils mechanischer, teils thermischer Zerstörung angewandt oder die eigentliche diathermische Kontaktapplikation. Die Abschätzung der Tiefenwirkung ist schwierig; einen Anhalt gibt die Gefühllosigkeit der Applikation auf Auswüchse der Blasenschleimhaut im Gegensatz zum Auftreten von Schmerzen bei der Koagulation der Blasenwand selbst. Nach 3 Wochen ist der Schorf abgestoßen und ein erneuter Eingriff eventuell möglich. Die Koagulation wird im Operationszystoskop 15—20 Sekunden lang angewandt, mehrere bis 20 Koagulationsstellen können in einer Sitzung nebeneinander oder an verschiedenen Stellen angewandt werden. Die Diathermie ist wegen der Tiefenwirkung und der Schnelligkeit des Effektes der Fulguration überlegen. Die Methode hat in der Urologie anscheinend Bürgerrecht erworben.

Young, H. McClure. Ein spezielles Instrument mit Irrigations-einrichtung und einem Nebenkanal zum Einführen der Elektrode ist nötig, damit der ganze Umfang der Urethra in der Tiefe zu Gesicht gebracht werden kann vom Rande des Sphincter internus an peripherwärts bis zum Sphincter externus. Die Irrigationsflüssigkeit strömt nicht dauernd, sondern wird von Zeit zu Zeit angehalten, um ein teilweises Kollabieren der Urethra für feinere Inspektion zu ermöglichen. Es eignet sich für die intraurethrale Behandlung 1. Schleimhauthypertrophie, Polypen, 2. Granulomatasis mucosae, 3. kleine Taschen, die in die Prostata hineinreichen und ziemlich häufig auftreten. Sie finden sich meistens auf der Bodenfläche der Urethra. Sie sind Überbleibsel alter Abszesse oder dilatierte Prostatafollikel. 4. Varicen der Schleimhaut. — Schließlich wird die Methode an Stelle des chirurgischen Eingriffs zur Koagulation eines ganzen Prostatalappens empfohlen.

Hughes, W. Kent empfiehlt die chirurgische Diathermiebehandlung als heilende und palliative Maßnahme bei Ulcus rodens, Epitheliomen, Endotheliom, besonders im Gesicht, ferner bei Angiofibrom, großen Naevi. Besonders günstig sind Anfangsfälle und solche, welche nicht vorher röntgenbestrahlt sind. Auch wenn die Gesichtsknochen maligne erkrankt sind, gelingt die Heilung durch Diathermie, außer beim Os ethmoidale. Die Defekte müssen später plastisch gedeckt werden

Sibley, W. Knowsley benutzt die chirurgische Diathermie zur Behandlung verschiedener Hautaffektionen. In bezug auf diese betont er die geringe Schmerzhaftigkeit, welche ihre Anwendung ohne lokale oder allgemeine Anästhesie gestattet. Die Vorteile der Diathermieoperationen sind erstens, daß sie blutlos verlaufen, daß vollkommene Zerstörung der Gewebe eine Versprengung und sekundäre Infektion verhindert, daß das Operationsgebiet vollkommen sterilisiert wird, daß die Ausbreitung der Zerstörungszone genau reguliert werden kann, daß keine Schockwirkung nach Operationen auftritt, daß alle Blut- und Lymphgefäße in der Umgebung koaguliert werden und septische Resorption vermieden wird, daß infolge der Blutlosigkeit die Übersicht dauernd gewährleistet wird, daß die Narbenbildung eine feste ist und eine Barriere gegen die Ausbreitung maligner Tendenzen bildet, daß die Operation selbst bei sehr alten oder schwachen Patienten ausgeführt werden kann, bei denen chirurgische Intervention nicht mehr möglich wäre, wobei eine Stimulation durch den elektrischen Strom aufzutreten scheint, und daß die Operation nötigenfalls in verschiedenen Sitzungen oder wiederholt ausgeführt werden kann. Verf. verwendet chirurgische Diathermie bei Lupus, Lupus erythemathodes, multiplen hämorrhagischen Sarkomen, Naevus, Pruritus vulvae, Ulcus rodens. Er empfiehlt sie auch, um Aknepusteln, Eiterbeulen und Abszesse zu eröffnen.

Matagne empfiehlt die in Deutschland seit 1909 bekannte und geübte chirurgische Diathermie. Er bestätigt ihre Vorteile: Sie ist unblutig; man vermeidet dabei die Eröffnung von Blut- und Lymphbahnen, so daß Bazillen- und Zellversprengung ausgeschlossen sind. Es handelt sich nicht um Kauterisation, sondern beim Stromdurchgang wird das Gewebe wie ein Ei gekocht. Die Methode arbeitet schnell, erfordert aber Narkose oder Lokalanästhesie, abgesehen von kleinen oberflächlichen Fällen. Nachschmerz tritt fast niemals auf. Hauptindikation ist äußerlich zugängliches Karzinom ohne Metastasen, besonders Lippen-, Zungen-, Hautkrebs. Der Schorf stößt sich in 2—3 Wochen ab, die rein granulierende Wundfläche, welche sich dann zeigt, epithelisiert schnell. Besonders überlegen zeigt sich die Methode der Nervenoperation bei Zungenkrebs, wo auch die Radiotherapie meist versagt. Desgleichen leistet sie Vorzügliches beim Durchtrennen der Carpora cavernosa beim Carcinom der Glans penis. Auch bei Blasenpapillomen wird die chirurgische Diathermie mit Erfolg angewandt. Zum Schluß erwähnt er einige kosmetische Indikationen: kleine Naevi pigmentosi, punktförmige Angiome, Epilation.

Douglas Harmer, Bartholomews Hospital, London, bezeichnet die Diathermie als die beste und sicherste Methode, um schnell Geschwülste der Schleimhaut der oberen Luftwege zu beseitigen. In frühen Fällen sind die Resultate viel besser als die der Messeroperation. Mit ihrer Hilfe sind viele, für Messerchirurgie inoperable Fälle, zugänglich, und können für lange Perioden beschwerdefrei gemacht werden. Kombination mit Radium und Röntgen ist manchmal empfehlenswert. Hauptvorteile sind: geringer Blutverlust bei der Operation, kein Schock danach, noch Schmerzen, noch Toxämie. Die Patienten stehen meist nach 4 Tagen auf. Schorfe stoßen sich in 14 Tagen ab; sekundäre Blutungen sind selten. Bronchitis ist nicht zu befürchten. Nach 12 Jahren ist Verf. überzeugt, daß Diathermie einen Fortschritt in der Chirurgie des Krebses bedeutet.

Georges Portmann und Noël Moreau loben bei der Diathermie-Operation die Weichheit und geringe Retraktionsneigung der Narben, die Heilbarkeit von Stenosen, nasalen Synechien, nasalen und choanalen Atresien, chronischer Nasentuberkulose. Sie eignet sich zur Heilung benigner und maligner Kehlkopftumoren.

Gunnar Holmgren hat seit 1922 alle malignen Kiefertumoren mit Diathermie operiert (23 Fälle). Seine Technik ist folgende: Er beginnt mit Kokainisierung der Schleimhaut, injiziert lokal und regionär

Novocain - Suprarenin ($^1/_2\%$) unter Verhütung von Implantations-
gefahr von Tumorzellen durch die Nadel in gesundes Gewebe, dann Chloro-
formnarkose. Vorbereitend Morphium oder Pantopon. Fernhalten von
Oberlippe und Zunge mit durch Hartgummischicht isolierten Haken.
Freilegen des Oberkiefers von der Schleimhautseite aus. Von der Fossa
canina aus legt er eine kleine Öffnung in die Kieferhöhle, durch welche
eine erbsengroße Elektrode in die Kieferhöhle eingeführt wird. Die
andere ebenso große aktive Elektrode wird abwechselnd an die laterale
Wand der Nasenhöhle, Alveolarfortsatz, harten Gaumen usw. angelegt
und kräftig diathermiert. Man kocht so längere Zeit den ganzen Inhalt
der Kieferhöhle, meißelt die vordere-untere, mediale Wand der Höhle
und einen Teil des harten Gaumens breit auf und koaguliert sofort die
entstehenden Wundflächen, löffelt die Höhle gut aus und koaguliert
die Wandfläche exakt. Man verhindert Aspiration durch Tampons
und Pumpe. Vorherige Unterbindung der Carotis externa ist unnötig. Dann entfernt man die laterale Nasenwand, den Rest der
Kieferhöhlenwände und den Processus pterygoideus und koaguliert,
soweit man Tumor vermutet, wenn nötig, auch die Orbitalwand ohne
Rücksicht auf das Auge. Hieran schließt sich die Koagulierung des
Siebbeins, Eröffnung des Ostiums und kurzes Auskochen der Keilbein-
höhle. Die Stirnhöhle bleibt meist intakt. Ist das Nasendach aber
erkrankt, so kann beim Vorgehen bis zu den Meningen später Meningitis eintreten (der einzige postoperative Todesfall von Holmgrens Statistik). Danach Einlegen eines Mikuliczschen Beuteltampons auf 24
Stunden. Nachbehandlung, siehe Originalarbeit.

Vorteile der Diathermieoperation: 1. Wenn die Haut nicht mit
erkrankt ist, ist kein äußerer Schnitt nötig; kosmetisch besseres Resultat.
2. Abtötung des Tumors von Anbeginn an und dadurch Vermeidung
von Keimverschleppung. 3. Unblutiger Verlauf der Operation und erstaunlich guter Kräftezustand nach der Operation. 4. Siebbein- und
Keilbeinhöhlentumoren sind leicht zugänglich. 5. Endlich Leichtigkeit
lokaler Rezidivbehandlung an jeder verdächtigen Stelle durch Koagulation.

Elis Berven, Stockholm, hat die chirurgische, die Röntgen-, die
Radium- und die diathermisch-chirurgische Behandlung des Bukal-
karzinoms nach eigenen Erfahrungen verglichen. Rein chirurgische
Behandlung erreichte 15 % Symptomfreiheit nach 3 Jahren. Röntgen-
behandlung allein gab schlechte Resultate. Radium und Röntgen
kombiniert ergaben 18% Symptomfreiheit nach 4 Jahren und länger.
Chirurgische Diathermie ergab 36—38% Symptomfreiheit nach
2 Jahren. Diese Behandlung wurde erst seit 1922 geübt. Er hebt als
Vorteile hervor: 1. Die Diathermieoperation ist leichter auszuführen,
2. sie erleichtert unmittelbar die Schmerzen, macht keine schwere
Reaktion und kein Risiko schwerer Atrophien und Nekrosen. 3. Lokale
Rezidive scheinen nach derselben in sehr geringer Anzahl aufzutreten.

Diese kleine und ganz willkürlich getroffene Auswahl von Erfahrungen über chirurgische Diathermie aus dem Auslande illustriert die
überragende Bedeutung, die der Methode in der Chirurgie, besonders

der malignen Tumoren, zukommt und könnte weit ausgedehnt werden, wenn ich auch nur eine beschränkte Anzahl der in der Blase, an der Urethra, Prostata, am Darm, der Lunge, der Leber, den Knochen, dem Rachen, den Extremitäten usw. ausgeführten Operationen erwähnen wollte.

6. Kapitel.

Die Diathermie im Kriege.

Die Diathermie hat neben der gesamten übrigen physikalischen Therapie eine sehr ausgedehnte Verwendung bei Kriegserkrankungen und Kriegsverletzungen gefunden. So kommt ihre Anwendung zunächst bei allen Indikationen in Frage, wie sie überhaupt allgemein medizinisch Gegenstand der Besprechung dieses Lehrbuches sind. Wir beschränken uns daher in diesem Abschnitt auf eine Reihe von Kriegserkrankungen und Verletzungen, bei denen sie besonders gute Resultate aufzuweisen hatte, teils für sich, teils in Kombination mit anderen physikalischen Methoden.

Es bedarf keiner Betonung, daß die Diathermie bei frischen Kriegsverletzungen keine Anwendung finden konnte; denn erstens war sie in Frontlazaretten nicht vorhanden, und zweitens ist sie fast ausschließlich zur Nachbehandlung nach Ablauf der entzündlichen oder Wundstadien geeignet.

Bei der Behandlung der Kriegsverletzten und Kriegserkrankten kommt im wesentlichen

1. die resorbierende und erweichende Wirkung (Narben, Callus, Neurome, Infiltrate, Hämatome, Versteifungen, innere Verwachsungen),
2. die dekongestionierende (Ödeme, außer akut entzündlichen, Stauungen — Schwellungen —, in inneren Organen),
3. die stimulierende, wachstums- und regenerationsanregende (lokale Gangrän, Erfrierungen, Stasen, trophische Störungen, Regeneration von Muskel- und Nervengewebe nach mechanischen Durchtrennungen, epithelisierende),
4. die schmerzstillende und empfindungsregulierende Wirkung (Narben-, Kalluschmerz, Neuralgien, Hypesthesien, Hyper-, Parästhesien, Schmerzkontrakturen, rheumatische Schmerzen, Schmerzen innerer Organe),
5. die Wirkung auf allgemeine Störungen (Neurosen, Dyskrasien usw.)

in Frage.

Zur Illustrierung der genannten Diathermiewirkungen lasse ich aus dem Material mehrerer Tausende von Krankengeschichten eine kleine Anzahl stark gekürzt folgen:

1) 29. I. 15. Rechte Brustseite Streif-Steckschuß. 21. VIII. 15. Spannung der Narbe bei Armbewegungen. Schmerzen beim tiefen Einatmen. Bisher mediko-mechanisch ohne Erfolg behandelt. Am 21. VIII. 15. Beginn der physikalischen Behandlung. 7. X. 15. Mit frei beweglichem Arm schmerzfrei fd. entlassen.

2) 11. VIII. 15. Rechte Wade Krampfaderoperation. Zurzeit 24 cm lange Narbe, von der Wade bis auf den Oberschenkel reichend. Narbe spannt sich bei Bewegungen, und das behindert die Kniebeugung. Beginn der physikalischen Behandlung am 20. XI. 15. 29. XI. Narbe erweicht, Kniebeugung völlig frei.

3) 29. V. 15. Gangrän des rechten Handrückens. Operation. 11. I. 16. Harte Narbe mit der Unterlage verwachsen, schmerzhaft. Handgelenk versteift. Beginn der physikalischen Behandlung. 21. I. Narbe Schmerzen gebessert. 3. II. Narbe erweicht, auf der Unterlage verschieblich. 23. II. Handgelenk beweglich, nur geringe Empfindungen in der Narbe.

4) 6. XI. 15. Varizen an beiden Beinen operiert. 6. III. 16. Spannung und Schmerzen in den Narben. Muskelatrophie. Beginn der physikalischen Behandlung. 16. III. Fast schmerzfrei. 21. III. Schmerzen und Spannung geschwunden, Kraft gut.

5) Schnittverletzung des linken Daumenballens. 19. VIII. 15. Daumen fast unbeweglich infolge starrer Narbe. Beginn der physikalischen Behandlung. 25. VIII. Daumen völlig beweglich.

6) 28. IV. 15. Rechter Oberschenkel Granatsplitter. 19. XI. Es besteht ein Narbenkeloid auf dem Quadriceps, welches hyperalgetisch ist und stark juckt. Beginn der physikalischen Behandlung. 11. XII. 15. Narbe am Oberschenkel weich, unempfindlich, Jucken geschwunden.

7) 19. V. 15. Rechter Unterkiefer Sagittaldurchschuß mit Kieferfraktur. 12. XI. Es besteht noch eine Anschwellung der Backe und Kiefersperre. Schmerzen beim Kauen. Abstand der Zahnreihe $2^3/_4$ cm. Beginn der physikalischen Behandlung. 11. XII. Patient kann beschwerdefrei kauen. 20. XII. Zahnreihe kann 3,2 cm entfernt werden. Patient wird beschwerdefrei entlassen.

8) 13. VI. 15. Kopfschuß links, Kiefergelenk durchschossen. 26. X. 15. Beginn der physikalischen Behandlung, Schmerzen beim Kauen, Zahnreihen können nur 0,7 cm voneinander entfernt werden. 22. XII. Patient wird beschwerdefrei entlassen. Kann ohne Schmerzen essen. Entfernung der Zahnreihen 2,2 cm.

9) 18. VII. 15. Querdurchschuß durch die untere Gesichtshälfte. Rechter Masseter und Kiefergelenk durchschossen. 25. VIII. 15. Kiefergelenk versteift. Zahnreihen können nur bis fast 1 cm geöffnet werden. Schmerzen beim Kauen. Beginn der physikalischen Behandlung. 4. XI. 15. Zahnreihen bis 3,5 cm geöffnet. Keine Beschwerden beim Essen.

10) 2. XII. 15. Schulterdistorsion, Fraktur des linken Akromion und der Klavikula. 7. III. 16. Arm kann seitlich nur 31° abduziert werden. Schmerzen bei Bewegungsversuchen, Kallus druckempfindlich. Großer Muskeldefekt auf der Höhe der Schulter. Parästhesien im linken Arm. Beginn der physikalischen Behandlung. 17. III. Arm seitlich 71°. 28. III. Arm seitlich 81°, Schmerzen gebessert. 10. IV. Arm seitlich 142°. Schmerzen nur noch bei Druck auf die Narbe. 14. IV. Schulter vollkommen frei beweglich, sämtliche Beschwerden geschwunden. Kraft gebessert, dynamometrisch 62 kg.

11) 6. X. 15. Linker Oberarm Schrappnelldurchschuß, Fraktur. 26. I. 16. Schulter steif, Schmerzen bei Bewegungen, grobe Kraft herabgesetzt, Arm kann seitlich 86° abduziert werden. Beginn der physikalischen Behandlung. 7. II. Arm seitlich 89°. 26. II. Arm seitlich 120°. Schmerzen gebessert. Kallus noch empfindlich. 6. III. Arm seitlich 133°. 10. III. Arm seitlich 145°. 15. III. Armbewegung in der Schulter frei, Muskelatrophie geschwunden, Schmerzen gleichfalls, grobe Kraft gut, fd. entlassen.

12) 24. XI. 14. Rückenschuß, Schulterblattfraktur. 21. VIII. 15. Großer Muskeldefekt. Narbe 18 mal 24 cm. Arm kann seitlich nur um wenige Grade, nicht meßbar, abduziert werden. Beginn der physikalischen Behandlung. 3. IX. Arm seitlich 60°. 25. XI. Arm seitlich 104°.

13) 6. X. 14. Splitterfraktur des rechten Oberarmkopfes und der Skapula. 18. X. 15. Schulterankylose, Beweglichkeit 20°. Beginn der physikalischen Behandlung. 8. XI. Arm kann seitlich 64° abduziert werden. 3. XII. Abduktion 98°.

14) 19. V. 15. Granatsplitter rechte Schulter. 20. I. 16. Schulter versteift, Arm kann seitlich 97° abduziert werden. Beginn der physikalischen Behandlung. 3. II. Abduktion 112°. 14. II. Armbewegung in der Schulter völlig frei.

15) 15. VII. 15. Schuß durch die linke Schulter. 5. X. 15. Linker Arm kann seitlich 95° abduziert werden. Beginn der physikalischen Behandlung. 15. X. Abduktion 125°. 9. XI. 163°. 1. XII. Armbewegung normal.

16) 20. VII. 15. Steckschuß rechtes Knie. 30. XII. Kniebeugung nur bis 122° unter Schmerzen möglich. Beginn der physikalischen Behandlung. 10. I. 16. Kniebeugung 52°. Schmerzen geschwunden. 13. I. Beugung 39°. Völlig beschwerdefrei, fd.

17) 23. VIII. 15. Hufschlag gegen die linke Kniescheibe. 12. XI. Kniebeugung nur bis 126° möglich, Schmerzen, Erguß im Knie. Beginn der physikalischen Behandlung. 23. XI. Beugung 105°. 4. XII. Beugung 61°. 16. XII. Beugung normal, 40°. Erguß geschwunden.

18) 27. V. 15. Granatsplitter, Femurfraktur. 2. XI. 15. Kniebeugung bis 148* möglich. Beginn der physikalischen Behandlung. 22. XI. Kniegeugung 55°.

19) Seit 6 Jahren Gelenkrheumatismus. 8. X. 15. Heftige Schmerzen im Knie, Kniebeugung 75°. Beginn der physikalischen Behandlung. 19. X. Kniebeugung 51°. 2. XI. Schmerzen völlig geschwunden, Kniebeugung 39°.

20) 2. V. 15. Granatsplitterschuß rechter Oberschenkel. 24. VIII. 15. Kniebeugung 120°. Streckung 162°. Schmerzen, hinkender Gang. Beginn der physikalischen Behandlung. 11. IX. Beugung 63°. Streckung 183°. Geht ohne Hinken schmerzfrei.

21) 24. V. 15. Rechtes Knie durchschossen. 19. VIII. Knie stark versteift, kann unter Tremor bis 145° gebeugt werden. Beginn der physikalischen Behandlung. 14. IX. Kniebeugung 75°. 7. X. 63°.

22) 25. X. 14. Linksseitiger Beckenschuß. 22. XI. 15. Tiefe, eingezogene Narbe. Hüfte nur andeutungsweise beweglich, beim Versuch der Bewegung Schmerzen. Beginn der physikalischen Behandlung. 13. XII. Rumpfkreisen möglich, aber noch Schmerzen. 27. XII. Bewegung im Kreuz ausgiebig und schmerzfrei.

23) 3. VI. 15. Linke Wade Schrappnellverletzung. 29. I. 16. Fuß völlig versteift, Exkursion 0, Zehen fast unbeweglich. Narbe mit den Extensoren verwachsen. Beginn der physikalischen Behandlung. 16. II. Fußbewegung angedeutet, Zehen noch versteift. 28. III. Fußgelenk gebessert, große Zehe etwas beweglich. 3. IV. Fußgelenkexkursion 40°. Geht beschwerdefrei.

24) 27. VIII. 15. Tibiafraktur links, Schrappnellschuß. 9. II. 16. Hinkender Gang, linker Fuß fast völlig steif, Exkursion dorsal 2°, plantar 16°. Beginn der physikalischen Behandlung. 19. II. Exkursion dorsal 21°, plantar 20°. Geht fast ohne Hinken. 28. II. Gang weiter gebessert, Fuß dorsal 40°, plantar 20°.

25) 13. VI. 15. Oberflächlicher Knochenstreifschuß am linken Unterschenkel. 7. XI. 15. Schmerzen, Hinken, Fußbewegung stark eingeschränkt. Beginn der physikalischen Behandlung. 13. IX. Vollkommen beschwerdefrei, mit normaler Beweglichkeit entlassen.

26) 7. VIII. 15. Linker Ellbogen Gelenkdurchschuß. 23. IX. 15. Ellbogen ankylotisch, Beugung 50°. Streckung 92°. Beginn der physikalischen Behandlung. 12. XI. Ellbogenbeugung 29°. Streckung 122°.

27) 11. VI. 15. Rechter Arm, Ellbogen, Weichteilschuß. 31. VIII. 15. Narbe mit dem Knochen stark verwachsen. Ellbogenbeugung 97°. Streckung 150°. Beginn der physikalischen Behandlung. 16. IX. Ellbogenbeugung 49*. Streckung 177°.

28) 21. V. 15. Linker Unterarm, Explosivgeschoßverletzung. 5. I. 16. Linkes Handgelenk völlig unbeweglich. Stark verwachsene Weichteilnarbe. Beginn der physikalischen Behandlung. 15. I. 16. Handgelenk kann mit großer Anstrengung etwas gehoben werden. 26. I. Handgelenk kann fast bis zur Senkrechten gehoben werden. 23. II. Hand kann nach oben mühelos bis zu 93° gehoben werden.

29) 28. VI. 15. Fraktur der Grundphalanx des linken Zeige- und Mittelfingers. 12. VIII. 15. Bei Faustschluß Fingerabstand 4 cm. Beginn der physikalischen Behandlung. 18. VIII. Nach 5 Behandlungen Faustschluß voll. Kraft gut, beschwerdefrei.

30) 6. II. 15. Rechtes Handgelenk durchschossen, Radiusfraktur. 6. IX. 15. Faustschluß unvollkommen. Fingerabstand: II: 8 cm, III: 6 cm, IV: 4 cm, V: 5 cm. Beginn der physikalischen Behandlung. 29. IX. Faustschluß voll.

31) 11. X. 14. Rechter Unterarm zerschmettert. 8. IX. 15. Narbenverwachsung. Faustschluß behindert. Fingerabstand: II: 4 cm, III: 6 cm, IV: $6^1/_2$ cm, V: 7 cm. Beginn der physikalischen Behandlung. 5. X. Faustschluß Fingerabstand: II: $^1/_4$ cm, III: $1^1/_2$ cm, IV: $2^1/_2$ cm, V: 2 cm. 8. X. Faustschluß voll.

32) 21. V. 15. Rechtes Handgelenk durchschossen. 13. IX. Faustschluß Fingerabstand: II: 6 cm, III: 6 cm, IV: 5 cm, V: 5 cm. Beginn der physikalischen Behandlung. 5. X. Faustschluß voll.

33) 6. III. 15. Linker Unterarm Granatsplitterschuß. 7. X. 15. Faustschluß behindert: II: $10^1/_2$ cm, III: 10 cm, IV: $9^1/_2$ cm, V: $10^1/_2$ cm. Beginn der physikalischen Behandlung. 14. X. Faustschluß voll.

34) 2. V. 15. Phlegmone der linken Hand. 23. IX. 15. Operationsnarbe. Faustschluß behindert. Fingerabstand: II: $6^1/_4$ cm, III: $5^1/_2$ cm, IV: 6 cm, V: $7^1/_2$ cm. Beginn der physikalischen Behandlung. 2. X. Faustschluß: II: 0 cm, III: 0 cm, IV: 1 cm, V: 1 cm. 9. X. Faustschluß voll.

35) 10. VII. 15. Linke Schulter Steckschuß. 7. IX. 15. Sehr große Narbe auf der Spina scapulae. Schmerzen im Nacken, Schiefhals nach links. Schulter versteift. Arm kann seitlich nur bis 85° gehoben werden. 20. IX. Arm seitlich 100°. Schiefhals noch vorhanden. 1. X. Arm seitlich 126°. 11. X. Linke Schulter vollkommen frei, Halsbewegung normal.

36) 13. VII. 15. Schrapnellsteckschuß im rechten Unterschenkel über den Knöcheln. Fibulafraktur. 24. IX. Schmerzen beim Laufen und Gehen in der Kallusgegend. Schwäche im Bein. Auswärtsrollen des Fußes behindert. 4. X. Beschwerdefrei; fd. entlassen.

37) 23. VII. 15. Rechtsseitiger Brustdurchschuß. 2 Tage Hämoptoe. 21. IX. Schmerzen bei Armbewegungen in der Schulter. Schulter versteift, Arm seitlich 110° unter intensiven Schmerzen, Schwäche im Arm. 29. IX. Arm seitlich 152°, weniger Schmerzen. 8. X. Arm kann in der Schulter völlig frei gestreckt werden.

38) 7. VI. 15. Rechts Tibiafraktur durch Sturz. 24. IX. Schmerzen im Bein und Fußgelenk. Hinkt. Frischer Kallus an der Tibia. I. X. Kallus geschwunden. 28. X. Am Schienbein noch zeitweise Schmerzen. 23. XI. Beschwerdefrei entlassen; gd.

39) 6. VIII. 15. Beim Sprung Bruch des rechten Knöchels. 12. X. 15. Verdickung des Malleolus internus. Schmerzen beim Gehen, Schwäche im Bein. 22. X. Verdickung geschwunden, Schmerzen beim Gehen auf ebener Erde gleichfalls; gd. entlassen.

40) 4. V. 15. Linker Unterarm Gewehrlängsdurchschuß. Ulna gesplittert. 17. I. 16. Handgelenk versteift, Supination fast aufgehoben, Schwäche in der Hand, Faustschluß ohne Kraft. 7. II. Supination deutlich gebessert, desgleichen Kraft. 17. II. Supination weiter gebessert, Faustschluß kräftig. 23. II. Bis auf geringe Beschwerden auf Druck am distalen Ende der Ulna beschwerdefrei; fd.

41) 1. IV. 15. Stichwunde am linken Knie. Phlegmone. 9. X. Große Operationsnarben, welche die Kniebewegung verhindern. Schmerzen beim Gehen, Muskelschwäche. Kniebeugung 132°. 13. XI. Kniebeugung 96° beschwerdefrei; gd.

42) 18. V. 15. Steckschuß linke Schulter. 7. IX. Schmerzen bei Bewegungsversuchen, Abduktion des linken Armes 25°. 21. IX. Abduktion 45°. 6. XI. Abduktion 69°. 30. XI. Abduktion 90°. Bewegungen nach vorn und hinten frei.

43) Wurde am 10. V. mit dem Wagen mitgeschleift. Bluterguß ins rechte Knie. Schmerzen, Bewegungsbehinderung. Am 30. VIII. 15 Beginn der Behandlung. 7. IX. Nach Diathermiebehandlung geheilt entlassen; fd.

44) 8. VI. 15. Luxation des rechten Knies beim Fechten. Schmerzen an der Kniescheibe. Beginn der Behandlung am 1. IX. 15. 3. IX. Nach 2 Behandlungen fd. entlassen.

45) 1. V. 15. Linksseitige Pneumonie, darnach Empyem. 26. X. Große Operationsnarbe, von Empyem herrührend. Stechen beim Atemholen. Kurzatmig. Behandlung mit Diathermie und Quarzbestrahlung. 5. XI. Stechen beim Atmen geschwunden. 15. XI. Keine Beschwerden mehr, Narbe hindert etwas.

46) 4. VIII. 15. Linker Lungenschuß. Keine Fraktur. 1. X. Schmerzen H. U. L., besonders beim Laufen und Bücken, Atemnot. 14. X. Atemnot besser. 27. X. Atembeschwerden geschwunden, Schmerzen beim Bücken noch in geringem Grade vorhanden.

47) 23. VIII. 14. Steckschuß im rechten Knie. Geschoß am 28. IX. 14 entfernt. Versteiftes Kniegelenk am 5. XI. 14 in Narkose gebeugt. Am 21. VIII. 15 wegen Kniegelenkerguß in Behandlung genommen, starke elephantiastische Verdickung des Beines. Umfang des linken (normalen) Knies 39 cm, Umfang des rechten Knies 49 cm. Am 13. IX. Umfang rechts 47 cm. Am 4. X. 42 cm. Am 13. X. 41,5 cm. Am 26. XI. 41 cm.

48) 30. VI. 15. Linker Fuß Durchschuß. Grundgelenk verletzt, keine Fraktur. 14. X. Schwellung, Schmerzen im Fußrücken, do. auf der Sohle, hinkt. Elektrisches Gefühl in den Zehen beim Auftreten. 15. XI. Geschwulst zurückgegangen. Beschwerden geschwunden.

49) 3. IX. 15. Quetschung der linken Knöchelgegend. 16. X. Fußbewegung nur unter Schmerzen möglich. Kann nur auf der Spitze auftreten. Im Gehen schwillt das Gelenk an. 25. X. Nach 1 Stunde Gehens keine Anschwellung aufgetreten. 29. X. Beschwerdefrei; fd. entlassen.

50) 14. VI. 15. Einschuß im Rücken in der Höhe des II. Brustwirbels. Ausschuß rechtes Schulterblatt Spitze. Fraktur der I. Rippe, Lungenverletzung, hat 2—3 Stunden Blut gehustet. 4. X. Schmerzen am rechten Schulterblatt beim Atemholen und Bewegen, große Narben, die sehr hyperalgetisch sind, zum Teil noch mit Schorf bedeckt. 28. X. Noch leichte Schmerzen in der Schultergegend, sämtliche übrigen Beschwerden geschwunden. 10. XI. Mit minimalen Beschwerden entlassen.

51) 20. XI. 15. Linker Vorderarm Durchschuß. Ulnafraktur. Radialis partiell verletzt. 9. II. 16. Pro- und Supination aufgehoben. Faustschluß ohne Kraft, bei der Streckung bleibt der III. und IV. Finger zurück. 11. II. EaR. ist nur noch im Extensor pollicis nachweisbar, so daß die Bewegungsstörungen im wesentlichen funktionell sein müssen. Auffallender Tremor im Daumen. 19. II. Supination wesentlich besser, Faust kräftiger, kann im herabhängenden Arm bis 2 kg halten. 10. III. Kraft weiter gebessert, Tremor im Daumen geschwunden. Elektrisch hat auch die Zuckung des Extensor pollicis einen schnellen Charakter angenommen, so daß man die Nervenläsion als restituiert und die noch bestehenden, übrigens auch gebesserten Bewegungsstörungen als rein funktionell ansehen kann. Der Tremor im Daumen ist fast ganz geschwunden. 17. III. Faustschluß kräftig, hält 5 kg. Beschwerdefrei, gd. 8. V. Pat. ist 2 Tage nach der Entlassung von der Sammelstelle vom Truppenteil als fd. erklärt worden. Bei der heutigen Nachuntersuchung bestehen keinerlei Beschwerden, nur können die beiden Mittelfinger nicht ganz voll gestreckt werden. Eine weitere Behandlung erscheint unnötig.

52) 21. X. 14. Rechter Oberarmdurchschuß-Schulter-Thorax. Kugel steckt in der Brust. Rechter Radialis verletzt. 9. IX. 15. Schmerzen in der Schulter und unter dem rechten Schulterblatt. Kribbeln im rechten Unterarm. Kältegefühl in der Hand. Heben der Hand eben bis zur Horizontale möglich. 16. XI. Hand kann 20° über die Horizontale gehoben werden. |30. IX. 30°. Finger noch wenig beweglich. 15. XI. Hand kann 49° gehoben werden. Mehr Kraft in den Fingern, kann bereits Klavier spielen.

53) 4. X. 15. Linker Oberarmdurchschuß. Medianusverletzung. 3. I. 16. Medianusläsion, Schwäche im linken Arm, Ellbogengelenk kann nur bis 150° gestreckt werden. Faustschluß behindert. Zeigefinger 11 cm, III. Finger: $^1/_2$ cm. 12. I. Nervenstatus Charité: Läsion des Nervus medianus, totale EaR im ganzen Gebiet, außerdem des Nervus musculocutaneus unterhalb des Abganges für den Bizeps. Faustschluß: Zeigefinger unverändert, III. Finger schließt voll, Ellbogenstreckung 158°. 15. II. Nervenstatus Charité: Leichte Besserung im Brachialis internus und im langen Daumenbeuger, elektrisch unverändert. 29. II. Ellbogenstreckung 170°. 16. III. Faustschluß: Zeigefinger, 9 cm. Ellbogenstreckung normal. Daumenbeweglichkeit gebessert. |20. III. Nervenstatus Charité: Beginnende Restitution. Der Flexor carpi radialis und der Pronator teres funktionieren wieder. Elektrisch besteht noch komplette EaR. 25. III. Zeigefinger 5$^1/_2$ cm. 4. IV. Ellbogenstreckung 172°. Faust: II: 4$^1/_2$. Daumenbewegung weiter gebessert. 14. IV. Ellbogenstreckung 180°. Faust II: 4 cm. Daumen beweglich, nur Opposition noch nicht. 13. IV. Nervenstatus: Die Restitution hat weiter wesentliche Fortschritte gemacht, die ganze Medianusmuskulatur

mit Ausnahme des Flexor indicis longus ist faradisch erregbar. Galvanisch besteht noch etwas verlangsamte Zuckung, jedoch überall mit normaler Zuckungsformel. Funktionell wesentliche Besserung, Sensibilitätsstörung besteht nur noch im Zeigefinger. Dynamometrisch 70 kg. 26. IV. 14: Ellbogenbeugung voll, Streckung 176°. Keine Schmerzen, im Zeigefinger besteht noch Überempfindlichkeit. Sonst ist die Sensibilität gebessert, noch leichte Parästhesien im I. bis III. Finger. Faustschluß voll bis auf Zeigefinger, der noch 3 cm von der Vola absteht. Charité 2. V. 16. Fortschreitende Besserung, Sensibilitätsstörung eingeschränkt; funktionell gebessert; der Musculus pronator teres, Flexor carpi radialis, schnelle galvanische Zuckungen. Alles unterhalb davon noch totale EaR. Brachialis noch totale EaR. 2. VI. 16: Fortschreitende Restitution im Medianusgebiet; im Flexor carpi radialis und Pronator teres besteht jetzt keine EaR mehr, nur noch Herabsetzung der Erregbarkeit. Im Flexor digiti comm. und im Flexor pollicis longus ist die Funktion teilweise wiedergekehrt, doch besteht hier noch wie im übrigen Medianusgebiet totale EaR. 20. VI. 16: Faustschluß voll bis auf II = 1 cm. Elektrisch überall wesentliche Fortschritte, Opponens und ein Teil der langen Flexoren sind bereits schneller geworden. Sensibilitätsstörung gebessert.

54) 3. III. 15. Schuß durch das linke Schultergelenk und den Oberarm. Fraktur. 3. I. 16. Versteifung im Schulter- und Handgelenk. Atrophie der Finger. Bewegung der Finger nur in geringem Umfange möglich. Armheben seitlich 40°, vorn 30°, hinten 35°. Nervenstatus: Radialislähmung mit EaR. Im Ulnaris- und Medianusgebiet keine Nervenschädigung, nur mechanische Behinderung durch Gelenkveränderungen, Folgen des Verbanddruckes und funktionelle Störungen infolge von Nichtgebrauch. Heben der Hand bis zur Horizontale. Finger können gestreckt werden. 13. I. Geringe Besserung des Kraftgefühls. 24. I. Bedeutende Besserung, mehr Kraft im Arm, kann beim Spielen bereits die Karten halten. 29. I. Die linke Hand kann annähernd so weit über die Horizontale gehoben werden, wie die rechte. Nervenstatus Charité: Reste einer Radialisschädigung in Restitution, daneben funktionelle Parese. 10. II. Faustschluß: II.: $9^1/_2$, III: $9^1/_2$, IV: $9^1/_2$, V: $9^1/_2$. 22. II. Arm seitlich 68°. 2. III. Radialis funktionell gut, nur Faustbeugung noch behindert. 7. III. Nervenstatus Charité: Besserung der funktionellen Parese im Radialisgebiet. Am Vorderarm besteht noch leichte elektrische Herabsetzung. 11. III. Arm seitlich 100°. 21. III. Faust: II: 2, III: $2^1/_2$, IV: 3, V: 3. Dynamometer links: 10 kg. 28. III. Faustschluß besser, Übungstherapie wegen falscher Innervation eingeleitet. 14. IV. Leichte Besserung der Armhebung und im Handschluß. Restitution hat weitere Fortschritte gemacht. 29. IV. Status idem. 6. V. Faustbehinderung noch vorhanden, desgleichen leichte Nervenschmerzen, Muskulatur erheblich regeneriert. Nervenstatus: Auch im Radialisgebiet sind alle Muskeln wiedergekehrt. Geringfügige Störungen befinden sich noch im Extensor carpi radialis, Sensibilität normal. Parästhesien an der Hand noch vorhanden. Dynamometrisch links 11 kg. Seitliche Armabduktion 93°. Faustschluß: 5, III: $4^1/_2$, IV: $4^1/_2$, V: 5 cm Abstand. Handgelenkbewegung mühsam, jedoch vollkommen möglich.

55) 10. IX. 15. Rechter Ellbogen Durchschuß, Radialisverletzung. 16. XI. Radialisparese, Hand kann 9° über Horizontale gehoben werden. Finger können nicht gestreckt werden. Grobe Kraft herabgesetzt, Ellbogenstreckung 140°. 12. I. 16. Nervenstatus Charité: Es besteht noch Läsion des Radialis (Ramus profundus) mit EaR in den vom Radialis versorgten Vorderarmmuskeln, ausschließlich Brachii radialis und Extensor carpi radialis. Anscheinend Restitution des Nerven. 29. I. Es bestehen noch neuralgische Schmerzen im Ulnarisgebiet dorsal. 7. II. Ellbogenstreckung 163°, Hand kann 35° über Horizontale extendiert werden. Status der Charité: Funktionell und elektrisch fortschreitende Besserung. Elektrisch zeigen die Daumenstrecker noch totale EaR. 10. III. Status Sammelstelle: Die Funktion der Daumenstrecker hat sich gebessert, auch ist namentlich die quantitative Herabsetzung wesentlich geringer geworden. 18. III. Ellbogenstreckung 167°. 28. III. Dynamometrisch 72 kg Arm- und Handbewegung völlig frei, ohne Mitbewegungen, keine Schmerzen mehr. 8. IV. Armstrecken 168°. Dynamometrisch 90 kg, keine Schmerzen. 27. IV. Armstreckung fast voll, dynamometrisch über 100 kg. Keine Beschwerden, Nervenläsion ist funktionell und elektrisch vollkommen beseitigt. Es besteht nur noch eine geringe Behinderung

beim Heben der Hand über die Horizontale und gleichzeitiger Streckung der Finger. Sensibilität ist normal, dynamometrisch 70 kg.

56) 14. VIII. 15. Linkes Handgelenk Durchschuß, Ulnafraktur. 4. II. 16. Parästhesien im Ulnarisgebiet. 5. Finger kann nicht gestreckt werden. Handgelenk fast völlig steif, Supination stark behindert. Alte Epilepsie seit dem vierten Lebensjahre. Beginn der Behandlung 10. III. Handgelenk Exkursion dorsal 23°, volar 31°. 20. III. Finger können sämtlich gestreckt werden. Faust dynamometrisch 100 kg. Supination 45°, Pronation 69°. Handgelenkexkursion dorsal 27°, volar 43°. Beschwerdefrei, fd.

57) 7. VIII. 15. Linker Oberschenkel- und Unterschenkeldurchschuß. Peroneusnerv verletzt. 29. IX. Sensibilitätsstörungen. Schmerzen beim Auftreten, Schwäche im Bein. Geht am Stock, Fußgelenk versteift. Beginn der Behandlung 10. X. Gebessert, kann ohne Stock auftreten. Etwas Schmerzen in der Kniegegend. Sensibilität im Fuß gebessert. 19. X. Sensibilität auf der Sohle noch etwas herabgesetzt. Fuß voll beweglich. Beschwerdefrei; gd. entlassen.

58) 28. IV. 15. Explosionsgeschoß rechter Unterarm. 8. X. 15. Weichteilnarbe, Ulnarisparese. Nervennaht ohne Erfolg ausgeführt. Narbe stark hyperalgetisch. Parästhesien. Faustschluß unter Tremor eben möglich. Beginn der Behandlung 28. X. Tremor beim Faustschluß geschwunden. Hyperalgesie noch vorhanden. 26. XI. Hyperalgesie gebessert; gd.

59) 18. VI. 15. Linker Unterarm Schrapnellschuß. Fraktur des Radius. 20. I. 16. 3. und 4. Finger können vom Mittelgelenk aus nicht gestreckt werden. Faustschluß 2 cm Abstand. Beginn der Behandlung 22. I. Nervenstatus: Ulnarisläsion mit partieller EaR in den vom Ulnaris versorgten Kleinfingerballenmuskeln. 21. II. Faustschluß bis auf 4. und 5. Finger $^1/_4$ cm voll. 23. II. Nervenstatus: Besserung in der elektrischen Erregbarkeit der Interossei. Partielle EaR ist jetzt nur noch im I. Interosseus und im Abductor digiti quinti, sonst nur noch unbedeutende Herabsetzung. 3. III. Faustschluß voll. 10. III. Nervenstatus: Geringe Herabsetzung der Sensibilität an der Innenfläche des Handgelenkes. Interosseus I noch stark atrophisch, jedoch zeigt dieser, besonders auch Abduktor V, bereits eine wesentlich schnellere Zuckung. 23. III. Grobe Kraft hat zugenommen, dynamometrisch links 12 kg, 27. III. Nervenstatus: Fortschreitende Besserung. Die Interossei sind jetzt faradisch sämtlich zu bekommen. Galvanisch besteht kurze Zuckung nur noch im I. Interosseus. 3. IV. Dynamometrisch 15 kg. 11. IV. Dynamometrisch 25 kg. Fingerstrecken voll. Noch geringe Schmerzen im Unterarm. Es bestehen keine Atrophien mehr, auch keine nennenswerten elektrischen Schädigungen. Der Schlußkanal ist mit der Beugesehne von III verwachsen. Faustschluß voll. Parästhesien und Handschweiß an der Ulnarseite der Hohlhand noch vorhanden; gd.

60) 3. V. 15. Rechter Oberarm Schrapnellsteckschuß, Weichteil; rechter Unterarm: Explosivgeschoßverletzung. 25. I. 16. Starke Hautmuskelnarbe. Finger zum Teil versteift. Medianus und Ulnaris verletzt. Nervenstatus: Medianus- und Ulnarisparese in Restitution. Beginn der Behandlung 29. I. Herabgesetzte Sensibilität im Ulnaris- und Medianusgebiet. Vasomotorische Überempfindlichkeit gegen Temperaturreize. Elektrische Untersuchung durch enorme Überempfindlichkeit gegen elektrischen Strom erschwert. Es besteht partielle EaR im Interosseus 3, 4, 5, in den Flexores profundi und im Opponens pollicis. 15. II. Fingerstreckung wenig gebessert, Hyperästhesie unverändert. 2. III. Nervenstatus: Besserung des Befundes insofern, als im Daumenballen und im I. Interosseus eine vormals träge Zuckung jetzt schnell geworden ist. 30. III. Fingerstreckung gebessert. 10. IV. Faustsschluß voll bis auf Zeigefinger $^1/_2$ cm. Dynamometrisch 25 kg. Überempfindlichkeit geschwunden, kann schreiben. 10. IV. Nervenstatus: Fast die ganze Medianusmuskulatur ist mit schneller Zuckung wiedergekehrt, besonders auffallend ist die Besserung in den tiefen Flexoren. Auch in der Ulnarismuskulatur ist Restitution vorhanden, jedoch nicht so weitgehend wie im Medianusgebiet. Die Sensibilitätsstörung ist fast ganz verschwunden, ebenso die Überempfindlichkeit gegen elektrischen Strom. Die vasomotorische Überempfindlichkeit hat wesentlich nachgelassen; gd.

61) 29. VIII. 15. Linke Handwurzel Durchschuß. 7. III. 16: Ulnarisparese, Handschweiß, Schmerzen im Handgelenk beim Zufassen. Atrophie

der Handmuskeln, leichte Parästhesien. Nervenstatus: Es besteht Kältegefühl, Zyanose in der Hand, grobe Kraft beim Handschluß wesentlich
herabgesetzt, hierbei Schmerzen im Handgelenk. Sensibilität gut erhalten, nur
Wärme und Kälte wird in der ganzen Hand unsicher unterschieden.
Elektrisch qualitativ o. B. Quantitativ besteht in einzelnen Muskeln des Ulnaris-
gebiets der Hand eine geringfügige Herabsetzung; in anderen, besonders im Abduktor V. eine Erhöhung der Erregbarkeit. Es besteht also eine Läsion des unteren Ulnarisastes in Restitution. 18. III. Dynamometrische Kraft gebessert, 18 kg. 29. III. Mehr Kraft, noch Schmerzen im Handgelenk. Dynamometrisch 23 kg. 3. IV. Kältegefühl, Parästhesien geschwunden. Sensibilität für Wärme und Kälte wiedergekehrt. Elektrisch o. B. fd.
entlassen.

62) 28. X. 15. Linker Unterarm Radiusfraktur. Am 3. II. 16 Medianusparese. Supination sehr stark behindert, sehr schmerzhaft. Faustschluß träge.
II: 10, III: 9, IV: $8^1/_2$, V: 9 cm. Taubes Gefühl im Medianusgebiet. Handschweiß-
zyanose. Beginn der Behandlung am 7. II. Nervenstatus: Medianusparese in
voller Restitution. Es besteht nur noch totale EaR im Flexor pollicis. Am 14. II.
Faustschluß II : $1^1/_2$, III : 1, IV : 1, V : 1 cm. Supination gebessert. Schmerzen
noch am distalen Radiusende. Am 15. II. Beschwerdefrei; fd.

63) 21. III. 16. Ischias im rechten Bein. 23. V. 16. Schmerzen im Fuß bis
zur Hüfte hinauf, beim Stehen schläft das Bein leicht ein, Bewegen der Gelenke
frei, aber Schmerzen. War bereits im Dezember 1915 wegen Rheumatismus der
ganzen rechten Seite erkrankt. Beginn der Behandlung 13. VI. Schmerzen fast
ganz geschwunden. 20. VI. Beschwerdefrei entlassen.

64) 21. VII. 15. Durchschuß rechter Oberarm — linke Schulter. 5 Tage
Hämoptoe. 22. X. 15. Stiche in der rechten Brustseite, Ausschußnarbe schmerzhaft. Atembeschwerden. Beginn der Behandlung. 8. XII. Beschwerdefrei, gd.

65) 20. VII. 15. Säbelhieb am rechten und linken Vorderarm, sowie an der
hinteren Kopfseite. 22. X. 15. Starke Kallusbildungen, die sehr druckempfindlich
sind. Beginn der Behandlung. 8. XI. Beschwerden geschwunden, fd.

66) Durchschuß linker Oberarm und Unterarm am 13. VII. 15. Keine Fraktur,
Medianusverletzung, Schmerzen im Mittelfinger, Daumen fast unbeweglich,
Ellbogenbeugung unvollkommen. Faustschluß: Daumen $5^1/_2$, Zeigefinger 11,
Mittelfinger 7 cm. 10. IX. 15. Beginn der Behandlung. 13. IX. Beschwerdefrei,
geheilt entlassen. Ellbogenbewegung gut, Faustschluß voll; gd.

67) Am 24. XI. 14 erhielt Pat. je einen Bajonettstich durch die linke und
rechte Brust, vom Rücken nach vorn durchgehend. Er hat Blut gehustet und hatte
rechts Empyem der Pleura. 18. IX. 15. Schmerzen in der Brust beim Gehen
und Atmen. Allgemeine Schwäche. Beginn der Behandlung. 6. X. Beschwerdefrei; gd. entlassen.

68) 26. VII. 15. Linke Brust Steckschuß, Axillargegend. Keine Lungenverletzung. Linker Arm anfangs gelähmt. 14. X. 15. Schmerzen in der Hand
im 2. bis 5. Finger. Einseitiger Handschweiß, Kältegefühl, Parästhesien, Faustschluß träge, kraftlos. Beim Atmen Stiche in der Brust und Schmerzen bis in die
Fingerspitzen. Röntgenbefund: Kugel in der Höhe des Manubrium sterni in der
linken Mamillarlinie. Beginn der Behandlung. 22. X. Kraft gebessert, Faustschluß intensiv. Parästhesien vorhanden. 1. XI. Stützen auf die Hand macht
noch Schmerzen im Unterarm. 17. XI. Beim Aufstützen auf die Hand keine
Schmerzen mehr, nur noch Kribbeln. 1. XII. Bis auf Atembeschwerden geheilt; gd.

69) 13. VII. 15. Halsquerdurchschuß. Nervus suprascapularis verletzt. Arm
war anfänglich gelähmt. 15. X. Krampfhaftes Ziehen und Reißen in den Händen
beim Gehen und Liegen. Zuckungen durch den ganzen Körper, Schwäche in
den Armen. Beginn der Behandlung. 2. XII. Grobe Kraft im rechten Arm fast
normal. 16. XII. Grobe Kraft in beiden Armen gleich, Bewegung in den Schulter-
gelenken frei. Drehen und Beugen des Kopfes in ausgiebigem Umfange ohne
Schmerzen möglich.

70) 11. VIII. 15. Schrapnelldurchschuß linker Oberarm und linker Unterarm. 7. III. 16. Atrophie der Armmuskulatur, Supination eingeschränkt. Hyperästhesie des linken Zeigefingers, Kältegefühl und Zyanose in I—III. Faustschluß

unvollkommen: II : 9, III : 4, IV : 0, V : 0 cm. Zeitweise neuralgische Schmerzen im Medianusgebiet des Unterarms. Trophische Störungen der Finger, Versteifung im Ellbogengelenk. Elektrisch sind alle Muskeln direkt und indirekt erregbar. Nur die Beugemuskeln des Zeigefingers zeigen herabgesetzte Reaktion. Beginn der Behandlung. 10. IV. Faustschluß voll, bis auf Zeigefinger, der noch 1 cm absteht. Grobe Kraft gebessert, dynamometrisch 62 kg. 26. IV. Dynamometrisch 63 kg. Kältegefühl geschwunden, Zyanose noch angedeutet, Supination gebessert, keine Schmerzen. Der sensible Befund ist vollkommen normal, die trophischen Störungen an den Nägeln sind wesentlich geringer. Die Behinderung des Zeigefingers ist wesentlich mechanischer Natur.

71) 16. VII. 15. Linke Hand Weichteildurchschuß und Fraktur der Grundphalanx des Mittelfingers. 31. VIII. Faustschluß II: 7, III: 13, IV: 8,2, V: 0,6 cm. Schmerzen bei Fingerbewegung, kann ganz leichte Gegenstände halten. 13. IX. Faustschluß II, IV, V voll, Mittelfinger 9 cm. 23. IX. Faustschluß komplett, kräftig; fd.

72) 3. VIII. 15. Rheumatismus im linken Bein von Hüfte abwärts. 30. VIII. 15. Kann sich im Kreuz kaum bewegen. Beginn der Behandlung. 15. IX. Gebessert. 17. IX. Kann sich bis zur Erde bücken.

73) Ischias rechts seit 14 Tagen. Lasegue positiv. Auch nachts Schmerzen. Behandlungsbeginn am 15. I. Am 17. I. gebessert. Am 23. I. Bückversuch frei. 28. I. Nach 5 Behandlungen geheilt entlassen.

74) 1. IV. 15. Linker Fuß Schußfraktur. Amputation der 2., 3. und 4. Zehe. 18. X. 15. Schmerzen um Fußrücken und Achillessehne, tritt nur auf dem Hacken auf. Der Vorderteil des Fußes berührt nicht beim Gehen. Narbe und Stumpf empfindlich. 15. XI. Tritt mit dem Fuß voll auf, Empfindlichkeit geschwunden.

75) 18. VII. 15. Linker Oberschenkel Granatsplitter-Streifschuß. 9. X. Die Narbe ist mit dem Quadrizeps quer verwachsen. Schmerzen beim Bewegen des Beines und Laufen. Kniebeugung 71°, Streckung 91°. Hyperalgesie der Narbe. 8. XI. Kniebeugung 63°, Streckung 178°. Laufen beschwerdefrei. 13. XII. Kniebeugung 61°, Streckung normal, Schmerzen weiter gebessert. 24. XII. Beschwerdefrei entlassen.

76) 17. IX. 15. Linker Oberschenkel, Weichteilschuß. 6. XI. Ziehende Schmerzen in der Narbengegend. 15. XI. Schmerzen bedeutend besser. 26. XI. Schmerzfrei. 30. XI. Beschwerdefrei; f.

77) 28. VII. 15. Steckschuß rechte Hüfte, Lendengegend. 11. X. 15. Schmerzen beim Laufen, geht sehr unbeholfen wegen Rheumatismus in beiden Beinen. 19. X. Wenig gebessert. 28. X. Bei Wetterwechsel verstärkte Schmerzen. 5. XI. Sämtliche Erscheinungen zurückgegangen. Rheumatismus geschwunden. Geht ohne Hinken.

78) 12. X. 15. Seit 1 Jahr Rheumatismus im rechten Knie. Schmerzen im Ober- und Unterschenkel. Hinkt, geht mit steifem Knie, halb gebeugt. 22. X. Knie kann etwas mehr durchgedrückt werden. 29. X. Noch Schmerzen in der Hüfte. 10. XI. Hüfte schmerzfrei. Schmerzen nur noch im rechten Oberarm. 23. XI. Rheumatismus im Bein vollkommen geschwunden. 25. XI. Geheilt; gd.

79) Seit dem 16. XII. 17. Anschwellung des rechten Kniegelenks nach Marsch. Bei Beginn der Behandlung am 15. I. 18 Erguß ins Gelenk. Umfangsdifferenz oberhalb der Patella 1 cm, an der Spitze der Patella 1,5 cm. Vorwölbung in der Kniekehle. Kniebeuge nur bis 60° möglich. Schmerzen. Muskelatrophie am Oberschenkel. 30. I. Kniebeuge frei, Schmerzen geschwunden. 4. II. Noch im ganzen 8 Behandlungen. Umfangsdifferenz ausgeglichen, Kniebeugen frei, Atrophie beseitigt; kv. entlassen.

80) 29. VII. 15. Gewehrschuß rechter Fuß, Durchschuß durch die große Zehe. 12. X. 15. Geht stark hinkend mit steifem Fußgelenk, kann mit der Spitze des Fußes nicht auftreten. Schmerzen beim Auftreten. 25. XI. Bein voll aufgesetzt, noch Schmerzen in der Zehengegend. 4. XII. Große Zehe im Grundgelenk gut beweglich, beschwerdefrei.

81) 30. VII. 15. Linker Oberschenkel Weichteilschuß. 12. X. 15. Schmerzen beim Sitzen und Stehen in der Narbe. 1. XI. Schmerzen nur noch in der Nähe der Narbe. 8. XI. Noch elektrisches Gefühl in der Kniekehle. 18. XI. Narbe nur noch beim Sitzen auf der Stuhlkante empfindlich; fd.

82) 22. VIII. 15. Rechter Fuß Gewehrdurchschuß. 29. IX. Schmerzen beim Auftreten im vorderen Fußabschnitt, tritt mit steifem Fußgelenk nur auf dem äußeren Fußrand auf. Wenn er 2 Minuten geht, treten Schmerzen im Knie auf. Hinkt sehr stark, am Stock gestützt. 8. X. Gang gebessert, hinkt wenig, geht ohne Stock. 19. X. Gang weiter gebessert. Schmerzfrei. 2. XI. Geheilt entlassen.

83) 13. VII. 15. Linker Unterschenkel Durchschuß, Fibulafraktur. 30. IX. Narbe verwachsen, spannt bei Bewegungen. Hinkt, geht am Stock. 19. X. Hinkt weniger, Spannung der Narbe schwächer, geht $^1/_2$ Stunde ohne Stock. 28. X. Noch Schwäche im Fuß, geht seit 2 Tagen dauernd ohne Stock. 1. XII. Mit geringen Beschwerden an der Bruchstelle fd. entlassen.

84) 14. VI. 15. Durchschuß durch den rechten Unterschenkel, Fraktur. 2. X. Es bestehen noch Schmerzen im Unterschenkel, do. im Fußgelenk beim Laufen. 13. X. Gebessert, Schmerzen beim Laufen noch im Fußgelenk. 25. X. Läuft völlig beschwerdefrei.

85) 12. II. 15. Linker Unterschenkel Querschläger. 8. X. 15. Hautnarbe mit Sehnen verwachsen, tritt nur auf dem äußeren Fußrand auf, hinkt stark, Schmerzen um die Narbe. 6. XI. Kann etwas mit dem inneren Fußrand auftreten. 12. XI. Geht wenig hinkend, mit voll aufgesetztem Fuß.

86) 30. I. 15. Linker Unterschenkel durchschossen, Fibulafraktur. 23. X. 15. Innenseite der Fußsohle hyperästhetisch, daher einwärtige Stellung des Fußes beim Gehen. Geht ohne Stock, aber hinkend. 29. X. Schmerzfrei, fd.

87) 29. VIII. 15. Gelenkrheumatismus. 29. II. 16. Rheumatismus in den Gelenken der unteren Extremitäten. Geht stark hinkend mit steifem Gelenk. 9. III. Gang gebessert, nach längerem Gehen noch Schmerzen. Kniebeuge gut. 28. III. Beim Kniebeugen wieder geringe Beschwerden. 26. IV. Keine Beschwerden, Kniebeuge frei, Gang völlig frei; fd.

88) 13. VII. 15. Linke Hüfte Steckschuß. Knochen verletzt. 12. X. Schmerzen im Fußrücken bei geringer Anstrengung, geht stark gestützt hinkend am Stock. Röntgenbefund: Kugel nicht entfernt, Absplitterung des äußeren Teils des oberen Randes der Hüftgelenkpfanne. Metallsplitter 4.4 cm tief von vorn. 20. X. Zurzeit schmerzfrei. 29. X. Geht ohne Stock und ohne Hinken. Noch taubes Gefühl in der Hüftgegend. 23. XI. Status idem; gd.

89) Stauchung der Halswirbelsäule durch Sturz aus dem Wagen auf den Kopf am 12. XII. 17. Schluckbeschwerden, Druckempfindlichkeit des 2. und 3. Halswirbels. Kopf fast völlig versteift. Stauchung schmerzhaft an den Halswirbeln. Am 11. I. 18 Beginn der Behandlung. 23. I. Seitliche Drehung freier. 11. II. Weiter gebessert. 16. II. Wieder mehr Schmerzen. 22. II. Gebessert. 2. III. Keine Schluckbeschwerden, Drehung des Kopfes vollkommen frei, keine Druckempfindlichkeit; kv. entlassen.

90) 13. VI. 15. Bruch der rechten Tibia und Fibula durch Sturz. 12. X. Schmerzen und Schwäche im Bein. Geht mit steifem Kniegelenk in Plattfußstellung, fest auf den Stock gestützt. 20. X. Kann bereits 10 Minuten ohne Stock laufen. 5. XI. Geht dauernd ohne Stock. 15. XI. Gehen gut, noch Stechen in der Narbe. 11. XII. Kallus nicht mehr empfindlich, freie Beweglichkeit im Kniegelenk. Keine Schmerzen beim Gehen, nur bei längerem Laufen; gd.

91) 10. XI. 15. Neurasthenie. 21. III. 16. Fazialistik. Zuckungen im rechten Musculus pyramidalis nasi. Beginn der Behandlung. 7. IV. Keine Zuckungen mehr.

92) 10. II. 16. Neurasthenie. 6. III. 16. Allgemeine Körperschwäche, Schlaflosigkeit, Zittern, Herzklopfen, kaltes Überlaufen, Kopfschmerzen, Blutdruck normal. Beginn der Behandlung. 22. III. Schlaf etwas gebessert. 5. IV. Schlaf weiter gebessert, Kopfschmerzen erheblich gebessert, Herzklopfen unverändert, Reißen in beiden Unterschenkeln. 11. IV. Schlaf, Kopfschmerzen gut, Tremor geschwunden, beschwerdefrei. Puls 76 stehend; gd.

93) 10. X. 15. Nach Artilleriefeuer an Neurasthenie erkrankt. 4. III. 16. Stechen in Brust und Rücken, Kribbeln in den Gliedern, wird leicht ohnmächtig. Bei geringster Anstrengung starker Schweißausbruch, Puls 120, Schlaf schlecht, hoher Blutdruck, Akne auf Brust, Rücken und Armen. Pat. ist am 3. III. gestürzt und hat am linken Fuß einen Bluterguß am äußeren Knöchel. Beginn der

Behandlung. 15. III. Schlaf gebessert, Beschwerden im Fuß. 27. III. Akne durch Röntgenbehandlung geheilt. Puls 90, Geschwulst am Knöchel geschwunden. 7. IV. Herzbeschwerden unverändert. 18. IV. Puls 88. 27. IV. Brustbeschwerden völlig geschwunden, Schlaf gebessert, seit dem 2. Tage nach der Aufnahme keine Ohnmacht mehr aufgetreten; gd. entlassen.

    94) 21. X. 15. Neurasthenie. 29. II. 16. Hypotonischer Neurastheniker. Nervenstatus: Häufig krampfhafte Versteifung der Wadenmuskulatur, welche gut entwickelt ist. Elektrisch und sensibel keine Störung. Krepitation in den Knochen. Patellarreflex rechts stark abgeschwächt, links normal. Plantarreflex beiderseits aufgehoben. Kremasterreflex links 0, rechts schwach. Bauchdeckenreflex fehlt beiderseits. Fußklonus, kein Patellarklonus. Achillessehnenreflexe beiderseits normal, desgleichen Armsehnenreflexe, links stärker als rechts. Kornealreflex links sehr lebhaft, rechts 0. Gaumenreflexe beiderseits sehr schwach. Es bestehen tikartige Zuckungen der Augenlider. Auch stellt sich während der Untersuchung heftiges Zittern der Wadenmuskulatur (grobschlägiger Tremor) ein. Beim Romberg tritt ganz leichtes Schwanken, krampfhaftes Ballen der Fäuste und Zittern in den Armen ein. Zeigefinger-Nasenversuch sehr unsicher. Hacken-Knieversuch gelingt fast immer, ebenso Zeigeversuch. Hat Angstträume. Beginn der Behandlung am 1. III. 16. 10. III. 16. Patellarreflexe beiderseitig normal, Kremasterreflex do., Bauchdeckenreflex fehlt, starkes Nachröten. Kornealreflexe beiderseits vorhanden, rechts etwas schwächer als links. Zeigefinger-Nasenversuch gelingt bei Aufforderung zu angespannter Aufmerksamkeit jedesmal. Der Tremor und die tikartigen Zuckungen haben ganz wesentlich nachgelassen. Pat. gibt an, sich besser zu fühlen. Gesamteindruck ein regerer und gebesserter. Bei Romberg tritt wiederum Schwanken ein, das jedoch wesentlich durch die Schwäche im linken Bein bedingt ist. Die krankhaften Bewegungen in den Armen fehlen diesmal. Die schweren Erschöpfungserscheinungen des psychopathischen Pat. sind im deutlichen Abklingen begriffen. 27. III. Weitere bedeutende Besserung. Schlaf gut, Tremor gering, minimales Gesichtszucken, Gang weniger hinkend. Bauchdeckenreflex kehrt wieder, Plantarreflex do. Kornealreflex noch abgeschwächt. Romberg negativ. Zeigefinger-Nasenversuch und Hacken-Knieversuch gelingen mühelos. 15. IV. Gesichtszucken in geringem Grade nur noch bei Aufregung. Schlaf im allgemeinen gebessert, jedoch von der Witterung abhängig. Beim Durchdrücken des linken Knies Krepitation. Kniebeschwerden wesentlich gebessert. Seit 14 Tagen ist kein Wadenkrampf mehr aufgetreten. Turnerische Kniebeuge ohne Beschwerden. 26. IV. Tremor noch vorhanden, Allgemeinbefinden weiter gebessert, Schlaf ebenfalls. Reflexe gleichfalls außer dem Plantarreflex. Kornealreflexe fast symmetrisch, Zeigefinger-, Nasen- und Knieversuch gut. Leichter Tremor, Krepitation im Kniegelenk, durch Spasmen bedingt. 6. V. Schlaf noch schlecht, sonst Allgemeinbefinden gebessert. 26. V. 16. Tremor fast völlig geschwunden. Schlaf und Allgemeinbefinden wesentlich gebessert. Kornealreflex: Status idem. Plantarreflex gebessert.

    95) 21. VII. 15. Neurasthenie nach Gefecht. 1. III. 16. Kopfschmerzen, Schwindel, kleinschlägiger Tremor, Hinken, geht am Stock. Die anfangs verlorene Hörfähigkeit hat sich vollkommen wieder hergestellt. Pat. zeigt eine hochgradige Überempfindlichkeit, Reflexe stark erhöht. Beim Versuch, den Plantarreflex auszulösen, entstehen heftige Abwehrbewegungen durch den ganzen Körper. Bei Berührung des Daumens Einsetzen heftiger Würgebewegungen. Zeigeversuch ergibt regelmäßig Abweichungen. Nachahmen passiver Bewegungen in den Beinen sehr unvollkommen. Leichter Fuß- und Patellarklonus. Ganz enorm gesteigerte Empfindlichkeit gegen leichte Nadelstiche. Kopfschmerzen im Hinterkopf und Orbitalgegend steigern sich beim Auslösen von Reflexen zu großer Heftigkeit. Klagt über erhebliche Schwere in den Beinen, Gang unbeholfen, hinkend. Beginn der Behandlung. 17. III. Zustand bessert sich stetig nach Angaben des Patienten. Geht ohne Stock. Kopfschmerzen seit Beginn der Behandlung geschwunden. Tremor nur noch andeutungsweise. Langes Stehen strengt an. 5. IV. Bei längerem Stehen Wadenkrampf. Alle Erscheinungen, die auf Störungen des Zentralnervensystems schließen lassen, sind geschwunden. Tremor hat vollkommen aufgehört, Pat. fühlt sich gänzlich beschwerdefrei. Objektiv nur noch eine leichte Überempfindlichkeit vorhanden; gd.

96) 1. XI. 15. Neurasthenie nach Granatexplosion. 29. II. 16. Kopfschmerzen, Schwindel, niedriger Blutdruck. Beginn der Behandlung. 2. III. Beschwerdefrei.

97) 6. XII. 15. Herzneurose. 12. IV. 16. Pat. leidet an Herzschwäche, allgemeiner Körperschwäche, nach Anstrengungen Stiche in der Herzgegend. Puls in Ruhe 84, nach Kniebeuge 116. Nach Anstrengungen kann Pat. schlecht einschlafen, sonst Schlaf gut. Blutdruck herabgesetzt. Pat. ist in der letzten Zeit mit kohlensauren Bädern, Rumpfpackungen mit Herzkühlung und Bürstenbad behandelt worden; dabei sind die Beschwerden stärker geworden, er hat 20 Pfund abgenommen. Beginn der Diathermiebehandlung. 15. IV. Pat. fühlt sich vollständig kräftig, keine Beschwerden; fd.

98) 22. IX. 15. Kopfschuß linkes Scheitelbein. 18. II. 16. Rechtsseitige Hemiparese, Schwindelerscheinungen. Kopfschmerz. Nervenstatus: Sensibilität und Reflexe am ganzen Körper normal, nur der Zehenreflex ist recht herabgesetzt. 30. III. Kein Schwindel mehr, Kopfschmerz gebessert. Plantarreflex ist beiderseits gleich leicht auszulösen, besonders bei Jendrassik. Beschwerdefrei; fd.

99) 30. VIII. 15. Linker Gesichtsschuß. 10. II. 16. Taubes Gefühl in der Schläfe. Tic convulsif im unteren Augenlid. 24. III. Tik geschwunden. Taubes Gefühl in der Schläfe gebessert.

100) 17. VI. 15. An Herzneurose erkrankt. 22. IX. 15. Neurasthenie, Puls kräftig, unruhiger Schlaf, Angstbeschwerden, leicht erregbar, neigt zum Weinen. Schmerzen im linken Fuß, hinkt. Beginn der Behandlung. 5. X. Noch Schmerzen im Fuß, Gang gebessert. 15. X. Morgens noch geringe Schmerzen im Fuß, Schlaf gut, keine Herzbeschwerden mehr. 20. X. Beschwerdefrei; gd.

101) 9. VI. 15. Verschüttung, darnach Lähmung des linken Armes. 29. I. 16. Traumatische Neurose. Der linke Arm kann seitlich in gestreckter Haltung nur 30° gehoben werden, bei Ellbogenbeugung nur 35°. Ellbogenbeugung bis 90° möglich. Faustschluß: II:11, III:10, IV:9, V:8 cm. Kältegefühl in der Hand, Zyanose. Beginn der Behandlung. 28. II. Faustschluß: II:4, III:4, IV:3, V:2 cm. 6. III. Faustschluß voll, grobe Kraft deutlich gebessert; noch fehlerhafte, willkürliche Innervation. 9. III. Bedeutend gebessert, Arm kann senkrecht über den Kopf (mit Mühe) gestreckt werden. Faustschluß voll, Ellbogenbeugung 45°, Kältegefühl gebessert, grobe Kraft do. 11. III. Beschwerdefrei; fd. entlassen.

102) 2. V. 15. Verschüttung, Unfallneurose. 30. IX. Neurasthenie, Atemnot bei der geringsten Anstrengung, Angstgefühl, schlechter Schlaf. Starker Tremor. Beginn der Behandlung. 22. X. Kein Zittern und Atemnot mehr, Schlaf gut, Angstgefühl geschwunden; fd.

103) 18. XII. 15. An Herzneurose erkrankt. 16. V. 16. Dauernd Stiche in der linken Brust. Beim Treppensteigen und längerem Laufen starkes Herzklopfen und Atembeklemmungen. Allgemeine Müdigkeit in den Gliedern. Magenleiden. Magenschmerzen, besonders nach dem Essen. Stuhlgang zeitweise unregelmäßig. Herzaktion beschleunigt. 1. Ton klappend, Aktion verstärkt. Herzform kugelig; es liegt eine Störung der Herzinnervation vor. Beginn der Behandlung. 20. VI. Fühlt sich frischer, Magenbeschwerden gebessert, beschwerdefrei; gd. entlassen.

104) 22. IX. 15. Neurasthenie. 25. X. Pat. klagt über neurasthenische Beschwerden, neuralgische Magenschmerzen nach dem Essen, Erinnerungs- und Gedächtnisschwäche, mehrere Stunden anhaltende, plötzlich einsetzende Kopfschmerzen an den Augen und an den Schläfen, leichte Erregbarkeit, beim Reiten leichte Schwindelanfälle. Beginn der Behandlung. 14. XII. Sämtliche Beschwerden geschwunden; gd.

105) 10. X. 15. Rechter Kniesteckschuß. 7. I. 16. Traumatische Neurose, Tachykardie, Schwindelanfälle, Nystagmus, Tremor. Beginn der Behandlung. 12. I. Tremor geschwunden, Tachykardie gebessert, Nystagmus geschwunden, Schwindelanfälle selten; gd.

106) 24. VII. 15. Appendizitisoperation. November Typhus. 19. II. 16. Schwäche, Tachykardie, Puls 96. 6. III. Kräftiger Puls, 78. Beschwerdefrei, gd.

107) 27. I. 16. Fieberhafte Erkrankung, Herzschwäche. 12. II. 16. Temperatur, die bis 39* gestiegen war, ist lytisch abgefallen. Blutdruck sehr niedrig. Systolisches Geräusch an der Spitze, psychische Depression, Körperschwäche. Puls im Liegen 72, im Stehen 100. Beginn der Behandlung. 24. II. Puls im Liegen

72, nach dem Aufrichten 84, eine Minute später 76. Geräusch an der Spitze im Stehen sehr deutlich, im Liegen angedeutet. 2. Aorten- und Pulmonalton akzentuiert. 10. III. Die Röntgenuntersuchung des Herzens ergibt zu geringe Maße; Herzbreite 12,3 cm. Rechts von der Medianlinie 3,7 cm. Pat. ist groß und kräftig. 15. IV. 16. Allgemeinbefinden gut, körperliche Schwäche geschwunden, Herztöne vollständig rein, auch nach Kniebeuge, Aktion langsam, regulär. Nur der Blutdruck ist noch erniedrigt. Temperaturen sind nicht mehr aufgetreten.

108) 4. V. 15. Linker Unterschenkel Fraktur, schief geheilt. 19. VI. 15. In Narkose noch einmal gebrochen. 7. IX. 15. Patient geht mühsam an zwei Stöcken, voll aufgestützt, stechende Schmerzen beim Versuch der Belastung des Beines. Bein $2^1/_2$ cm verkürzt, Pseudarthrose. Beginn der physikalischen Behandlung. 19. X. 15. Patient kann an einem Stock ohne Schmerzen gehen. 4. XI. Pseudarthrose fest, geht mit erhöhtem Stiefel, hinkend, aber kräftig.

Dritte Abteilung.

1. Kapitel.

Kontraindikationen.

Aus dem vorstehend beschriebenen klinischen Material ergeben
sich bereits eine Anzahl von Kontraindikationen für die Diathermiebehandlung. Indessen dürfte es wichtig sein, diese noch einmal im
Zusammenhang zu besprechen. Da mit der diathermischen Applikation
stets eine arterielle Hyperämie verbunden zu sein pflegt, ist eine der
wichtigsten Kontraindikationen, die Neigung zu Hämorrhagien. So
werden wir zunächst bei Hämophilen die nicht koagulierende Diathermie mit großer Vorsicht anwenden. Nicht nur, daß Petechien, subkutane Hämatome, Gelenkblutungen auftreten können, muß man damit
rechnen, daß bei Hämophilen die Ruptur eines erkrankten intraabdominalen oder Lungengefäßes zu tödlicher Blutung führen kann. Dieselbe
Gefahr liegt vor, wenn bei normalen Individuen in einer Lungenkaverne,
in einem Magen- oder Darmulcus, in einem ulzerierten Tumor ein arro-
diertes Gefäß größeren Kalibers vorhanden ist und unter dem erhöhten
lokalen arteriellen Druck die Möglichkeit einer Blutung vorliegt. Aus
demselben Grund muß man bei Arteriosklerose des Gehirns, der Lungen-
oder Herzarterien mit der geringen Widerstandsfähigkeit der Wand
rechnen und auch hier nicht nur mit den rein diathermischen, sondern
auch mit den gesamten blutdrucksteigernden Applikationen (Kondensator, Douche, Entladungen) äußerst vorsichtig sein. Es kann auch
z. B. vorkommen, daß man bei einem Patienten mit chronischer Prostata-
titis einen Teil der Blasenwand erheblich mit diathermiert und ein
zufällig dort vorhandenes weiches blutendes Papillom eine erhebliche
Blasenblutung herbeiführt.

Bei Frauen muß man während der Menses oder bei Metrorrhagien
Diathermierungen des Beckens vermeiden. Es empfiehlt sich ferner,
bei Frauen während der Menses Diathermiebehandlung des Herzens,
der Lunge und der Bauchorgane auszusetzen, da verstärkte Blutung
und längere Dauer der Periode dabei eintreten kann. Desgleichen ist
bei Gravidität Vorsicht angebracht.

Auch die Gefahr der allgemeinen Blutdruckherabsetzung bei schon
an sich niedrigem Blutdruck habe ich bei Gelegenheit der Zirkulationserkrankungen bezüglich des Auftretens eines Kollapses erwähnt.

Die sekretionssteigernde Wirkung auf Drüsenzellen läßt die Diathermie überall da kontraindiziert erscheinen, wo eine solche Sekretions-
steigerung nicht erwünscht ist. So werden wir die hypersekretorische

Form der Schilddrüsenerkrankung durch die Diathermie verschlimmern, desgleichen eine Hyperidrosis der Hände durch häufige Anwendung der Handelektroden. Auch die Gefahr der Erzeugung heftiger Koliken infolge bereits inkarzerierter oder durch den erhöhten Sekretionsdruck mobilisierter und zur Inkarzeration gebrachter Konkremente habe ich bereits angeführt. Es liegt hierin keine absolute Kontraindikation, denn gerade der erhöhte Sekretionsdruck kann ja gelegentlich das Überwinden des Hindernisses herbeiführen, und ein vorsichtiger diesbezüglicher Versuch wird in manchen Fällen gestattet sein. Wo aber die Überwindung des Hindernisses nicht möglich ist, kann unter Umständen, besonders bei durch chronische Entzündung in ihrer Widerstandskraft geschwächter Wand die Ruptur einer Gallenblase, eines Urethers möglich werden.

Ich habe mehrfach betont, daß akute Eiterungen, soweit sie nicht gonorrhöisch sind, im allgemeinen durch Diathermie verschlimmert werden. Es ist somit die interne Diathermie bei eitrigen Gelenkaffektionen, Drüsen, Abszessen, Höhleneiterungen kontraindiziert. Besonders bei letzteren (Highmorshöhle, Mittelohreiterung, Stirnhöhle), bei denen ein enger Ausführungskanal infolge entzündlicher Schwellung der auskleidenden Schleimhaut vollkommen impermeabel werden kann, kann die Verstärkung der Eiterung, ja auch der serösen Sekretion, zu unangenehmen und heftigen Symptomen führen. So sieht man bei akuter Stirnhöhlenentzündung unmittelbar nach der Diathermierung zwar Aufhören der Kopfschmerzen; aber nach wenigen Minuten treten sie in verstärktem Maße auf. Es ist daher die Diathermierung auch der chronischen Highmorshöhlen- und Stirnhöhlenkatarrhe im allgemeinen nur erlaubt, wenn die Abflußmöglichkeit der Sekrete gesichert ist.

Nicht wegen des Einschlusses in starre Höhlungen, sondern von einem anderen Gesichtspunkte aus ist die Behandlung der Blinddarmentzündung trotz der mitunter günstig erscheinenden Resultate unter Umständen nicht ungefährlich. Gerade wie die Furunkel der Haut unter dem Einfluß der leichten diathermischen Durchwärmung akut aufflackern oder exazerbieren können, so kann auch die eitrige Einschmelzung und der Entzündungsprozeß, dessen Charakter und Grad wir bei der Perityphlitis und Appendizitis ja niemals mit Sicherheit taxieren können, exazerbieren und zur akuten Perforation führen; wenigstens muß man theoretisch mit dieser Möglichkeit rechnen. Man wird daher bei diesem Leiden mit großer Vorsicht die Einleitung der Diathermiebehandlung indizieren und sie jedenfalls zunächst in schwächster Dosierung, allmählich steigernd, versuchen. In sicher chronischen oder rein serösen Fällen sind dagegen die Resultate außerordentlich befriedigend.

Auch beim Lupus der Haut kommt nur die chirurgische Diathermie in Frage. Die anfänglich von mir versuchte leichte Durchwärmung hat mir den Eindruck gegeben, daß nach ihr der Prozeß erhöhte Neigung zum Fortschreiten am Rande zeigt.

Bezüglich der Tumoren verweise ich auf das nachstehend über Kombination der Röntgenbehandlung mit der Diathermie Gesagte.

2. Kapitel.
Kombination der Diathermie mit anderen Methoden.

Die hyperämisierende und infolgedessen für Röntgenstrahlen sensibilisierende Wirkung der Diathermie hat dazu geführt, daß dieses **kombinierte Verfahren** mehrfach dazu vorgeschlagen wurde, tief liegende Tumoren oder die tieferen Schichten äußerer Tumoren der Röntgenwirkung zugänglich zu machen. Die experimentellen Versuche, welche dargetan haben, daß Gewebe, welche zum Teil im normalen Zustand, zum Teil unmittelbar nach diathermischer Durchwärmung den Röntgenstrahlen exponiert wurden, im letzteren Falle so wesentlich radiosensibler wurden, daß sie auf einen Teil der Erythemdosis bereits mit Erythem reagierten, lassen sich meines Erachtens nicht ohne weiteres für die Tumorentherapie verwerten. Maßgebend hierfür sind mir Beobachtungen, die ich anfänglich gemacht habe, daß unter dem Einfluß der Diathermie in medizinischer, d. h. nicht koagulierender Dosis ein **Proliferationsanreiz** auf Tumorengewebe gegeben wird. Infolgedessen habe ich die leichte Diathermierung von Tumoren späterhin stets als nicht statthaft betrachtet. Dies bestätigte sich, als ich einen Mediastinaltumor (Lymphosarkom), der bereits zu hochgradiger Dyspnoe und starken Schmerzen bei einem jungen Mädchen geführt hatte, entgegen meiner Ansicht auf Wunsch des behandelnden Arztes einmal nur vorsichtig diathermierte. Es trat wenige Stunden danach, wie ich es vorausgesagt hatte, eine heftige Verschlimmerung des Zustandes ein, so daß sich die Fortführung dieser Therapie verbot. Desgleichen trat vor einigen Jahren ein junges Mädchen mit Sarkom des Oberarmes in meine Behandlung, bei der die anderweitig vorgenommene diathermische Durchwärmung des Tumors (ringförmige Elektrode am Unterarm und oberhalb des Tumors am Oberarm) ein exzessives Wachstum des Tumors mit Neigung zu heftigen Blutungen herbeigeführt hatte. Die sofort eingeleitete harte Röntgentiefentherapie sistierte die Blutung in 2 Tagen, und zurzeit ist der Tumor bis auf geringe Reste geschwunden. Die ausgezeichnete Radiosensibilität ist mit einer gewissen Wahrscheinlichkeit auf die diathermische Hyperämie zurückzuführen; indessen ist wohl aber auch das Auftreten zweier Metastasen (rechte Mamma, linke Axillargegend) der Diathermie zur Last zu legen. Diese Beobachtungen entsprechen ganz der Vorstellung, die wir uns von der Diathermiewirkung machen müssen, daß sie nämlich hyperämisiert, ödematisiert und auf das Zellwachstum anregend wirkt, mithin zu einer schnellen Volumenzunahme eines Tumors führen muß. Bedingt eine solche Volumenzunahme, wie gerade in dem Mediastinalraum, lebensgefährliche Symptome, so ist aus diesen Erwägungen heraus die Kontraindikation ihrer Anwendung gegeben. Wenn nun andererseits ein solcher diathermischer Tumor radiosensibler wird, woran wieder in der Tat nicht zu zweifeln ist, so muß man doch vor Anwendung dieser Methode sich darüber klar sein, daß man es keineswegs in der Hand hat, die Ausdehnung der diathermischen Wirkung in der Tiefe im Bereich eines Tumors genau zu bestimmen und nun die anschließende Röntgenwirkung so exakt zu lokalisieren, daß auch wirklich alles diathermierte Gewebe nunmehr nicht nur der Röntgenwirkung überhaupt, sondern auch an allen Stellen einer genügenden Röntgenwirkung unterworfen wird. Die Gefahr, daß irgendeine diathermierte Tumorstelle nicht genügend röntgenisiert wird, ist um so größer, als man folgende Technik vorgeschlagen hat:

Von der richtigen Voraussetzung ausgehend, daß die Durchwärmung eines z. B. in der Bauchhöhle zwischen Nabel und Schwertfortsatz befindlichen Tumors von der darüber gelegenen Bauchhaut aus mit nachfolgender Röntgenbestrahlung von vorn auch die diathermierte Haut sensibilisiert sowie die unter ihr gelegenen Schichten und mithin bei der Röntgenbestrahlung gefährdet, sollte die Diathermierung von seitlichen Partien aus, die bei der späteren Röntgenbestrahlung vor dieser durch Bedeckung zu schützen sind, stattfinden. Bei dieser Methodik ist es zweifellos noch viel schwieriger, eine Lokalisierung der Diathermiewirkung auf die anschließende Röntgenwirkungszone zu bewerkstelligen. Die sich nach dem Gesagten hieraus ergebende Gefahr scheint doch so erheblich, daß die therapeutischen Resultate dieser kombinierten Methode schon sehr in die Augen springend sein müßten, um sie zu rechtfertigen. Meines Wissens ist aber auch hiermit noch kein tiefliegender maligner Tumor geheilt worden, der nicht der Röntgentherapie allein auch zugänglich gewesen wäre.

Größere Bedeutung dürfte die Diathermie zur Behandlung von Röntgen- und Radiumschädigungen besitzen. Sowohl Darmgeschwüre als auch narbige Strikturen bieten eine gute Indikation für die vitalisierende und erweichende Wirkung der Diathermie.

Anders liegen die Verhältnisse, wenn die Gefahr des Wachstumsanreizes nicht vorliegt. In diesem Falle dürfte gegen die Kombination der beiden Methoden nichts einzuwenden sein. Vielleicht gibt die Sterilisierung der Ovarien hierfür eine besondere Indikation ab, weil gerade die Ovarialdurchwärmung durch kombinierte Diathermierung vom Scheidengewölbe aus nach der Bauchhaut zu leicht und intensiv zu erreichen ist. Das gleiche gilt für Rektumkarzinome.

Viel wichtiger ist die Verbindung diathermischer Applikationen mit orthopädischen Maßnahmen[1]). Wir nutzen die hyperämisierende, ödematisierende, erweichende und auflockernde Wirkung der Diathermie dazu aus, um durch anschließende Massage, mediko-mechanische Übungen, mechanische Streckungen, Beugungen usw. resistente Narben, Adhäsionen, Kontrakturen, Ankylosen zu mobilisieren, wobei die eminent schmerzstillende Wirkung der Diathermie unterstützend mitwirkt. Dies tritt besonders bei frischen Verletzungen deutlich in die Erscheinung. Unter dem Einfluß der diathermischen Analgesie kann eine viel frühzeitigere und energischere Massage- und Bewegungstherapie einsetzen. Ganz besonders wirkungsvoll sind diese kombinierten Maßnahmen, wenn die mechanische Therapie während der Diathermierung

---

[1]) Nagelschmidt, Über Elektromechanotherapie. Allgem. Med. Zentr.-Ztg. 1921, Nr. 6.

Baisch, siehe Literaturverzeichnis.

stattfindet. Nicht nur, daß die Zunahme der Bewegungsmöglichkeit während der diathermischen Analgesie erheblich sein kann, sondern es wird der weitere Vorteil gewonnen, daß wegen ihrer versteckten Lage der Diathermiewirkung weniger zugängliche Gebiete durch die erzielte Bewegung ihr teilweise oder ganz zugänglich gemacht werden können. Selbstverständlich ist mit größter Sorgfalt darauf zu achten, daß bei den Bewegungen die Grundregeln der Diathermieapplikation nicht außer acht gelassen werden. Ich verweise im übrigen z. B. auf die bei Gelenkerkrankungen erwähnten Beobachtungen.

Die erhebliche hyperämisierende Wirkung der Diathermie sowohl in medizinischer wie in chirurgischer Dosierung legt es nahe, sie mit der Bierschen Stauung zu vergleichen. Der Unterschied zwischen beiden Methoden, die an sich sehr ähnlich scheinen, ist jedoch ein bedeutender und prinzipieller. Die Biersche Stauung zwingt die in einem Gliede vorhandene Blutmasse, sich in loco zu stauen. Sie hindert jedoch nicht nur den Abfluß des venösen (teilweise verbrauchten) Blutes, sondern sie verlangsamt auch infolge dieser Stauung den arteriellen Zufluß. Die günstigen Wirkungen, welche hiermit in vielen Fällen erzielt werden, beruhen im wesentlichen auf der infolge der vermehrten Blutanwesenheit bestehenden lokalen Temperatursteigerung und auf dem längeren Kontakt des Gewebes mit der stagnierenden Blutmasse. Dazu kommen sekundäre Wirkungen wie die analgesierende und die ödematisierende Wirkung. Ein Nachteil der Methode ist die subjektiv mit ihr verbundene Unannehmlichkeit sowie die Behinderung des arteriellen Zuflusses. Auch ist sie relativ bequem nur an Extremitäten anwendbar. Ihre Applikation am Kopf z. B. ist mit außerordentlichen subjektiven Beschwerden verbunden und an einzelnen inneren Organen gänzlich unmöglich. Im Gegensatz hierzu bewirkt die Diathermie einen sehr stark erhöhten Afflux frischen arteriellen Blutes. Auch ihr ist in gewisser Dosis eine ödematisierende Wirkung eigen. Dazu kommt aber die erheblich über die Bluttemperatur hinaus steigerungsfähige Erwärmung des Gewebes, die direkte Stimulierung der Zellfunktion und die deutlich analgesierende Wirkung auf die Schmerzempfindung. Ferner ist sie an jedem beliebigen Körperabschnitt anwendbar und, was sehr wichtig ist, ohne jede subjektive Unannehmlichkeit. Im Gegenteil wird die diathermische Wärme meistens als äußerst wohltuend und angenehm empfunden.

Auch die Kombination der Diathermie mit Bierscher Stauung wird angewandt. Der Einfluß der Kühlung durch die Blutzirkulation wird hierbei vermieden; die Wärme hält sich länger im Gewebe, und die Wirkungen beider Methoden können sich summieren, vielleicht aber z. T. aufheben. Gerade die arterielle Hyperämie, die resorptionsanregende Wirkung der Diathermie wird behindert. Man muß die Binde unmittelbar nach der Diathermieapplikation anlegen.

Ich habe in einigen Fällen von chronischer Obstipation sowie bei Ischias und Neuralgien die Kombination von Diathermie und Vibrationsmassage versucht. Wenn man die Elektrode mittels des Vibrationsmassageansatzes (Gummikugel) kräftig andrückt, so kann man die Wirkung der beiden Methoden kombinieren, und ich habe den Eindruck, daß diese Kombination in manchen Fällen von Nutzen ist.

In Fällen, in denen man nicht die reine Wirkung der Diathermie aus wissenschaftlichen Gründen zu studieren wünscht, steht der gleichzeitigen Anwendung anderer Methoden nichts im Wege. So wird man bei Herzkranken Digitalis, Strophantus, Koffein, kohlensaure Bäder usw. bei sinngemäßer Anwendung mit gutem Erfolg unterstützend heranziehen können. Ebenso wird in den seltenen Fällen, in denen die Hochfrequenzströme erregend wirken, die Verordnung von Sedativa zweckmäßig erscheinen. Im übrigen muß man nur darauf achten, daß die angewandte Medikation im gleichen Sinne wie die Diathermie wirkt, und eine antagonistische Medikation vermeiden.

3. Kapitel.

Stellung der Diathermie zur Hochfrequenztherapie.

Überblicken wir noch einmal den Entwicklungsgang der Hochfrequenztherapie, so sehen wir, welche außerordentliche Bedeutung die Vertiefung der Erkenntnis für die Verwertung einer empirisch in die Therapie eingeführten Methode gewinnen kann. Mit wahrem Enthusiasmus wurde in den 90er Jahren des vorigen Jahrhunderts die physiologische und klinische Anwendung der Hochfrequenzströme aufgenommen. Es ist verständlich, daß infolge der glänzenden Experimentalvorführungen Teslas die Effekte der hochfrequenten und gleichzeitig hochgespannten elektrischen Ströme besonders die Aufmerksamkeit auf sich lenkten. Der Widerspruch, der zwischen den glänzenden Funkenentladungen, dem lebhaften, weithin hörbaren Geknatter der Apparate und der scheinbaren Wirkungslosigkeit der Ströme bestand, ließ ungewöhnliche Wirkungen ahnen. Aber gerade die Verwendung dieser hochgespannten Hochfrequenzströme hinderte das Eindringen in das Wesen ihrer physiologischen Wirkung, und so kam es, daß die Methode trotz ihrer, wie gesagt, enthusiastischen Aufnahme nicht nur in Frankreich, sondern auch in anderen Ländern nach und nach enttäuschen mußte. Man hatte nicht begriffen, worauf es ankam, und die reine Empirie hatte in diesem Falle versagt. So kam es, daß manche Forscher mit ihren Apparaten und an ihrem Krankenmaterial vorzügliche Resultate beobachteten, die heute im Lichte der Diathermie vollständig verständlich sind, daß aber andere mit anderen Apparaten, anderer Methodik und anderem Krankenmaterial nur Mißerfolge erlitten. Die Folge dieser ungleichen, widerspruchsvollen Bewertung mußte notwendig dazu führen, daß die Mißerfolge der Methode zur Last gelegt und die Erfolge auf Suggestion zurückgeführt wurden. So verstehen wir, daß auch die Nachprüfung in Deutschland (Bädecker, Eulenburg, Toby Cohn u. a.) die Methode als eine im wesentlichen suggestiv wirkende stark ablehnte. Infolgedessen, da weitere Nachprüfungen zu fehlen schienen, war sie nicht nur in Deutschland, sondern auch im Auslande, ausgenommen Frankreich, so gut wie erledigt. Dies wurde mit einem Schlage anders, als die mehrfach in der Literatur erwähnten, praktisch unfruchtbar gebliebenen Beobachtungen von Wärmeeffekten systematisch und praktisch zur Lehre der Diathermie ausgebildet wurden und nunmehr der experimentell und klinisch jeder Untersuchung relativ leicht zugängliche Wärmeeffekt als die Quintessenz einer jeden reinen Hochfrequenzapplikation erkannt wurde.

Es wird nach der Lektüre der vorstehenden Kapitel nicht schwer sein, nunmehr die Stellung der Diathermie zur D'Arsonvalisation zu erkennen. Dem Kern der Sache nach besteht gar kein Unterschied. Ob wir Funkenstrecken mit großem Luftzwischenraum, stärkster Dämpfung und relativ seltenen Entladungen oder ganz ungedämpfte Schwingungen (Poulsenlampe) oder Stoßerregung (Wiensche Funkenstrecke, Telefunken) verwenden, ob wir niedrig gespannte oder sehr hochgespannte Hochfrequenzströme mit diesen Apparaten erzeugen, der diathermische Effekt ist mit all diesen in gleicher Qualität verbunden und hängt lediglich von der quantitativen Leistung der Apparate in seiner Erscheinungs- und Wirkungsart ab. So habe ich lange, ehe es eigentliche Diathermieapparate gab, diathermische Verbrennungen kleinerer Tiere im Experiment und therapeutische Applikationen der reinen Diathermie mit ganz gewöhnlichen D'Arsonvalapparaten vornehmen können. Ja, sogar Knochenkarzinom- und kleinere Weichteiloperationen nebst Gelenk- und Herzbehandlungen habe ich schon 1906 und 1907 ausgeführt. Daß hierbei die Hochspannung insofern störte, als Funkenentladungen an gewünschten Stellen oder zufällig mit in die Erscheinung traten, und daß vielleicht die Streuung der Kraftlinien für den therapeutischen Effekt ein wenig ungünstiger war, beeinträchtigte im Prinzip keineswegs die Art der Wirkung. Ich habe 1911 in Birmingham die Entladungen des D'Arsonvalapparates und der Diathermieapparate mit Stoßfunkenerregung mit einem Beispiel aus der Akustik verglichen. Feuert man alle Stunden eine moderne Riesenkanone ab, so erzeugt man Schallwellen einer enormen Amplitude, die mit sehr starker Dämpfung abklingen, wonach bis zum nächsten Schuß eine sehr lange Pause eintritt (D'Arsonvalsche Funkenentladungen, 100 000 Volt). Die Analogie zur Diathermie (200 Volt) bietet ein kleinkalibriges Gewehrfeuer, wobei alle Sekunden ein Schuß fällt, dessen allerdings niedrigere Schallamplituden zwar auch sehr gedämpft sind, aber bis zum nächsten Schuß weiter klingen, so daß keine Schwingungspausen entstehen. Vergleichen wir die gesamte Ausbeute an Schwingungsenergie, so ergibt trotz der großen Amplitude der Kanonenschuß wegen der unverhältnismäßig langen Pausen eine geringe Ausbeute, während das ununterbrochene Gewehrfeuer dauernd schwingende Energie erzeugt. So sind die Milliampere, welche ein D'Arsonvalapparat liefert, gering an Zahl, 20—100, nur in besonders kräftig konstruierten Apparaten (Sanitas) bis zu einem Ampere. Die Diathermieapparate dagegen, wenigstens diejenigen, die praktisch für die Medizin Bedeutung haben, liefern 2000 bis 3000 Milliampere. Die Spannung jedoch, die zwar als Sprüheffekt (Duschenentladung, Fulguration, Funkenkaustik) von Bedeutung ist, spielt für die diathermische Wirkung gar keine Rolle, da sie bei Einschaltung des menschlichen Körpers vermöge seiner enormen Dämpfung auf ein Minimum reduziert wird und für die diathermische Leistung ungenutzt verloren geht. Wenn wir also im Prinzip keinen qualitativen Unterschied zwischen den Hochfrequenzströmen der einzelnen Apparattypen aufstellen, so haben wir doch die Erkenntnis gewonnen, daß die quantitativen Leistungen der Apparatur für das klare Experiment und für den klinischen Erfolg von der größten Bedeutung sind. Wir werden Mißerfolge, wie ich das schon 1907 betonte, nicht ohne weiteres der Methode zur Last legen dürfen, sondern stets verlangen, daß zur kritischen Würdigung Art der Apparatur, Applikationsmethode und Dosis neben der Charakteristik des einzelnen Falles klar angegeben sein müssen.

Ich habe mich vielfach davon überzeugen können, daß durch einen kleinen unscheinbaren technischen Fehler, sei es in der Wahl der Stromstärke, sei es in der Applikationsart oder im Angriffspunkt der Therapie Mißerfolge herbeigeführt wurden, die heute vermieden werden können. Ich habe deshalb für den Siemensschen Diathermieapparat, der unter meiner Leitung konstruiert wurde, die auf Seite 105 mitgeteilte Dosierungstabelle aufgestellt, welche für die einzelnen Elektrodengrößen und für die wichtigsten Applikationsarten die ungefähre Stromstärke angibt. Selbstverständlich kann eine solche schematische Tabelle nur einen ganz geringen Wert haben, da man eben die Diathermie nicht theoretisch erlernen kann. Sie soll nur ein Anhalt für den Anfänger sein, damit er ganz grobe Fehler vermeidet und überhaupt eine Anweisung dafür hat, welche Stromstärken im allgemeinen zulässig sind. Jetzt, wo Lehrbücher über Diathermie vorliegen, ist das Bedürfnis nach solchem technischen Hilfsmittel nicht mehr vorhanden, und ich hoffe, daß das Studium des vorliegenden Buches die Anwendung der Diathermie erleichtert. Es wäre aber grundfalsch, anzunehmen, daß durch noch so aufmerksame Lektüre die Diathermie erlernt werden könnte. Der menschliche Körper in seinem Normalzustande ist ein so variabler Organismus und ein so kompliziertes Konglomerat von verschiedenen Widerständen für den elektrischen Strom, daß noch so ausgiebige experimentelle Untersuchungen am Tier oder an der Leiche die klinische Erfahrung höchstens vorbereiten, keinesfalls zu ersetzen imstande sind. Noch wesentlich schwieriger und komplizierter werden die Verhältnisse, sobald man pathologische Zustände vor sich hat, deren wahre Natur ja trotz der eminenten Fortschritte der Diagnostik vielfach noch nicht genügend gedeutet werden kann, um im Einzelfalle die spezielle Anwendungstechnik der Diathermie und Indikationsstellung zu ermöglichen.

Grundregeln.

Die wesentlichen Erfordernisse, welche erfüllt sein müssen, um eine aussichtsvolle diathermische Therapie auszuüben, will ich noch einmal kurz rekapitulieren:

1. Ein gewisser Grad von Vorbildung in bezug auf Elektrizitätslehre ist für den Arzt unerläßlich.

2. Es muß eine möglichst universelle diagnostisch-klinische Vorbildung vorhanden sein.
3. Der Diathermieapparat muß möglichst einfach zu bedienen sein.
4. Die Leistung des Apparates muß eine ausreichende sein (wenigstens 100 Watt schwingender Energie).
5. Die Technik der Applikation muß eine durchaus skrupulöse sein. Von der größten Wichtigkeit sind

tadelloses Zuleitungs- und Elektrodenmaterial;

sorgfältige, verständnisvolle, dauernd kontrollierte Elektrodenapplikation;

Einschaltung auch schwacher Ströme stets nach Anlegung der Elektroden;

Ausschaltung des Stromes stets vor Abnahme der Elektrode;

Beginn, trotz der Ungefährlichkeit plötzlicher Einschaltung größerer Stromstärken auch für den Geübten, mit vorsichtiger Dosierung;

Berücksichtigung des jeweils kleinsten stromdurchflossenen Körperquerschnittes (besonders der Handgelenke und Knöchel);

richtige Wahl der Stromstärke (wenig kann wirkungslos sein, zuviel kann schaden, mehr oder weniger kann entgegengesetzte Wirkung hervorrufen);

richtige Bemessung der Applikationsdauer und der während dieser eventuell zu wechselnden Stromstärken;

richtige Wahl des Angriffspunktes der diathermischen Behandlung;

sinngemäße Wahl der Applikationsmethode (reine Diathermie, Kondensatorduschenmethode);

Grundregel: Stets bipolare Applikation.

Allgemeine Regel: Die medizinische (nicht chirurgische) Diathermie darf niemals schmerzhaft sein. Druckschmerz durch Anlegen der Elektroden ist nach Möglichkeit zu vermeiden. Niemals darf ein schmerzhaftes Hitzegefühl auftreten.

Alle diese Punkte und manche in den vorstehenden Kapiteln erwähnten Details soll man stets gegenwärtig haben, will man Erfolge erzielen und Schädigungen vermeiden. Befleißigt man sich einer genügenden Kontrolle und begnügt sich nicht allein mit der Angabe des Patienten, ob die Erwärmung eine zu starke ist, so können Verbrennungen mit Sicherheit vermieden werden. Ich habe auch niemals Thermoanästhesie (Syringomyelie und Tabes) als eine strikte Kontraindikation betrachtet, sondern nur als eine Veranlassung zu besonders scharfer, sorgfältiger Kontrolle der stattgefundenen Erwärmung.

Die vielfach in ärztlichen Kreisen herrschende Furcht vor der Applikation der Diathermie und der Hochfrequenzströme war vor der Ausbildung der Diathermielehre zum Teil gewiß begründet. Man wandte Hochfrequenzströme an, ohne zu wissen, wie und warum sie wirkten. Heute, wo wir über ein großes Maß klinischer Erfahrung und über die Kenntnis wichtiger Kontraindikationen verfügen, ist die Diathermie, verständnisvoll angewandt, trotz ihrer eminenten Wirksamkeit relativ ungefährlich. Da wir es bei ihr mit der vielleicht einzigen Wirkung der reinen Wärme zu tun haben und ihre Dosierungs- und Lokalisierungsmöglichkeit im allgemeinen wesentlich über das Maß hinausgeht, welches uns sonst in der Therapie zur Verfügung steht, haben wir eine viel größere Sicherheit in der Applikation, als z. B. die Röntgenstrahlen, Lichtbäder, die Hydrotherapie und die Mehrzahl der internen Medikationen sie uns bieten.

Es kann erstaunlich erscheinen, wie groß die Zahl der Indikationen jetzt schon bei der Jugend der Methode ist. Ich könnte leichtlich in den Verdacht geraten, in den vorstehenden Kapiteln die Diathermie als eine Panazee anzupreisen. Wenn man aber bedenkt, daß die Diathermieapplikation mit großer Wahrscheinlichkeit nichts anderes ist als die Erzeugung reiner Wärme in jeder beliebigen Tiefe des Organismus, in jeder beliebigen Quantität, in jeder gewünschten Lokalisierung, und andererseits, daß ja alle vitalen Vorgänge in letzter Linie Oxydation, d. h. Verbrennung, d. h. Wärmeproduktion bedeuten, und daß unsere therapeutischen Bestrebungen letzten Endes auf die Regulierung oder Stimulierung dieses Verbrennungs-, d. h. Lebensprozesses abzielen, so wird man die Universalität der Diathermie für die gesamte Medizin begreifen. Nicht in allen Fällen wird die Erhöhung der Lebensprozesse das gewünschte therapeutische Resultat sein. Auch die Produktion der physiologischen Wirkungen der Diathermie, welche wir kennen gelernt haben, wird nicht stets erstrebenswert sein, und so haben wir neben Erfolgen auch Mißerfolge gesehen und nach Möglichkeit hervorgehoben. Wenn man aber andererseits fast täglich die Erfahrung macht, wie dieses oder jenes Leiden nach langem Bestande unter allen erdenklichen therapeutischen Versuchen (Tabes, Ischias, Asthma, Angina pectoris, Gicht u. a.) im unmittelbaren Anschluß an eine oder wenige therapeutische Applikationen der Diathermie plötzlich sich wesentlich bessert oder definitiv heilt, so wird man sich der Auffassung nicht verschließen können, daß die Diathermie eine Methode darstellt, welche der Therapie gänzlich neue Wege weist und vielfach geradezu als glänzend zu bezeichnende unmittelbare Erfolge erzielen läßt. Die fast spezifisch zu nennende schmerzstillende Wirkung der Hochfrequenzströme, besonders in ihrer vervielfachten diathermischen Form, ist ja vielleicht zur Genüge durch die bekannte analgetische Wirkung der Wärme erklärt. Immerhin ist es aber auch möglich, daß, wie ich 1907 bei der D'Arsonvalisation bereits hervorhob, die molekuläre Erschütterung der die Nervenfasern und Zellen zusammensetzenden Atomgruppen die zentripetale Schmerzleitung gewissermaßen inhibiert, und daß somit für diese wie für manche andere Wirkung der Hochfrequenzströme die elektrische Energieform als solche, vielleicht auch ihre Spannung von Einfluß ist. Die bisherigen Erfahrungen scheinen jedoch für eine reine Wärmewirkung zu sprechen.

Ich habe die ersten beiden Auflagen im wesentlichen auf meinen eigenen experimentellen und klinischen Beobachtungen aufgebaut. Dies geschah nicht, um sie in den Vordergrund des Interesses zu rücken oder mir Prioritäten zu wahren, sondern lediglich, weil auf diesem trotz der vieljährigen D'Arsonvalschen Erfahrungen vollkommen neuen Gebiet die Apparatur, die Technik und die Dosierung von so weittragender Bedeutung sind, daß die in der Literatur niedergelegten Beobachtungen zur klinischen Verwertung in einem Lehrbuch nicht eindeutig genug erschienen. In der vorliegenden dritten Auflage konnte ich die Meinungen einer größeren Zahl von Autoren anführen, da die Diathermie inzwischen von vielen Seiten systematisch bearbeitet worden ist. In dem nachstehenden Literaturverzeichnis habe ich eine möglichst vollständige Zusammenstellung aller bisher erschienenen einschlägigen Arbeiten zu geben versucht. Wenngleich manche dieser Arbeiten grobe Irrtümer und unverwertbare Beobachtungen enthalten, besitzen viele andere produktiven und kritischen Wert. Im ganzen ist vieles, was in den vorstehenden Kapiteln an klinischer Beobachtung niedergelegt ist, in der bereits vorliegenden Literatur von anderer Seite bestätigt und hat sich für die verschiedenen Spezialzweige der Medizin als fruchtbar erwiesen.

Literatur.

Abel, Die Elektrokoagulation bei der operativen Behandlung des Krebses, speziell des Gebärmutterkrebses. Berl. Med. Gesellsch. 29. I. 1913.

Adam, H., Diathermie im Pendelapparat zur Mobilisation versteifter Gelenke und Weichteile, Diathermie und Überdruckatmung in der pneumatischen Kammer zur Mobilisierung pleuritischer Verklebungen und Verwachsungen. Zeitschr. f. phys. u. diät. Ther. 8, 225. 1917.

Adam, J., Carcinoma of right tonsil and soft palate treated by diathermy. Journ. of laryngol. a. otol. 1923,, Nr. 4.

Aimard, Diathermie de la vésicule biliaire. Presse méd. 1921.

Aimard, Diathermie de la vésicule biliaire. Journ. de radiol. et d'électrol. 1923, Nr. 5.

Aimard, Technique de la diathermie au niveau du carrefour sous-hépatique. Bull. méd. 1923, Nr. 16.

Albert-Weil und **Gérard**, Les effets thermiques des courants de haute fréquence. Journal de Physiotherapie 1910, Nr. 46.

Albert-Weil, Les électrodes pour la diathermie. Journal de Physiothérapie 1911, Nr. 102.

Alkewicz, T., Diathermie der Niere. Nowiny lekarskie 33, 167. 1921.

Amtschislawsky, Neue Elektroden für die gefahrlose Anwendung starker, bes. diathermischer Ströme in der Gynäkologie. Berl. klin. Wochenschr. 1914, Nr. 15.

André, De l'électrocoagulation dans les tumeurs de la vessie. Presse méd. 1913, Nr. 87.

Angle, E. J., und **Leonard** J. **Owen**, Krebsbehandlung der Unterlippe speziell mit Radium und chirurgischer Diathermie. Urol. a. cut. review 27, Nr. 11, S. 688—692. 1923.

Antoni, Ein Beitrag zur Diathermiebehandlung der Gonorrhöe. Dermatol. Wochenschr. 66, 393. 1918.

Aragon, Die Diathermie in der Gynäkologie. Arch. del hospital municipal de la Habana 2, Nr. 1, S. 5.

Arcelin et **Giuliani**, Utilisation des courants de haute fréquence en urologie. Lyon méd. 1914, Nr. 21.

Aresu, Mario, Azione locale della diatermia sul sangue. (Istit. di patol. e clin. med., univ., Cagliari.) Fol. med. 7, Nr. 7, S. 193—200. 1921.

d'Arsonval, Das Verhältnis von Diathermie und d'Arsonvalisation. III. intern. Kongr. f. Physiotherapie. (Diskussion.) Paris 1910.

d'Arsonval, Nouvel appareil de diathermie intensive. Arch. d'électr. méd. März 1914.

Ashcraft, L. T., Arsonval in tumors of the bladder through the operating cystoscope. Surg. gynecol. and obst. 17, Nr. 5, p. 636.

Aviraguet, **Duhem** et **Seguin**, Le traitement de l'incontinence d'urine essentielle par la diathermie. Arch. d'électr. méd. 1925, Nr. 512.

Axmann, Ein kleinerer Apparat für Hochfrequenzbehandlung. Med. Klinik 1922.

Baal Girling, The treatment of simple papilloma of the bladder by fulguration. Brit. journ. of surg. 1924, Nr. 44.

Bachrach, R., Erfahrungen auf dem Gebiete der endovesicalen und endourethralen Behandlung mit Hochfrequenzströmen. Folia urol. 7, Nr. 11.

Bain, W., W. Edgecombe, Shirley Kidd and Sinclair Miller, An experimental investigation into the action of certain electrical treatments on the blood, blood pressure, and metabolism. Lancet 200, Nr. 18, S. 905—908. 1921.

Baisch, Diathermie und ihre Anwendung in der Orthopädie. Naturhistorisch-medizinische Ver., Heidelberg, 16. VII. 1912.

Baisch, Diathermie und ihre Anwendung in der Orthopädie. Dtsch. med. Wochenschr. 1912, Nr. 50 (Referat).

Balneologen-Kongreß, Hamburg, März 1914.

Bangert, Fortschritte der Diathermietechnik. Zeitschr. f. ärztl. Fortbild. 1916, Nr. 3.

Bangert, Zur Frage der Elektrodenapplikation beim Diathermieverfahren. Zeitschr. f. physikal.-diät. Therapie 1916, Nr. 9.

Baradulin, G., Die Diathermie bei der Behandlung der Gonorrhöe und ihrer Komplikationen. Wratschebnaja gaseta 1914, Nr. 12. Ref.: Münch. med. Wochenschr. 1914, Nr. 26, S. 1470.

Barney, J. D., Efficiency of the high frequency currents on tumors of the bladder. Boston med. a. surg. journ. 169, No. 1.

Bässler, Die Erfolge der Diathermiebehandlung bei gynäkologischen Erkrankungen in den Jahren 1917 und 1918. Inaug.-Diss. Kiel 1921.

Batzdorff, Die Diathermie in der Chirurgie. Bresl. chir. Ges. 13. VII. 1914.

Bauer, H., Aus der Physik und physikal. Technik. Zeitschr. f. ärztl. Fortbild. 1910, Nr. 8.

Bauer, H., Bemerkungen zu dem Aufsatz von Simon „Physik und Technik der Thermopenetration". Zeitschr. f. med. Elektrol. 13, Heft 6.

Bavelaer, Quelques applications intéressantes de la diathermie. Journ. d. sciences méd. de Lille 1924.

Becker, F., Hochfrequenzströme als Narben erweichendes Mittel. Münch. med. Wochenschr. 1915, Nr. 31, S. 1044.

Beer, Die Behandlung der gutartigen Geschwülste der Harnblase mittels Oudin-strahlen. Zentralbl. f. Chir. 1910, Nr. 34.

Beer, E., Die Behandlung gutartiger Papillome der Harnblase mit dem durch ein Ureterencystoskop eingeführten Oudinschen Hochfrequenzstrom. Zeitschr. f. Urol. 6, Heft 12.

Behdjet, H., Le traitement de boutons d'orient par la diathermie. Ann. de dermatol. et de syphiligr. 1923, Nr. 6; Dtsch. med. Wochenschr. 1923, Nr. 20.

Belot, A propos des dispositifs de diathermie. J., Arch. d'électr. méd. Nr. 316.

Berger, Ein neuer Diathermieapparat. Arch. f. physikal. Med. 7, Beiblatt S. 69. 1912.

Bergonié, Diathermieversuche mit großen Elektroden. III. Internat. Kongr. f. Physiotherapie, Paris 1910.

Bergonié, Action de la diathermie sur les radiodermites chroniques. Arch. d'électr. méd. No. 339 (Referat).

Bergonié, Des applications de diathermie comme ration énergétique d'appoint. Compt. rend de l'Acad. des Sc. (2. XII. 1912), 155.

Bergonié, La diathermie ration d'appoint. Paris méd. 1913, No. 5.

Bergonié, La diathermie ration d'appoint. Arch. d'électr. méd. No. 349 (Referat).

Bergonié, La diathermie ration d'appoint. Arch. d'électr. méd. No. 353.

Bergonié, Les applications médicales de la diathermie. (IV. intern. Kongr. f. Physiotherapie, Berlin 1913.) Arch. d'électr. méd. No. 357.

Bergonié, Die Anwendung der Diathermie als energetisches Ergänzungsmittel. Arch. f. physikal. Med. u. med. Technik 7, Heft 4.

Bergonié und Réchon, La diathermie. Applications médicales et chirurgicales. Arch. d'électr. méd. No. 314.

Bergonié, Die medizinischen Anwendungen der Diathermie. Berl. klin. Wochenschr. 1913, Nr. 39.

Bergonié, Diathermieversuche mit großen Elektroden. III. intern. Kongr. f. Physiotherapie, Paris 1910.

348   Literatur.

Bering und Meyer, Experimentelle Untersuchungen über die Sensibilisierung d. Röntgenstrahlen mittels Wärmedurchstrahlung. Münch. med. Wochenschr. 1911, Nr. 19.

Bernal Baquera, Die Diathermie bei Gonorrhöe und ihren Komplikationen. Rev. med. de Malaga 1, 55. 1921.

Bernal Baquera, Diathermie bei Tripper und seinen Komplikationen. Rev. espanola de urol. y dermatol. 24, Nr. 286, S. 533—539. 1922.

v. Bernd, Über Thermopenetration. Gesellsch. d. Ärzte Wiens. 26. II. 1909.

v. Bernd, Über Thermopenetration. Zeitschr. f. phys. u. diät. Ther. 1909, Heft 3.

v. Bernd und Preyss, Zur Thermopenetration. Wien. klin. Wochenschr. 1909, Nr. 44 und 1910, Nr. 9.

Bertoloty, Ricardo, Die schmerzhaften Reaktionen bei der Diathermie. Med. ibera 16, Nr. 243, S. 1—4. 1922.

Bertoloty, Behandlung der Gonorrhöe mit Diathermie. Actas dermo-sifiliogr. 13, S. 46. 1921.

Berven, E., Die Behandlung des Buccalcarcinomes. Acta oto-laryngol. 7, Heft 4. 1925.

Best, Die Diathermie in der Augenheilkunde. Münch. med. Wochenschr. 1914, Nr. 31.

Bianchini, A., La diatermia in chirurgia. Policlinico 1923, Heft 11.

Bles, Über Thermopenetration. Nederl. Tijdschr. v. Geneesk. 1911, II.

Blum, V., Die Fulguration und Elektrokoagulation der Blasengeschwülste. Wien. med. Wochenschr. 1914, Nr. 13.

Blum, V., Intravesicale Operationen. Urologische Operationslehre von Voelcker und Wossidlo. Leipzig: G. Thieme 1918.

Blumreich, Diathermie- und Hochfrequenzbehandlung bei gynäkologisch-geburtshilflichen Leiden. Arch. f. Gynäkol. 109, 204.

Bömer und Santos, Über eine neue Art Elektroden zur Behandlung der Gonorrhöe mittels Diathermie. Zeitschr. f. urol. Chir. 1915, Heft 1.

Boerner, R., und C. Santos, Über eine neue Art Elektroden zur Behandlung der Gonorrhöe mittels Diathermie. Med. Klinik 1914, Nr. 25; Zeitschr. f. Urol. 9. 1915.

Boerner und H. E. Schmidt, Technik und Erfolge der Diathermie bei der männlichen Gonorrhöe und ihren Komplikationen. Strahlentherapie 7, 266. 1916.

Bonnefoy, Applications au moyen du lit condensateur sur la Circulation et la Température du Corps. Journ. de Physiol. et de Pathol. génér. 1910, No. 94.

Bonnet, Maurice, Irrigationsurethroskopie und Hochfrequenzstrom zur Urethralbehandlung. Rev. méd. de l'est 52, Nr. 22, S. 735—740. 1924.

Bordier, H., Traitement des hémorroïdes procidentes par la diathermo-coagulation. Arch. d'électr. méd. et de physiothérapie 1921, S. 335.

Bordier, La diathermie de l'estomac. Paris méd. 1921.

Bordier, Nuovo vedute sul trattamento della paralisi infantile. Pediatria 1921.

Bordier, H., Epithéliomas roentgéniens guéris par la diathermie. Presse méd. 30, Nr. 100, S. 1083—1084. 1922.

Bordier, H., Epiteliomi roentgeniani delle dita guariti dalla diatermia. Radiol. méd. 9, Heft 6, S. 255—258.

Bordier, Diathermie dans les plaies atones. Cpt. rend. 6, Nr. 1. 1922.

Bordier, H., Traitement de l'hypertrophie des amygdales par la diathermo-coagulation. Arch. d'électr. méd. 1922, S. 75.

Bordier, H., Epithéliomas roentgéniens des doigts guéris par la diathermie. Auto-observation. Paris méd. 12, Nr. 47, S. 469—471. 1922.

Bordier, Electrodes pour diathermie chirurgicale. Journ. de radiol. et d'électrol. méd. 1922, Nr. 12.

Bordier, H., Traitement de l'hypertrichose par la diathermie (épilation diathermique). Arch. d'électr. méd. 1923, S. 129.

Bordier, H., Influence de la d'arsonvalisation diathermique sur les glandes endo-crines. Application au traitement de la maladie de Basedow. Cpt. rend. hebdom. des séances de l'acad. des sciences 176, Nr. 11, S. 790—791. 1923.

Bordier, La diathermie combinée à la radiothérapie dans la poliomyélite antérieure. Journ. de radiol. et d'électrol. 1923, Nr. 12.

Bordier, Diathermothérapie de la paralysie faciale périphérique. Paris méd. 1923, Nr. 50.

Bordier, H., Influence de la diathermie sur la cellule végétale. Conséquences biologiques. Cpt. rend. hebdom. des séances de l'acad. des sciences 178, Nr. 22, S. 1844—1847. 1924.

Bordier, La diathermie dans la paralysie faciale grave. Arch. d'électr. méd. 1924, Nr. 505.

Bordier, H., Traitement des lupus par la diathermie. Monde méd. 1924.

Bordier, H., Puissance de la diathermie dans le cancer. Paris méd. 1924, Nr. 21.

Bordier, H., La puissance de la diathermie dans le cancer. Paris méd. 1924, Nr. 30.

Bordier, H., Occlusion du rectum guérie par la diathermo-coagulation. Arch. d'électr. méd. 1924, Nr. 497.

Bordier et G. Bouchet, Sur un cas de cancer du col utérin traité par la diathermie. Arch. d'électr. méd. 1924, Nr. 502.

Bordier, H., Diathermie et diathermothérapie. Paris 1925. 2. Aufl.

Bourgeois, H., et G. Poyet, Traitement de certaines sténoses rebelles du nez et du pharynx par la diathermie. Rev. de laryngol., d'otol. et de rhinol. 1922, Nr. 22.

Bourgeois, H., et G. Poyet, L'électrocoagulation en oto-rhino-laryngologie. Ann. des maladies de l'oreille, du larynx, du nez et du pharynx 1923, Nr. 4.

Bourgeois, H., et G. Poyet, La diathermie chirurgicale dans le traitement de certaines affections non cancéreuses des voies aériennes supérieures. Acta oto-laryngol. 7, Heft 4. 1925.

Brahn, Herbert, Die kombinierte Behandlung chronisch-rheumatischer Erkran-kungen mit Leukotropin und Diathermie. (Röntgenlaborat. v. Dr. Thomas, Berlin.) Münch. med. Wochenschr. 70, Nr. 7, S. 209. 1923.

Branth, J. H., Hightension, highfrequency currents. New York med. journ. 97, No. 19, p. 961.

Braun, H., Die Diathermie im Kriege. Therap. d. Gegenw. 4, 136. 1917.

Braunwarth und Fischer, Über den Einfluß der verschiedenen Arten der Hoch-frequenzbehandlung auf das kardiovasculäre System. Zeitschr. f. phys. u. diät. Ther. 16, Heft 11.

Brühl, Die Thermopenetration in der Gynäkologie. Russki Wratsch, 1910, Nr. 52.

Bruni, La cura dei tumori benigni della vesicae con la diatermia. Rif. med. 37, 1082. 1921.

Büben, Ivan v., Über die Bedeutung der Thermopenetration in der Therapie der weiblichen Gonorrhöe. Zentralbl. f. Gynäkol. 45, Nr. 41, S. 1485—1490. 1921.

v. Büben, J., Die Rolle der Thermopenetration in der Behandlung der weiblichen Gonorrhöe. Orvosi Hetilap 65, 67. 1921.

Büben, J., Thermopenetration in der Therapie der weiblichen Blasenerkran-kungen. Dtsch. med. Wochenschr. 1922, Nr. 49; Zentralbl. f. Gynäkol. 1922, Nr. 28.

v. Büben, J., Die Diathermie mit besonderer Berücksichtigung ihrer gynäko-logischen Verwendung. Orvosképzés 1923, Nr. 2.

Büben, J., Behandlung der Enuresis nocturna mit Thermopenetration. Dtsch. med. Wochenschr. 1923, S. 586; Zentralbl. f. Gynäkol. 1923, Nr. 15.

v. Büben, J., Die Bedeutung der Resorptionswirkung der Diathermie bei gynäko-logischen Erkrankungen. Zentralbl. f. Gynäkol. 1924, Nr. 36.

Bucky, Kombinierte Augenelektrode und Augenirrigationsgefäß. Münch. med. Wochenschr. 1913, Nr. 4.

Bucky, Diskussionsbemerkungen und Vortrag von Krückmann. Klin. Mo-natsbl. f. Augenheilk. Januar 1914, S. 155 und Zeitschr. f. Augenheilk. März 1914.

Bucky, Zur Applikationstechnik der Diathermieströme. Berl. klin. Wochenschr. 1914, Nr. 2.

Bucky, Die Diathermie in d. Lazaretten. Dtsch. med. Wochenschr. 1915, Nr. 16.

Bucky, Diathermieschädigungen und ihre Vermeidung durch den Pulsator unter gleichzeitiger Erhöhung der therapeut. Wirkung. Münch. med. Wochenschr. 1915, Nr. 29.

Bucky, Die Diathermiebehandlung von Kriegsverletzungen und Kriegserkrankungen. Strahlentherapie 7. 1916.

Bucky, Diathermie oder Heißluft. Zeitschr. f. Krankenpflege 1920.

Bucky, G., Anleitung zur Diathermiebehandlung. Berlin u. Wien: Urban & Schwarzenberg 1921, VIII, 160 S.

Bucky und Frank, E., Über Operationen im Blaseninnern mit Hilfe von Hochfrequenzströmen. Münch. med. Wochenschr. 1913, Nr. 7.

Bühler, Erfolge der Hochfrequenzströme bei Arteriosklerose. Med. Klin. 1914, Nr. 2, S. 55—57.

Bugbee, Further observations on the use of the high frequency spark for the relief of prostatic obstruction in selected cases. New York med. Record 85, No. 7, p. 293.

Burmester, Beitrag zur Handhabung des Diathermieapparates bei gleichzeitigem Anschluß mehrerer Kranker. Münch. med. Wochenschr. 1917, Nr. 13, S. 436.

Casper, L., Zur endovesicalen Behandlung der Blasengeschwülste. Zeitschr. f. Urol. 7, 700. 1913.

Castano, C. A., und J. F. Merlo Gomez, Die Resultate der Diathermie im chirurgischen Institut. Semana méd. 1923, S. 893.

Castano, C. A., und J. F. Merlo Gomez, Die Behandlung der Sterilität mit Diathermie. Semana méd. 1923, Nr. 13.

Cathelin, Le mythe du fourage de la prostate. Bull. et mém. de la soc. méd. des hôp. de Paris 1921, Nr. 11.

Chlumsky, Über elektrische Durchwärmung (Diathermie). Wien. klin. Rundschau 1910, Nr. 45.

Christen, Th., H. Hertenstein und Bergter, Neue Fortschritte der Diathermie. Münch. med. Wochenschr. 1918, Nr. 50, S. 1395.

Christen und v. Beeren, Berl. klin. Wochenschr. 1919, Nr. 3.

Cirera, S., La résistance du corps humain. Bull. offic. de la soc. d'électroth. et de radiol. 1922.

Clansuirer, Influence de la diathermie sur la pression intraoculaire. Clinique ophtalmique 1912, 10. X. Rev. de Thérapeutique 1913. No. 7.

Claussnitzer, Diathermie und intraokularer Druck. Klin. Monatsbl. f. Augenheilk. 1912, Juni.

Cluzet et Badin, Traitement de la gangrène diabétique par la diathermie. Lyon méd. 1924.

Cluzet, Badin, Chevallier, Sur quatre nouveaux cas de gangrène diabétique humides traités avec succès par la diathermie. Lyon méd. 1924.

Cluzet und Chevallier, Traitement des gangrènes diabétiques humides par la diathermie. Bull. de l'acad. de méd. 92, Nr. 32. 1924.

Cohn, M., Die Anwendung der Forestschen Nadel zur Unterstützung von Krebsoperationen. Berlin. klin. Wochenschr. 1909, Nr. 18.

Cohn, M., Über die Anwendung der ungedämpften elektrischen Schwingungen (Forestsche Nadel) zu operativen Zwecken. Berlin. klin. Wochenschr. 1910, Nr. 16.

Corbus, Budd C., Presentation of a case of prickle celled carcinoma of the penis treated by diathermy and radium. Urol. a. cut. review 1921, S. 204.

Corbus, Budd C., Die Behandlung der Blasentumoren ohne lokale Excision. Surg. gynecol. a. obstetr. 33, Nr. 5, S. 517—528. 1921.

Corbus, Budd C., Diathermy in the treatment of tumors of the lower urinary tract. Journ. of urol. 1923, Nr. 3.

Corbus, Budd C., and Vincent J. O'Conor, Diathermy: A specific for gonorrheal epididymitis. Journ. of urol. 1924, Nr. 2.

Corredor, M. F. y Chicote, Diathermie und Gonorrhöe. Rev. española de urol. y de dermatol. **23**, 86. 1921.

Cougureux, R., Sur un effet remarquable de la diathermie. Arch. d'électr. méd. 1923, Nr. 493.

Courtade, D., und P. Cottenot, Emploi thérapeutique de courants de haute frequence dans les affections vesicales d'origine organique. Journ. de radiol. et d'électrol. **5**, 392. 1921.

Cubbon, H. T., Verwendung der Diathermie in der Chirurgie. Lancet 1923, Nr. 4.

Cubbon, H. T., Diathermy and medical practice. Brit. med. journ. 1923, S. 897.

Cuddeback, F. E., Diathermy in the treatment of fractures and joints. Lancet **200**. 1921.

Cumberbatch, Elkin P., Diathermy, its production and use in medicine and surgery. London: Heinemann 1921.

Cumberbatch, E. P., Surgical diathermy. Lancet 1921, S. 394; Brit. med. journ. 1921, S. 275.

Cumberbatch, E. P., and C. A. Robinson, Treatment of gonococcal infection by diathermy. Brit. med. journ. 1923, Nr. 3263, S. 54—56.

Cumberbatch, E. P., Diathermiebehandlung bei Gonorrhöe. Brit. med. journ. 1925, Nr. 3343, S. 101—162.

Cumberbatch, E. P., The treatment of malignant tumours by diathermy. Acta oto-laryngol. **7**, Heft 4. 1925.

Cumberbatch, E. P., Discussion on electro-therapeutics and diathermy (St. Bartholomew's hosp., London). Brit. journ. of radiol. (Arch. of radiol. a. electrotherapy) **31**, Nr. 306, S. 14—23. 1926.

Czerny, v., Über Operationen mit dem elektrischen Lichtbogen und Diathermie. Dtsch. med. Wochenschr. 1910, Nr. 11.

Czerny, v., Über die nichtoperative Behandlung der Geschwülste. Münch. med. Wochenschr. 1912, Nr. 41.

Dalmady, Z. v., Die Nachbehandlung rheumatischer und ähnlicher Kriegs-erkrankungen in Bädern und Heilanstalten. Zeitschr. f. phys. u. diät. Ther. **22**, 46. 1918.

Damoglou, S. C., Mit Hochfrequenzapparat ausgeübte Thermopenetration. IV. Intern. Kongr. f. med. Elektrologie, Prag 1912.

Damoglou, Deux cas d'hémiplégie cérébrale fruste consécutive à une embolie traités avec succès par la diathermie etc. Ann. d'électrobiol. et de radiol. 1913, Septbr.

Davies, Colley R., Periostal sarcoma of the temporal bone treated by dia-thermy. Proc. of the roy. soc. of med. **15**, S. 265. 1922.

Davies, Colley R., Diathermy in surgical practice. Lancet 1922.

Delherm et Laquerrière, Action endothermique des courants de haute fré-quence. Gaz. des hôp. 1910, No. 84.

Delherm et Laquerrière, Un cas de calcification de la bourse séreuse sous acromiale guérie par la diathermie. Bull. de la soc. franç. d'électroth. et de radiol. méd. 1914.

Delherm, La diathermie de l'arthrite blennorrhagique. Bull. de la soc. franç. d'électroth. et de radiol. méd. 1922.

Delherm et Laquerrière, A propos de l'action thermique des courants de haute fréquence. Bull. off. de la soc. franç. d'électroth. et de radiol. méd. 1922.

Delherm et Brancas, Sciatique rebelle guérie par des séances prolongées de diathermie. Bull. off. de la soc. franç. d'électroth. et de radiol. 1923.

Delherm et Brancas, La diathermie. Son mode d'emploi et ses indications dans certaines affections de l'abdomen. Journ. de thérapeutique 1924.

Dessauer, Über einen neuen Apparat zur Duchdringung des Körpers mit Stromwärme (Diathermie). Münch. med. Wochenschr. 1910, Nr. 25.

Disqué, Elektrische Behandlung und lokale Diathermie bei Schußverletzungen und in der ärztlichen Praxis. Zeitschr. f. phys. u. diät. Ther. 1916, Heft 1.

Dittmer, Das Diathermieverfahren und seine Erfolge bei gynäkologischen Er-krankungen. Inaug.-Diss. Kiel 1921.

Dourmaskin, R., The external use of diathermy in cases of impacted urinary calculi. Med. record 1922, Nr. 9.

Dowse, C. M., and C. E. Iredell, The effective resistance of the human body to high-frequency currents. Arch. of radiol. a. electrotherap. **25**, Nr. 2, S. 33 bis 46. 1920.

Doyen, Sur la destruction des tumeurs cancereuses accessibles par la méthode de la voltaïsation bipolare et de l'électrocoagulation thermique. Arch. d'électr. méd. Nr. 272.

Doyen, Traitement local des cancers accessibles par l'action de la chaleur au-dessus de 55 degrés. Ann. d'électrobiol. et de radiol. 1910.

Doyen, Réalisation de la transthermie sans altération des tissus normaux par le bain thermo-électrique. Cpt. rend. 1910.

Dreesen, Experimentelle und therapeutische Erfahrungen mit Diathermie. Dtsch. med. Wochenschr. 1913, Nr. 37.

Duhem, Action de la diathermie sur l'hypertension artérielle. Bull. de la soc. franç. d'électroth. et de radiol. méd. 1921.

Durand et Nemours, Action de la diathermie après l'opération d'appendicite. Bull. off. de la soc. franç. d'électroth. et de radiol. méd. 1921.

Durey, La thermothérapie dans les affections articulaires. Journ. de Physiothérapie **8**, 54.

Durig und Grau, Der Energieumsatz bei der Diathermie. Biochem. Zeitschr. **48**, 1913.

Dutheillet de Lamothe, Traitement par la diathermie et sous le contrôle du salpingoscope des affections chroniques du bourrelet tubaire et de la portion fibro-cartilagineuse de la trompe. Presse méd. 1923, Nr. 43; Ann. des maladies de l'oreille, du larynx, du nez et du pharynx 1923, Nr. 9; Bull. d'oto-rhino-laryngol. 1923, Nr. 4.

Dutheillet de Lamothe, Trois cas de tuberculose laryngée traités par la diathermie, électrocoagulation. Ann. des maladies de l'oreille, du larynx, du nez et du pharynx 1923, Nr. 9; Bull. d'oto-rhino-laryngol. 1923, Nr. 4.

Eaton Stuart, H., Diathermy in pneumonia. Americ. journ. of electrotherapeut. a. radiol. **40**, Nr. 10. 1922.

Ebstein, E., Eine neuartige Behandlung des Keuchhustens. Münch. med. Wochenschr. 1916, Nr. 2.

Ehrich, W. S., Diathermy in the treatment of gonorrhoea. Urol. a. cut. review 1924, Nr. 11.

Ehrlich, Der gegenwärtige Stand der Thermopenetration. Dtsch. militärärztl. Zeitschr. 1911, 5. VIII.

Eitner, Über eine neue Art von Kaustik. Wien. klin. Wochenschr. 1910, Nr. 5.

Eitner, Weitere Mitteilungen über Thermopenetration. Wien. klin. Wochenschr. 1910, Nr. 35.

Eitner, Thermopenetration, eine neue Wärmetherapie. Ärztl. Reformzeitung 1910, Nr. 22 und 23.

Eitner, Über Verwendung der Thermopenetration in der Gonorrhöetherapie. Wien. klin. Wochenschr. 1909, Nr. 34.

Eitner und v. Bernd, Über Thermopenetration. Wien. klin. Wochenschr. 1909, Nr. 44.

Engelen, Über die lokale Hochfrequenzbehandlung. Dtsch. med. Wochenschr. 1912, S. 1239.

Eulenburg, Thermopenetration (Wärmepenetration, Transthermie). Eulenburgs Realenzyklopädie. 3. Aufl. Bd. **34** 1910.

Evening, Der jetzige Stand der Gonorrhöetherapie. Dtsch. med. Wochenschr. **49**, Nr. 35, S. 1158—1161. 1923.

Falbing, N., Blasenpapillombehandlung mit elektrischer Koagulation. Ugeskrift f. laeger 1924, Nr. 4.

Fassbender, Ein neuer Diathermieapparat. Münch. med. Wochenschr. 1918, Nr. 29.

Feiler, Diathermie bei Struma und Basedow. Zeitschr. f. physikal. u. diät. Therapie 1913, H. 2.

Fesuglio, Über Diathermie. Il Morgagni 1913, **7**, No. 24.

Fournier, Ménard et Guénot, Applications de la diathermie. Arch. d'électr. méd. No. 305.

Foveau de Courmelles, L'électrocoagulation. Gaz. des hôp. 1911, Nr. 50.

Frankenhäuser, Das Wesen und die Wirkung der verschiedenen Stromarten. Jahresk. f. ärztl. Fortbild. 1911, Heft 8, S. 69.

Frankenhäuser, Hochfrequenztherapie. Jahreskurse f. ärztl. Fortbild. 1913, Heft 8.

Freund, L., Diathermiebehandlung der Bursitis subdeltoidea und subacromialis. Münch. med. Wochenschr. 1917, Nr. 24 (Referat).

Fur, René, De la diathermie en urologie. Bull. méd. 1922, S. 5.

Fur, René, Des lésions du veru-montanum et de leur traitement par les courants de haute fréquence. Presse méd. 1923, Nr. 86.

Fürst, Wärmepenetration. Umschau **15**, 1911.

Fürstenberg, Fortschritte auf dem Gebiet der Hydro-, Thermo- und Emanationstherapie. Dtsch. med. Wochenschr. 1912, S. 70.

Fürstenberg, A., Über Diathermie. Zeitschr. f. d. ges. Therapie 1913, Heft 11.

Fürstenberg, Der Einfluß der Diathermie auf die Körper- und Gewebetemperatur des Menschen. Med. Klin. 1913, Nr. 19.

Fürstenberg und Schemel, Das Verhalten der Körper- und Gewebetemperatur d. Menschen. Dtsch. med. Wochenschr. 1912, S. 1780.

Funck, Über Transthermie und die Therapie mit Ätherwellen. Dtsch. med. Wochenschr. 1910, Nr. 22.

Gaiffe, Fonctionnement de l'appareil de diathermie Gaiffe. Arch. d'électr. méd. Nr. 330.

Gara, Über Diathermie. Arch. f. physikal. Med. **5**, 1911.

Gassul, R., Über eine Behandlungsmethode des Asthma bronchiale mittels Milzdiathermieverfahrens. III. Kongreß für Röntgenstrahlen in Leningrad, Mai 1925. Strahlentherapie **21**, Heft 4, S. 685.

Gayet, G., Die modernen Behandlungsmethoden der Blasengeschwülste. Lyon méd. 1921, Nr. 3.

Gebhardt, R., Über einen neuen Hochfrequenzapparat mit Röntgeneinrichtung. Fortschr. d. Med. **42**, Nr. 14, S. 180—182. 1924.

Gerlach, Eine sicher fixierbare Otodiathermieelektrode und Messungen über den Grad der Durchwärmung des Ohres bei Otodiathermie. Münch. med. Wochenschr. 1913, Nr. 45.

Ghilarducci, Einfluß der Diathermie auf den experimentellen menschlichen Diabetes. VI. intern. Kongr. f. med. Elektrologie, Prag 1912.

Ghorghiu, E., Die Indikationen der Diathermie in der Gynäkologie. Gynecol. si obstetr. 1924, Nr. 3/4.

Giesecke, A., Die Anwendung der Diathermie bei gynäkologischen Erkrankungen. Zentralbl. f. Gynäkol. **27**, 496. 1918.

Gildemeister, Über die im tierischen Körper bei elektrischer Durchströmung entstehenden Gegenkräfte. Arch f. d. ges. Physiol. **149**, Heft 6—8.

Goldberg, Die neuen Behandlungsmethoden der Geschwülste, der Harnblase und der Vorsteherdrüse. Dermatol. Zentralbl. 1913, Nr. 3.

Görl, Über Wärmepenetrations- und Forest-Apparat. Berl. klin. Wochenschr. 1909, Nr. 52 (Referat).

Greene. J. B., The electrocautery in the treatment of laryngeal tuberculosis. Ann. of otol., rhinol. a. laryngol. 1924, Nr. 1.

Grenouille and Lacaille, Behandlung der Blasentumoren mittels Diathermie. Journ. d'urol. 1921, S. 316.

Grube, K., Die interne Behandlung der chronischen Gallenblasenentzündung und des Gallensteinleidens. Med. Klinik 1918, Nr. 17.

Grünbaum, R., Über Diathermie. Wien. med. Wochenschr. 1919, Nr. 42, S. 2046; Nr. 43, S. 2106.

Grünbaum, R., Behandlung der Perniones mit Diathermie. W. kl. W. 1920.

Grünbaum, Robert, Die Diathermiebehandlung der Claudicatio intermittens. Wien. klin. Wochenschr. **33**, Nr. 43, S. 946—947. 1920.

Grünbaum, Zur Technik und Indikation der Diathermie. Wien. klin. Wochenschrift 1923, Nr. 2.

Grünbaum, R., Behebung einer reflektorischen Anurie nach Diathermiebehandlung. Wien. klin. Wochenschr. 1923, Nr. 43.

Grünsfeld, Maximilian, Zur Anwendung der Diathermie bei Erkrankungen der Respirationsorgane. (I. med. Univ.-Klin., Wien.) Zeitschr. f. physikal. u. diät. Therapie 25, H. 7, S. 303—307. 1921.

Grünsfeld, Maximilian, Diathermie bei Erkrankungen des Zirkulationsapparates. (I. med. Univ.-Klin., Wien.) Zeitschr. f. d. ges. physikal. Therapie 27, H. 1/2, S. 1—5. 1923.

Grünspan, La chaleur des tissus dans les applications d'air chaud et de thermopénétration. Ref.: Arch. d'électr. méd. No. 371.

Grünspan, Essais de mensuration des températures réelles des tissus au cours des traitements par l'air chaud, la diathermie et l'électrocoagulation. Rev. de chir. 1913, Octobre.

Grunspan de Brancas, Périmétrite utérine traitée et guérie par la diathermie. Bull. off. de la soc. franc. d'électroth. et de radiol. 1922, S. 167.

Grunspan de Brancas, Les application médicales de diathermie. Journ. de radiol. et d'électrol. 6, Nr. 8. 1922.

Gryzwa, N., Allgemeindiathermie am Operationstisch. Zentralbl. f. Chir. 1922, Nr. 34.

Gryzwa, N., Zur Behandlung von chronisch-traumatischen Kniegelenkentzündungen. Klin. Wochenschr. 1923, Nr. 5.

Guiliani, A., Dilatation kystique intravesicale de l'extrémite inférieure de l'urétère traitée par la diathermie. Journ. d'urol. 12, S. 103. 1921.

Gunzbourg, Action physiologique de la thermopénétration. Ann. de méd. physique 1911.

Hall, Edwards, Über einen durch die Diathermie veranlaßten Unfall. Arch. of the Röntgen-Ray 1913.

Hamm, Die Behandlung der Schwerhörigkeit nach Mittelohrerkrankungen mittels Diathermie. Dtsch. med. Wochenschr. 1913, Nr. 28.

Harmer, D., The treatment of malignant tumours of the upper air-passages by diathermy. Acta oto-laryngol. 7, H. 4. 1925.

Harris, I., The treatment of calcified subdeltoid (subacromial) bursitis by diathermy. Journ. of the Americ. med. assoc. 81, Nr. 2. 1923.

Harrison, W. J., Diathermy in diseases of the throat and nose. Brit. med. journ. 1921, S. 220.

Harrison, W. J., Lupus erythematodes treated by diathermy. Brit. med. journ. 1922, S. 758.

Harrison, W. J., Diathermiebehandlung von Lupus vulgaris des weichen Gaumens und des Rachens. Brit. med. journ. 1924, Nr. 3297, S. 423—424.

Heindl, Ösophagusstriktur mittels Diathermie behandelt. Berl. klin. Wochenschr. 1916, Nr. 34.

Heitz-Boyer, Du traitement mixte de certaines tumeurs vesicales. Journ. d'urol. méd. et chir. 4, S. 793. 1913.

Heitz-Boyer, Technique intravésicale du traitement des tumeurs de la vessie par la haute fréquence. Journ. d'urol. 1913, S. 907.

Heitz-Boyer, Traitement endoscopique de la tuberculose vésicale par les courants de haute fréquence. Journ. d'urol. 1914.

Heitz-Boyer, Emploi de la haute fréquence en chirurgie urinaire. Paris méd. 11, Nr. 32, S. 112—117. 1921.

Henkel, Thermopenetration bei Missed labour und bei Wehenschwäche. Ref.: Münch. med. Wochenschr. 1912, S. 839.

Herzer, Therapeutische Verwendung von Hochfrequenzströmen in Form der Diathermie. Korrespondenzbl. f. Schweiz. Ärzte 1912, Nr. 27.

Herzer, G., Diathermiebehandlung chronischer Herzschwächezustände. Schweiz. med. Wochenschr. 1925, Nr. 27.

Hirsch, C., Über die Anwendung chirurgischer Diathermie bei schwer operablen Tumoren im Gebiete des Ohres und der oberen Luftwege. Acta oto-laryngol. 7, H. 4. 1925.

Hirsh, A. B., Diathermy, an aid in empyema. Med. record 98, S. 1015. 1920.

Hirsh, A. B., Diathermy an aid in empyema. Americ. journ. of electrotherapeut. a. radiol. **39**, Nr. 2, S. 51—55. 1921.

Hirsh, A. B., Diathermy in some bone lesions. Surg., gynecol. a. abstetr. **32**, 74. 1921.

Hirsh, A. B., Diathermy in some bone lesions. Americ. journ. of electrotherapeut. a. radiol. 1921, S. 351.

Hirschberg, Operationen mit dem elektrischen Lichtbogen und Elektrokaustik bei malignen Geschwülsten. Beitr. z. klin. Chir. **75**, Heft 3.

Hiss, C., Hypertensionen und ihre Behandlung mit Hochfrequenzströmen. Zeitschr. f. phys. u. diät. Ther. **17**, Nr. 5, S. 277.

Hofmann, Blutstillung durch Hochfrequenzströme. Beitr. z. klin. Chir. **72**, Heft 1.

Hofventhal, A., Diathermietiefenstich bei Larynxtuberkulose. Dtsch. med. Wochenschr. 1922, Nr. 2.

Hohlweg, H., Technische Erfahrungen über Anwendung der Diathermie bei Kriegserkrankungen. Zeitschr. f. phys. u. diät. Ther. **21**, Nr. 9, S. 269.

Holmgren, G., Erfahrungen über chirurgische Behandlung von malignen Oberkiefertumoren. Acta oto-laryngol. **7**, H. 4. 1925.

Hoeve, J. v. d., Osmotischer Druck und elektrische Leitfähigkeit. Arch. f. vergleich. Ophth. **82**. 1912.

Hufnagel, Die kombinierte Behandlung langdauernder Wundeiterungen mit ultraviolettem Licht und allgemeiner Diathermie. Dtsch. med. Wochenschr. 1915, Nr. 29.

Hughes, W. Kent, Diathermy in the treatment of malignant growths. Med. journ. of Australia **2**, Nr. 6, S. 152—158. 1922.

Humphris, Elektrothermic-Penetration. Arch. of the Röntgen-Ray, Juni 1910.

Humphris, Behandlung des pathologischen Blutdrucks mit modernen elektrotherapeutischen Maßnahmen. Berl. klin. Wochenschr. 1913, Nr. 41.

Humphris, H., Die chirurgische Diathermie. Brit. med. journ. 1921, S. 279.

Hurwitz, Walter, Entfernung von Warzen mittels Hochfrequenzstrom. Dtsch. med. Wochenschr. **49**, Nr. 40, S. 1269. 1923.

Jacobson, Was ist der Diathermiestrom? Zeitschr. f. ärztl. Fortbild. 1923, Nr. 4.

Jaeggy, Le traitement de la blennorragie de la femme et de ses complications par la diathermie. Praxis 1923, Nr. 31.

Jakobi, Die Behandlung des Lupus mittels Diathermie. (Lupus-Ausschuß-Sitzung des Deutschen Zentralkomitees zur Bekämpfung der Tuberkulose [Oktober 1913].) Strahlentherapie **4**, Heft 1. 1914.

Jaksch, v., Erfahrungen über die therapeutische Wirkung der Hochfrequenzströme. Wien. med. Wochenschr. 1910, Nr. 44.

Johnson, W. T., Diathermy in the treatment of malignant growths. Americ. journ. of electrotherapeut. a. radiol. 1922, Nr. 11.

Jones, Fortschritte der Elektrotherapie. Berl. klin. Wochenschr. 1913, S. 97.

Jones, Diathermie oder die elektrische Erwärmung der Körpergewebe. The Lancet, 7. II. 1914.

Kahane, Über Hochfrequenzströme und ihre Indikationen. Zeitschr. f. phys. u. diät. Ther. **15**, 449; 519; 600. 1911.

Kakowski, Die therapeutische Verwendung von Hochfrequenzströmen in Form der Diathermie. Praktizcesky Wratsch 1913.

Kalker, Diathermiebehandlung bei Herz-, Lungen- und Nierenkrankheiten. Berl. klin. Wochenschr. 1912, Nr. 36.

Kayser, K., Vaginalelektrode für Diathermie. Münch. med. Wochenschr. 1920, Nr. 35.

Keating - Hart, Sur quelques nouveaux cas traités par la thermoradiothérapie. Association française pour l'avancement des sciences. Ref.: Arch. d'électr. méd. Nr. 339.

Kelen, Über die Bedeutung der Thermopenetration in der Gynäkologie. Orvosi Hetilap 1914.

Keve, Fr., Zur Diathermiebehandlung bei urologischen Erkrankungen. 5. Kongr. d. dtsch. Ges. f. Urol., Wien, September 1921.

King, Über die Behandlung der chron. Appendicitis mit Hochfrequenzströmen.
Med. Rec., Januar 1911.
Klingmüller und Bering, Zur Verwendung der Wärmedurchstrahlung. Berl.
klin. Wochenschr. 1909, Nr. 39.
Koeppe, Die Diathermie und Lichtbehandlung des Auges. 1919. Verlag F. C. W.
Vogel, Leipzig.
Kolischer, G., Surgical diathermy. Americ. journ. of surg. 1921, S. 177.
Kolischer, G., Die kombinierte Behandlung maligner Tumoren mit chirurgischer
Diathermie und Röntgentherapie. Journ. of radiol. 1924, Nr. 10.
Kolischer und Katz, Die chirurgische Diathermie und ihre Verbindung mit der
Radiotherapie. Journ. of radiol. of North America-Omaha-Nebrasca 1923, Nr. 3.
Kolmer, W., und P. Liebesny, Experimentelle Untersuchungen über Diathermie.
I. Mitt. (Physiol. Inst., Univ. Wien.) Wien. klin. Wochenschr. 33, Nr. 43,
S. 945—946. 1920.
Kottmaier, Jean, Die therapeutische Durchwärmung des Blutkreislaufs.
Strahlentherapie 15, H. 5, S. 676. 1923.
Kottmaier, Jean, Wärmetherapie bei Kreislaufstörungen. (Strahlentherapeut.
Inst. Dr. Jean u. Elsa Kottmaier, Mainz.) Zentralbl. f. Herz- u. Gefäßkrankh.
16, Nr. 5, S. 65—71. 1924.
Kowallek, Alfred, Plethysmographische Untersuchungen über die Wirkung der
Hochfrequenzströme. (Physiol. Inst., Univ. Berlin.) Arch. f. Anat. u. Physiol.,
physiol. Abt., 1919, H. 5/6, S. 263—282. 1920.
Kowarschik, Methoden und Technik der Diathermie. Zeitschr. f. phys. u. diät.
Ther. 1911, Heft 11.
Kowarschik und Keitler, Die Diathermie bei gynäkologischen Erkrankungen.
Wien. klin. Wochenschr. 1914, Nr. 41.
Kowarschik, J., Eine neue einfache Methode der allgemeinen Diathermie.
Zeitschr. f. phys. u. diät. Ther. 24, 4. 1920.
Kowarschik, J., Der Hautwiderstand bei der Diathermie. (Städt. Krankenh.,
Wien.) Wien. klin. Wochenschr. 37, Nr. 11, S. 265—267. 1924.
Kowarschik, Lehrbuch der Diathermie. Verlag Julius Springer, 5. Aufl. 1926.
Kraft und Ten Doeschatte, Über die Behandlung der Augengonorrhöe. Neder-
landsch tijdschr. v. geneesk. 2. 1917.
Krainz, W., Die chirurgische Diathermie bei der konservativen Behandlung
inoperabler Larynx- und Pharynxcarcinome. Arch. f. Ohren-, Nasen- u.
Kehlkopfheilk. 1924, H. 3/4.
Kraus, F., Zur Anwendung der Diathermie. Med. Klin. 1915, Nr. 20.
Kraus, Fritz, Thermometrische Untersuchungen bei Diathermie am Tiere und
Menschen. (Physiol. Inst. u. dermatol. Klin., dtsch. Univ. Prag.) Zeitschr.
f. d. ges. physikal. Therapie 27, H. 3 4, S. 120—131. 1923.
Kraus, Fritz, Tiefenthermometrie bei Diathermie. (Vorl. Mitt.) (Physiol. Inst.,
dtsch. Univ. Prag.) Münch. med. Wochenschr. 70, Nr. 14, S. 431—432. 1923.
Kraus, Fritz, Die Kombination der Röntgentiefentherapie mit Diathermie zur
Behandlung der Ischias. Zeitschr. f. d. ges. physikal. Therapie 28, H. 4,
S. 80—84. 1924.
Krückmann, Die rheumatischen Erkrankungen des Auges. 37. Vers. d.
Ophthalm. Ges. zu Heidelberg 1911.
Krückmann und Telemann, Untersuchungen über die natürlichen und künst-
lichen Temperaturverhältnisse am Auge mit Hilfe der Thermopenetration.
Arch. f. Ophthalmol. 86, Heft 3.
Kuhn, Was ist der Diathermiestrom?. Zeitschr. f. ärztl. Fortbild. 1923, Nr. 2.
Kyaw, Neue Behandlungsweise der akuten und chron. Gonorrhöe, Prostatitis
und Urethritis mit Thermopenetration. Med. Klin. 1912, Nr. 45.
Kyaw, Thermopenetration bei Gonorrhöe. Dtsch. med. Wochenschr. 1921, S. 962.
Labbé et Blanche, La Diathermie. La presse médic. 1911, Nr. 33.
Laborderie, J., L'action décongestionnante de l'électricité. Journ. de radiol.
et d'électrol. 5, Nr. 6, S. 264—270. 1921.
Lahmeyer, Friedrich, Über die Wirkungsweise der allgemeinen Diathermie.
(Allg. Krankenh., Hamburg-Barmbeck.) Zeitschr. f. physikal. u. diät. Therapie
25, H. 9/10, S. 424—430. 1921.

Lanzi, G., Trattamento della ipertricosi muliebre con la diatermocoagulazione.
Giorn. ital. d. malatt. vener. e d. pelle 1924, H. 5.
Laquerrière, La Thermopénétration. Bull. méd. 1910, 27. VIII.
Laquerrière, Les électrodes de thermopénétration. Bull. de soc. franc. d'électroth.
et de radiol. 1923.
Laqueur, A., Beiträge zur Wirkung der Thermopenetration. Zeitschr. f. phys. u.
diät. Ther. 1909, Heft 5.
Laqueur, A., Technik und Anwendung der Thermopenetration. Zeitschr. f. ärztl.
Fortbild. 1910, Heft 1.
Laqueur, A., Über Thermopenetration. Ref.: Zeitschr. f. phys. u. diät. Ther. 14,
Heft 6.
Laqueur, A., L'application de la thermopénétration. Arch. d'électr. méd.
Nr. 293.
Laqueur, A., Über die therapeutische Verwendung von Hochfrequenzströmen.
Therap. d. Gegenw. 1911, Heft 2.
Laqueur, A., Die Behandlung mit Hochfrequenzströmen. Med. Klin. 1911,
Nr. 49.
Laqueur, A., Über Thermopenetration. Veröffentl. d. Balneolog. Gesellsch. 33,
268. 1912.
Laqueur, Zur Behandlung mit Hochfrequenzströmen. Berlin. klin. Wochenschr.
1913, Nr. 35.
Laqueur, A., Über Thermopenetration. Med. Klin. 1914, Heft 9, S. 372.
Laqueur, A., Praktische Bemerkungen zur Diathermiebehandlung. Zeitschr. f.
phys. u. diät. Ther. 22, Heft 8 und 9, S. 242.
Laqueur, W., Zur Behandlung mit Diathermie. 35. Balneologen-Kongreß,
Hamburg.
Legueu, Traitement des tumeurs de la vessie par les courants de haute fré-
quence. Journal des practiciens 1913, Nr. 48.
Legueu, Les limites de l'électrocoagulation. Progr. méd. 1924, Nr. 17.
Lenz, Experimentelle Studien über die Kombination von Hochfrequenzströmen
und Röntgenstrahlen. Fortschr. a. d. Geb. d. Röntgenstr. 17, 1911.
Lepoutre et d'Halluin, L'électrocoagulation dans le traitement des tumeurs
de la vessie et en particulier des papillomes. Journ. des sciences méd. de Lille
1913, Nr. 47.
Lewin, Diathermieelectrode, veränderliche. Münch. med. Wochenschr. 1923.
Lewin, Hans, Verbesserung der Wiensschen Funkenstrecke des Diathermie-
apparates durch neuartige Isolierringe und eine besondere Methode ihrer
Anwendung. Strahlentherapie 16, H. 5, S. 840—843. 1924.
Lewy, A., Surgical diathermy by the needle method. Ann. of otol., rhinol. a.
laryngol. 1923, Nr. 4.
Lichtenstein, Die Diathermiebehandlung des Rheumatismus. Wien. klin.
Wochenschr. 1914, Nr. 17.
Liebesny, Paul, Experimentelle Untersuchungen über Diathermie. 2. Mitt.
(Physiol. Inst., Univ. Wien.) Wien. klin. Wochenschr. 34, Nr. 11, S. 117
bis 118. 1921.
Lindemann, W., Diathermiebehandlung gynäkologischer Erkrankungen. Prakt.
Ergebn. d. Geburtsh. u. Gynäkol. 1916, H. 1.
Lindemann, Über Diathermiebehandlung gynäkologischer Erkrankungen.
Münch. med. Wochenschr. 1916, Heft 2, S. 54.
Lindemann, W., Weitere Erfahrungen mit der Diathermie gynäkologischer
Erkrankungen (Beckenperitonitis, Cervicitis, Neuralgien). Münch. med.
Wochenschr. 21, 678. 1917.
Lindemann, W., Über die Einschränkung der manuellen gynäkologischen
Massage durch Diathermie und Diathermiewechseldusche. Zentralbl. f.
Gynäkol. 1923, Nr. 12.
Lindemann, W., Über rationelle Anwendung der gynäkologischen Diathermie
und ihre spezielle Verwendung bei Cervixgonorrhöe. Monatsschr. f. Geburtsh.
u. Gynäkol. 1923, H. 5/6.
Lindemann, W., Über die Entstehung von Verbrennungen bei Diathermie.
Zentralbl. f. Gynäkol. 48, Nr. 7a, S. 318—324. 1924.

358   Literatur.

Little, E. G., Fall von Lymphangioma circumscriptum der Achselhöhle. Proc. of the roy. soc. of med. **17**, Nr. 12, sect. of dermatol., S. 85—86. 1924.

Löwenstein, A., und J. Kubik, Refraktometrische Untersuchungen des Kammerwassers. Arch. f. vergleich. Ophth. **89**.

Lüdin, M., Wirkung von Wärmeapplikation auf Magenfunktion. Zeitschr. f. exp. Med. 1919, H. 1/2.

Luisada, I pericoli della diatermia. Idrolog., climatol., e terapia fisica 1924, Nr. 11.

Lüthje, Die Entwicklung der Lehre von der Gicht. Jahreskurse f. ärztl. Fortbild. 1912, Heft 3, S. 63.

Machado, Die direkte und indirekte Applikation der Elektrizität in der Medizin. Zeitschr. f. med. Elektrol. **13**, Heft 3, 1911.

Mackenzie, D., Entfernung des weichen Gaumens. Roy. soc. of med. London, sect. of laryngol., rhinol. etc. **37**, S. 144. 1921.

Mac Kenzie, D., The uses of surgical diathermy in oto-laryngology. Acta oto-laryngol. **7**, H. 4. 1925.

Mackintosh, Martin, Über eine Elektrode zur Diathermiebehandlung der chronischen Urethritis. Semana méd. **29**, Nr. 14, S. 552—558. 1922.

Mackintosh, M., Tripper und Tripperkomplikationen beim Mann. Diathermiebehandlung. Semana méd. **30**, Nr. 48, S. 1180—1196. 1923. (Spanisch.)

Mac Whinnie, A. M., Tonsillectomy, electrical coagulation and dessication. New York med. journ. a. med. record 1923, Nr. 12.

Mahar, Traitement des verrues par l'électrocoagulation. Bull. off. de la soc. franç. d'électroth. et de radiol. 1922, S. 69.

Maldutis, A., Über Diathermie des Auges. Petersb. ophthalmol. Ges. 14. III. 1913.

Mann, Über Diathermie. Berl. klin. Wochenschr. 1914, Nr. 17. Dtsch. med. Wochenschr. 1914, Nr. 28.

Mann, L., Elektrodiagnostik und Elektrotherapie (einschließlich Diathermie). Irrtümer der allgemeinen Diagnostik und Therapie sowie deren Verhütung. Hrsg. v. J. Schwalbe. H. 2. Leipzig: Georg Thieme 1923.

Mansfeld, O., Gynäkologische Diathermie. Orvosi Hetilap 1923, S. 142.

Marselos, V. I., Cinq cas de déférentite gonococcique aigué traités. Grèce méd. 1924, Nr. 5.

Marselos, V. I., Eine neue Behandlung der weiblichen Harnröhrenstrikturen. Grèce méd. 1924, Nr. 10/11, S. 86—88.

Martel, Amélioration de la technique de la diathermie (courants d'Arsonval) dans le traitement des cancers accessibles. Société des chirurgiens de Paris, 19. IV. 1912. Presse méd. 1912, Nr. 37.

Marteret, E., L'électrocoagulation en oto-rhino-laryngologie. Acta oto-laryngol. **7**, H. 4. 1925.

Martin, M. J., Les courants de haute fréquence. Leur emploi en chirurgie et particulièrement en urologie. Gaz. des hop. civ. et milit. 1921, Nr. 99 und 101.

Masotti, Die Behandlung des Lupus erythematosus der Ohrmuschel durch Elektrokoagulation. Il radium e la diatermia. Dezember 1924.

Matagne, Quelques considérations sur le cancer de la langue et de son traitement. Scalpel **75**, Nr. 18, S. 417—427. 1922.

Matagne, Présentations de malades traités par l'électrocoagulation et le cautère froid. Scalpel **75**, Nr. 50, S. 1221—1223. 1922.

Matthaei, Die chirurgische Diathermie. Zentralbl. f. Gynäkol. 1921, S. 41.

Mendel, Die Diathermie und ihre Anwendung in der Ohrenheilkunde. Dtsch. med. Wochenschr. 1914, Nr. 1.

Mendel, Über Diathermie und ihre Kombination mit Ultraviolettbestrahlung und anderen Heilmitteln. Therap. d. Gegenw. 1915, Nr. 2.

Meyer, Kaltkauter nach Dr. de Forest in der Kosmetik. Handbuch der Kosmetik von M. Joseph. Leipzig: Veit & Co. 1912.

Milani, Eugenio, Cure fisiche e malattie del ricambio: I. Il diabete. (Istit. di clin. med., univ., Roma.) Problemi d. nutriz. **1**, H. 4/5, S. 242—253. 1924.

Milligan, W., Diathermy in inoperable pharyngeal and epilaryngeal malignancy; its objectives and limitations, with a review of cases. Journ. of laryngol. a. otol. 1921, S. 369.

Milligan, W., Diathermy. Acta oto-laryngol. 7, H. 4. 1925.

Milner, The treatment of lupus by the diathermy condenser spark. Lancet 1922, S. 1316.

Milner, Treatment of lupus by diathermy. Brit. med. journ. 1922, S. 1224.

Milner, Diathermy in lupus vulgaris. Brit. med. journ. 1924, Nr. 3294, S. 279; Lancet 206, Nr. 7, S. 336. 1924.

Milner, A. E., The treatment of lupus vulgaris by the diathermy current. Glasgow med. journ. 102, Nr. 2, S. 110—116. 1924.

Milner, A. E. und Mc Lachlan, The diathermy treatment of gonorrhoea. Lancet 1923, Nr. 13.

Moeris, Résultats directs et comparatifs de la diathermie et des courants de haute fréquence. Ann. de la méd. physique 1911.

Mohr, Über die Beeinflussung des Blutgefäßapparates durch Diathermie. Dtsch. Kongr. f. innere Medizin zu Wiesbaden. April 1913.

Molony, M., Eine sichere und genaue Methode der Entfernung kleiner Hindernisse im Blasenmunde mittels der Koagulationselektrode unter Leitung des Auges. Urol. a. cut. review 1923, Nr. 10.

Monasch, Über Thermopenetration. Zeitschr. f. med. Elektrol. 1910, Heft 3.

Moore, I., Nichtchirurgische Behandlung vergrößerter Tonsillen. Roy. soc. of med. London, sect. of laryngol. 1921.

Morlet, La Diathermie. Ann. de la soc. méd.-chir. d'Anvers 1910, April-Mai-Juni.

Morlet, Technique de la Diathermie. Ann. de méd. physique 1911, März-April.

Moulonguet, A. et Doniol, La diathermie dans le traitement de l'hypertrophie des amigdales et des mycoses pharyngées. Bull. d'oto-rhino-laryngol. 1923, Nr. 4; Ann. des maladies de l'oreille, du larynx, du nez et du pharynx 1923, Nr. 9.

Müller, Chr., Eine neue Behandlungsmethode bösartiger Geschwülste. Münch. med. Wochenschr. 1910, Nr. 28.

Müller, Chr., Die Krebskrankheit und ihre Behandlung mit Röntgenstrahlen und hochfrequenter Elektrizität resp. Diathermie. Strahlentherapie 2, Heft 1. 1913.

Müller, Chr., Die Röntgenstrahlen der malignen Tumoren und ihre Kombinationen. Strahlentherapie 3. 1913.

Müller, Chr., Tiefenbestrahlung unter gleichzeitiger Sensibilisierung mit Diathermie in einer neuen Anwendungsform. Fortschr. a. d. Geb. d. Röntgenstr. 21.

Müller, Kombination von Röntgen und Diathermie. Münch. med. Wochenschr. 1912, Nr. 28.

Müller, Kombination von Hochfrequenz und Röntgen. Fortschr. a. d. Geb. d. Röntgenstr. 18, Heft 3.

Müller, Die Diathermiebehandlung der männlichen Gonorrhöe und ihrer Folgezustände. W., Dermatol. Wochenschr. 65, Nr. 28, 1917.

Müller, W., Die Diathermiebehandlung der männlichen Gonorrhöe. Dermatol Wochenschr. S. 818.

Muskat, Die Anwendung der Diathermie zur Behandlung des fixierten Plattfußes. Zeitschr. f. orthop. Chir. 22.

Nagelschmidt, Zur Indikation der Behandlung mit Hochfrequenzströmen. 3. Juni 1907. Verein f. Innere Medizin.

Nagelschmidt, Demonstration (Durchwärmungen mittels Hochfrequenzströmen im Menschen). Dtsch. Naturf.-Vers. Dresden 1907.

Nagelschmidt, Über Diathermie. Klin. Therap. Wochenschr. 1910. Nr. 31.

Nagelschmidt, Tabes und Hochfrequenzbehandlung. Münch. med. Wochenschr. 1908, Nr. 49.

Nagelschmidt, Über Diathermie, Transthermie, Thermopenetration. Münch. med. Wochenschr. 1909, S. 2575.

Nagelschmidt, Über Hochfrequenzströme. Berliner Med. Ges. 24. II. 1909. Ref.: Berl. klin. Wochenschr. 1909, Nr. 10.

Nagelschmidt, Über Hochfrequenzströme, Fulguration und Transthermie. Zeitschr. f. phys. u. diät. Ther. 1909, Heft 3.

Nagelschmidt, Behandlung des Lupus. Zeitschr. f. ärztl. Fortbild. 1910, Nr. 28.
Nagelschmidt, Effets thermiques produits par les courants de haute fréquence sur l'organisme. Referat: Archives d'Electricité Médicale. Congr. internat. de Physioth. Paris 1910.
Nagelschmidt, Ergänzung „Zur Geschichte der Diathermie". Wien. klin. Wochenschr. 1910, Nr. 7.
Nagelschmidt, Über Diathermie (Transthermie, Thermopenetration). Münch. med. Wochenschr. 1910, Nr. 6.
Nagelschmidt, Über Hochfrequenzströme und Chirurgie. Wissenschaftl. Vereinigung am Städt. Krankenhaus zu Frankfurt a. M. 6. IX. 1910.
Nagelschmidt, The method of Diathermy in Surgery. Arch. of the Röntgen-Ray 1910, Nr. 122 und Brit. Medic. Association 1910.
Nagelschmidt, Über Diathermie und Hochfrequenzströme. 82. Vers. Dtsch. Naturf. u. Ärzte in Königsberg 1910.
Nagelschmidt, Über die klinische Bedeutung der Diathermie. Dtsch. med. Wochenschr. 1911, Nr. 1 und 2.
Nagelschmidt, The diathermic treatement of circulatory disorders. Brit. Med. Association, Birmingham, July 1911.
Nagelschmidt, Über Diathermie. Jahrb. f. physik. Med. 2, 54. 1912.
Nagelschmidt, L'appareil de Diathermie. Arch. d'électr. méd. Nr. 305.
Nagelschmidt, Lehrbuch der Diathermie. Verlag Springer. 1. Aufl. 1913. II. 1921; III. 1926.
Nagelschmidt, Licht, Radium, Elektrorhythmik, Diathermie zur Nachbehandlung von Kriegsverletzungen und Krankheiten des Bewegungsapparates. Zeitschr. f. ärztl. Fortbild. 1915, Nr. 10.
Nagelschmidt, Physikotherapie für Kriegsverletzte. Strahlentherapie 7. 9116.
Nagelschmidt, F., Über Elektromechanotherapie. Allg. med. Zentralzeitung 1921, Nr. 6.
Nagelschmidt, F., Über chirurgische Diathermie. Demonstrationsvortrag in der Berliner medizinischen Gesellschaft 1923.
Nagelschmidt, F., Über Hydro-Elektrotherapie. Handbuch der Balneologie, medizinischen Klimatologie und Balneographie. Bd. IV. 1924.
Nagelschmidt, F., Thermotherapie. Handbuch der Balneologie, medizinischen Klimatologie und Balneographie. Bd. IV. 1924.
Nagelschmidt, F., Chirurgische Diathermie im Bereich des Kopfes und Halses. Acta oto-laryngol. 7, H. 4. 1925.
Nagelschmidt, F., Über Hochfrequenzströme. Zeitschr. f. ärztl. Fortbild. 1926.
Nagelschmidt, F., Diathermie. Handbuch der biologischen Arbeitsmethoden. 1926. Hrsg. von Abderhalden.
Nemours, A., De la thermopénétration dans les maladies du tube digestive. Bull. off. de la soc. franc. de l'électroth. et de radiol. 1923, S. 146.
Nemours, A., Applications médicales de la d'arsonvalisation thermopénétration. Presse méd. 1924, Nr. 65.
Nesper, E., Wärmeeinwirkung durch Hochfrequenzströme in organischen Geweben. Physik. Zeitschr. 11, Leipzig 1910.
Nesper, E., Thermopenetration. Elektrotechn. Zeitschr. 31.
Neuendorff (Halle a. d. S.), Erfahrungen bei Behandlung weiblicher Blennorrhöe nach Lindemann.
Nonnenbruch und Szyska, Beschleunigung der Blutgerinnung durch Milzdiathermie. Münch. med. Wochenschr. 1920, Nr. 37.
Novak, Fr. J., The treatment of malignant tumors of the pharynx and larynx by diathermy. Illinois med. journ. 41, S. 252. 1922.
Novak, Fr. J., The electrocoagulation method of treating diseased tonsils. Journ. of the Americ. med. assoc. 1923, Nr. 25.
Novak, F. J., Electro-coagulation of malignant laryngeal tumors under suspension laryngoscopy. Acta oto-laryngol. 7, H. 4. 1925.
Nuvoli, U. e C., La Banca: La diathermie nel morbo di Flajani-Basedow. Policlinico 1924, H. 12.

O'Conor, V. I., Primäres Carcinom der weiblichen Urethra. Bericht über einen Fall, der mit Diathermie behandelt wurde. Journ. of urol. **12**, Nr. 2, S. 159 168. 1924.

Oudin, Action de l'étincelle de haute fréquence sur les tissus. Ann. d'élec-trobiol. et de radiol. Sept. 1910.

Passow, Neue Mittel gegen Hörstörungen und Ohrgeräusche. Med. Klin. 1915, S. 753.

Patterson, N., Diathermy. Lancet 1919. Nr. 5023.

Patterson, N., Epitheliom des Pharynx. Roy. soc. of med. London, sect. of laryngol. 1919.

Patterson, N., Diathermy for malignant diseases of the mouth, pharynx, and nose. With notes on seventeen successful cases. Brit. med. journ. 1923, S. 56.

Patterson, N., La diathermie dans les cancers de la langue et du pharynx. Arch. d'électr. méd. 1924, Nr. 504.

Patterson, N., The treatment of some cancerous growths by diathermy. Acta oto-laryngol. **7**, H. 4. 1925.

Pediconi, P., L'applicazione di diatermia nella cura della blenorragia. Giorn. ital. d. malatt. vener. e d. pelle, **65**, H. 2, S. 585—589. 1924.

Perez Grande, Eigene Erfahrungen über Diathermiebehandlung der Gonorrhöe. Rev. espanola de urol. y de dermatol. **7**, 71. 1921.

Perez Grande, Versuche mit neuen diathermischen Elektroden bei der männ-lichen Gonorrhöe. Rev. med. de Sevilla **41**, Dez.-H., S. 1—16. 1922.

Perez Grande, Die Diathermie im allgemeinen und ihre Anwendung bei der Gonorrhöe. Rev. espanola de urol. y de dermatol. 1923, S. 617.

Petit, Adénopathie cervicale chez une marastique. Traitement par la diather-mie et la radiothérapie. Arch. d'électr. méd. Februar 1914, Nr. 376.

Pfahler, George E., The treatment of skin cancer by X-rays, radium and electro-coagulation. New York med. journ. a. med. record **116**, Nr. 10, S. 553—555. 1922.

Phelip, L., Les dangers possibles d'électrocoagulation. (Soc. nat. de méd. et des sciences méd., Lyon, 29. XI. 1922.) Lyon méd. 1923, Nr. 5.

Picard, H., Diathermiebehandlung in der Chirurgie. Dtsch. med. Wochenschr. 1923, Nr. 1.

Picard, Hugo, Die Hochfrequenztherapie bei narbigen Strikturen im Körper-innern. Klin. Wochenschr. **2**, Nr. 39, S. 1796—1798. 1923.

Picard, Die Hochfrequenztherapie bei Narbenstrikturen im Körperinnern. Klin. Wochenschr. **2**, Nr. 45.

Picard, Hugo, Diathermie als Heilweg bei spinaler Kinderlähmung? (Vorl. Mitt.) Klin. Wochenschr. **2**, Nr. 45, S. 2106—2107. 1923.

Picard, Hugo, Über diathermische Behandlung der akuten spinalen Kinder-lähmung. (Chir. Univ.-Klin., Charité, Berlin.) Monatsschr. f. Kinderheilk. **28**, H. 3, S. 242—258. 1924.

Plank, T. Howard, The treatment of tonsils with high-frequency currents. Internat. journ. of med. a. surg. 1924, Nr. 2.

Pölchau, G., Heilung einer mit dem Friedmannschen Mittel erfolglos behandelten Tuberculosis cutis verrucosa durch Diathermie. Dtsch. med. Wochenschr. 1921, Nr. 19.

Pollet, Zwei Fälle von Ureterocele vesicalis, behandelt mit Hochfrequenzströmen. Journ. d'urol. **11**, Nr. 1.

Porten, E. v. d., Die Anwendung der d'Arsonvalisation bei Spondylitis de-formans. Zeitschr. f. phys. u. diät. Ther. **22**, Heft 10, S. 403.

Portmanns, G., et N. Moreau, La diathermie et ses applications. Oto-rhino-laryngologiques. Acta oto-laryngol. **7**, H. 4.

Pribram, Diathermie bei Gelenkserkrankungen. Zeitschr. f. phys. u. diät. Ther. **15**, 464. 1911.

Prunaj, Gian Battista, La cura delle emorroidi con le correnti ad alta fre-quenza (n. 50 casi). Giorn. ital. d. malatt. vener. e d. pelle **65**, H. 3, S. 937 954. 1924.

Pulido Martin, Angel, Behandlung der extraurethralen gonorrhoischen Pro-zesse. Siglo méd. **68**, Nr. 3538, S. 933—935.

362 Literatur.

Quirin, A., Über Diathermie am Auge. Versammlung südwestdeutscher Augenärzte in Straßburg am 6. XII. 1913. Ref.: Zeitschr. f. Augenheilk. 1914.

Quirin, Universalaugen- und Kopfelektrode für Diathermie. Münch. med. Wochenschr. 1914, Nr. 20 und 27.

Rautenberg, Die künstliche Durchwärmung innerer Organe. Kongr. f. inn. Med. in Wiesbaden 1911. Verhandlungen S. 463.

Ravaut, P., Lupus de la joue datant de 12 ans. Cicatrision en une séance par l'électrocoagulation. Bull. de la soc. franc. de dermatol. et de syphiligr. 1921, Nr. 2.

Recasens, Die Diathermie als Behandlungsmittel bei adnexialen Entzündungen. Monatsschr. f. Geb. u. Gynäkol. 41, Heft 2, Februar 1915.

Réchou, Action de la diathermie sur les échanges respiratoires. Ref.: Arch. d'électr. méd. Nr. 339, S. 126.

Réchou, Un éclateur simple pour diathermie. Arch. d'électr. méd. Nr. 345.

Reichert, Die Behandlung von Fersenschmerzen mit d'Arsonvalisation. Zeitschr. f. phys. u. diät. Ther. 17, Heft 10, S. 607.

Reijnders, F. H. H., Neue Wege der Diathermie. Nederlandsch tijdschr. v. geneesk. 68, 2. Hälfte, Nr. 13, S. 1600—1605. 1924.

Renner, Behandlung der Blasentumoren mit Hochfrequenzströmen. Berl. klin. Wochenschr. 1914, Nr. 37.

Robinson, A. C., Diathermy for gonorrhoeal cervicitis. Lancet 1922, S. 179.

Robinson, A. C., Die Behandlung gonorrhoischer Affektionen mit Diathermie. Brit. med. journ. 1923, Nr. 3269, S. 312—314 u. 315—318.

Rohdenburg, G. L., und Fr. Prime, The effect of combined radiation and heat on neoplasms. Arch. of surg. 1921, S. 116.

Roman, A., Valore terapeutico della diatermia elettrica endogena ed esogena ed importanza e significato della ergotermia organica. Annali di electricita medica e terapia fisica 1913, Februar.

Ronneaux et Laquerrière, The physiological and therapeutic action of high frequency currents. Arch. of radiol. a. electrotherapy 27, Nr. 4, S. 144—152. 1922.

Rose, Fr., Demonstration eines Patienten nach Beseitigung eines Epithelioms der linken Tonsille durch Diathermie. Roy. soc. of med. London, sect. of laryngol. 1919.

Rosenthal, O., Die Diathermiebehandlung der männlichen Gonorrhöe. Dermatol. Wochenschr. 1917, S. 817.

Rösner und Santos, Über eine neue Art Elektroden zur Behandlung der Gonorrhöe mittels Diathermie. Zeitschr. f. Urol. 1915, Heft 1.

Roucayrol, Ernest, La diathermie endo-urétrale et endo-vaginale. Journ. d'urol. 14, Nr. 5, S. 385—408. 1922.

Roucayrol, E., La diathermie endo-uréthrale et endo-vaginale. Paris méd. 12, S. 545; Arch. d'électr. méd. 1924, Nr. 500, S. 134.

Roucayrol, M. E., Traitement des vesiculités gonococciques par la diathermie. Journ. d'urol. 1924, Nr. 6.

Rouzaud, J., und J. Aimard, La diathermie: Sa valeur dans le traitement des affections lithiasiques biliaires. Presse méd. 1923, Nr. 5.

Röver, Fritz, Die physikalischen und biologischen Grundlagen der Diathermie. Strahlentherapie 12, H. 2, S. 639—654. 1921.

Rubens, Die Behandlung des Ulcus duodeni mit Diathermie. Med. Klin. 1915, Nr. 43.

Saberton, Diathermy in medical and surgical practice. London.

Saberton Scott, Die chirurgische Diathermie. Brit. med. journ. 1921, S. 276.

Salomon, O., Diathermiebehandlung bei Lupus vulgaris. Med. Klinik 1914, Nr. 4.

Salomon, Die Behandlung des Lupus vulg. mit Diathermie. Reichs-Med.-Anz. 1914, S. 200.

Salomon, Diathermie in der Chirurgie bei Haut- und Geschlechtskrankheiten. Kriegsärztlicher Abend in Koblenz-Ehrenbreitstein am 5. VI. 1915. Ref.: Med. Klinik 1915, Nr. 30.

Salse, Luis Cirera, Verrues séborréiques traitées par l'électrocoagulation. Bull. off. de la soc. franç. d'électroth. et de radiol. 1921, S. 127.

Santos, Sur le traitement de la blennorrhagie par la diathermie. Arch. d'électr. méd. Nr. 354 (März 1913).

Santos, C., Résistance du gonococce aux températures de 40 degrés à 50 degrés. Action directe des courants de diathermie. Arquivos do instituto bacteriologica Camora Pestana 4, 211. Ref.: Wien. klin. Wochenschr. 1915, Nr. 37, S. 1020.

Sattler, Experimentelles zur Diathermie am Auge. Ophthalmol. Versammlung 1912, Heidelberg.

Schieck, F., Diathermie des Auges. Verein der Ärzte in Halle a. d. S. am 9. II. 1916. Ref.: Münch. med. Wochenschr. 1916, Nr. 12.

Schittenhelm, Experimentelle und klinische Untersuchungen über die Wirkung der Hochfrequenzströme. Therap. Monatshefte 1911, S. 341.

Schmidt, H. E., Über Diathermiebehandlung der Gonorrhöe und anderer Erkrankungen. Berl. klin. Wochenschr. 1918, S. 184.

Schmidt, L. E., und G. Kollischer, Diathermy in malignant tumours of the bladder. Surg., gynecol. a. obstetr. 23. 1916.

Schmidt, William H., The treatment of precancerous and cancerous lesions in the mouth. New York med. journ. a. med. record 118, Nr. 12, S. 732—737. 1923.

Schmincke, Über Thermopenetration. 31. Balneologenkongreß in Berlin 1910. Ref.: Zeitschr. f. physikal. u. diät. Therapie 1910, Heft 5.

Schmincke, Über Thermopenetration. 3. internationaler Kongreß für Physiotherapie in Paris 1910. Ref.: Zeitschr. f. physikal. u. diät. Therapie 1910, Heft 6.

Schmincke, Die Thermopenetrationsbehandlung. Med. Klin., Berlin 1910.

Schnée, Hochfrequenz und Thermopenetration im Vierzellenbad. Münch. med. Wochenschr. 1910, Nr. 45.

Schnée, A., Scholtz und Schlesies, Über Thermopenetration. Verhandl. d. Ges. dtsch. Naturforsch. u. Ärzte 2, Jg. 82, S. 2. 1910.

Schnee, Adolf, Kompendium der Hochfrequenz in ihren verschiedenen Anwendungsformen einschließlich der Diathermie. Leipzig: Otto Nemnich 1920. 344 S.

Schneider, C., Ein Fall von starker Nachblutung nach Operation eines Blasenpapilloms mittels Hochfrequenzströmen. Zeitschr. f. Urol. 7, 638. 1913.

Scholtz, W. und Schlesies, Über Thermopenetration. Verhandl. d. Ges. dtsch. Naturforsch. u. Ärzte 82 (1910), 2 (II). 1911.

Schott, E., und F. Schlumm, Beobachtungen bei Anwendung der Allgemeindiathermie. (Med. Klin. Lindenburg, Univ. Köln.) Zeitschr. f. d. ges. physikal. Therapie 28, H. 5/6, S. 91—96. 1924.

Schulz, K., Über Erfolge der Behandlung gynäkologischer Erkrankungen mit Diathermie. Inaug.-Diss. Breslau 1920.

Schurig, Zur therapeutischen Verwendung der Hochfrequenzströme. Dtsch. med. Wochenschr. 1913, S. 271.

Schwalbach und Bucky, Über die Ergebnisse der Behandlung von Schußneuritiden mittels Diathermie. Münch. med. Wochenschr. 67, Nr. 37, S. 1065. 1920.

Schwarz, G., Über Verminderung und Vermehrung der Strahlenempfindlichkeit tierischer Gewebe in ihrer Bedeutung für die Radiotherapie. Münch. med. Wochenschr. 68, Nr. 25, S. 766—767. 1921.

Seitz, A., und E. Vey: Die Diathermiebehandlung der weiblichen Brust. Zentralbl. f. Gynäkol. 1921, S. 1748.

Sellheim, Die elektrische Durchwärmung des Beckens als Heilmittel. Monatsschr. f. Geburtsh. u. Gynäkol. 1910, Nr. 5.

Semenca, C., e A. Tenconi, Considerazioni sulla diatermoterapia nelle affezioni dolorose degli organi interni. Riv. di idrol. climatol. e terap. fisica 1924, Nr. 1.

Sengbusch, R. v., Gleichzeitige Diathermiebehandlung in mehreren Stromkreisen. Dtsch. med. Wochenschr. 1917, 31, S. 975.

Seres, M., Die Diathermie bei der Behandlung der Gonorrhöe des Mannes. Rev. espanola de med. y cirurg. 1923, Nr. 63.

Setzu, G., Influenza della diatermia sul potere funzionale dello stomaco in alcune forme di gastropatia. Rif. med. **36**, 125. 1920.

Shelly, C. E., A preliminary note of the treatment of contracted fingers and of some cases of cataract by mild high-frequency currents and violet rays. Arch. of radiol. a. electrotherapy **27**, 177. 1922.

Sibley, W. Knowsley, The use of diathermy in dermatology. Urol. a. cut. review **25**, Nr. 9, S. 513—517. 1921.

Sibley, W. Knowsley, The uses of diathermy in dermatology. Practitioner **107**, Nr. 4, S. 246—255. 1921.

Sibley, Diathermy in dermatology. Urol. a. cut. review 1921; Therap. gazette 1922, S. 138.

Sicilia, Epitheliome und Hochfrequenzströme. Arch. dermo-sifiliogr. **1921**, Nr. 6, S. 88—90. 1921.

Sicilia, Die Diathermie in der Tripperbehandlung. Arch. dermo-sifiliogr. **1921**, Nr. 6, S. 82—86. 1921.

Simmonds, Thermopenetration bei Prostatitis gonorrhoica chronica. Med. Klin. 1912, Nr. 45.

Simon, Verwendung kontinuierlicher Schwingungen in der Elektrotherapie. Techn. Rundschau 1909, Nr. 20.

Simon, Über Thermopenetration. Techn. Rundschau 1909, Nr. 40.

Simon, Die Theorie des Thermopenetrationsverfahrens. Zeitschr. f. physikal. u. diät. Therapie 1910, Heft 1.

Simon, Physik und Technik der Thermopenetration. Zeitschr. f. med. Elektrol. **13**, 97. 1911.

Simon, Physik und Technik der Thermopenetration. Leipzig: Barth 1912.

Smit, H. P. A., Etwas über Diathermie und die Anwendung in der Gynäkologie. Nederlandsch maandschr. v. geneesk. 1925, Nr. 1.

Somerville, Hochfrequenzströme bei Trigeminusneuralgie. Brit. med. journ. 21. XII. 1912.

Sonne, C., A thermo-needle with inset regulative heating apparatus, together with some measurements of cutaneous, subcutaneous and intramuscular heat endurance. Acta radiol. 1923, Nr. 2, S. 187.

Sperling, Erfolge der Diathermie bei gynäkologischen Affektionen. Monatsschr. f. Geburtsh. u. Gynäkol. 1921, Heft 5.

Spiess, G., Diathermie und Elektrokoagulation bei Erkrankungen der oberen Luftwege. Acta oto-laryngol. **7**, H. 4. 1925.

Stein, A., Mitteilungen zur Diathermiebehandlung. Verhandl. d. Dtsch. Kongr. f. innere Med. 1911, S. 471.

Stein, A., Die Diathermie bei der Behandlung der Knochen- und Gelenkkrankheiten. Berl. klin. Wochenschr. 1911, S. 1034.

Stein, A. E., Über Diathermie. Verein der Ärzte Wiesbadens am 18. X. 1911. Berlin. klin. Wochenschr. 1911, Nr. 50.

Stein, A., Zur Diathermiebehandlung. Münch. med. Wochenschr. 1911, S. 1302.

Stein, A., Zur Technik der Diathermiebehandlung der Gelenkkrankheiten. Dtsch. med. Wochenschr. 1913, Nr. 27.

Stein, A. E., Zur Anwendung der Diathermie bei Blasengeschwülsten. Verein der Ärzte Wiesbadens am 3. IX. 1913. Berlin. klin. Wochenschr. 1913, Nr. 40.

Stein, A., Die Verwendung der Diathermie bei chirurgischen Erkrankungen. Zeitschr. f. ärztl. Fortbild. 10. Jahrg., Nr. 16.

Stein, A., Kreuzfeuerdiathermie. Zentralbl. f. Röntgenstrahlen **5**, Heft 9 und 10. 1914.

Stein, A., Die Anwendung der Diathermie bei der Behandlung der Kriegsverletzungen und der Kriegskrankheiten. Berl. klin. Wochenschr. 1915, Nr. 16, S. 408—412.

Stein, Albert E., Das Kreuzfeuer-Diathermieverfahren. Strahlentherapie **10**, H. 1, S. 262—289. 1920.

Stein, Die Gelenkbehandlung mit Kreuzfeuerdiathermie. Ref.: Münch. med. Wochenschr. 1920, Nr. 6.

Stein, A. E., Diathermiebehandlung in der Chirurgie. Dtsch. med. Wochenschr. 1923, Nr. 11.

Stein, A. E., Die Diathermie bei chirurgischen Erkrankungen. Lehrbuch der Strahlentherapie. Bd. 2.

Steinbrink, Die Erfolge der Diathermiebehandlung bei entzündlichen Erkrankungen der Adnexe und Parametrien an der Göttinger Frauenklinik. Inaug.-Diss.: Göttingen 1920.

Steiger, A., Über die Kombination von Licht- und Wärmetherapie. Strahlentherapie 21, H. 4, S. 696.

Steiner, Neue Gesichtspunkte in der Strahlentherapie. Zeitschr. f. med. Elektrol. 11, Leipzig 1909.

Stephan, Histologische Untersuchungen über die Wirkung der Thermopenetration auf normale Gewebe u. Carcinom. Bruns' Beitr. z. klin. Chir. 77, 382. 1912.

Sternberg, F., und St. v. Gönczy, Über Indikationen und Kontrolle der Leukämiebehandlung auf Grund neuer Prüfungsmethode. (III. med. Klin., Budapest.) Zeitschr. f. klin. Med. 100, H. 1/4, S. 257—267. 1924.

Stevens, On the value of cauterization by the high frequency current in certain cases of prostatic obstruction. New York med. journ. 98, Nr. 4, S. 170.

Stevens, J. Thompson, Ray treatment of cancer. New York med. journ. a. med. record 116, Nr. 7, S. 386—399. 1922.

Stevens, J. Thompson, Statistics and technique in the treatment of superficial malignancy with radium, roentgen rays and electrothermic coagulation. Americ. journ. of roentgenol. 11, Nr. 3, S. 241—246. 1924.

Steward, F. J., Diathermy in the treatment of malignant disease. Practitioner 108, 328. 1922.

Stewart, H. E., The use of diathermy in pneumonia. Internat. clin. 3, 65. 1924.

Stillians, Verbrennung infolge Diathermie des Antrum. Arch. of dermatol. a. syphilidol. 10, Nr. 2, S. 262—263. 1924.

Stone Chester Tilton, Diathermy in the treatment of tuberculous kidneys. Med. record 100, 765. 1921.

Suter, Fr., Über die Behandlung der Papillome der Harnblase mit endovesicaler Elektrokoagulation. Schweiz. med. Wochenschr. 1920, Nr. 25.

Syme, W. S., Surgical diathermy in the treatment of malignant disease of the throat. Glasgow med. journ. 1923, Nr. 4.

Syme, W. S., Cases of malignant disease of the pharynx treated by surgical diathermy. Journ. of laryngol. a. otol. 1923, Nr. 4.

Szenes, A., Die Diathermiebehandlung der Hypophysengegend bei ovariellen Ausfallserscheinungen. Wien. klin. Wochenschr. 1925, Heft 1.

Telemann, Hochfrequenzströme in der Medizin. Dtsch. med. Wochenschr. 1911, S. 829.

Theilhaber, Behandlung der Karzinomkranken nach der Operation. 6. intern. Kongr. f. Geburtsh. u. Gynäkol. Berlin 1912.

Theilhaber, Operationslose Behandlung des Karzinoms. Berl. klin. Wochenschr. 1913, Nr. 8.

Theilhaber, A., Die Verhütung der Rezidive nach Krebsbehandlung. Krebskongreß in Brüssel 1913.

Theilhaber, A., Die Erzeugung einer akuten Entzündung in den Unterleibsorganen. Münch. med. Wochenschr. 1918, Nr. 32.

Theilhaber, Diathermierung des weiblichen Unterleibes. Ärztl. Verein München, 15. Mai 1918. Dtsch. med. Wochenschr. 1918, 36, S. 1008.

Theilhaber, A., Die Behandlung der Krebskranken nach Entfernung der Geschwülste. Jahresk. f. ärztl. Fortbild. 1918.

Theilhaber, A., Der Einfluß der Diathermiebehandlung auf das Karzinomgewebe. Münch. med. Wochenschr. 1919, 44, S. 1260.

Theilhaber, A., Die akute Entzündung als Heilmittel. Wien. klin. Wochenschr. 1919, Nr. 29.

Theilhaber, A., Der Einfluß der cellulären Immunität auf die Heilung der Carcinome (insbesondere der Mamma und des Uterus). Arch. f. Gynäkol. 1923, S. 237.

Thieme, Hochfrequenz und Diathermie und ihre Verwendung bei Behandlung der Haut- und Geschlechtskrankheiten. Münch. Dermatol. Ges., 30. 1. 1925.

Titus, E. C., und Fr. Kraft, Employment of diathermy and galvanism in management of sequelae of occlusion, partial or complete, and rupture of cerebral arteries. Americ. journ. of electrotherapeut. a. radiol. 38, 381. 1920.

Tobias, Ernst, Über einen Fall von Claudicatio intermittens des linken Armes und beider Beine. Zeitschr. f. d. ges. Neurol. u. Psychiatrie 70, 309—311. 1921.

Tobler, W., Die Diathermie in der Behandlung des Pylorospasmus der Säuglinge. Zeitschr. f. Kinderheilk. 1924, Heft 3.

Torrigiani, C. A., Les indications de la diathermie chirurgicale en rhino-laryngologie. Acta oto-laryngol. 7, H. 4. 1925.

Turell, W. J., Treatment of amenorrhoea and dysmenorrhoea by diathermy. Lancet 1922, S. 180.

Turner, A. Logan, Cases of lupus and malignant disease of the fauces and pharynx treated with diathermy. Journ. of laryngol. a. otol. 38, Nr. 10, S. 542—543. 1923.

Tutschek, L., Über die Behandlung entzündlicher Unterleibserkrankungen der Frau mit hochgespannten Wechselströmen. Münch. med. Wochenschr. 1921, S. 1151.

Tyler, A. F., Chirurgische Diathermie bei Neubildungen des Gesichtes und des Mundes. Journ. of radiol. 1924, Nr. 10.

Uhlig, Lupusbehandlung mit Diathermie. Nomabehandlung mit Diathermie. Medizinischer Verein in Greifswald am 1. XII. 1916. Ref.: Med. Klinik 1917, Nr. 5.

Ullmann, Experimentelle Beiträge zur Lehre von der Thermopenetration. Zeitschr. f. med. Elektrol. 12. Leipzig 1910.

Unna, jun., Über Diathermiebehandlung bei Lepra. Berl. klin. Wochenschr. 1913, Nr. 46.

Vey, E., Die Diathermiebehandlung der weiblichen Brust. Zentralbl. f. Gynäkol. 1923, Nr. 12.

Vibede, Axel, On the local treatment of lupus vulgaris of the nose and larynx by electrocoagulation. Acta oto-laryngol. 5, H. 1, S. 77—86. 1923.

Vignal, La diathermie dans quelques affections articulaires douloureuses. Bull. off. de la soc. franç. de l'électroth. et de radiol. 1921, S. 101.

Vignal, Traitement physiothérapeutique des varices du membre inférieur et de quelques-unes de leurs complications. Journ. des praticiens 1923, Nr. 6.

Vinay, Sulla Thermopenetrazione. Osservazioni ed esperience. Ann. d'électrobiol. et de radiol.

Vinay, A., La diatermia nelle sue reazioni sul sangue. (Istit. clin. di perfezion., Milano.) Idrol., la climatol. et la terap. fis. 32, Nr. 3/4 S. 48—50. 1921.

Vinay, L'influenza della diatermia alla fatica muscolare. Idrol., climatol., e terap. fisica 1924. Nr. 9.

Voltz und Mann, Über Diathermie. Schles. Ges. f. vaterländische Kultur Breslau. Berl. klin. Wochenschr. 1914, Nr. 15.

Waddington, Joseph. E. G., The high frequency current. Its scope and technique. Nat. eclectic med. assoc. quart. 14, Nr. 4, S. 237—240. 1923.

Waldmann, Über Diathermie des Auges. 85. Vers. Dtsch. Naturf. u. Ärzte, Wien, September 1913.

Waldmann, J., Die Diathermie in der Augenheilkunde. Arch. f. Augenheilk. 75, Heft 1 und 2. 1914.

Walker und Kenneth, Diathermy in genito-urinary practice. Practitioner 108, 192. 1922.

Walter, Über die physikalischen Grundlagen der Diathermie. Münch. med. Wochenschr. 1910, S. 240.

Walter, H. W. E., und C. L. Peacock, Diathermie in der Urologie. Journ. of the Americ. med. assoc. 83, Nr. 15, S. 1142—1147, 1152—1154. 1924.

Walter, Appareil de diathermie. Arch. d'électr. méd. 1924, Nr. 505.

Walzer, Die Erfolge der Tabesbehandlung mit hochgespannten Wechselströmen. 35. Balneolog. Kongr., Hamburg.

Warnekros, K., Karzinombehandlung mit höchstgespannten Strömen. Münch. med. Wochenschr. 1919, S. 891.

Weber, Ernst, Die Wirkung natürlicher und künstlicher Kohlensäurebäder sowie der Hochfrequenzbehandlung bei Herzkranken, kontrolliert durch die plethysmographische Arbeitskurve. Dtsch. med. Wochenschr. 1918, 45, S. 1233—1237.

Weber, H., Über Wesen der Hochfrequenzströme. Schweiz. med. Wochenschr. 1920, Nr. 48.

Weil, Les électrodes pour la diathermie. Journ. d. Physioth. 1911, Nr. 102.

Weil, L'électrocoagulation médicale. Journ. d. Physioth. 1912.

Weil und Gérard, Les effets thermiques des courants de haute fréquence. Journ. d. Physioth. 1910, Nr. 96.

Weiser, Ein neuer Apparat zur Diathermiebehandlung von Ohrenkrankheiten. Münch. med. Wochenschr. 1913, Nr. 45.

Weiser, Die Diathermie. Ref.: Münch. med. Wochenschr. 1913, Nr. 22.

Weiser, Demonstration eines kleinen Diathermieapparates. Gesellschaft für Natur- und Heilkunde in Dresden am 13. XII. 1913. Ref.: Münch. med. Wochenschr. 1914, Nr. 6.

Werner und Caan, Über den Wert der Kombination von Röntgenstrahlen und Hochfrequenzbehandlung bei malignen Tumoren. Münch. med. Wochenschr. 1911, S. 1900.

Werner, Die Rolle der Strahlentherapie bei der Behandlung d. malignen Tumoren. Strahlentherapie 1, Heft 1 und 2.

Wichmann, Über die Behandlung des Schleimhautlupus. Lupus-Ausschuß 1911. Ref.: Dtsch. med. Wochenschr. 1911, Nr. 19.

Wildermuth, Experimentelle Untersuchungen über den spezifischen Leitungswiderstand und über die spezifische Wärme der Gewebe des menschlichen Körpers als Grundlage für die Beurteilung des Weges von wärmeerregenden Hochfrequenzströmen. Mitt. a. d. Grenzgeb. d. Med. u. Chir. 22, Heft 4. 1911.

Williams, F. H., Electricity in rectal diseases. New York med. journ. 1913, Nr. 17.

Wolf, H. F., Diathermia in the treatment of trifacial neuralgia. New York. med. Record 1916, 27, S. 1152.

Wolf, H., Diathermia. Its technic and its indications. New York med. journ. 104, Nr. 27, S. 1176. 1916.

Wolf, Zur therapeutischen Wirkung der Hochfrequenzströme. Inaug.-Diss. Berlin 1912.

Wossidlo, Diathermie und Elektrokoagulation in der Urologie. Med. Klin. 1914.

Wulff, Paul, Zur Behandlung der gutartigen Blasentumoren. Zeitschr. f. urol. Chir. 10, 137—139. 1922.

Wyeth, George A., Surgical endothermy in malignancy and precancerous conditions. New York med. journ. 114, Nr. 7, S. 379—381. 1921.

Wyeth, G. A., Surgical endothermy in accessible malignancy. New York med. journ. 1921, S. 685.

Wyeth, George A., Endothermy. New York med. journ. 115, Nr. 8, S. 437—441. 1922.

Wyeth, G. A., Die Diathermie bei der Behandlung maligner Tumoren. Americ. journ. of electrotherapeut. a. radiol. 1923, Nr. 5.

Wyeth, G. A., Endothermy in the treatment of accessible neoplastic diseases. Ann. of surg. 1924, Nr. 1.

Wyeth, G. A., Endothermy the new surgery as applied to accessible epidermoid carcinoma. Boston med. a. surg. journ. 1924, Nr. 15.

Yocom jr., Alb. L., Die Behandlung des Lippencarcinoms. Urol. a. cut. review 28, Nr. 8, S. 458—463. 1924.

Mc Young, H., The use of the high frequency current in the treatment of lesions of the deep urethra. Journ. of urol. 1922, S. 221.

Zahn, Über die Anwendung der Diathermie am Auge. Klin. Monatsbl. f. Augenheilk. N. F. 13, 371. 1912.

Zanelli, Elementi d. diatermoterapia. Bologna.

Zanietowski, Aus den Grenzgebieten der Elektrologie und der Balneologie. Zeitschr. f. med. Elektrol. 1910, Heft 6.

Zanietowski, Die moderne Elektromedizin in der Kriegstherapie. Wien. klin. Wochenschr. 1915, Nr. 30/31.

Zeynek, v., Über die Erregbarkeit sensibler Nervenendigungen durch Wechselströme. Nachrichten von der Königlichen Gesellschaft der Wissenschaften zu Göttingen. (Mathematisch-physikalische Abteilung.) 1899, S. 101.

Zeynek, v., Über Diathermie (Transthermie, Thermopenetration). Münch. med. Wochenschr. 1910, Nr. 4.

Zeynek, v., Die wissenschaftlichen Grundlagen der Thermopenetration. Strahlentherapie **3**, 1913.

Zeynek, v., Bernd, Preyss, Radonicic, Über Thermopenetration. Wien. klin. Wochenschr. 1908, Nr. 15.

Zimmern, La diathermie. Presse méd. 1913.

Zimmern und Turchini, Thermische Wirkungen der Hochfrequenzströme. Arch. d'électr. méd. 1909.

Zimmern und Turchini, La Diathermie. Presse méd. 1910, Nr. 38.

Zimmern, A propos de la forme diathermique de courants de haute fréquence. Bull. de la soc. franç. d'électroth. et de radiol. 1922.